Bernt Karger-Decker
Die Geschichte der Medizin

/

Bernt Karger-Decker

Die Geschichte
der Medizin

Von der Antike bis zur Gegenwart

Albatros

Titel der Originalausgabe:
Von Arzney bis Zipperlein, Bilder zur Kulturgeschichte der Medizin
© 1992 edition q, Berlin

Die Deutsche Bibliothek – CIP-Einheitsaufnahme
Ein Titeldatensatz für diese Publikation ist bei
Der Deutschen Bibliothek erhältlich.

© 2001 Patmos Verlag GmbH & Co. KG
Albatros Verlag, Düsseldorf
Umschlagmotiv: »Der Besuch des Arztes«, Gemälde von Jan Steen, © AKG Berlin
ISBN 3-491-96029-0

Gewidmet
meiner Tochter
Evelyn

Inhaltsverzeichnis

I

Zaubermedizin und Priesterärzte

Es ist die Medizin für den,
der ihrer bedarf, eine heimliche,
fast zauberische Kunst. Auf dem Glauben
beruht immer ein gut Teil ihrer Kraft.

Adalbert von Chamisso (1781–1838)

Unter dem Bann des Medizinmannes

Der ehemalige Direktor der I. Medizinischen Klinik der Berliner Charité *Professor Dr. Theodor Brugsch* übertrieb nicht, als er einmal sinngemäß äußerte, daß die Heilkunst so alt wie die Menschheit sei. Waren doch unsere frühesten Vorfahren, deren Lebensgewohnheiten innerhalb der Gentilordnung noch nicht wesentlich von denen des Tieres abwichen, ständig der Gefahr einer Verletzung oder einer Erkrankung ausgesetzt.

Mit jenem Augenblick also, da ein Urmensch einem anderen Stammesangehörigen einen Dorn aus der Haut entfernte, den dieser sich beispielsweise auf der Jagd zugezogen hatte, und ihm die Wunde einspeichelte, damit sie rascher heilte, oder da ein zweiter einem dritten mit einer Muschelscherbe, einer Fischgräte, einem selbstgefertigten Steinmesser einen Abszeß öffnete, begann die Therapie.

Zudem lernte der Frühmensch durch Erfahrung allmählich den Nutzen der Heilpflanzen kennen. Besonders die Frau und Mutter erlangte die Fähigkeit, mittels gewisser Kräuter das körperliche Wohlbefinden zu regeln: durch Gewürzkräuter den Appetit zu wecken, durch ölhaltige eine Verstopfung zu beseitigen, durch berauschende Schmerz zu lindern oder auch nur durch bloßes Auflegen saftiger Blätter fiebrige Körperstellen zu kühlen. Andererseits aber wurden unsere ältesten Ahnen auch schon von Krankheiten geplagt, deren Ursache ihnen – im Gegensatz zu äußerlichen Verletzungen etwa verborgen blieb und die sie deshalb nicht zu behandeln wußten. Diese erschienen ihnen daher als Unheilsgaben böser Geister, welche angeblich von den Erkrankten Besitz ergriffen hätten. Allein dem Stammeszauberer, der die Verbindung der Sippe zu ihren Gottheiten herstellte, traute man die Kraft zu, einen Bann zu brechen und dadurch den „Krankheitsdämon" zu vertreiben. Damit trat der Medizinmann ins Dasein, dem man selbst fast göttliche Verehrung erwies und der noch heute bei vielen auf der Stufe der Urgemeinschaft

lebenden Völkern des Erdballs sein Wesen treibt. Furchteinflößende Maskeraden, ritueller Lärm, Beschwörungsformeln, ekstatische Tänze, auch Handgreiflichkeiten gegen den in Trance versetzten „Patienten", um durch sie den „bösen Geist" zum Verlassen des befallenen Körpers zu bewegen, zählen zum Zeremoniell der primitiven Zaubermedizin neben überkommenen blutigen Eingriffen und naturheilkundlichen Mitteln.

Abb. 1: Indianischer Medizinmann beim spektakulären Austreiben des vermeintlichen Krankheitsdämons
Zeichnung nach dem Gemälde des amerikanischen Ethnographen George Catlin, der 1832/40 nordamerikanische Indianerstämme bereiste
Aus: Randolph Charles Darwin: Die Entwicklung des Priestertums und der Priesterreiche, Leipzig 1930.

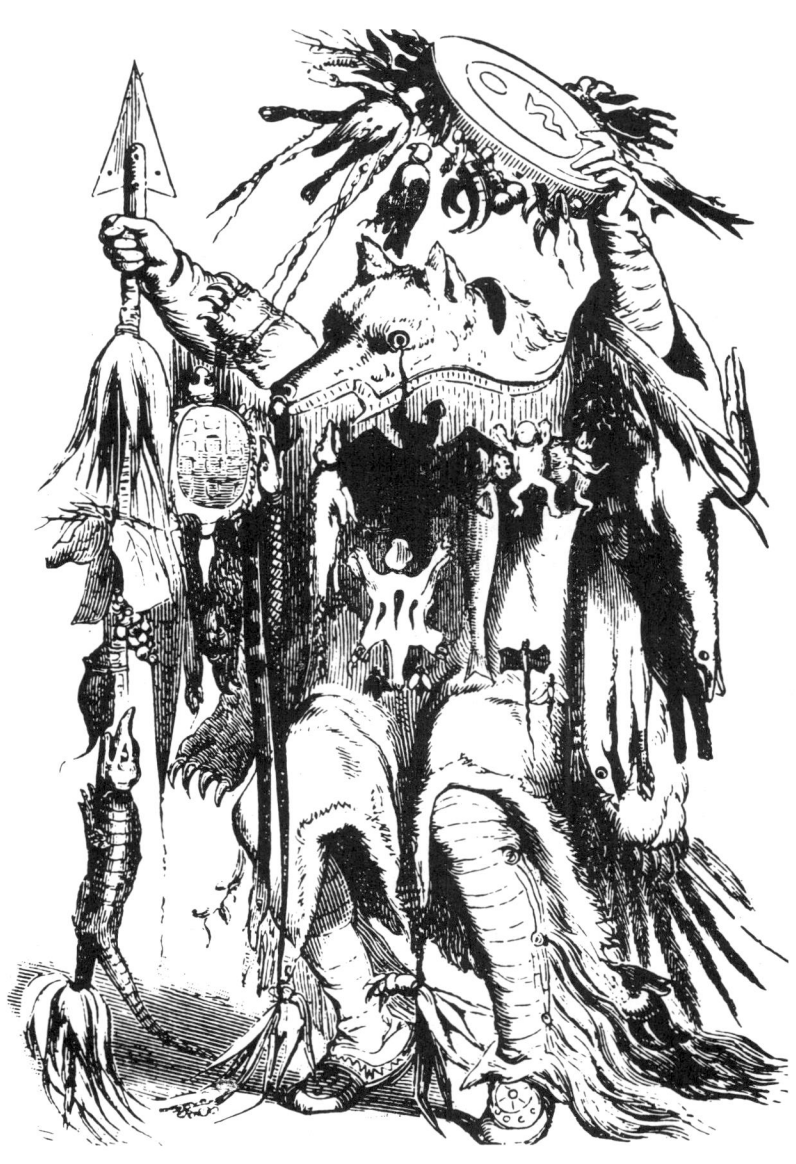

Priesterärzte am Krankenbett

Hatte in der Frühzeit des Menschen die durch äußere Ursachen nicht erklärbar scheinende Krankheit als das Werk blind waltender Dämonen gegolten, so betrachtete man sie in der die Gentilordnung ablösenden Sklavenhaltergesellschaft als eine Strafe gerechter Götter für begangene Sünden. Demgemäß traten an die Stelle der einstigen Medizinmänner, welche Heilung durch Zaubermittel anstrebten, die Priesterärzte, die ihre Aufgabe darin sahen, die „beleidigten" Gottheiten durch Gebete, Bußopfer und Sühneleistungen gnädig zu stimmen.

Jeder Sklavenhalterstaat kreierte seinen eigenen Heilgott, dessen Priester im Anschluß an den offiziellen Kult die Krankenbehandlung vornahmen, in deren Genuß jedoch fast ausschließlich Patienten aus der herrschenden Schicht gelangten. Ihre weltanschaulich bedingten therapeutischen Maßnahmen bestanden im Beschwören von Krankheiten durch Handauflegen, im Verabreichen von Opfertränken sowie in der Verordnung von Bußübungen in Form der Körperreinigung und eines mäßigen, geordneten Lebenswandels.

Derartige Zeremonien förderten nicht zuletzt auch das Vertrauensverhältnis zwischen Arzt und Patient. Den Priesterärzten zur Seite standen geschulte weltliche Ärzte und Heilgehilfen. Sie untersuchten die Patienten, bereiteten ihnen Arzneien, verabfolgten medizinische Bäder, salbten und massierten, machten Darmspülungen und Einläufe, verrichteten also kurz alle Heiltätigkeiten, die der freie priesterliche Arzt als Gottesdiener für unter seiner Würde erachtete. Außerdem enthielten sich die Priesterärzte jeglicher blutiger Eingriffe. Selbst die geringfügigsten Operationen waren Sache der beim Tempel stationierten und priesterlicher Kontrolle unterworfenen Wundärzte. Obgleich deren anatomische Kenntnisse zu wünschen übrig ließen, leisteten sie handwerklich Bemerkenswertes.

Guten Einblick in die Chirurgie namentlich der alten Ägypter gewähren zahlreiche aufgefundene Papyri. Aus ihnen erfahren wir, daß die Wundärzte des Pharaonenreiches schon vor mehr als viertausend Jahren mit Erfolg Verletzungen an Kopf, Nase, Kiefer, Ohren, Lippen, Kehle, Nacken, Wirbelsäule und Brust behandelten. Ferner konnten sie, wie der Papyros Hearst überliefert, gelockerte Zähne befestigen, gebrochene Gliedmaßen schienen sowie eitrige Entzündungen, Tierbisse, Quetschungen und viele andere Körperläsionen wirkungsvoll angehen.

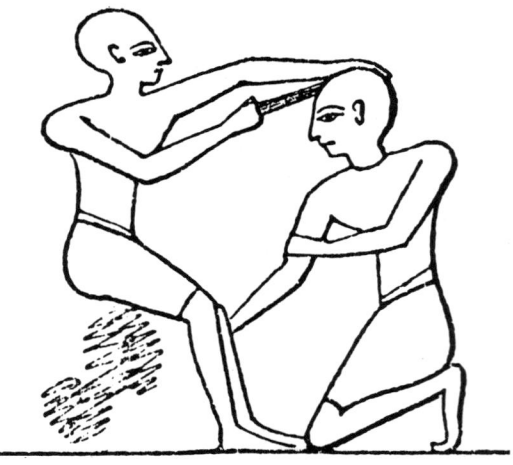

a

Abb. 2 a und b: Altägyptische Priesterärzte beim Beschwören von Krankheiten
Zeichnungen nach einer antiken Wandmalerei nach Wilkinson
Aus: Spamers Illustrierte Weltgeschichte, Band I, Leipzig 1893.

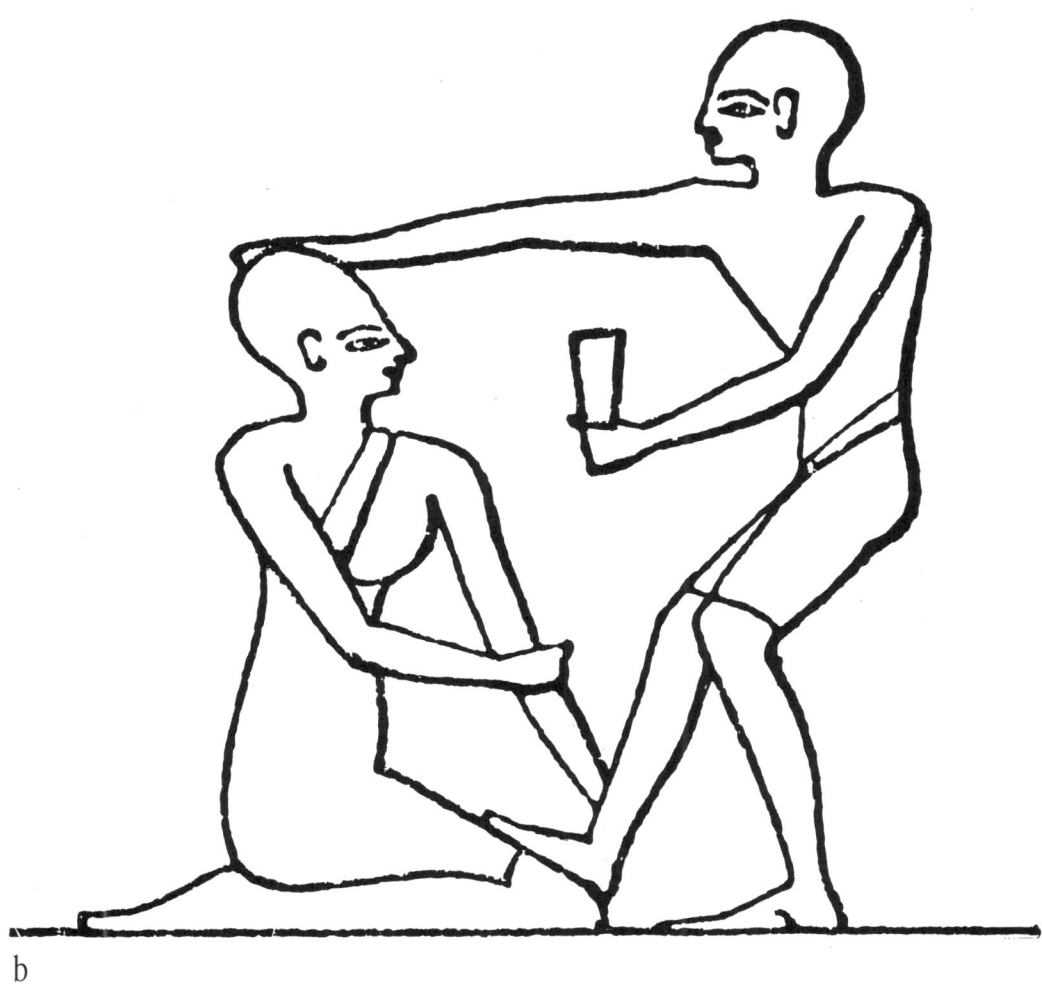

b

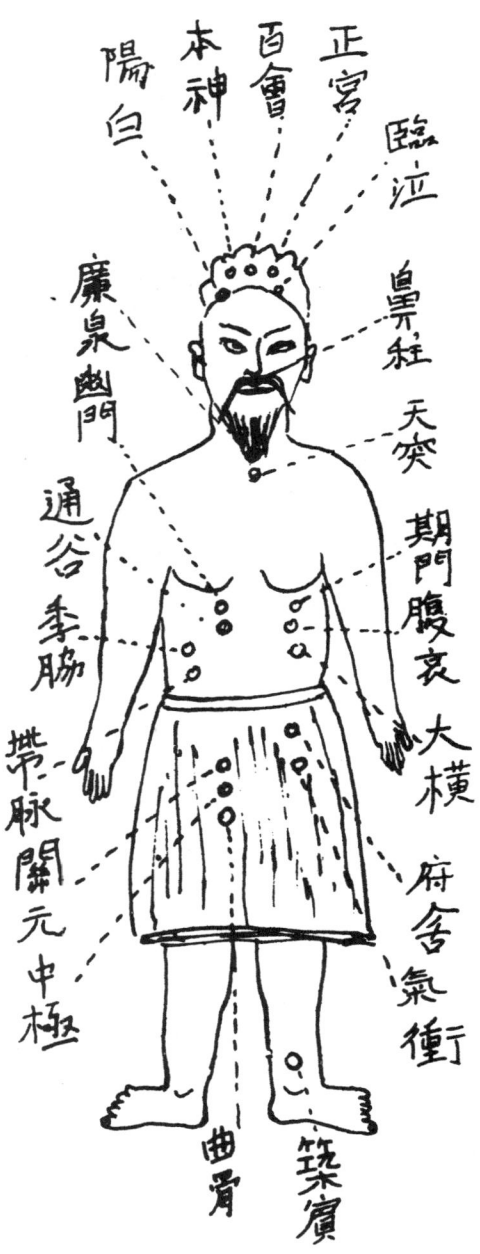

Altchinesisches Schaubild zur Akupunktur
mit Angabe der verschiedenen, gemäß der jeweiligen Krankheit
zu behandelnden Körperteile

II

Medizin
im
alten Orient

Der törichste von allen Irrtümern ist,
wenn junge gute Köpfe glauben,
ihre Originalität zu verlieren,
indem sie das Wahre anerkennen,
was von andern schon anerkannt worden.

Johann Wolfgang Goethe (1749-1832)

Altchinesische Heilkunde

Um die Wende des dritten zum zweiten Jahrtausend vor unserer Zeitrechnung vollzog sich im alten China der Übergang von der Gentilordnung zur Sklavenhaltergesellschaft. Damit begann sich auch dort die Medizin vornehmlich in den Dienst der herrschenden Klasse zu stellen, das heißt, den unterdrückten und ausgebeuteten Schichten wurde im Krankheitsfalle kaum oder nur geringe ärztliche Hilfe zuteil. Einen breiten Raum in der altchinesischen Medizin nahm der vorbeugende Gesundheitsschutz ein. Er bezog sich sowohl auf bestimmte sanitäre Einrichtungen als auch auf die Förderung der individuellen Hygiene, von der Körperpflege bis zur richtigen Ernährung und zur Stärkung des Organismus durch diätetische sowie andere naturheilkundliche Maßnahmen. Ferner kannten die Chinesen schon damals das Einblasen zerriebener Blatternkrusten in die Nasenschleimhaut zur Verhütung schwerer Pockeninfektionen.

Bei der Krankenbehandlung legten die altchinesischen Ärzte größten Wert auf die Diagnostik, die jedoch nicht immer des spekulativen Charakters entbehrte. Hoch im Kurs standen die Pulsuntersuchung und die Betrachtung der Zunge, der Körperöffnungen und der Exkremente. Die Entstehung der Krankheiten wurde philosophisch erklärt: Wie der Makrokosmos, das Weltall, so würde auch der Mikrokosmos, der Mensch, von zwei gegensätzlichen Urkräften, dem positiven Yang und dem negativen Yin, beherrscht. Sobald diese durch ungünstige Einflüsse von außen oder von innen aus dem harmonischen Gleichgewicht gerieten, würden sie den Organismus schädigen. Zur Therapie dienten vielfältige, als spezifisch angesehene pflanzliche, tierische und mineralische Arzneimittel. An betäubenden Substanzen bei schmerzhaften Eingriffen verwandte man im Reich der Mitte neben Opium vor allem Extrakt der Mandragorawurzel oder Alraune. Häufig geübte Heilverfahren, denen die chinesischen Heilkundigen sogar lebensverlängernde Wirkung zuschrieben, waren die Moxibustion und die Akupunktur. Während bei der Moxa ein Reiztherapieeffekt durch Ausbrennen der vermeintlich auf bestimmten anatomischen Bahnen des menschlichen Körpers, den Organmeridianen, liegenden dreihundertsechzig „Lebenspunkte" mittels kleiner auf die Haut geklebter Zunderkegel erzielt werden sollte, erstrebte die Akupunktur eine ähnliche Wirkung durch Einstich langer, dünner, biegsamer Nadeln.

Abb. 3: Altchinesisches Schaubild zur Akupunktur mit Angabe der verschiedenen, gemäß der jeweiligen Krankheit zu behandelnden Körperteile
Aus: Franz Hübotter: Die Chinesische Medizin, Leipzig 1929.

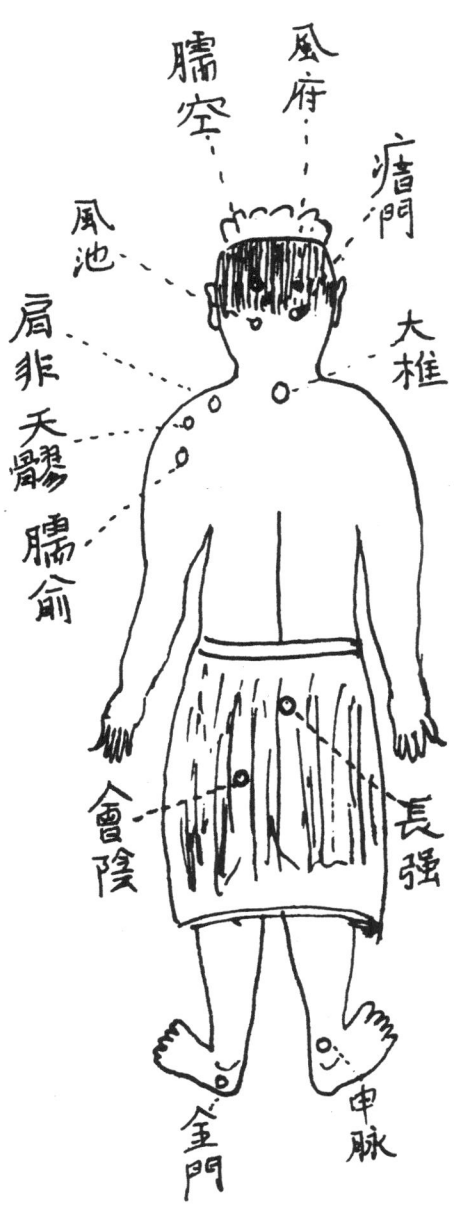

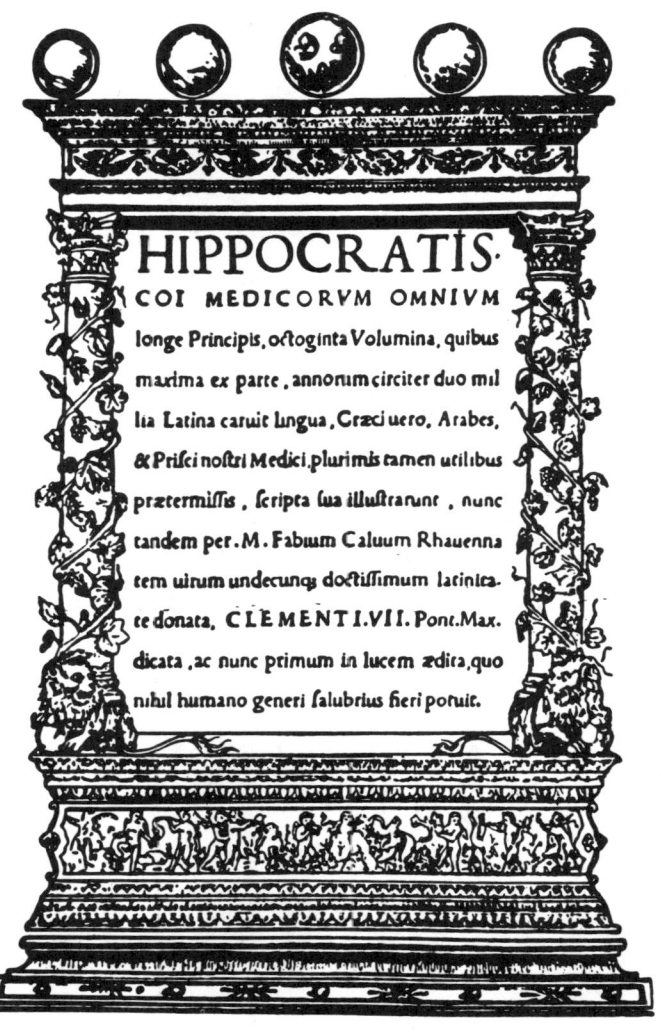

*Titelblatt des „Corpus Hippocraticum" nach
der ersten lateinischen Ausgabe des Werkes
(Rom 1525), in dem sich auch der Text des
Hippokratischen oder Asklepiaden-Eides
befindet*

III

Medizin der Antike

Alles, was die Heilmittel nicht heilen, heilt das Eisen; alles was das Eisen nicht heilt, heilt das Feuer; was aber das Feuer nicht heilt, das muß als unheilbar gelten.

Hippokrates (um 460–377 v. Chr.)

Chirurgische Instrumente des Altertums

Im Frühjahr 1910 unternahm der Jenaer Medizin-historiker Professor *Theodor Meyer-Steineg* (1873–1936) eine Studienreise nach Griechenland und Kleinasien, um, wie in seinem Expeditions-bericht zu lesen, „nach allen solchen Dingen zu suchen, die irgendwelche Beziehungen zur anti-ken Medizin böten". Die ertragreichste Ausbeute fiel ihm in der karischen Küstenstadt Ephesos und auf der dorischen Insel Kos zu. Dankbare eingeborene Patienten, deren Augenkrankheiten der Forscher als einstiger Facharzt für Ophthal-mologie erfolgreich behandeln konnte, halfen ihm beim Aufspüren derartiger Gegenstände oder steuerten Fundstücke aus eigenem Besitz bei.

Auf diese Weise fielen Meyer-Steineg neben ande-ren heilkundlichen Überresten zahlreiche chirur-gische Werkzeuge aus hellenistisch-römischer Epoche zu. Die meisten von ihnen waren aus Kupfer mit etwa 15prozentigem Zinnanteil gefer-tigt; das zweithäufigste, besonders zur Herstel-lung von Schneidinstrumenten verwandte Mate-rial bildeten Eisen bzw. Stahl. In den hippokrati-schen Schriften findet sich gelegentlich für den Begriff des Operationsmessers das Wort „sidéros" (= „Eisen" oder „Stahl") als Bild der gefühllosen Härte. Silber indessen wurde nur ausnahms-weise, etwa zur Anfertigung von Starnadeln sowie zu anderen diffizilen Zwecken dienenden Geräten, verarbeitet.

Die Instrumente selbst wurden von erfahrenen Spezialhandwerkern, sofern die Bestimmung es zuließ, aus einem einzigen Metallstück geschmie-det, während vorgesehene Griffe, oftmals reich verziert, in Gußtechnik gefertigt wurden. Aus mehreren Teilen bestehende Instrumente, wie Zangen oder Spekula zum Betrachten dem blo-ßen Auge verborgener Organe, wurden in zusam-mensetzbaren Einzelteilen produziert. Das Gros des hippokratischen ärztlichen Instrumentari-ums ließ das damalige Herstellungsprinzip mög-lichster Einfachheit mit dennoch vielfacher An-wendungsbreite erkennen. Zu den hauptsächli-chen chirurgischen Geräten der griechisch-römi-schen Antike zählten verschiedenartige Sonden, Löffel, Spatel, gerade Messer mit einer und mit doppelter Schneide, Messer mit gebogener Klinge, Zangen, Pinzetten, haken- und röhrenförmige Instrumente, Nadeln, Knochensäge, Trepan, Kno-chenmeißel und Salbenreiber. Alle im Instru-mentenkasten der Heimpraxis aufbewahrt. Für die Außenpraxis standen dem Arzt etuiartige Taschenbestecke zur Verfügung.

Abb. 4a: Chirurgische Instrumente des Altertums
Von links: *Salbenreiber aus Ephesos* (Figur aus Guß-bronze, Schaft aus Schmiedebronze, abschraubbares Unterteil aus Serpentinstein); *Teilstück einer ephesi-schen Sonde aus Bronze* (2); *ephesische Sonde aus Bronze* (3); *Teilstück einer ephesischen Sonde aus Elfenbein* (4); *ephesische Sonde aus Bronze* (5); *bronzener Krontrepan aus Ninive* (6); *ephesische Sonden aus Bronze* (7 und 8)

Abb. 4b: Von links: *Teilstück eines Kranioklast* (zangenartiges Instrument zum Zerkleinern des perfo-rierten Kindskopfes, das gleichzeitig zur Extraktion benutzt wurde); *Blasensteinhaken* (2); *Lidhaken* (3); *Doppelinstrument: Löffel* (oben), *scharfer Haken* (unten); *scharfer Wundhaken* (5) und (6) Sämtliche Geräte aus Bronze. Ephesos: 1, 2, 5; Kos: 3, 4, 6, hellenistische Epoche

Abb. 4c: Von links: *Flaches Medikamentenschälchen* (Kos) aus Bronze (1); *Hälfte eines Instrumentenbe-hälters* (Kos) aus Bronze (2); *Salbenreiber* (Kos) aus Bronze (3); *flacher Löffel* (Kos) aus Bronze (4); *Teil eines olivenförmigen Kauters* (Kos) aus Bronze (5); *Lidhalter* (Kos) aus Bronze (6 und 7); *Cilienpin-zette* (Kos) aus Silber (10); *kleines Messer mit konve-xer Schneide* (Kos) aus Silber (11)

Sämtliche Bildtafeln aus: Theodor Meyer-Steineg: Chirurgische Instrumente des Altertums. Ein Beitrag zur antiken Akiurgie; Jena 1912.

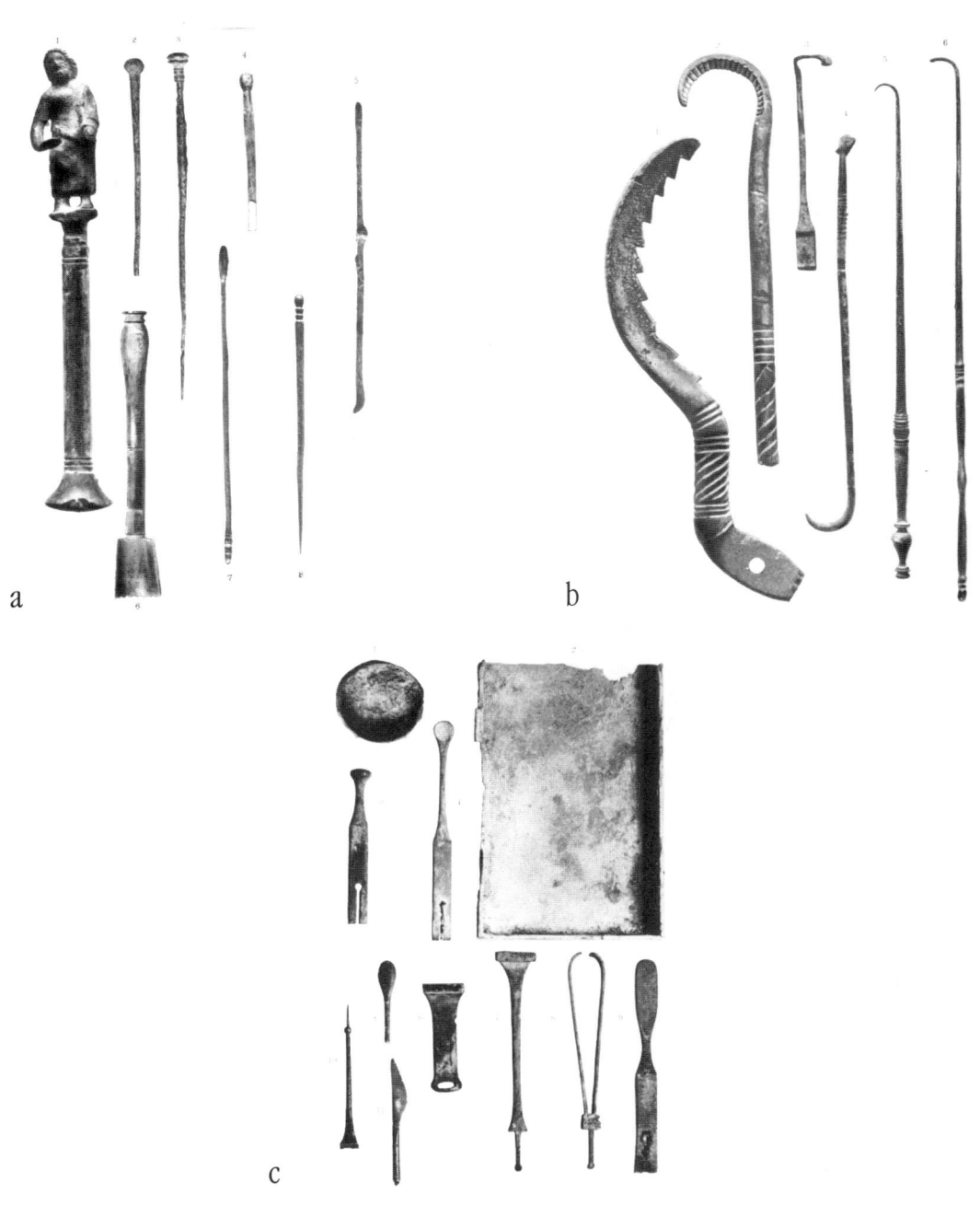

a

b

c

Das Geschlecht der Chironiden-Ärzte

Die Benennung jenes legendären antiken Ärztegeschlechtes leitet sich von dessen „Ahnherrn" *Cheiron* (oder Chiron) her. Er gehörte nach dem altgriechischen Mythos dem gigantischen Heer der Kentauren an, bei denen es sich um zumeist wilde Dämonen des Waldes und des Gebirges mit menschlichem Oberkörper und Pferdeleib handelte. Nur ihr Anführer Cheiron erwies sich im Gegensatz zu seinen ungebärdigen „Stammesgenossen" stets als gütig, weise, gerecht und hilfreich. In einer Höhle auf dem Gipfel des an Heilkräutern reichen thessalischen Peliongebirges hausend, unterwies er dort zahlreiche griechische Heroen in der Arznei- und Kräuterkunde, damit sie sich bei Verwundungen im Kampfgeschehen gegenseitig helfen konnten.

Zu den von Cheiron medizinisch angeleiteten Heroen zählte nach *Homers „Ilias"* Achilleus, der tapferste Held im Kampf um Troja. Besonders gewandt zeigte er sich in der Wundbehandlung. Ein überkommenes zeitgenössisches Vasenbild zeigt ihn beim kunstvollen Verbinden seines von dem trojanischen Königssohn Hektor schwer versehrten Freundes Patroklos. Überdies verstand sich Achilleus ausgezeichnet auf den Umgang mit Heilpflanzen, deren Wirksamkeit er bei mannigfachen Krankheiten zum Wohle der gesamten leidenden Menschheit ergründete.

Seinem Patienten Patroklos hatte Achilleus sein von Cheiron erworbenes chirurgisches Geschick weitervermittelt. Als ihn sein durch einen Pfeilschuß lebensgefährlich verletzter Waffengefährte Eurypylon um ärztlichen Beistand bat, umfaßte Patroklos ihn nach Homers vorgenanntem Epos unter der Brust, schnitt ihm mit dem Messer „den scharfen schmerzenden Pfeil" aus der Hüfte und legte zur Kühlung der Wunde das Fruchtfleisch einer Zwiebel darauf. Als berühmtester Cheiron-Eleve haftet der später zum griechischen Heilgott avancierte *Asklepios* vor allem als Erblasser des noch heute weltweit gebräuchlichen „Äskulapstabes" im Gedächtnis der Nachwelt. Da nämlich Asklepios (Äskulap) angeblich die Ge-

pflogenheit hatte, sich auf seinen Krankenbesuchen von einer Landnatter begleiten zu lassen, lag es nahe, solche um seinen Wanderstab gewundene Schlange zum medizinischen Hauptsymbol zu erküren. Seinen Aufstieg zum Olymp verdankte Asklepios seiner legendären Fähigkeit, nicht nur Schwerstkranke zu heilen, sondern sogar Abgeschiedene wiederzubeleben. Auch seine Tochter Hygieia und seine Söhne Machaon und Podalerios hatte er mit dem bei Cheiron erlangten ärztlichen Wissen vertraut gemacht.

Abb. 5a: Kentaur Cheiron (Chiron) – legendärer Ahnherr des antiken Ärztegeschlechtes
Nach einer Malerei auf einer attischen Amphora um 520 v. Chr.
Aus: H(ugo) Blümner: Leben und Sitten der Griechen, Leipzig-Prag 1887.

Abb. 5b: Altgriechische Chironiden-Ärzte: Chiron, Machaon, Pamphiles, Xenokrates, Niger, Heraklides und Mantias
Xylographie nach einer in der Wiener Staatsbibliothek befindlichen Miniatur einer byzantinischen Handschrift aus dem 6. Jahrhundert.

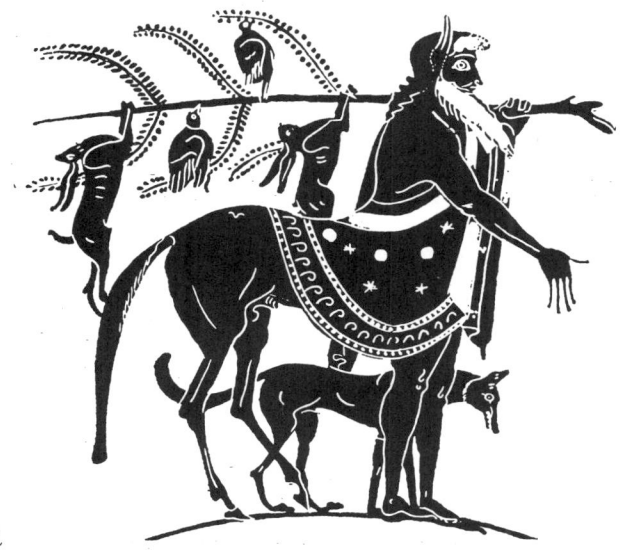

a

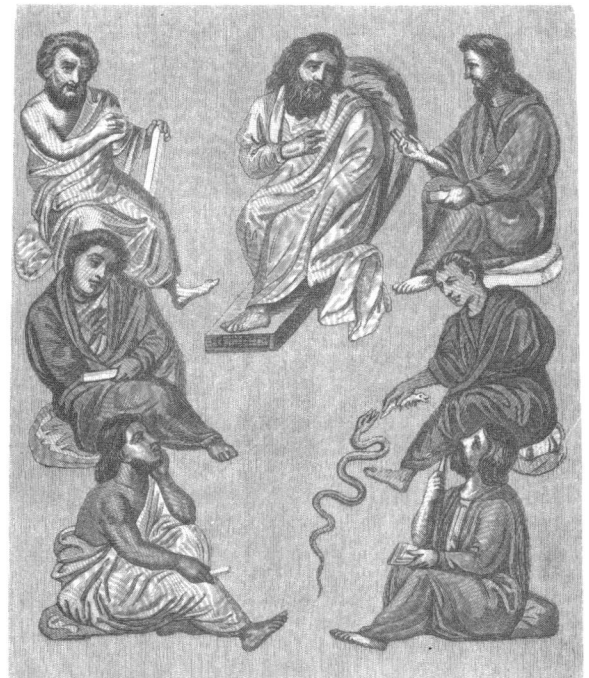

b

Hygieia – Schutzherrin antiker Gesundheitspflege

Kennzeichnend für die Mehrheit der antiken Menschen, namentlich für die Hellenen, war die Freude am schönen, gesunden Körper. Dafür zeugen die olympischen Spiele, die noch heute bewunderten altgriechischen Athletenskulpturen und nicht zuletzt die eigens für den Schutz der Gesundheit erkorenen Gottheiten. An oberster Stelle der Gott der Heilkunst *Asklepios* oder (Aeskulapius), der mythische Ahnherr des freien ärztlichen Standes. Die zeitgenössischen Künstler stellten ihn zumeist als einen wohlwollend blickenden bärtigen Wanderer mit einem von der heiligen Schlange als ständiger Weggenossin umwundenen Knotenstock dar. Dieses sein Attribut ist zum Symbol der Medizin schlechthin geworden.

Bisweilen sieht man den Gott auch mit seiner jungfräulichen Tochter *Hygieia* abgebildet. Sie hält die Äskulapschlange in der Hand, auf Einzelstatuen überdies eine Opferschale, aus der sie das gleichermaßen verehrte Reptil nährt. Wie ihren Vater, so feierte man auch sie in besonderem Kult. Ihre Hauptweihestätte befand sich in Athen. Man huldigte ihr vornehmlich als göttlicher Krankheitsvorbeugerin – daher der von ihrem Namen abgeleitete Begriff „Hygiene“, der nach moderner Interpretation sämtliche Maßnahmen der Ärzte zur Erhaltung und Mehrung der Gesundheit beinhaltet.

Sowohl im privaten wie im öffentlichen Leben der Griechen und Römer spielte die Gesundheitspflege eine bestimmende Rolle. Als Lehre von der allgemeinen gesunden Lebensführung bildete die Hygiene mit der Diätetik, der Lehre von der individuell bestgeeigneten Ernährung und Lebensweise, einen Hauptbestandteil der antiken Medizin. Sie umfaßte in Griechenland und Rom die prophylaktische Körperkultur durch Bäder und Sport sowie vorbeugende Maßnahmen zur Ausschaltung und Behebung gesundheitsschädigender Umwelteinflüsse.

Das große Reinlichkeitsbedürfnis der Griechen und Römer manifestierte sich in enormem Wasserverbrauch. Ihn ermöglichten imposante zentrale Wasserversorgungsanlagen. Im Haus jedes Vornehmen befand sich eine Duscheinrichtung. Dem Gast wurde ein lauwarmes Bad mit anschließender Salbung und Massage bereitet. Gemeinhin waren Fluß- und Seebäder üblich. Die Römer verfügten zudem über Thermal- und Kaltbäder. Auch Schwitz- und Heilbäder waren üblich. Ebenso gehörten Gymnastik und Schönheitspflege zur Gesundheitsförderung. Gesundheitsschädigender Umweltverschmutzung begegnete man durch intensive Fäkalien- und Abfallbeseitigung.

Abb. 6a: Altgriechische Körperpflege: Reinigungsdusche und Körpersalbung
Nach dem Ornament einer nicht näher bezeichneten antiken Vase.
Aus: „Geschichte der Medizin", Berlin 1957.

Abb. 6b: Hygieia, Schutzherrin der antiken Gesundheitspflege, mit ihren drei Schwestern
Nach einem anonymen Kupferstich vom Beginn des 17. Jahrhunderts in einem von Johannes Sambucus herausgegebenen Folioband mit Ärztebildnissen. Reproduktion Curt Kuntze (†), Rostock.

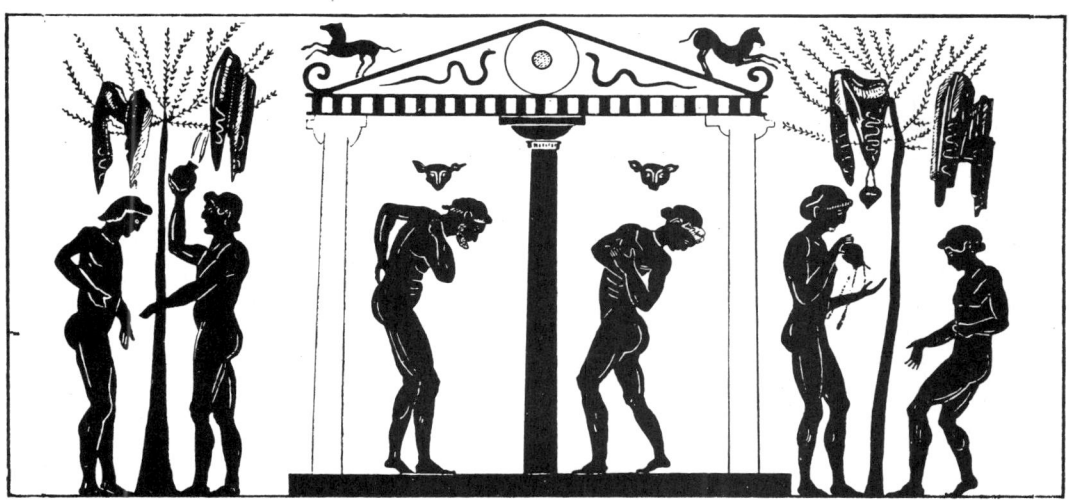

a

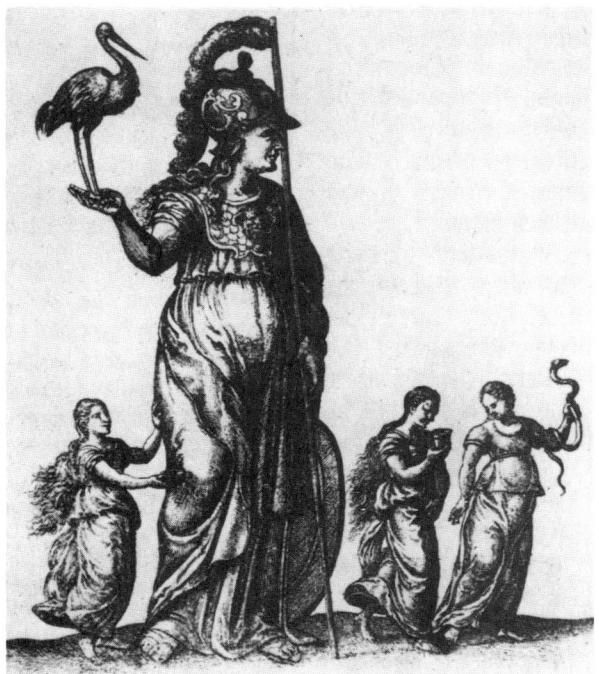

b

Kalokagathía in Olympia

Das aus dem Griechischen stammende Fremd-
wort in der Überschrift bezeichnet das hellenistische Erziehungsideal, das in der bestmöglichen
körperlichen, geistigen und sittlichen Ausbildung
der heranwachsenden aristokratischen Jugend zu
verantwortungsbewußten Staatsbürgern bestand.
Eine hervorragende Rolle in dem Bestreben, den
„schönen und guten" Menschen zu entwickeln,
spielte die sportliche Ertüchtigung, deren Nachweis man in vielfältigen athletischen Wettbewer-
ben, ganz besonders bei den alle vier Jahre während der panhellenistischen Kultfeiern zu Ehren
des obersten Gottes Zeus in Olympia ausgetrage-
nen Kampfspielen, erbrachte. Die frühesten
durch Siegerlisten belegten altgriechischen Olympischen Spiele datieren aus dem Jahre 776 v. Chr.
Nur Freigeborene griechischer Herkunft, die sich
weder einer Bluttat noch eines Gottesfrevels
schuldig gemacht hatten, wurden zu den Wett-
kämpfen zugelassen. Jeder Athlet mußte ein
zehnmonatiges hartes Training in seinem Hei-
matort wie auch eine gymnastisch-agonistische
Schulung in Olympia selbst nachweisen. Die
Übungsstätten hießen „Gymnasien", nach dem
griechischen Wort „gymnós" (= „nackt"), weil
man sich unbekleidet sportlich betätigte.
Als Trainer fungierten „Gymnasten", versierte
Sportlehrer, die zugleich über medizinische
Kenntnisse verfügten, um den Körperzustand der
ihnen anvertrauten Athleten überwachen, sie
während des Trainings diätetisch lenken sowie
ihnen bei Verletzungen Erste Hilfe leisten zu können. Unterstützt wurden sie von Heilgehilfen, die
sich auf Wundreinigung, Verbände und Kompres-
sen verstanden. Die endgültige Erlaubnis zur Teil-
nahme an den Wettspielen blieb den im letzten
Vorbereitungsstadium in Erscheinung tretenden
Kampfrichtern vorbehalten.
Die bei der Körperertüchtigung der männlichen
Jugend gesammelten heilkundlichen Erfahrungen förderten auch die Entwicklung der antiken
wissenschaftlichen Medizin. Die Erkenntnis des
gesundheitsfördernden und -erhaltenden Wertes
der Leibeserziehung und die vorbeugende Wirkung gesunder Lebensweise führte zur Schaffung eines gymnastischen Heilsystems uner Ein-
bezug von Bädern, Massagen, Bewegungsthera-
pie sowie von diätetischen und hygienischen
Maßnahmen. Die Chirurgie wurde vor allem
bereichert durch Methoden der Heilung von Knochenbrüchen und mannigfacher weiterer Sport-
verletzungen.

Abb. 7a: Rekonstruktion des antiken Olympia
Unleserlich signierte Xylographie nach der Original-
zeichnung von G. Rehlender
Aus: Bernt Karger-Decker: Aus der Geschichte der
Olympischen Spiele (Bildserie), Reichenbach (Vogt-
land) 1972.

*Abb. 7b: Szene aus der altgriechischen Palästra
(Gymnasion), einer Stätte für sportliche Übungen:
Einem Athleten wird der Fuß massiert*
Detail einer rotfigurigen Darstellung auf einem im
Besitz der Antikenabteilung in Berlin-Charlottenburg
befindlichen Kelchkrater des Euphronios um 500
v. Chr.
Aus: Carl Blümel: Sport der Hellenen, Berlin 1936.

*Abb. 7c: Altgriechische Athleten bei der Körperpflege.
Während der links dargestellte Jüngling Salböl auf
seine Hand gießt, legt sein Kamerad das Gewand ab*
Detail einer rotfigurigen Darstellung auf einem im
Besitz der Antikenabteilung in Berlin-Charlottenburg
befindlichen Kelchkrater des Euphronios um 500
v. Chr.
Aus: Carl Blümel, a. a. O.

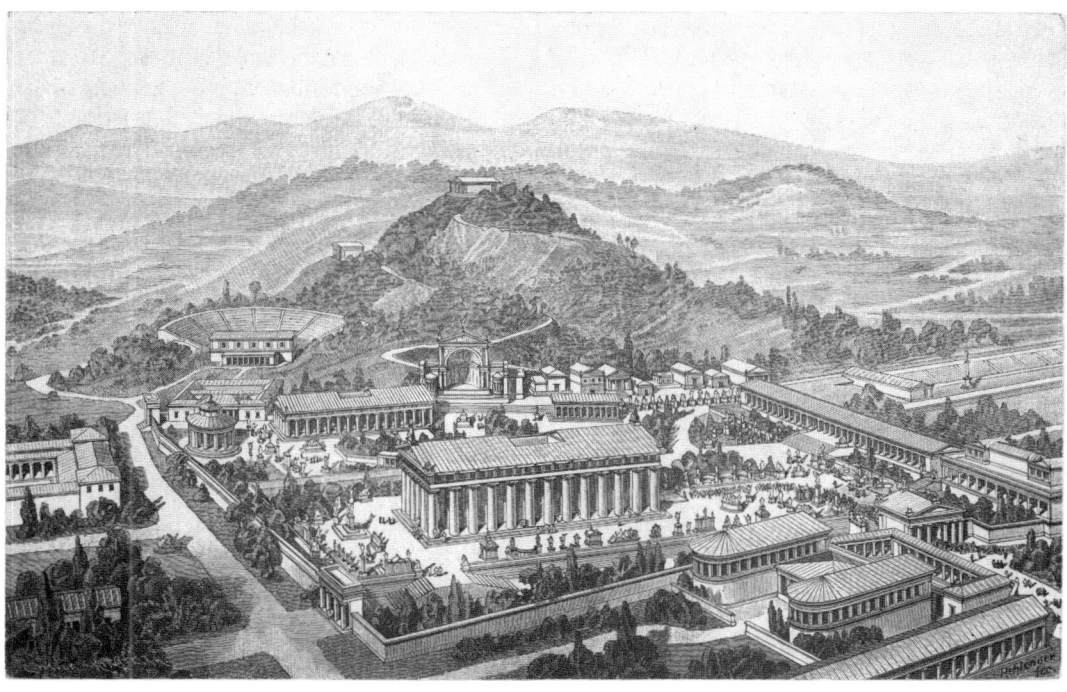

a

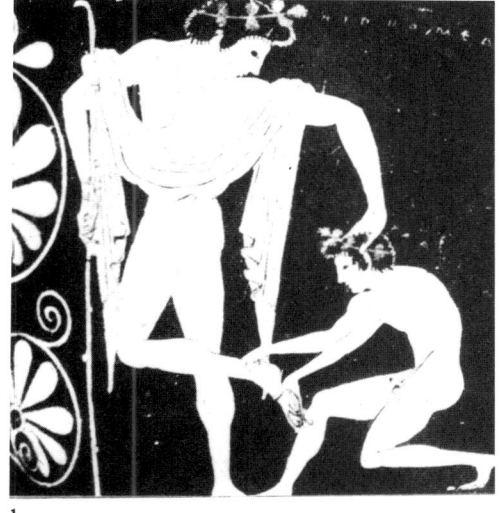

b

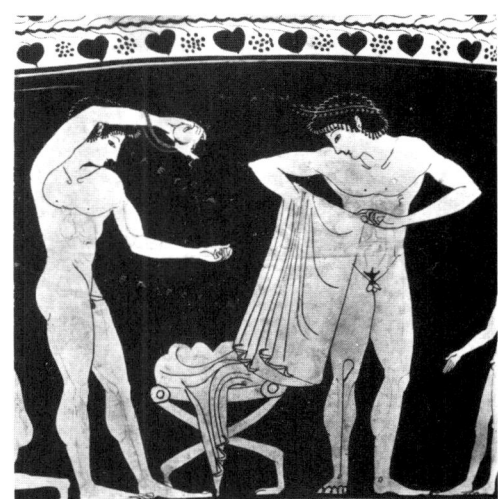

c

Heilbetrieb im Asklepieion

Als das größte Geschenk der olympischen Götter betrachteten die alten Griechen die Gesundheit. Als eigene Gottheit der Heilkunst verehrten sie den Apollosohn *Asklepios*. Die erste Kultstätte für ihn errichteten sie in seinem thessalischen Geburtsort Trikka am Fluß Lethaios. Hierher pilgerten die an den verschiedensten Krankheiten leidenden Bürger der griechischen Welt, um sich einer im wesentlichen raffiniert ausgeklügelten Suggestivbehandlung zu unterziehen.

Da nur „reine Menschen" das sogenannte Asklepieion betreten durften, bereiteten sich die Heilungsuchenden vor dem Tempelbezirk durch Sühnewaschungen, Fasten, Bittopfer und Prozessionen auf die zu erwartenden therapeutischen Zeremonien vor. Sodann erhielten sie von den Asklepiospriestern in einem besonderen Raum des Heiligtums zu Füßen des Götterbildes einen Platz zum Schlafen angewiesen. Jeder Patient hatte am anderen Morgen seinen Traum dem Priesterarzt mitzuteilen, der ihn deutete und danach – angeblich im Auftrage des Heilgottes – die Behandlung festlegte.

Die Heilprozeduren bestanden hauptsächlich in Wasser- und Luftkuren, Salbungen, Massagen, Einläufen, Darmspülungen, Bewegung sowie Diätkost. Unterstützt wurden diese physiotherapeutischen Maßnahmen durch psychische Mittel, wie etwa geistige Ablenkung. Auch chirurgische Eingriffe wurden im Asklepieion – allerdings nicht von den Priestern selbst, sondern von niederen Heilgehilfen ausgeführt.

Zum Dank für erlangte Genesung brachten die Patienten dem Gott nicht nur Dankopfer dar, sondern sie stifteten ihm auch wertvolle Votivgaben dar, insbesondere Nachbildungen ihrer geheilten Körperteile, und zwar nach Stand und Vermögen aus Ton, Marmor, Elfenbein oder kostbaren Edelmetallen. Der gesamte Betrieb im Bereich des Asklepieions spielte sich ähnlich einem Volksfest ab. Während sich die Kranken den Kuren unterwarfen, vergnügten sich deren Begleitpersonen bei Händlern, Komödianten und Diskutierenden des Jahrmarktes. Nicht selten scheint das asklepiadische Heilwesen in einen Heilbetrug ausgeartet zu sein, wenn wir dem altgriechischen Lustspieldichter Aristophanes Glauben schenken dürfen, der jenen Kult in einem seiner Theaterstücke als glatten Heilschwindel verspottete.

Doch nach Einschätzung des namhaften Berliner Medizinhistorikers *Professor Dr. Georg Harig* wurde „trotz des unzweifelhaft großen magischen Einflusses bei dieser Art Krankenbehandlung von den Priestern im Laufe der Zeit ein immenses empirisches Wissen angesammelt, das von einer Priestergeneration auf die andere vererbt wurde, so daß allmählich die Behandlung in den Asklepieien immer rationellere Züge erhielt".

Neben Trikka entstanden in den folgenden Jahrhunderten zahlreiche weitere Asklepiosheiligtümer. Zwei von ihnen überflügelten alle, nämlich die von Epidauros und Kos. Der Asklepioskult auf Kos entwickelte sich zum Staatskult, und die Beschlüsse der Staatsverwaltung wurden im Asklepiostempel hinterlegt.

Abb. 8a: Anlage des altgriechischen Asklepieion zu Kos
Rekonstruktionszeichnung unter Benutzung eines Gipsmodells von Theodor Meyer-Steineg
Aus: „Deutsches Rotes Kreuz", Dresden, H. 7/1975.

Abb. 8b: Tempelschlaf im Asklepieion: Asklepios (Äskulap) kuriert eine schlafende Patientin. Hinter ihm seine Tochter Hygieia
Detail eines Steinreliefs von Perantinos aus dem Asklepieion von Piräus, 4. Jh. v. Chr. Das Original befindet sich im Archäologischen Museum von Piräus
Aus: Bernt Karger-Decker: Besiegter Schmerz - Geschichte der Narkose und der Lokalanästhesie, Leipzig 1984.

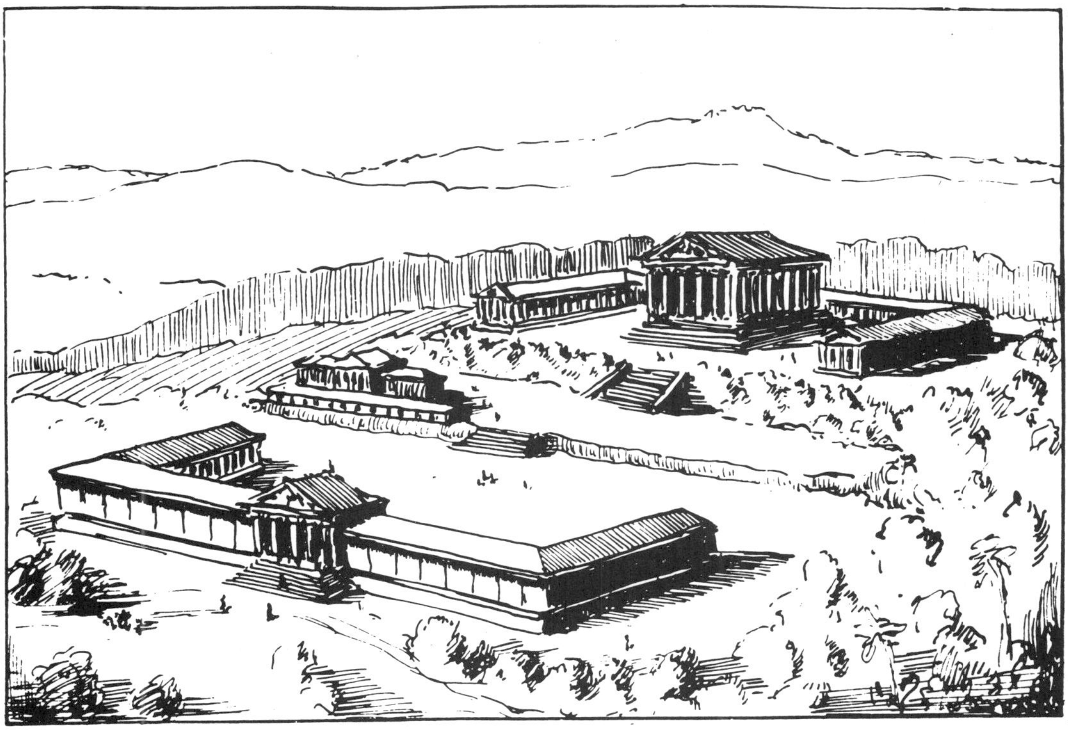

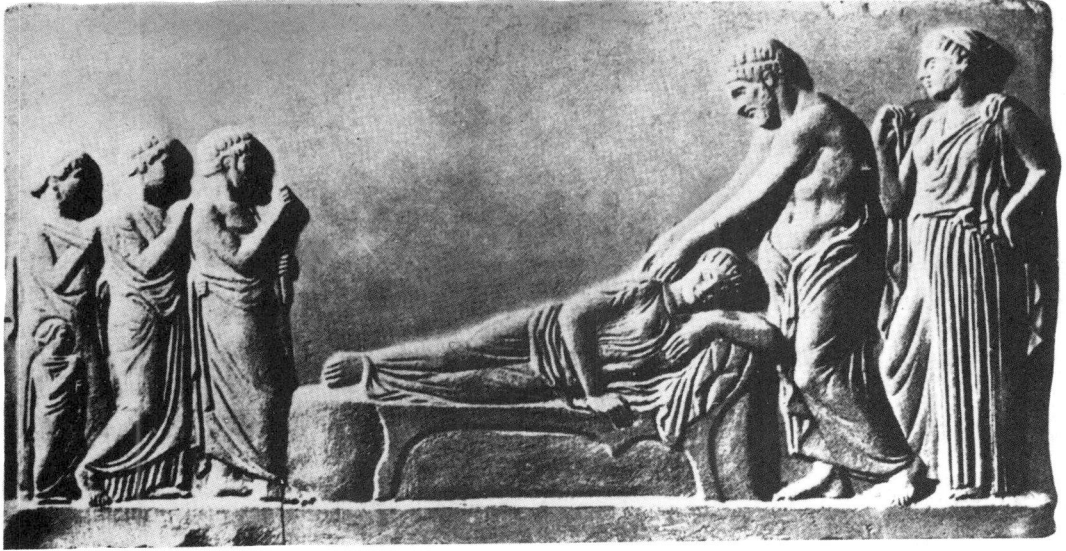

a

b

Dankesgaben für den Heilgott

Im Zeitalter der antiken mystisch-religiösen Medizin schrieb man die Krankheitsverursachung und -heilung großenteils besonderen Gottheiten beziehungsweise Dämonen zu. Daher auch die Gepflogenheit der damaligen Menschen, sich den „höheren Mächten" nach erfolgreicher Heilbehandlung in den Tempeln durch Darbringung von Weihegeschenken dankbar zu erweisen. Jene sogenannte Votive bestanden zumeist in mehr oder weniger kostbaren oder künstlerischen Nachbildungen betreffender Körperteile. Sie wurden an den Altären der Kultstätten niedergelegt und von den Priesterärzten zu beständiger Verehrung des Heilgottes ausgestellt. Zahlreiche erhalten gebliebene Votive gewähren der Nachwelt aufschlußreichen Einblick in die Krankheitsauffassung, die Therapie wie auch die Krankheiten selbst, unter denen die Alten vielfach litten. Für die medizinhistorische Forschung bilden sie somit unverzichtbare kulturgeschichtliche Dokumente. Als eines der prägnantesten Weihereliefs aus der griechischen Antike wurde im Asklepieion zu Athen eine um das Jahr 400 v. Chr. entstandene Darstellung eines Krampfaderbeines aufgefunden. Es steht in dimensionaler Vergrößerung gesondert vor dem Patienten, der es mit beiden Händen umfaßt. Als Materialien für Weihegaben dienten Terrakotta, Erz, Gold, Silber oder Elfenbein.

Nach anfänglicher Befehdung des als heidnische Sitte verabscheuten Weihekults bürgerte dieser sich in der christlichen Kirche seit dem Mittelalter gleichermaßen ein. Auch diese Votive sind großenteils von kulturgeschichtlichem Interesse, sofern sie zugleich über bemerkenswerte ärztliche Behandlungsmethoden berichten. Über eine erfolgreiche Staroperation etwa, eine geglückte, abenteuerliche Armeinrenkung, eine gewagte Bauchoperation und dergleichen mehr. Eine in zweierlei Hinsicht bedeutsame Exvototafel bewahrt die Stadtpfarrkirche in Völkermarkt (Kärnten) auf: Abgedruckt in den „Therapeutischen Berichten" (Heft 30/1958). Nach der (hier aus Platzgründen ausgesparten) Bilderklärung zeigt sie eine am 16. Oktober 1763 von einem Chirurgen im Beisein des Stadtphysikus an einem Ratsmitglied scheinbar „in letzter Stunde" glänzend bewerkstelligte Operation eines eingeklemmten Nabelbruches. Trotz noch unbekannter Asepsis und Narkose verlief der damals sehr riskante Eingriff komplikationslos, so daß der Patient nach sieben Wochen wieder wohlauf war. Auch wegen ihres Interieurcharakters ist die Darstellung beachtenswert.

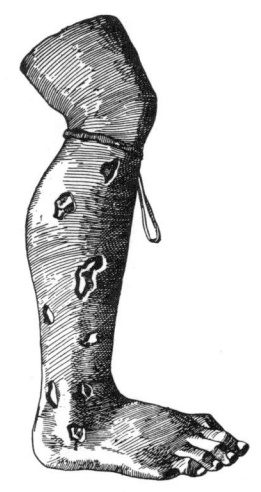

a

Abb. 9a: Antikes Weihegeschenk eines Beinleidenden
Aus: Ciba-Zeitschrift. H. 26/1935.

Abb. 9b: Exvototafel über die Operation eines eingeklemmten Nabelbruches am 16. Oktober 1763 in Völkermarkt (Kärnten) an dem Ratsbürger Matthias Pacher durch den Chirurgen Joseph von Schedwill im Beisein des Physikus Dr. Kögl
In der Stadtpfarrkirche zu Völkermarkt aufbewahrte Weihegabe. Nach: „Therapeutische Berichte", Bayer-Leverkusen, H. 30/1958.

Abb. 9c: Altgriechisches Weihegeschenk eines Augenkranken
Nach Paul Stengel
Aus: Ciba-Zeitschrift. H. 26/1935.

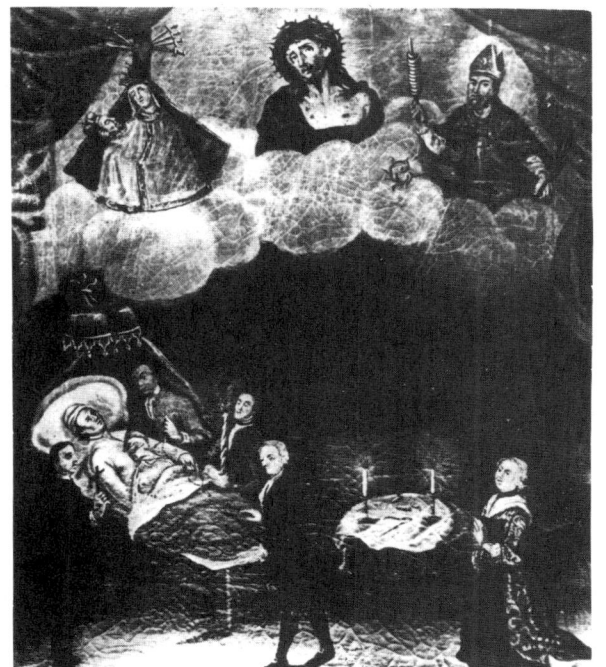

b

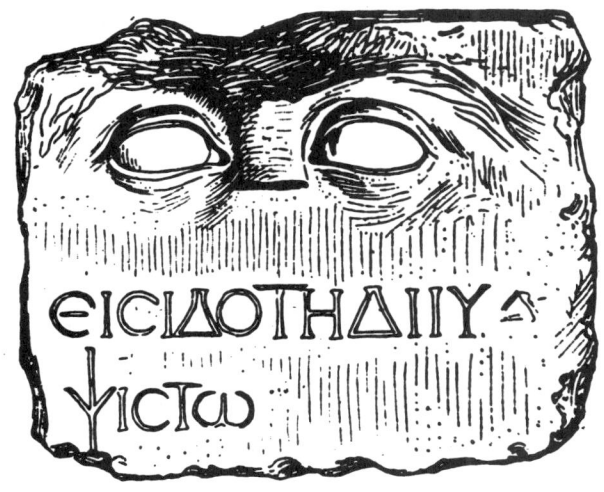

c

Schierlingsbecher für Sokrates

Bestürzt vernahmen im Frühjahr 399 v. Chr. die Bürger Athens, daß der verdienstvolle greise Philosoph *Sokrates* als angeblicher Verächter der Staatsgötter und Verführer der Jugend zum Tod durch den Schierlingsbecher verurteilt worden war, nachdem er vergebens versucht hatte, die über fünfhundert Richter und Geschworenen durch wahrheitsgetreue Widerlegung der vorgebrachten Anschuldigungen von seiner Unschuld zu überzeugen. Andererseits hatte es Sokrates im Hochgefühl seiner Unbescholtenheit strikt verschmäht, sich mit schmeichelnder oder gar mitleidheischender Rede einen Freispruch zu erkaufen.

Heiter und gelassen begab sich der Einundsiebzigjährige ins Gefängnis, wo die Exekution noch einen ganzen Monat auf sich warten ließ, da gerade kultische Feiern zu Ehren des Gottes Apollon im Gange waren. Als der Vollzugsbeamte ihm nach Ablauf der Karenzzeit den Gifttrunk reichte, fragte ihn Sokrates gleichmütig, fast spöttisch: „Nun, mein Bester, wie muß ich es machen?" – „Ganz einfach", erwiderte jener, „wenn du getrunken hast, gehe umher, bis dir die Schenkel schwer werden; dann lege dich nieder." Furchtlos leerte Sokrates den Becher in einem Zuge. Als er seine umstehenden Freunde weinen sah, wies er sie an, dem Heilgott *Asklepios* (Aeskulap) einen Hahn für seine „Genesung" zu opfern, als welche ihm das Sterben erschien.

Anweisungsgemäß schritt der Philosoph nach der Überlieferung seines Schülers *Platon* „die Zelle auf und ab, bis ihn Gliederschwere zum Niederlegen mahnte. Der Aufseher drückte fest den Fuß des Todgeweihten. Seine Frage, ob er dies spüre, verneinte Sokrates. Darauf machte es der Vollstrecker mit den Unterschenkeln ebenso, danach den Körper hinauf. Sobald das Gift das Herz erreiche, werde die Pein enden, fügte er ungerührt hinzu." Bei vollem Bewußtsein also erfuhr Sokrates die unter mählichem Erkalten und Erstarren sich vollziehende aufsteigende Lähmung der quergestreiften Muskulatur.

Nach modernem toxikologischem Wissen bewirkt das dem Gefleckten Schierling innewohnende Alkaloid „Coniin" den Tod durch zentrale Atemlähmung. Schwache Abkochungen der Pflanze indes verwandten die altgriechischen Ärzte als schmerzlinderndes und entkrampfendes Arzneimittel, als Salbe und heiße Breiauflagen zur Behandlung schmerzhafter Drüsenschwellungen sowie Nervenentzündungen. Ausgangs des Mittelalters wurde die Droge ob ihres geringen Spielraums zwischen Heildosis und lebensgefährlicher Giftigkeit aus der Liste der Arzneipflanzen gestrichen.

Abb. 10a: Die letzten Stunden des Sokrates: Empfang des Schierlingbechers im Beisein seiner Freunde Holzschnitt von Ch. Kreutzberger nach dem Gemälde von Jacques-Louis David, 1787 Aus: Bernt Karger-Decker: Gifte, Hexensalben, Liebestränke, Leipzig 1967.

Abb. 10b: Gefleckter Schierling (Conium maculatum). Enthält das tödliche Alkaloid Koniin (Coniin) Nach einem kolorierten Holzschnitt Aus: Josef Pecirka: Die Giftgewächse des österreichischen Kaiserstaates und Deutschlands, Prag 1859.

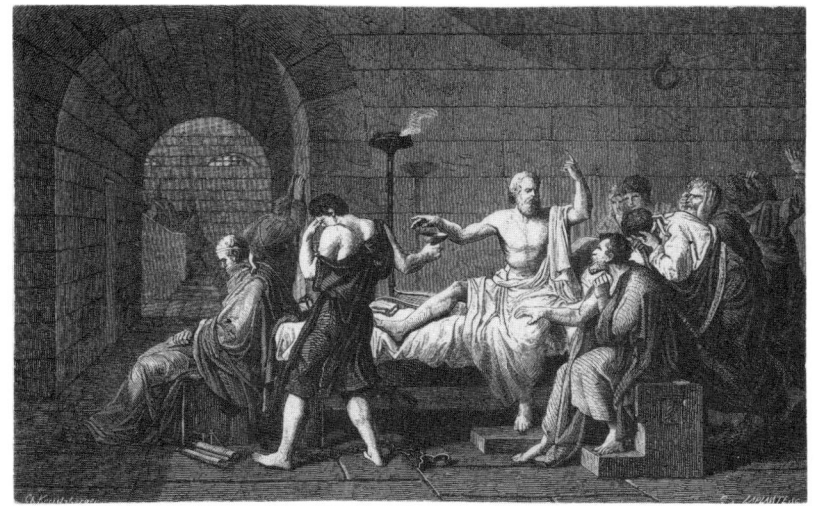

a

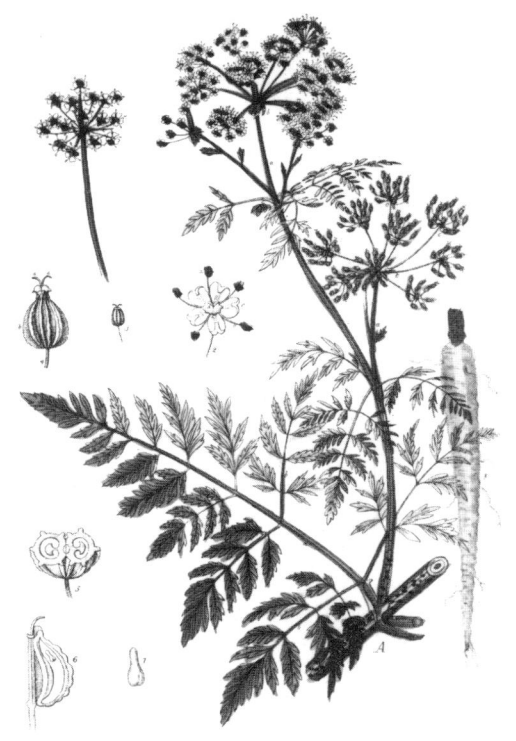

b

Der Hippokratische Eid

„Ich schwöre bei Asklepios, daß ich meine Patienten nach bestem Wissen und Können zu ihrem Wohl behandeln und sie vor allem bewahren werde, was ihnen Verderben und Schande bringen könnte." So etwa lautet das wesentliche Anliegen des weltberühmten Ärzteeides, den wir mit dem Namen des prominenten antiken Begründers der wissenschaftlichen Heilkunde, *Hippokrates* (um 460–377 v. Chr.), verbinden.

Nach Ausweis der Altertumsforscher freilich rührt der sogenannte Hippokratische Eid nicht erst von dem ihm zugeschriebenen Stifter her, sondern er soll bereits viel früher in der angesehenen Ärzteschule von Kos, einer im Ägäischen Meer gelegenen griechischen Insel, entstanden sein. Hippokrates als deren hervorragendster Vertreter habe lediglich die traditionelle endgültige Fassung der Eidesformel gegeben. Der Schwur gliedert sich in zwei Teile, die laut Einschätzung des sowjetischen Medizinhistorikers *Slabudowski* „deutlich die widersprüchliche Stellung des Arztes in der Sklavenhaltergesellschaft, wie in jeder Ausbeutergesellschaft widerspiegeln". Während die beiden ersten Abschnitte für die Nachwelt allein Erinnerungswert besitzen, da sie eine Art damaligen Zunftversprechens darstellten, erwuchsen die nachfolgenden ethischen Postulate zur goldenen Richtschnur ärztlichen Handelns. Dessen oberstes Gesetz untersagt dem wahrhaften Arzt, einem Schwerkranken ein tödliches Medikament zu verabreichen, falls ein solcher ihn in seiner Verzweiflung darum ersuchte. Auch sollte der antike Arzt keinen chirurgischen Eingriff vornehmen, den er nicht beherrschte.

Ferner sollte der Arzt absolutes Stillschweigen über Berufsgeheimnisse wahren und sich bei Krankenbesuchen jeglichen ehrenrührigen Vergehens enthalten. Die gewissenhafte Erfüllung des Eides würde, so heißt es, zu beglückender Zufriedenheit bei der ärztlichen Tätigkeit führen, dessen Übertretung jedoch den Wortbrüchigen mit ewiger Schmach bedecken. Jahrtausendelang machten sich namentlich die den mono-theistischen Religionen verhafteten Völker die Ideale des von ihnen für eine göttliche Willensbekundung erachteten Hippokratischen Eides zu eigen.

Abb. 11a: Hippokrates, altgriechischer Arzt und Begründer der wissenschaftlichen Heilkunde, mit dem griechisch-römischen Arzt Galenos und scholastischen Meistern der mittelalterlichen Medizin
Nach einem Holzschnitt
Aus: Otto Brunsfeld: Catalogus illustrorum medicorum, Straßburg 1530.

Abb. 11b: Titelblatt des „Corpus Hippocraticum" nach der ersten lateinischen Ausgabe des Werkes (Rom 1525), in dem sich auch der Text des Hippokratischen oder Asklepiaden-Eides befindet
Aus: „Geschichte der Medizin", Berlin 1957.

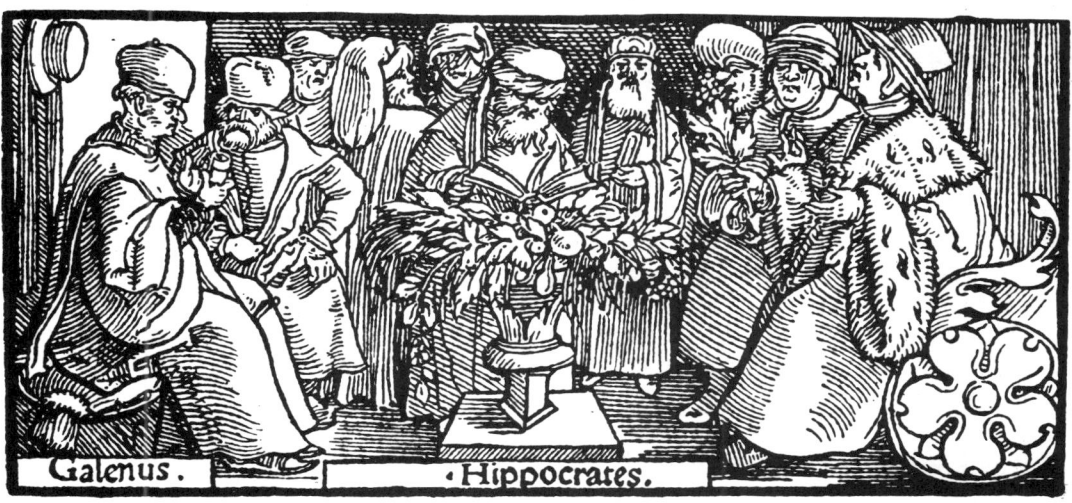

a

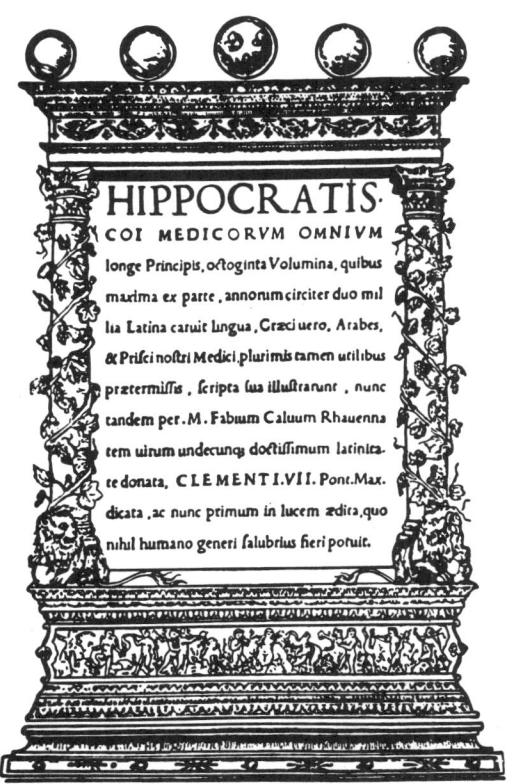

b

Die „Bank des Hippokrates"

Da die zahlreichen medizinischen Schriften des um 300 vor unserer Zeitrechnung von alexandrinischen Ärzten zusammengestellten „Corpus Hippocraticum" keine Verfassernamen tragen, kann die Nachwelt nur mutmaßen, welche von ihnen aus der Feder des *Hippokrates* selbst stammen. Gemeinhin weist man ihm heute vornehmlich etliche chirurgische Spezialdarstellungen zu, darunter besonders die Monographie „Über das Einrenken der Gelenke".

Die Behandlung von Verrenkungen bildete eine Spitzenleistung der hippokratischen Chirurgie; manche ihrer Anwendungsformen haben sich durch alle Zeiten als brauchbar erwiesen. Zu deren erfolgreicher Ausübung dürften Hippokrates und seine Schüler sich ziemlich gut in der Anatomie und der Mechanik des menschlichen Stütz- und Bewegungsapparates ausgekannt haben. Erstaunlich bei der seinerzeit strengen religiösen Ablehnung anatomischer Forschung.

Von Hippokrates' Meisterschaft in der „Traktionstherapie" zeugt seine „Traktionsleiter". Sie ist der Nachwelt anschaulich bekannt geworden durch den im 1. Jh. v. Chr. von dem griechischen Mediziner *Apollonios von Kition* angefertigten illustrierten Kommentar zur hippokratischen Schrift über die Gelenke. Die beiden betreffenden Abbildungen führen dem Beschauer vor Augen, wie ein mit dem Kopf nach oben oder nach unten auf eine Leiter gebundener Patient von zwei Heilgehilfen an Stricken über eine Rolle in die Höhe gezogen wurde.

Sowohl als Streckleiter wie auch als Streckbett war die sogenannte Bank des Hippokrates (Scamnum Hippokrati) zu verwenden. Sie diente dem großen Meister zu verschiedenartigen orthopädischen Prozeduren zwecks Einrichtung von Verrenkungen und Knochenbrüchen. Jahrtausendelang machte sie Furore und Schule und regte immer wieder zur Konstruktion modischer sowie spezifischem therapeutischem Bedürfnis entsprechender Varianten an.

Die Ärzte der Renaissance beispielsweise nutzten nach zeitgenössischen Bildern die „Bank des Hippokrates" je nach Extensionsverfahren in vertikaler, leiterförmiger oder in horizontaler, bettartiger Aufstellung. Bei letzterer Applikation lag der Patient zur Traktionsbehandlung gegebenenfalls in Rücken- bzw. Bauchlage.

Als medizinhistorische Kuriosität sei am Rande vermerkt, daß der sonst kaum bekannte französische Chirurg *Denis Fournier* 1683 die Indienstnahme der einst übel beleumundeten Folterbank zur Extension empfahl.

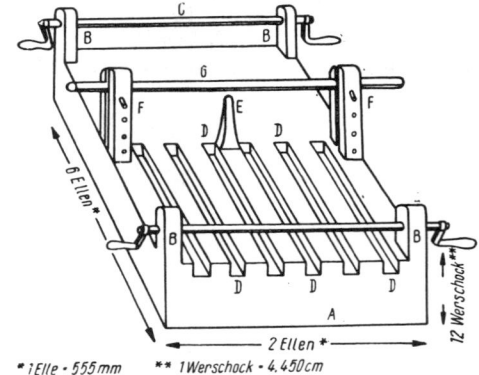

a * 1 Elle · 555 mm   ** 1 Werschock · 4,450 cm

Abb. 12a: Von Hippokrates entworfene und nach ihm benannte „Bank des Hippokrates" (Streckbett) zur Extensionstherapie
Nach einer anonymen Rekonstruktionszeichnung
Aus: Deutsches Rotes Kreuz, Dresden, H. 1/1986.

Abb. 12b: Hippokrates von Kos
Anonyme Grafik nach einer antiken Büste. Aus: Deutsches Rotes Kreuz, Dresden, H. 1/1986.

Abb. 12c: Einrenkung der Wirbelsäule nach Abulcasis, dem Hauptmeister der arabischen Chirurgie des 10. Jahrhunderts
Darstellung entstammt dem in der Österreichischen Nationalbibliothek befindlichen Codex S. n. 2641
Abgedruckt in: Robert Herrlinger: Geschichte der medizinischen Abbildung von der Antike bis um 1600, München 1967. Entnommen aus: Harig-Tutzke-Winter: Geschichte der Medizin, Berlin 1980.

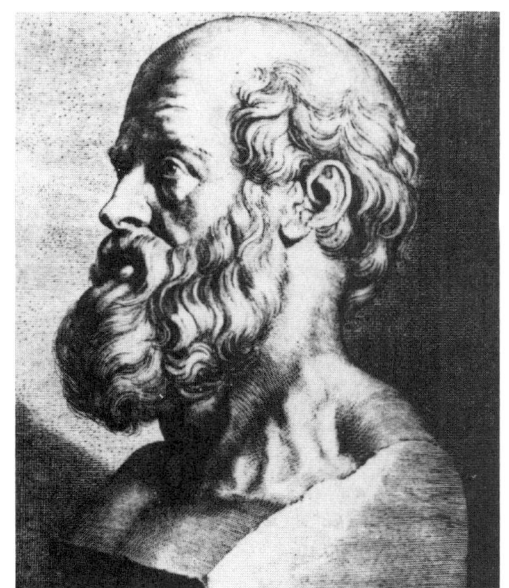

b

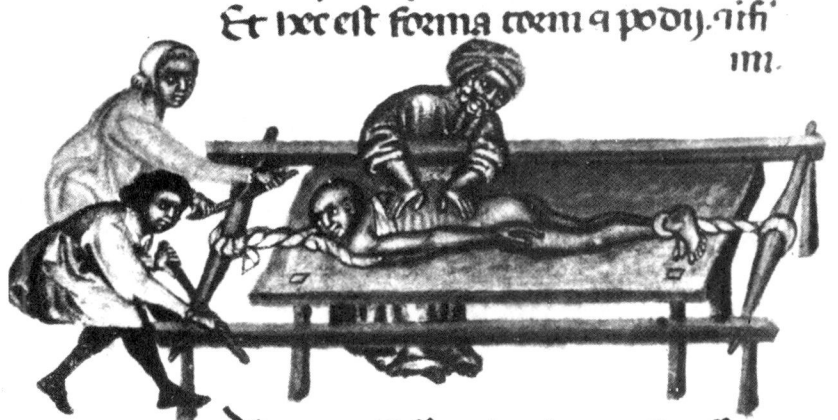

cus equict spondiles sm q· dicim ii.
Et hec est forma earun q podij. iiifi'
iii.

Dinde postq' redit spondil' restaur
locus tunc oportet ut ponas cinpl:
essicatiui cu albumine oui oui

c

41

Die vier Temperamente

Der aus Akragas auf Sizilien gebürtige griechische Philosoph *Empedokles* (um 495–435 v. Chr.) begründete die Theorie der vier Urelemente Feuer, Wasser, Luft (Äther) und Erde, deren durch Liebe als Urkraft zur Einheit und Haß als Urkraft zur Trennung verursachte „Mischung" und „Entmischung" das Werden und vergehen der Dinge beherrschten. Jenen vier den Weltprozeß im Sinne ewiger Wiederkehr bewirkenden Grundstoffen entsprachen die vier Primärqualitäten Wärme, Feuchtigkeit, Kälte und Trockenheit der auf die Vorstellung des griechischen Arztes *Hippokrates* (um 460–377 v. Chr.) zurückgehenden Humoralpathologie, wonach alle Krankheiten aus einer fehlerhaften Mischung (Dyskrasis) der vier Körpersäfte Blut, Schleim, gelbe und schwarze Galle entstünden, wohingegen Gesundheit auf deren harmonischer Mischung (Eukrasis) beruhte. Die Zuordnung der beiden vorerwähnten Viererschemata zueinander nahm der griechische Philosoph *Aristoteles* (384–322 v. Chr.) vor. Sie wiederum beeinflußte die physiologische Konzeption des griechisch-römischen Arztes *Galenos* (129 – um 199), welche über ein Jahrtausend die medizinischen Anschauungen beherrschte. Die hippokratische Säftelehre weiterentwickelnd, gelangte Galen zu der Auffassung, daß ein aus mancherlei Lebens- bzw. Umweltfaktoren resultierendes Überwiegen eines Körpersaftes oder einer Qualität sich auch auf die Gemütserregbarkeit und die Gefühlsdispositionen (psychische Anlagen) des einzelnen Menschen auswirkten. Dieser Gedankengang führte später zur Ausbildung der Lehre von den vier Temperamenten. Der Begriff wurde von den lateinischen Wörtern „temperamentum" = „gehöriges Maß" und „temperare" (= „mäßigen") abgeleitet.

Die Alten unterschieden als Temperamentträger den Sanguiniker, einen lebhaften, leichtblütigen, zumeist frohen Menschentyp, den schwermütigen, leicht verzagten „schwarzgalligen" Melancholiker, den leidenschaftlichen, jähzornigen, intensiv handelnden „gelbgalligen" Choleriker sowie den langsamen, behäbigen, emotional schwer zu bewegenden Phlegmatiker. Als Ursache für dessen Stimmungslage wähnte man nach hippokratischer Säftetheorie ein Übergewicht von Schleim im Blut. In den von dem russisch-sowjetischen Physiologen *Iwan Petrowitsch Pawlow* (1849-1936) tierexperimentell ermittelten und eingehend beschriebenen sogenannten „nervalen Typen" entdecken wir gewisse Anklänge und Bezüge zur antiken Temperamentstypologie.

Abb. 13a: Die vier menschlichen Temperamente. Von links: Sanguiniker, Choleriker, Melancholiker, Phlegmatiker an einem Tisch
Nach einem alten französischen Tableau von Dufrenoy
Aus: „Deutsches Rotes Kreuz", Dresden, H. 5/1989.

Abb. 13b: Der Sanguiniker
Nach einem Holzschnitt im ersten deutschen Kalender.
Augsburg 1480
Aus: Heinz Thiele: Leben in der Gotik, München 1946.

Abb. 13c: Der Melancholiker
Nach einem Holzschnitt im ersten deutschen Kalender.
Augsburg 1480
Aus: Thiele, a. a. O.

Abb. 13d: Der Choleriker
Nach einem Holzschnitt im ersten deutschen Kalender.
Augsburg 1480
Aus: Heinz Thiele, a. a. O.

Abb. 13e: Der Phlegmatiker
Nach einem Holzschnitt im ersten deutschen Kalender.
Augsburg 1480
Aus: Heinz Thiele, a. a. O.

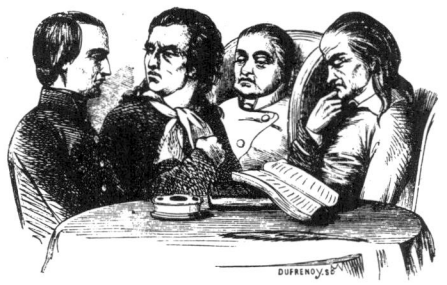

THE FOUR HUMAN TEMPERAMENTS
QUATUOR HUMORES HUMANO CORPORE CONSTANT : SANGUIS CUM
CHOLERA, MELANCHOLIA QUOQUE, PHLEGMA. According to the
Salerno School : "Those of sanguine temperament, servants of Venus
and favourites of Bacchus, have a jovial humour... the choleric man
has a bold heart but a lean body, slender and sickly.   ... The melan-
cholic person, of a sombre and sometimes crabbed humour, is diligent
in his studies, but sleeps badly and broods over his plans with
stubborn concentration.   ... As for the phlegmatic person, he is short
of stature, broad and thick-set and frigidly resists all forms of agitation..."

a

b

c

d

e

Antikes Allheilmittel SILPHION

Zu den berühmtesten Nutzpflanzen des Altertums gehörte das SILPHION. Es handelte sich hierbei um ein in der nordafrikanischen Landschaft Kyrene, dem heutigen Libyen, beheimatetes Doldengewächs, das vermutlich schon im 7. Jahrhundert v. Chr. von dorischen Ansiedlern, die dort eine griechische Kolonie gründeten, kultiviert wurde. Da der Anbau der klimaabhängigen Staude in keinem anderen Gebiet des Mittelmeeres gelang, erfreuten sich die Kyrenäer des Monopols für SILPHION und verdankten ihren fast legendären Reichtum nicht zuletzt ihrem weltweiten Handel mit sämtlichen, sorgsam zu delikaten Frischprodukten wie auch zu Drogen verarbeiteten Bestandteilen der Pflanze.

Die wirtschaftliche Bedeutung des kyrenäischen Silphionexportes dokumentierte sich der Nachwelt in der schwarzfigurigen Bilddarstellung auf einer zeitgenössischen lakonischen Trinkschale, welche seit ihrer Auffindung in einem etruskischen Gräberfeld bei Vulci, um 1830, im Münzkabinett der Pariser Nationalbibliothek aufbewahrt wird. Sie zeigt das Abwiegen, Verpacken und Verladen der mit der kostbaren Ware gefüllten Binsensäcke an Deck eines Schiffes unter strenger Kontrolle eines Aufsehers im Beisein des Königs *Arkesilas*, nach dem auch die Schale von ihren Ausgräbern benannt wurde. Desgleichen künden verschiedene kyrenäische Geldstücke mit Prägebildern der Silphionstaude von deren einstiger Wertschätzung.

Während die Alten die Blätter der Pflanze als Kochgemüse verwandten, bereiteten sie aus den jungen Blütenschäften und Stengelsprossen pikante Salate. Die zerriebene Wurzel diente als herzhaftes Gewürz für Soßen und Speisen. Der eingedickte harzige Milchsaft der Pflanze, den man durch Anritzen der Wurzeln und Stengel gewann, galt als Allheilmittel. Die Ärzte verordneten es nach schriftlicher Überlieferung des bei dem katastrophalen Vesuvausbruch des Jahres 79 n. Chr. ums Leben gekommenen römischen Schriftstellers Plinius des Älteren vornehmlich bei Nervenleiden, Hals- und Brustkrankheiten, bei Husten und Heiserkeit, bei Seitenstechen, Appetitlosigkeit und Verdauungsbeschwerden. Es wurde in Wein oder Wasser gelöst eingenommen. In Form von Paste oder Salbe legte man es zur Heilung von Wunden und Geschwüren sowie als Antidot gegen Schlangenbiß, Skorpionstich u. a. auf. Ausgangs der Antike rotteten in die Kyrenaika einfallende Nomadenstämme die Pflanze aus. Seitdem ist SILPHION verschollen und konnte bis zur Stunde nicht eindeutig identifiziert werden.

Abb. 14a: Kyrenäische Silbermünze aus Barka mit dem Ammonskopf auf der Vorderseite und dem Prägebild einer von oben gesehenen Silphion-Staude auf der Rückseite
Aus: Spamers Illustrierte Weltgeschichte, Band I, Leipzig 1893

Abb. 14b: König Arkesilaos II. beaufsichtigt das Wiegen und Verladen von SILPHION, dem Hauptausfuhrartikel von Kyrene
Nachzeichnung einer Darstellung auf der im Pariser Louvre aufbewahrten sogenannten Arkesilaosschale um 560 v. Chr.
Aus: Der Große Brockhaus, Bd. I, Leipzig 1928.

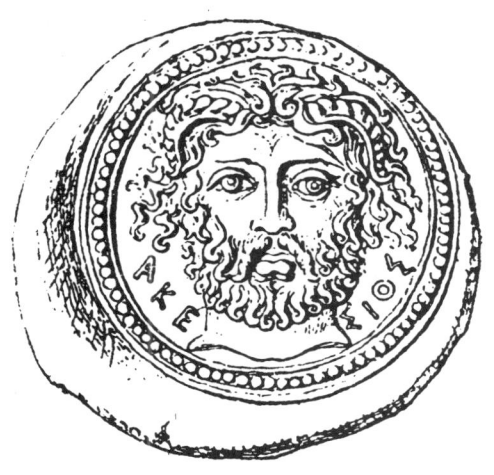
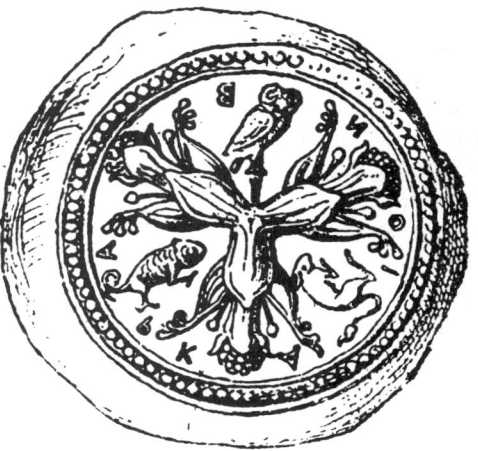

a

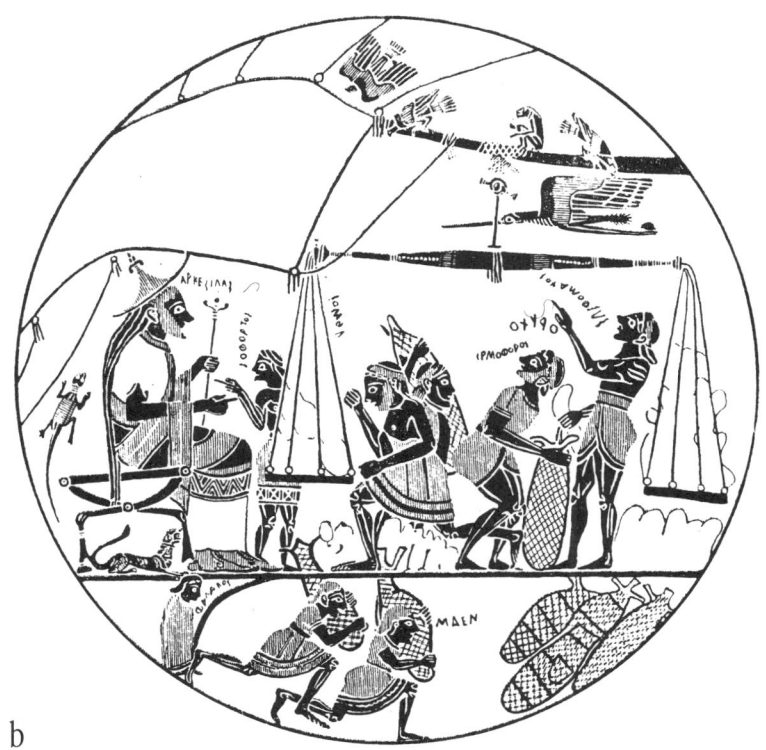

b

Honig als Nahrung und Arznei

Seit Urzeiten hat der Mensch den Honig als köstliches Geschenk der Natur zu schätzen gewußt. Zunächst sammelte er ihn aus hohlen Baumstämmen oder Felslöchern, wo wilde Bienen ihren Unterschlupf nahmen. Die antiken Kulturvölker begannen, systematische Bienenzucht zu betreiben.

Damit sicherten sie sich eine beständige reiche Ausbeute an dem schmackhaften Blüten- und Pflanzennektar. Sie nutzten ihn als nahrhafte Speise, mit Wasser verdünnt als Getränk – aber auch als ein wirksames Arzneimittel bei mancherlei Erkrankungen. Der tadshikisch-arabische Arzt *Avicenna* (980-1037) schrieb ihm ermunternde, appetitanregende, verdauungsfördernde, gedächtnisstärkende Wirkung zu.

Die alten Inder empfahlen fleißigen Honiggenuß zur Erlangung von Schönheit und Körperkraft. Die Honigbiene selbst galt ihnen ob ihrer heilsamen Gabe als ein verehrungswürdiges Geschöpf der wedischen Götter. Nach ägyptischem Mythos sollten die Bienen aus den Tränen des Sonnengottes Rê entstanden sein. Außer zum Süßen, Trinken und Essen diente Honig den Bewohnern des Nillandes zur Bereitung von Salben gegen Augenleiden, Hautentzündungen sowie zur Wundbehandlung. Der israelische König *Salomo* (990-925 v. Chr.) riet in seinem Buch der Sprüche: „Iß Honig, mein Sohn, denn er ist gesund!" Um sich die Gunst eines Gastgebers zu erwerben, pflegten die jüdischen Zeitgenossen bei Besuchen Honig als Gastpräsent zu überreichen.

Die Griechen und die Römer betrachteten den Honig als eine Erfindung des Weingottes Dionysos oder Bacchus. Ihre Ärzte verordneten gern Ziegenmilch mit Honig als Babynahrung, reinen Honig zum Abführen des Kindspechs Neugeborener sowie als Beruhigungs- und Schlafmittel. Eine lange Liste von Honigrezepten stellte *Hippokrates* (um 460-377 v. Chr.) auf. Seine Empfehlungen gingen großenteils auch in die mittelalterliche Klostermedizin ein. Die heilkundige Äbtissin *Hildegard von Bingen* (1098-1179) riet namentlich Frauen zum Honiggenuß gegen Gliederzittern und Menstruationsstörungen. Der hochberühmte *Paracelsus* (1493-1541) hatte der Honigtherapie in seinem Werk „Von den natürlichen Dingen" hohen Stellenwert eingeräumt.

Der modernen Medizin sind als spezifische Wirkstoffe des Honigs neben Kohlehydraten vor allem antibiotische Inhibine, das vornehmlich die Herz-, Magen- und Darmtätigkeit anregende Gewebshormon Azetylcholin sowie unentbehrliche Mineralstoffe und Spurenelemente, organische Phosphate, ätherische Öle und Aminosäuren bekannt. Honig wirkt wohltuend bei Magen-, Darm-, Herz-, Leber-, Gallenleiden, bei katarrhalischen Erkrankungen, Husten, Schnupfen, Entzündungen, Krämpfen. Er hilft dem gesunden Organismus, seine Widerstandskraft gegen Krankheitskeime zu erhöhen.

Abb. 15 a: Altägyptischer Imker mit Darstellung einer Biene
Nachzeichnung eines Bildes aus einer Grabkammer um 2400 v. Chr.
Aus: „Deutsches Rotes Kreuz", Dresden, H. 12/1986.

Abb. 15 b: Imker bei der Arbeit
Holzschnitt im Straßburger „Vergil" vom Jahre 1502
Aus: Gustav Freytag, a. a. O.

Abb. 15 c: Strohgeflochtene Bienenkörbe und Imker bei der Arbeit
Holzschnitt in „Ars memorativa", Augsburg 1480
Aus: Gustav Freytag: Bilder aus der deutschen Vergangenheit (Fünfbändige illustrierte Volksausgabe), Leipzig o. J.

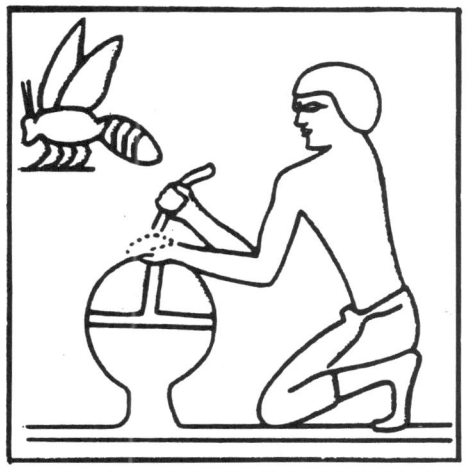

a

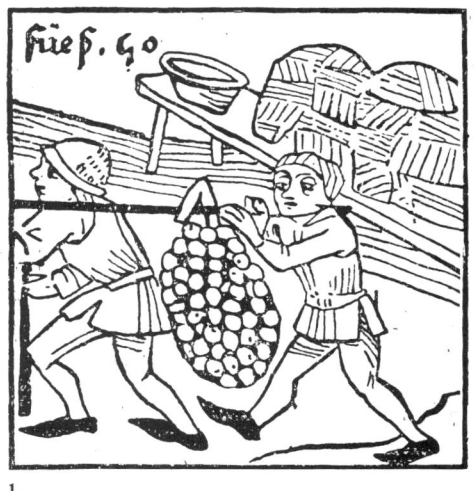

b

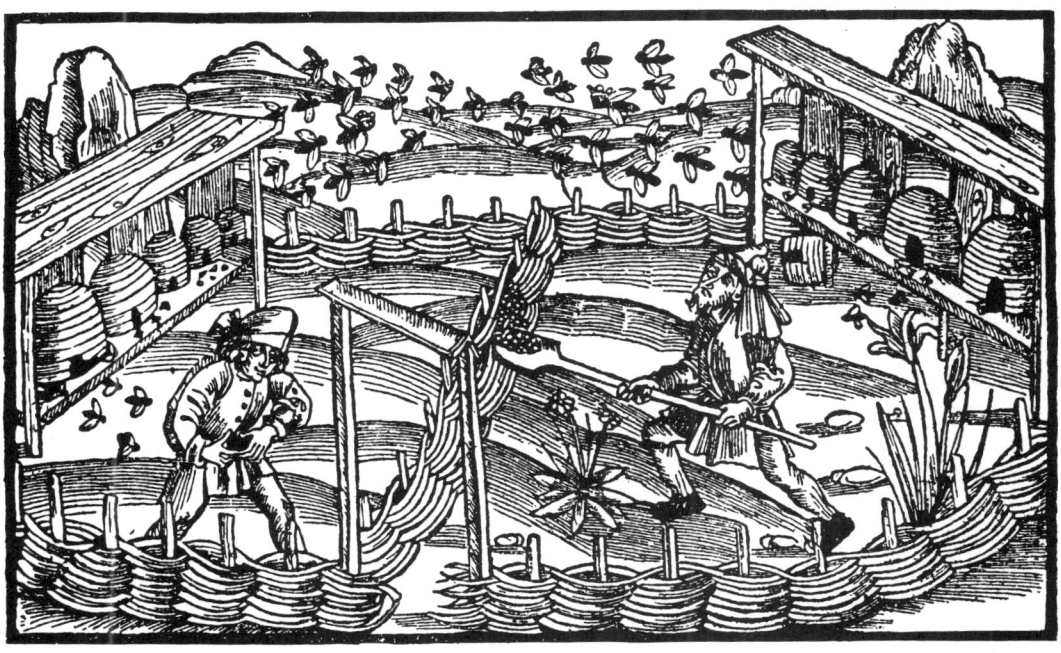

c

Weihrauch als Medikament

Zu den kostbaren Gaben, die die orientalischen Dreikönige dem neugeborenen Kind zu Bethlehem darbrachten, zählte nach der biblischen Weihnachtsgeschichte neben Gold und Myrrhe Olibanum oder Weihrauch. Es sind dies gelbbräunliche Körner aus erhärtetem Gummiharz des arabischen Balsambaumgewächses Boswellia carteri, die im kultischen Ritual der antiken Völker als aromatisches, sinnbildliches Räuchermittel dienten. Bei deren enormem Verbrauch war Weihrauch rasch zu einem der wichtigsten und einträglichsten Handelsgüter aufgerückt. Große Expeditionen bewegten sich nach dem sagenhaften Land Punt irgendwo am Ausgang des Roten Meeres bis etwa zur heutigen Somaliküste, um den ungeheuren Bedarf an Weihrauch zu decken. Weltberühmtheit erlangten die Weihrauchflotten der altägyptischen Königin *Hatschepsut* (reg. 1504–1483 v. Chr.) und des israelischen Königs *Salomo* (um 950 v. Chr.).

Über die kultische Anwendung hinaus diente der Weihrauch bei den antiken Völkern – wie übrigens auch die der gleichen Pflanzenfamilie angehörige und mit ihm in einem Atemzug genannte Myrrhe – medizinischen Zwecken. Zunächst nutzte das weibliche Geschlecht die beim Abbrennen der Körner aufsteigenden balsamisch-würzigen Dämpfe zum Parfümieren der Gewänder und damit zugleich als ein Mittel gesundheitlicher Schönheitspflege. Im Orient vor allem pflegten die Männer sich den üppig wuchernden Bart sowie nach dem Beilager die Genitalien mittels Weihrauchs zu reinigen. Ohne sich dessen bewußt geworden zu sein, maßen sie dadurch der Droge antiseptisch-desinfizierende Wirkung bei.

Als Medikament wurde Weihrauch bei den Alten sowohl in Pillenform wie auch in Form von Emulsionen, Pflastern und Salben gebraucht. Der berühmte griechische Arzt *Hippokrates* (um 460 bis 733 v. Chr.) empfahl ihn in milchiger Verabfolgung zur belebenden Anregung sowie zur Linderung asthmatischer und katarrhalischer Beschwerden, ferner zur Behebung von Durchfall. Tauglich erwies sich ein Wein-Myrrhe-Weihrauch-Trunk zur Bewußtseinstrübung bei chirurgischen Eingriffen wie auch zur Schmerzlinderung beim Vollzug der in der Antike als schimpflichste und grausamste Hinrichtungsart verrufenen Kreuzigung.

Im Mittelalter wie auch in der Neuzeit erweiterte sich die medizinische Anwendung des Weihrauchs in allen Beibringungsarten schrankenlos. Heute jedoch findet Weihrauch – im Gegensatz zur Myrrhe – nur noch ganz selten therapeutische Verwertung als Adstringens und Desinfiziens.

Abb. 16a: Ausschnitt aus der „Expedition der altägyptischen Königin Hatschepsut nach dem Weihrauchlande Punt". Im Vordergrund: Lastträger bringen vor der Heimfahrt Weihrauchbäume an Bord
Zeichnung nach einem Relief an einer Mauer des Terrassentempels bei Dar el Baheri
Nach Johannes Dümichen: Die Flotte einer ägyptischen Königin, Beilage zu Hans Kraemer: Weltall und Menschheit, Berlin-Leipzig-Wien-Stuttgart o. J.

Abb. 16b: Weihrauchernte im 17. Jahrhundert
Darstellung in „Cosmographie universelle" (Paris 1675)
Aus einem älteren Antiquariatskatalog

Abb. 16c: Weihrauch im jüdischen Opferkult
Zeichnerische Darstellung von Knilling
Aus: Randolph Charles Darwin: Die Entwicklung des Priestertums und der Priesterreiche, Leipzig 1930.

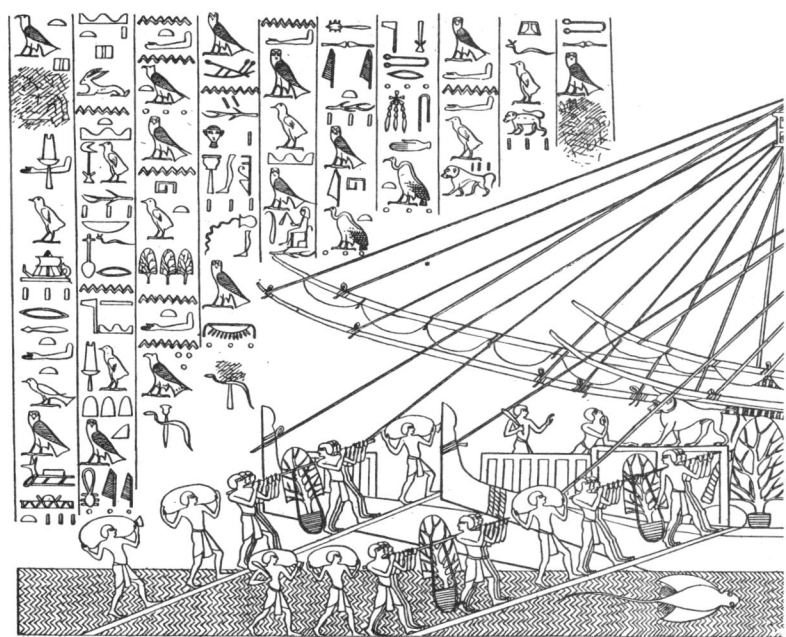

a

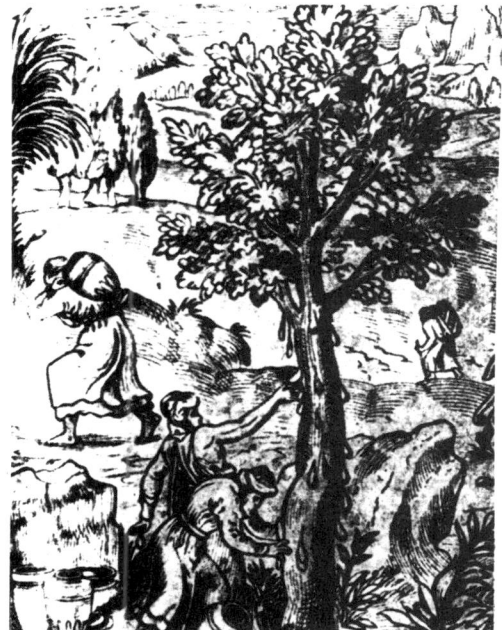

b

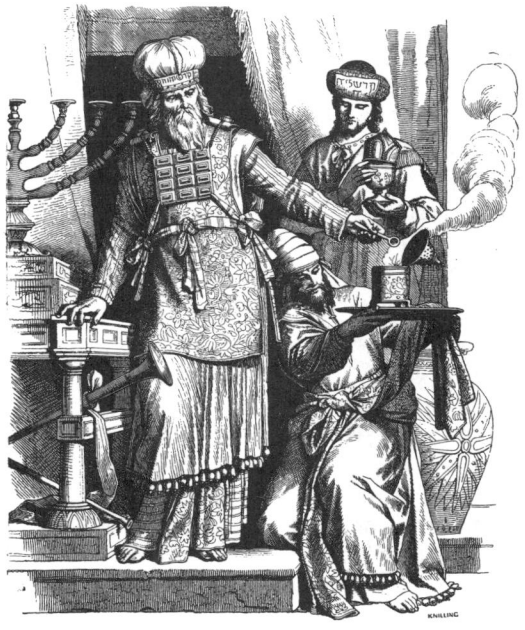

c

Der Wein in der Heilkunde

Dem Wein haftete seit Menschengedenken der Nimbus des Geheimnisvollen, Zauberhaften an. Er galt namentlich bei den alten ägäischen Kulturvölkern nicht nur als das edelste, genußreichste alkoholische Getränk, sondern zugleich als ein wunderbares Lebenselixier. Der bedeutendste Arzt der Antike, *Hippokrates von Kos*, schätzte ihn überdies als ein unverzichtbares Heilmittel gegen unterschiedlichste Leiden. Er und seine Jünger verordneten ihn, mit Wasser vermischt, beispielsweise bei andauerndem Kopfweh, bei Verdauungsnöten, Wassersucht sowie bei Schlaflosigkeit. Reiner, unvermischter Wein indes fand nach der hippokratischen Schrift „Von den Inneren Krankheiten" bei starken Ischiasbeschwerden Anwendung, und zwar sollte der Patient dann „so viel Wein trinken, bis Nasenbluten entstünde".

Die berauschende Eigenschaft des gegorenen Rebensaftes veranlaßte die Heilkundigen frühzeitig auch, ihn als schmerzdämpfendes, bewußtseinstrübendes Mittel in der Geburtshilfe sowie bei operativen Eingriffen zu verwenden. Von dem griechisch-römischen Gladiatorenarzt Galenos ist überliefert, daß er Rotweinverbände zur Wundbehandlung Schwerverletzter aufgelegt habe. Diese Methode entdeckte später der Überwinder der mittelalterlichen Schulmedizin, Paracelsus, neu und verdrängte dadurch die jahrhundertelang geübte Wundreinigung mit Urin, die nach seiner drastischen Ausdrucksweise „zum leichtlichen Stinken der Wunden" geführt hatte, so daß häufig heilungsstörende Waschungen vorgenommen werden mußten.

Als eine Erfindung des Altertums galten auch die mit heilkräftigen Kräutern oder Gewürzen versetzten medizinischen Weine gegen spezifische Organerkrankungen. Je nach ärztlicher Maßgabe wurden diese bis weit in die Neuzeit warm oder kalt getrunken. *Johann Peter Frank*, der Begründer der öffentlichen Gesundheitspflege durch Umwelthygiene, empfahl den Wein in seinem 1794 erschienenen Werk „Behandlung der Krankheiten" zwar noch immer als ein Arzneimittel, ohne sich dabei freilich auf Angaben kausaler Indikation zu versteifen. Indem er ihn hauptsächlich zur Stärkung gebraucht wissen wollte, ging er mit seinem ebenbürtigen Berufskollegen *Christoph Wilhelm Hufeland* konform, der in seinem berühmten Buch „Die Kunst, das menschliche Leben zu verlängern", den Wein als „das größte Stärkungs- und Belebungsmittel" bei Schwächezuständen, Abgeschlagenheit, Traurigkeit und Ohnmacht wertete. Hingegen sei „die Anwendung in Krankheiten immer mißlich", so daß diese „nicht ohne des Arztes Bestimmung gemacht werden" sollte ...

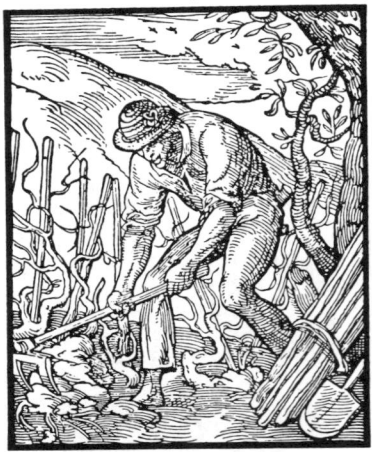

a   Die Winzer sind unsere Freunde: sie bauen und pflegen den edlen Wein.

Abb. 17a: Arbeiter im Weinberg
Holzschnitt aus Jost Amman(n)s Buch von Ständen und Handwerkern (1568).

Abb. 17b: Weinzehnt als Privileg der Kirche: Prüfung des Weines vor seiner Abgabe
Anonymer Holzschnitt nach einer Glasmalerei in der Kathedrale von Tournai (15. Jahrhundert)
Aus: Alexander von Gleichen-Russwurm und Friedrich Wencker: Die Welt der Gotik, Wien – Hamburg – Zürich o. J.

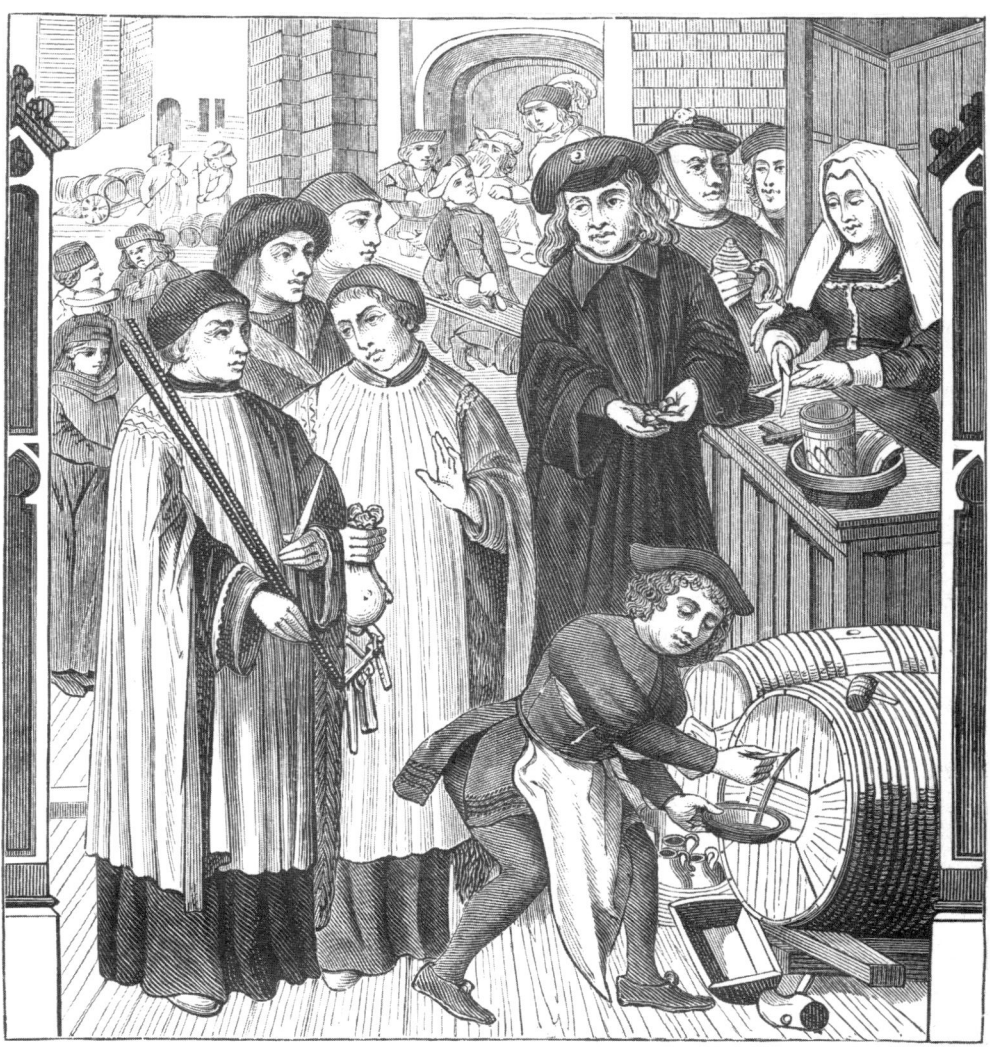

b

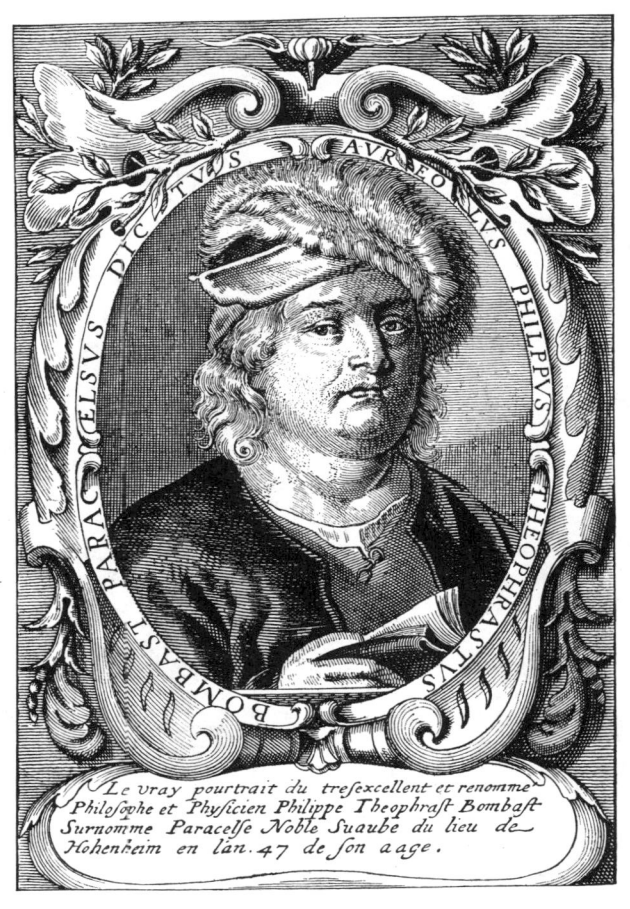

AVREOLVS PHILIPPVS THEOPHRASTVS BOMBAST PARACELSVS DICTVS

Le vray pourtrait du tresexcellent et renomme
Philosophe et Physicien Philippe Theophrast Bombast
Surnomme Paracelse Noble Suaube du lieu de
Hohenheim en lan. 47 de son aage.

IV

Medizin
des
Mittelalters

Wie viele Mängel das Mittelalter hatte,
es besaß eine gesunde Sinnlichkeit,
die einer kernhaften, lebensfrohen
Volksnatur entsprang.

August Bebel (1840–1913)

Die Schule von Salerno

Malerisch lag am Golf von Paestum das zur süditalienischen Landschaft Campania gehörige antike Seebad Salernium. Einstmals von griechischen Kolonisatoren gegründet, gelangte es im Jare 194 v. Chr. in römischen Besitz und fiel während des Mittelalters nacheinander in langobardische, normannische und neapolitanische Hand. Da sich die Ärzte des nunmehrigen Salerno von jeher hoher Wertschätzung erfreuten, fühlten sie sich im zehnten, elften Jahrhundert bewogen, in ihrer Stadt eine Medizinschule zu stiften. Diese Pflanzstätte aller medizinischen Fakultäten Europas verstand es, sich dem Einfluß der Klerikalmedizin weitgehend zu entziehen, indem sie ihre Pforten Christen, Juden und Arabern gleichermaßen öffnete. Der Lehrkörper setzte sich aus zehn renommierten Ärzten zusammen, deren ältester auf Lebenszeit zum Vorstand bestellt wurde. Aus nah und fern strömten Lernbegierige zum Studium und zur praktischen Ausbildung in eigenen Spitälern herbei. Unterrichtet wurde sowohl in der aus dem Altertum überkommenen griechisch-römischen als auch der späteren arabischen Medizin.

Zu den wichtigsten Disziplinen zählten die auf Tierzergliederung basierende Anatomie, die galenische Physiologie, die die Organfunktionen auf verschiedene dem Körper innewohnende Kräfte zurückführte, ferner die Humoralpathologie, wonach alle Krankheiten durch eine fehlerhafte Mischung der Körpersäfte verursacht würden, sowie die in Pulsuntersuchung, Harnschau, Betasten der Kranken und im Besichtigen der Körperausscheidungen bestehende Diagnostik. Im zwölften Jahrhundert befand sich die Schule von Salerno in der Blüte ihres Wirkens. Dies dokumentierte sich in dem Erscheinen ihres literarischen Hauptwerkes „Regimen sanitatis Salernitanum" das laut Titel die Salernitanische Anleitung zu Gesundheit und langem Leben beinhaltet. Diese erstreckte sich auf Nahrungs- und Diätempfehlungen, Hygienemaßnahmen, vom Purgieren und Klistieren bis zum Aderlaß und Schröpfen,

sowie auf richtigen Heilmittelgebrauch. Nicht zuletzt brachte die Schule, die als rühmliche Ausnahme das „Frauenstudium" gestattete, namhafte Ärztinnen hervor. Diese sogenannten Weiber von Salerno befaßten sich mit Frauen- und Kinderheilkunde, Kosmetik und sogar mit chirurgischen Leiden, was damals als anrüchig galt und deshalb in den Bereich der Bader und Barbiere fiel.

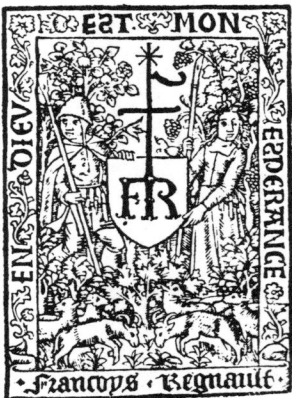

a

Abb. 18a: Titelblatt einer lateinischen Ausgabe des „Regimen sanitatis salerni". (Wahrscheinlich anfangs des 16. Jahrhunderts zu Paris gedruckt)
Reproduktion: Dr. med. habil. Kurt Heinz Römer (†), Görsdorf.

Abb. 18b: Vorlesung in der medizinischen Hochschule von Salerno, an der auch Frauen studieren durften
Holzschnitt von Dufrenoy nach „De conservanda bona valetudine. Opusculum scholae Salernitanae" (1551)
Aus: Bernt Karger-Decker: Die Frau in der Heilkunde (Bildserie), Reichenbach (Vogtland) 1972.

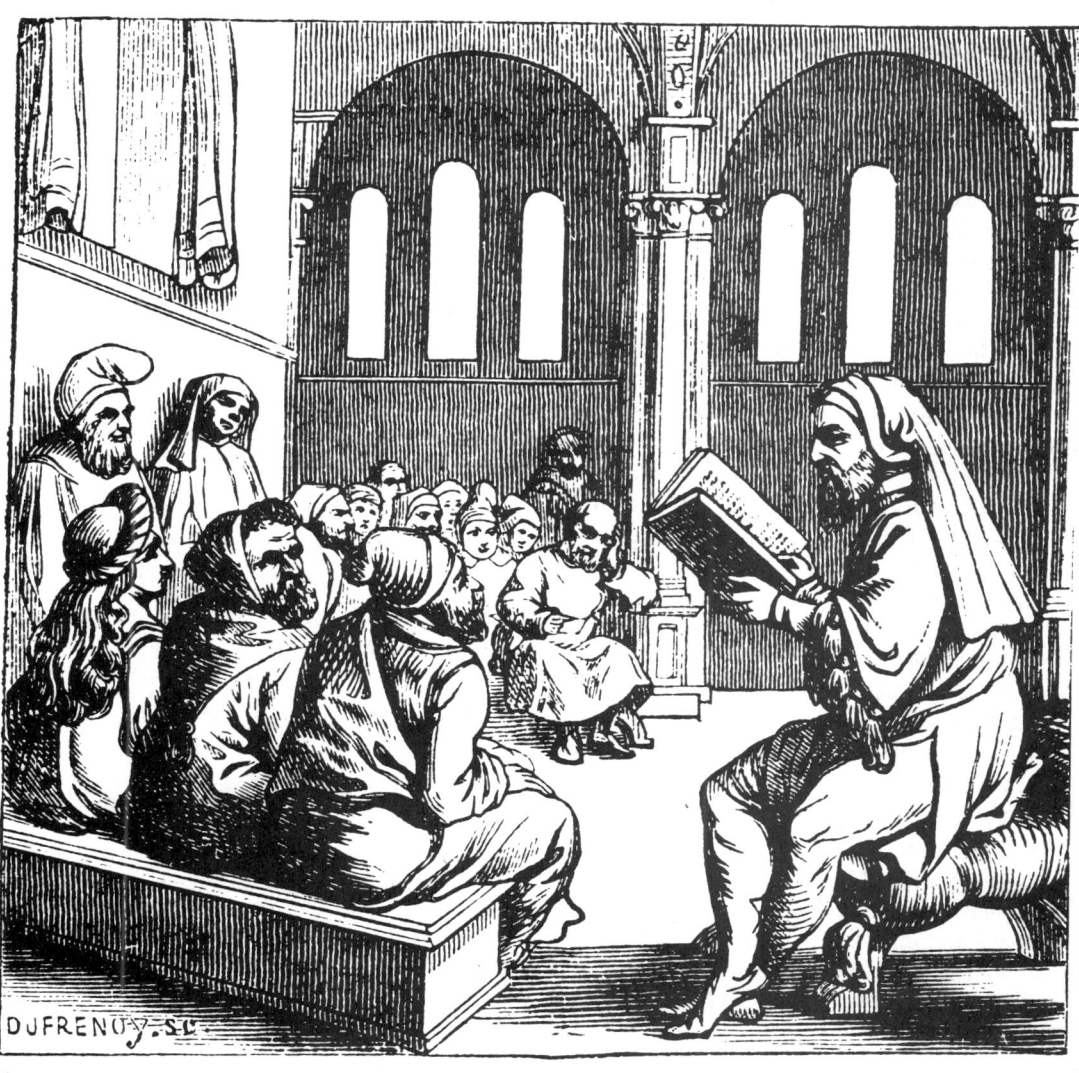

b

Beider Arzneien Doktor

Die deutsche Übersetzung des der griechischen Sprache entlehnten Wortes „Chirurgie" lautet „Handwerk". Mit einer derartigen Tätigkeit, und sei es auch zur Gesundung oder Lebensrettung Kranker, gaben sich die mittelalterlichen Schulmediziner nicht ab, sondern überließen die blutigen Eingriffe, die sie für ein unheiliges Geschäft erachteten, den Badern, Bartscherern und umherziehenden Schneidärzten. Nur wenige an avantgardistischen Hochschulen, wie Salerno oder Padua, ausgebildete Mediziner scheuten sich nicht, die Wundheilkunst auszuüben, und bezeichneten sich selbstsicher als „beider Arzneien Doktor". Sie genossen öffentliches Ansehen – im Gegensatz zu den „niederen Wundärzten", deren Handwerk man lange als anrüchig und demzufolge als unehrenhaft betrachtete.

Selbst der durch die bahnbrechenden anatomischen Forschungen des sechzehnten Jahrhunderts bewirkte Aufschwung der Chirurgie vermochte die Voreingenommenheit gegen sie nur zögernd abzubauen, zumal die überwältigende Mehrheit der damaligen Mediziner die Wundärzte ob ihrer noch immer nicht vergessenen Herkunft aus dem Handwerkerstand nach wie vor als unebenbürtig ansah. Daran änderten auch kaiserliche Ehrenerklärungen für die Wundärzte wenig. Was Wunder, daß die Wundarznei weiterhin vielfach eine Angelegenheit des Jahrmarkts und des Rummelplatzes blieb, wo wandernde Zahnbrecher, Bruchschneider, Starstecher und Steinoperateure marktschreierisch um „Kundschaft" warben. Mit schaubudenartigem Gepränge und komödiantischem Vorspiel lockten sie die – zumeist ängstlichen – Patienten an.

Für die einst vorherrschende Abneigung der akademisch geschulten Mediziner gegen eine Anerkennung der Chirurgie als heilkundliche Disziplin zeugt beispielsweise die Abweisung eines Wundarztes, der sich im ersten Viertel des fünfzehnten Jahrhunderts bei der Wiener Fakultät um die Erlangung der Doktorwürde bemühte. Der im überkommenen Vorurteil befangene

Dekan lehnte das Gesuch des Antragstellers als eine dreiste Zumutung ab. Vier volle Jahrzehnte verstrichen noch, bis die Wiener medizinische Fakultät erstmalig den Grad eines Doktors der Chirurgie erteilte. Die Benennung „beider Arzneien Doktor" oder auch „Meister in den Arzneiwissenschaften" fiel nach dem deutschen Medizinhistoriker Hermann Peters späterhin jenen Ärzten zu, die in ihrer Praxis die „Heilkunde für innere Krankheiten mit der Wundarzneikunde verbanden".

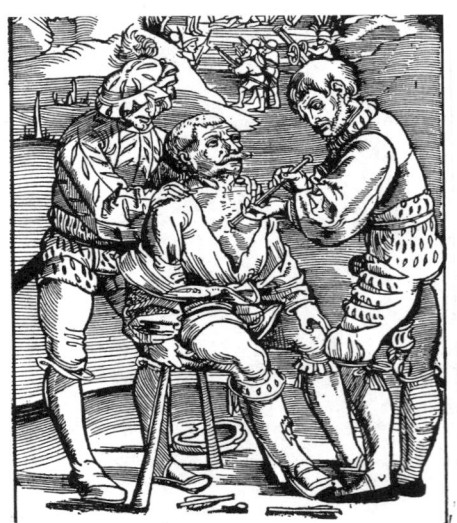

a

Abb. 19a: Herausziehen eines Pfeiles aus der Wunde durch einen Feldscher des 16. Jahrhunderts
Holzschnitt aus Hanns von Gersdorffs „Feldtbuch der Wundartzney" (Straßburg 1528)
Aus: Hermann Peters: Der Arzt und die Heilkunde in der deutschen Vergangenheit, Jena 1924.

Abb. 19b: Spätmittelalterlicher Chirurg mit Gehilfen und Schülern am Krankenbett
Anonymer Holzschnitt aus Hieronymus Brunschwigs Werk „Chirurgia" (Augsburg 1497)
Reproduktion: Dr. med. habil. Kurt Heinz Römer (†), Görsdorf.

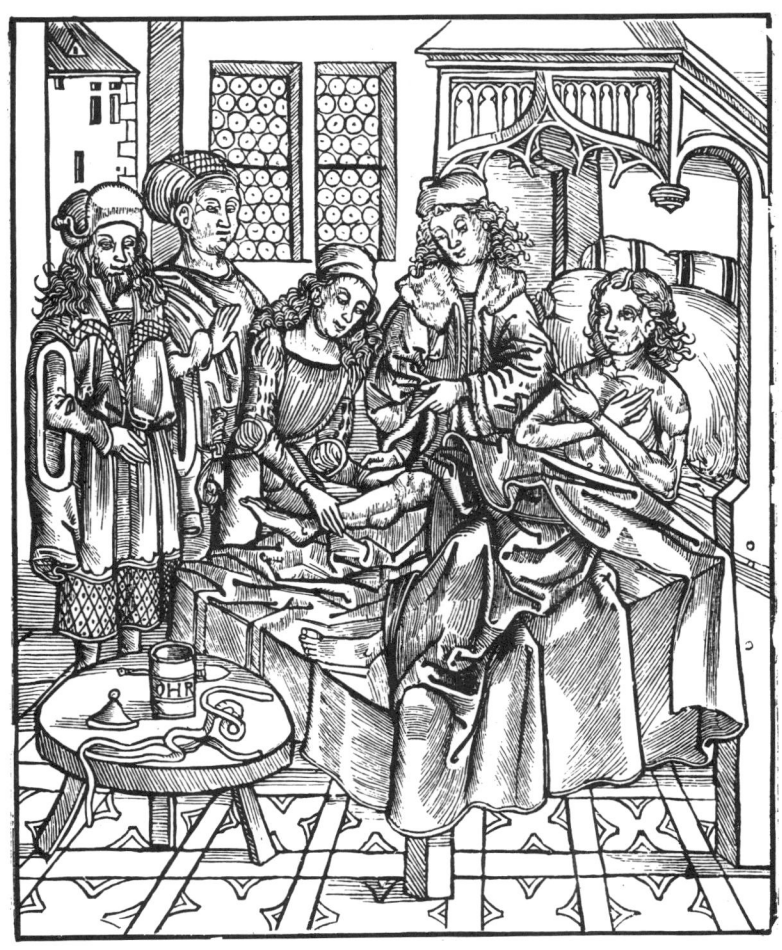

b

Heilkunst unter dem Einfluß der Astrologie

In der Überzeugung, daß zwischen den Göttern und dem Lauf der Gestirne gesetzliche Beziehungen bestünden, bestimmte die astrologische Ideologie über die Abhängigkeit des Menschen von den Sternen als sogenannten hohen Geisterwesen bei den Babyloniern und den Assyrern schon besonders stark auch die medizinischen Anschauungen und Verhaltensweisen. In der volkstümlichen astrologischen Medizin des späten Mittelalters vor allem setzte sich der Glaube an die Abhängigkeit allen irdischen Geschehens, besonders des Menschenschicksals von der Stellung der Himmelskörper, erneut wesentlich durch, so daß der teilweise noch in magisch-astrologischen Vorstellungen befangene große Wegbereiter der naturwissenschaftlich orientierten neuzeitlichen Heilkunde *Paracelsus* (1493–1541) postulierte: „Ein Arzt soll am ersten ein Astronomus sein".

Ungünstige Sternkonstellationen wurden für die Ausbreitung von Seuchen mitverantwortlich gemacht, wie beispielsweise ein Holzschnitt *Albrecht Dürers* von 1484 dokumentiert, da das Zusammentreffen der Planeten Saturn, Jupiter und Mars im Sternbild Skorpion vermeintlich durch immense Luftverpestung eine damalige gigantische Syphilisepidemie verursacht haben sollte. Bis in unsere Tage deutet die althergebrachte Bezeichnung „Influenza" = „Ergießung des Gestirns" für die Grippe auf die einstige Annahme astraler Herkunft der Infekt-Krankheit. Überdies wähnte man die Glieder, Organe sowie Körperregionen von bestimmten Planeten bzw. Tierkreiszeichen beherrscht und beeinflußt. Aus deren gegenseitiger Zuordnung oder „Entsprechung" und dem Zusammenklang der „korrespondierenden Sterne" im Erkrankungsfall ergaben sich dem astrologisch geübten Arzt Hinweise sowohl auf Beschaffenheit und Wesensart einer Krankheit wie auch auf die zur Behebung anzuwendenden Mittel aus dem Heilschatz der Natur, welche gleichfalls den entsprechenden Gestirnen zugehörig und mit spezifischer Heilwirkung ausgestattet schienen. Auch chirurgische Eingriffe, wie der Aderlaß etwa, wurden nach astrologisch-medizinischen Gesichtspunkten vorgenommen. Es gab gute und schlechte Laßzeiten. Verschiedenartige historische Abbildungen eines Aderlaßmännleins mit Darstellung des jeden Körperteil beeinflussenden Tierkreises informierten über bestindizierte therapeutische oder prophylaktische Durchführung der Blutentziehung. Astralbezogene Heilkräuter und alchimistische Substanzen schließlich waren bei rechtem Mondstand innerhalb des für die Krankheit maßgeblichen Tierkreises einzunehmen.

Abb. 20a: Auch Theophrastus Bombastus von Hohenheim, genannt Paracelsus, postulierte: „Ein Arzt soll am ersten ein Astronomus sein"
Xylographie nach einem Kupferstich von 1540
Aus: Hans Kraemer: Weltall und Menschheit, Berlin – Leipzig – Wien – Stuttgart o. J.

Abb. 20b: Astrologisch-medizinischer Unterricht im 13. Jahrhundert
Xylographie nach: Lacroix: Sciences et lettres au Moyen âge (Paris 1877)
Aus: Hans Kraemer, a. a. O.

Abb. 20c: Neben „miasmatischer Luft" wurden einst „unheilvolle Sternkonstellationen" für die Entstehung und Ausbreitung der Seuchen verantwortlich gemacht, wie im Jahre 1484 die Begegnung der Planeten Saturn, Jupiter und Mars im Sternbild des Skorpions
Syphilisblatt von Albrecht Dürer um 1496
Aus: Bernt Karger-Decker: Unsichtbare Feinde – Ärzte und Forscher im Kampf gegen den Infektionstod, Leipzig 1968.

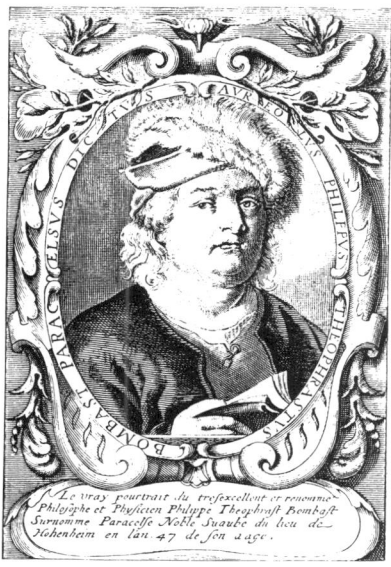

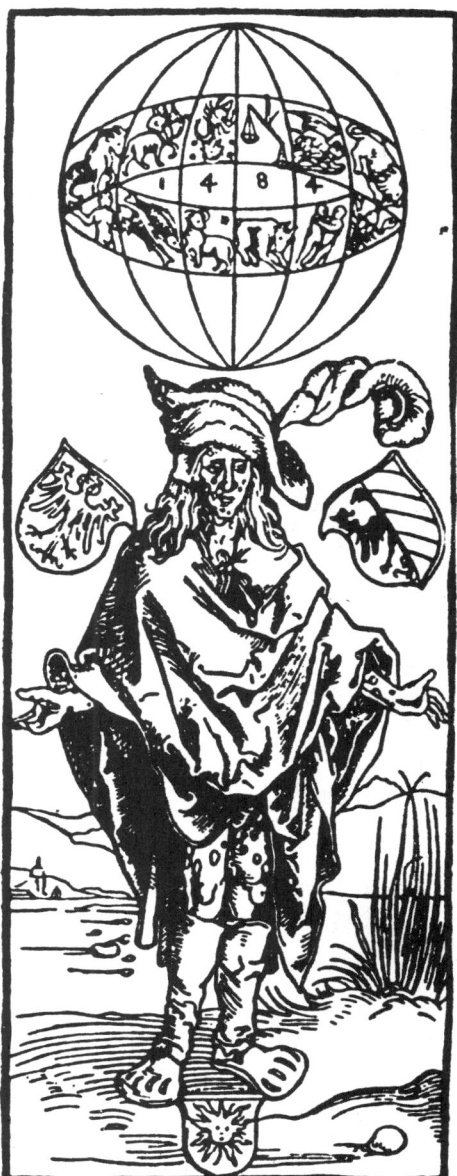

a

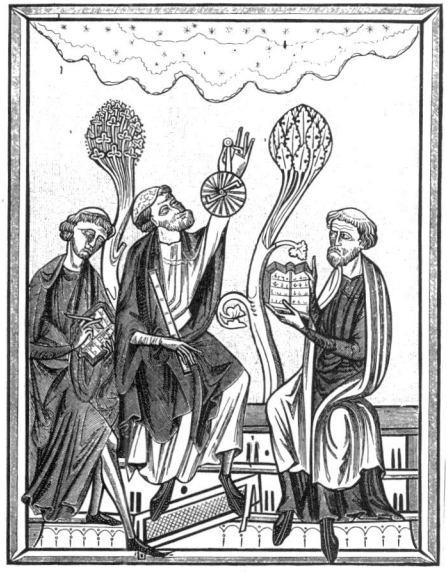

b

c

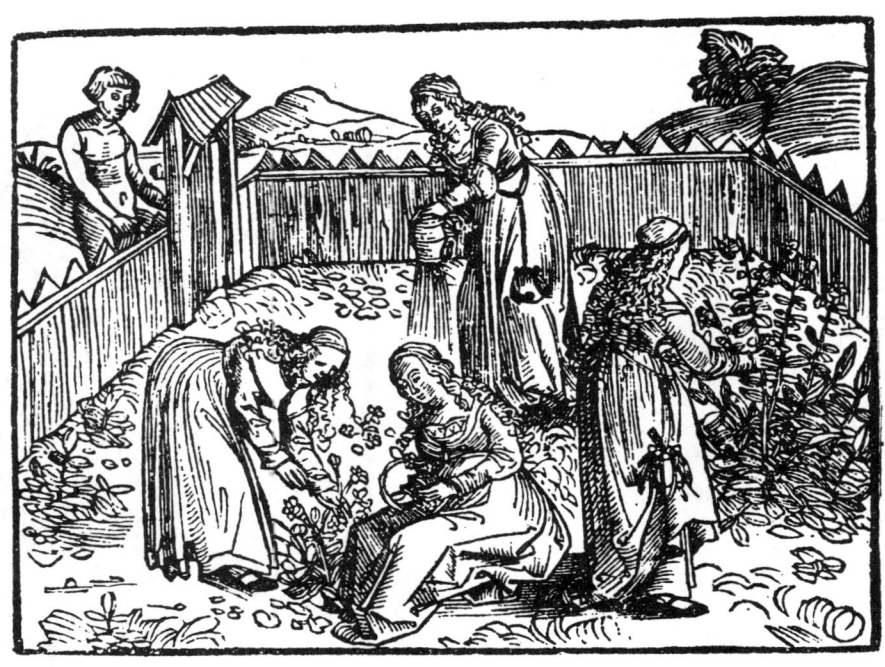

V

Apothekenwesen

Die Wissenschaft und die Arzneien
ändern sich mit der Zeit,
aber der Apothekengeruch ist so ewig
wie die Materie.

Anton Tschechow (1860-1904)

Aus der Frühzeit der Apotheke

Da die antiken Ärzte ihre Heilmittel aus Pflanzenstoffen eigenhändig bereiteten, gab es im Altertum noch keine Apotheken. Diese entwickelten sich erst im Mittelalter und wurden in Europa zunächst von Klöstern betrieben, welche sich der Krankenpflege widmeten. Sie bestanden aus einem von den Krankenstuben getrennten Raum, in dem jeweils ein dafür zuständiger Mönch die benötigten Medikamente aus den im Klostergarten gezogenen Heilkräutern braute. Vielfach unterhielten auch Fürsten und Stadtverwaltungen Kräutergärten, deren festbesoldete Vorsteher zugleich pharmazeutisch tätig waren.

Die ersten städtischen Apotheken im deutschsprachigen Raum datieren aus dem dreizehnten Jahrhundert. Hier machte im Jahre 1262 Rostock den Anfang. Als nächste Städte folgten 1265 Hamburg, 1267 Münster, 1270 Wismar und 1285 Augsburg und Magdeburg. Die Gründung eines selbständigen Apothekerstandes geht auf die als „Edikt von Salerno" berühmt gewordene Medizinalordnung des Hohenstaufenkaisers *Friedrich II.* von 1240 zurück. Nach ihr durfte kein Arzt mehr eine Apotheke führen oder sich an einer Apotheke beteiligen.

Die Eröffnung und der Betrieb einer Apotheke hingen künftig von einer landesherrlichen Genehmigung ab. Diese wiederum setzte den Nachweis guter Fachkenntnisse sowie persönliche Unbescholtenheit voraus. Mit einem Diensteid mußte der amtlich zugelassene Apotheker feierlich versprechen, mit seiner Tätigkeit stets dem Wohl der Kranken zu dienen. Schriftliche Dokumente über die Einrichtung der mittelalterlichen Apotheke sind nicht überliefert; alle zeitgenössischen Apothekendarstellungen zeigen einen einzelnen Raum mit Standgefäßen auf Wandregalen, bisweilen auch mit einem Zubereitungstisch, an dem verschiedentlich ein mörsernder Gehilfe sitzt.

Vielfach erblickt der Betrachter auf jenen kulturgeschichtlich aufschlußreichen Abbildungen einen oder mehrere Ärzte, die mit einem Ordina-tionsstab auf die von ihnen verordnete Arznei weisen, da Rezepte noch nicht gebräuchlich waren. Die damaligen Apothekerordnungen unterschieden in bezug auf die Medikamentenzubereitung zwei Kategorien: die als „Spezereien" bezeichneten einfachen Arzneien und die gemischten Mittel, die man „Konfekte" nannte. Die letzteren waren in besonderen Konfektbüchern aufgeführt und wurden in sogenannten Konfektschachteln mit aufgeklebtem Hinweisbild abgepackt.

Abb. 21a: Deutsche Apotheke anfangs des 16. Jahrhunderts. Bereitung einer Arznei nach Anweisungen des Arztes
Nach einem Holzschnitt in Hieronymus Brunschwigs Apothekerbuch „Das nüw Buch der rechten Kunst zu destillieren" (1505)
Fotoreproduktion: Curt Kuntze (†), Rostock
Aus: Bernt Karger-Decker: Kräuter, Pillen, Präparate, Leipzig 1970.

Abb. 21b: Aufklebebild einer „Konfektschachtel" aus dem 16. Jahrhundert. Die Bezeichnung „Konfekt" hat hier die Bedeutung zubereiteter gemischter Arznei
Nach einem unbezeichneten zeitgenössischen Holzschnitt
Fotoreproduktion: Curt Kuntze (†), Rostock, ebenda.

Abb. 21c: Arzneimittelbereitung in einer altpersischen Apotheke
Schwarz-weiß-Zeichnung von Martin nach der farbigen Miniatur einer im New Yorker Metropolitan Museum befindlichen Handschrift der „Materia medica" des Dioskurides (Bagdad 1224)
Druckvorlage: Curt Kunze (†), Rostock. Aus: Bernt Karger-Decker: Besiegter Schmerz, Leipzig 1984.

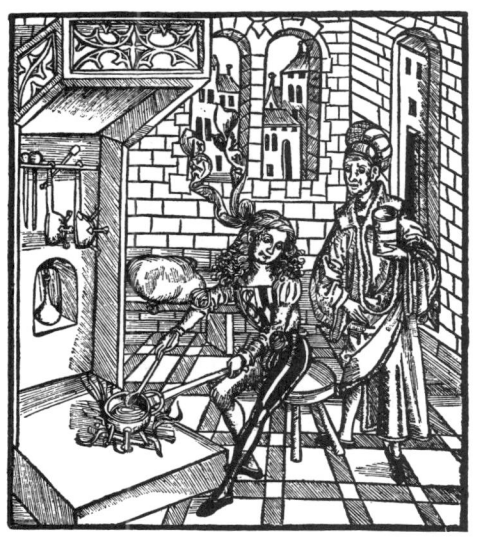

a

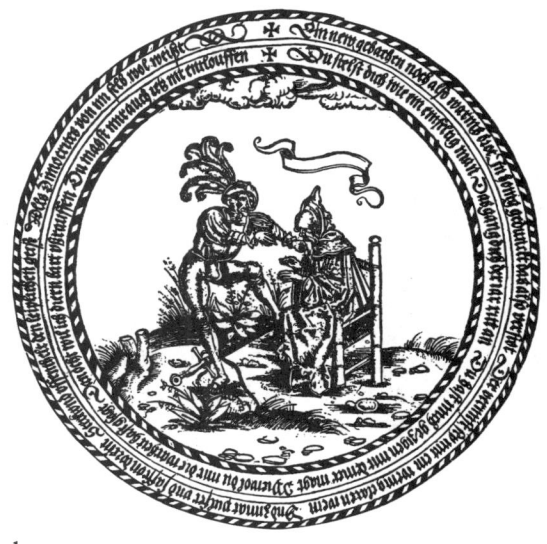

b

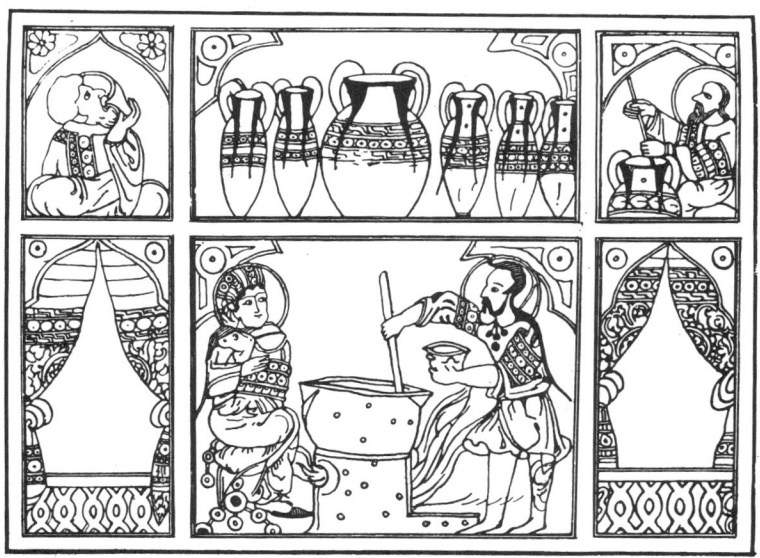

c

Bevor es ärztliche Rezepte gab

In der Autographensammlung der Wiener Nationalbibliothek entdeckt der medizinhistorisch interessierte Besucher nicht ohne Ergriffenheit ein längliches handgeschriebenes Rezept mit drei durch flüchtige Querstriche voneinander getrennten Arzneiverordnungen gegen eine Erkrankung der Harnorgane. Da es weder datiert noch mit einer Unterschrift versehen ist, nimmt der Betrachter gern den beigefügten Hinweis zur Kenntnis, daß es aus der Feder des berühmten schweizerischen Wegbereiters der neuzeitlichen Heilkunde, Theophrastus Bombastus von Hohenheim, genannt *Paracelsus*, stamme, und daß es sich hierbei um das älteste erhaltene Exemplar seiner Art handele.

Bis zur allgemeinen Einbürgerung loser handschriftlicher Rezepte im sechzehnten Jahrhundert begab sich der von Patienten konsultierte Arzt, wie frühe Apothekendarstellungen eindrucksvoll belegen, nach der Sprechstunde persönlich in die Offizin, um dort seine medikamentösen Anweisungen mündlich zu erteilen. Zu diesem Zweck deutete er mit seinem mitgeführten zeigestockähnlichen „Ordinationsstab" auf die zumeist kunstvoll verzierten Büchsen oder Gefäße im hohen Apothekenregal, die die jeweils benötigten Ingredienzien enthielten, und ließ das betreffende Heilmittel gleich unter seiner Aufsicht anfertigen. Ernstlich Erkrankten überbrachte er es alsbald selbst und verabreichte es ihnen auch, wohingegen er es sonst zur Abholung durch Angehörige bereitstellen ließ.

Der Ordinationsstab wurde allmählich verdrängt durch die den Apothekern auferlegte Verpflichtung, in der Offizin bzw. im Arzneibereitungsraum für den Arzt an eigens dafür hergerichtetem Platz Schreibzeug sowie ein Diarium zum Eintrag der Rezepte parat zu halten. Die Bezeichnung „Rezept" für die schriftliche ärztliche Heilmittelanweisung an den Apotheker bildete der anonyme Wortschöpfer nach der lateinischen Befehlsform „recipe!" (= „nimm!"). Mit gleicher nachdrücklicher mündlicher Aufforderung dürfte auch der vormalige akademisch geschulte Arzt am Apothekenregal seinen Ordinationsstab betätigt haben. Und von daher rührt schließlich die bis zur Stunde geläufige ärztliche Gepflogenheit, jedes Rezept mit der Abbreviatur oder Abkürzung „Rp" zu eröffnen. Überdies darf kein Rezept mehr – wie ursprünglich und bis ins neunzehnte Jahrhundert noch – eines genauen Herkunftsnachweises (Ausstellungsort und -datum, Nummernstempel und Unterschrift des Arztes) sowie vorgeschriebener persönlicher Daten des Patienten (Name, Vorname, Wohnanschrift, Lebensalter) entbehren.

Abb. 22a: Ärztliche Rezeptierung in der Karikatur. Der Arzt: Also ich schreibe vor: nur Kalbfleisch, Wildbret, guten Wein, vollständige Ruhe (genau dasselbe, was ich nötig hätte)
Zeichnung von Adolphe Willette (1857–1926)
Aus: Eduard Fuchs: Die Karikatur der europäischen Völker, Berlin 1903.

Abb. 22b: Deutsche Apotheke des 16. Jahrhunderts. Ein Arzt bezeichnet mit dem Ordinationsstab die von ihm verordnete Arznei
Nach einem anonymen zeitgenössischen Holzschnitt in Hieronymus Brunschwigs „Das nüw Buch der rechten kunst zu destillieren (1505)
Aus: Hans Kraemer: Weltall und Menschheit, Berlin – Leipzig – Wien – Stuttgart o. J.

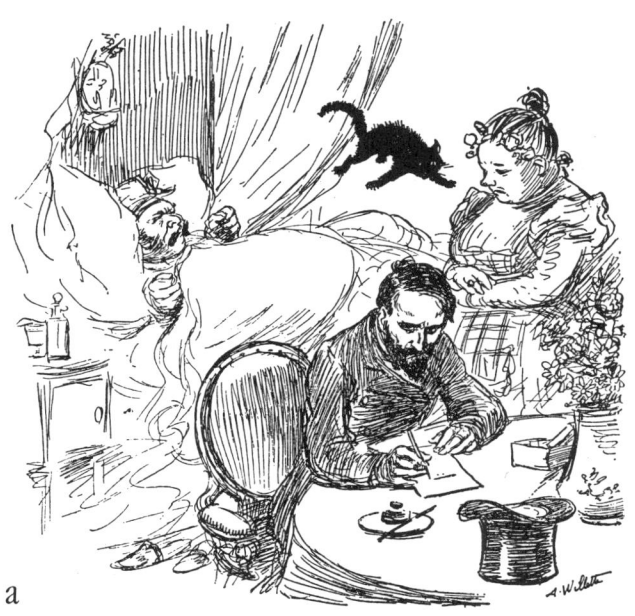

a

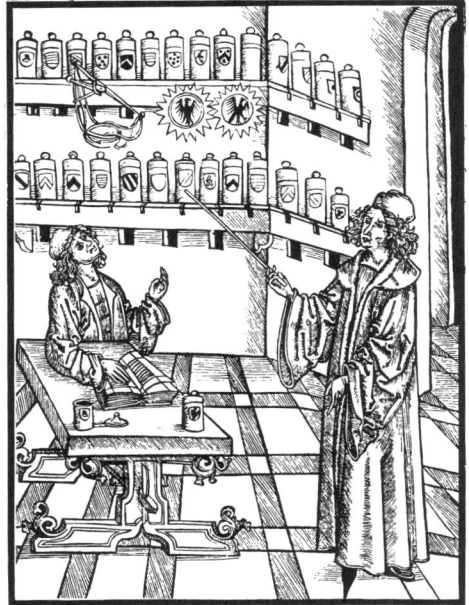

b

Rezepturen aus der Dreckapotheke

Bezeichnend für die mittelalterliche und auch weithin neuzeitliche medikamentöse Heilbehandlung ist die sogenannte Dreckapotheke. Ihre Wurzeln liegen in der Medizin der Urgesellschaft, da man Krankheiten, für die man keine natürliche Erklärung wußte, auf dämonische Einflüsse zurückführte und sie deshalb mit magischen Mitteln anging. Neben operativer oder grobmechanischer Austreibung der vermeintlich bösen Geister durch den Stammeszauberer stand die Verabfolgung widerlicher Substanzen aus dem Tierreich, die den Krankheitsdämon ebenfalls zum Verlassen des angeblich von ihm befallenen Körpers bewegen sollten.

Die Rezepturen der mittelalterlichen wie auch der späteren Dreckapotheke wiesen gepulverte Perlen, gedörrte Kröten, verbrannte Maulwürfe, ferner Eingeweide von Wölfen und Hirschen, Bocksblut, Hühnermägen, Hechtzähne, Krebsaugen, sogar Exkremente, wie Kuhfladen oder Ziegenkot, Schlangenfett und zahlreiche andere unappetitliche Bestandteile auf. Nicht minder abenteuerlich gestaltete sich nach Mitteilung des ehemaligen Direktors des Instituts für Geschichte der Medizin und Naturwissenschaften in Berlin, *Professor Dr. Paul Diepgen*, die Anwendung jener vom Aberglauben diktierten Mittel. Der Forscher schreibt hierüber in seinem brillant geschriebenen medizinhistorischen Werk: „Schlangenfleisch galt als Spezifikum gegen Lepra, Bocksblut gegen Malariaarten und Hasenasche gegen Nierenstein. Abreibungen der Aftergegend mit Stiergalle legte man eine abführende Wirkung bei. Die am Halse befestigte Zunge eines Wiedehopfes diente als Mittel gegen Vergeßlichkeit. Lebende Regenwürmer brachte man auf krebsige Geschwüre und Hautfurunkel. Warme Organe frisch getöteter Tiere legte man bei Geisteskrankheiten, Schwindel und ähnlichem auf den Kopf, wo sie unter Umständen bis zur Verwesung liegen blieben … Tierischer Kot taucht hauptsächlich in der Applikationsform des Pflasters auf … Gegen Unfruchtbarkeit dienten Räuchereien der Genitalien mit aromatischen Hölzern, gegen Nasenbluten Einatmung des Rauchs verkohlter Eierschalen, gegen Gebärmuttermole Dämpfe aus verbranntem Eselshuf."

Vertrauensvoll nahmen Patienten und sogar Ärzte die Dreckmittel an, die häufig nach bestimmtem, uns Heutigen befremdlich anmutendem Zeremoniell hergestellt wurden. Obwohl Paracelsus gegen den arzneilichen Kannibalismus nicht ohne Erfolg zu Felde zog, erreichte dieser bei der allgemeinen Sittenverwilderung während und nach dem Dreißigjährigen Krieg grausigste Ausmaße.

Abb. 23 a: Titelseite der „Heilsamen Dreck-Apotheke" des aus Eisenach gebürtigen „Fürstbischöflich-Münsterianischen" Leibarztes Kristian Frantz Paullini vom Jahre 1699
Fotoreproduktion: Curt Kuntze (†), Rostock.

Abb. 23 b: Karikatur auf die Sudelköche der mittelalterlichen Dreckapotheke
Nach: Nazari: Della Tramutazione Metallica (Brescia 1572)
Druckvorlage: Dr. med. habil. Kurt Heinz Römer (†), Görsdorf.

Abb. 23 c: Alchimistenküche im 16. Jahrhundert
Zeitgenössischer Holzschnitt von Hans Weiditz in Petrarcas Trostspiegel (1539)
Aus: Gustav Freytag: Bilder aus der deutschen Vergangenheit, Leipzig o. J.

Neu-Vermehrte/
Heilsame

Dreck-Apotheke/
Wie nemlich mit

Koth und Urin

Fast alle/ ja auch die schwerste/
gifftigste Kranckheiten/ und bezauberte
Schaden vom Haupt biß zun Füssen/
inn- und äusserlich/ glücklich
curiret worden;

Durch und durch mit allerhand curieu-
sen/ so nütz-als ergetzlichen

Historien und Anmerckungen/
Auch andern
Feinen Denckwürdigkeiten/
Abermals bewährt und nun zum dritten mal
um ein merckliches vermehrt/ und verbessert
Von

Kristian Frantz Paullini.

Franckfurt an Mayn/

In Verlegung Friedrich Knochens/
Druckts Peter Begereiß 1699.

a

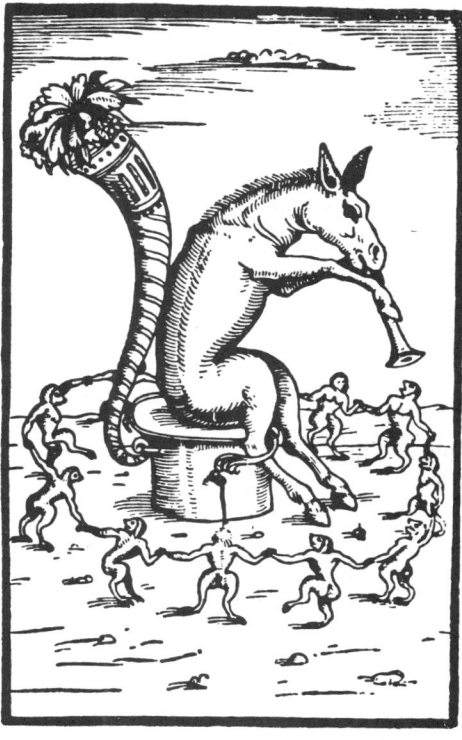

b

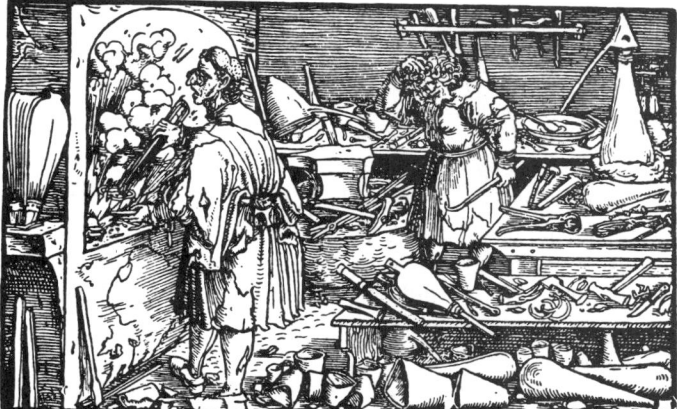

c

Aus alten Kräuterbüchern

Getreu dem Hinweis des alttestamentlichen Spruchdichters Sirach, daß der Herr die Arznei aus der Erde wachsen lasse und ein kluger Mann deshalb davon Gebrauch machen solle, maßen die mittelalterlichen Mediziner der Anwendung der Heilpflanzen allergrößte Bedeutung bei. Die Klöster, die sich als erste mit der Krankenpflege befaßten, wie auch später die Stadtverwaltungen unterhielten stattliche Kräutergärten, um das Rohmaterial für Tees, alkoholische Auszüge und Salben ständig zur Verfügung zu haben. Die Anleitung entnahmen die Ärzte und Apotheker den einschlägigen Abhandlungen antiker Autoren, die freilich noch jegliche systematische Bestimmung und hilfreiche illustrative Darlegung der Gewächse vermissen ließen.

Das älteste erhaltengebliebene botanisch-pharmakologische Bildwerk ist die im fünften Jahrhundert vorgenommene Abschrift der „Materia medica" des griechischen Arztes *Dioskurides*, der sein Wissen über die Heilpflanzen als weitgereister römischer Militärarzt erworben hatte. Es wurde von den arabischen und europäischen Ärzten bis in die Neuzeit benutzt, da nach der Erfindung des Buchdrucks namentlich der mit annähernd vierhundert Holzschnitten versehene „Hortus sanitatis" (Garten der Gesundheit) des Frankfurter Stadtarztes *Johannes von Caub* Furore machte. Allerdings waren dessen Abbildungen wenig wirklichkeitsgetreu, ja phantastisch, so daß sie ihren Zweck verfehlten.

Diesem Übelstand halfen die Publikationen der auf wissenschaftliche Zuverlässigkeit bedachten „Väter der Botanik" ab. Ihren Reigen eröffnete das 1530/37 erschienene lateinische „Herbarum vivae …" mit seinem deutschsprachigen Gegenstück „Contrafayt Kreuterbuch" des protestantischen Theologen und Arztes *Otto Brunfels*. Ein Halbjahrzehnt danach folgten das von dem Botaniker und Mediziner *Leonhard Fuchs* sowohl lateinisch abgefaßte Werk „Historia stirpium" (Geschichte der Pflanzen) als auch die mittelhochdeutsche Übertragung „New Kreutterbuch".

Beide Standardbände zeichneten sich durch besonders instruktive Pflanzendarstellungen aus, während das aus der Feder des lutherischen Geistlichen und Arztes *Hieronymus Bock* stammende „New Kreutterbuch" erstmalig eine Einteilung in Pflanzenfamilien sowie künstlerische und dennoch natürliche Bilder von der Hand *David Kandels* bot. Leider beschränkten sich alle jene Kräuterbücher auf die Beschreibung und Wiedergabe einheimischer Heilpflanzen. Die ausländischen bezog als erster *Tabernaemontanus* in seinem 1613 in Frankfurt publizierten „Neuen Kräuterbuch" ein.

Abb. 24a: Hortulus (Klosterkräutergärtchen) des Walahfried Strabo (808–849) zu dessen Lehrgedicht über die Wirkung der Arzneipflanzen
Nach einem Holzschnitt aus dem 16. Jahrhundert
Fotoreproduktion: Erdmann Schmidt (†), Haldensleben.

Abb. 24b: Blühende Heilpflanze Nigella
Aus dem 1492 erschienenen Lübecker Wiegendruck „Gaerde der suntheit"
Fotoreproduktion: Curt Kuntze (†), Rostock.

Abb. 24c: Kräuterweiblein
Anonyme Zeichnung aus den Privatakten der Haldensleber Ratsapotheke
Fotoreproduktion: Erdmann Schmidt (†)

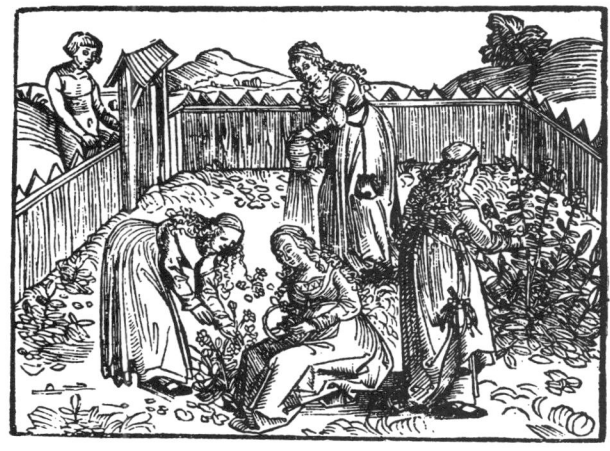

a

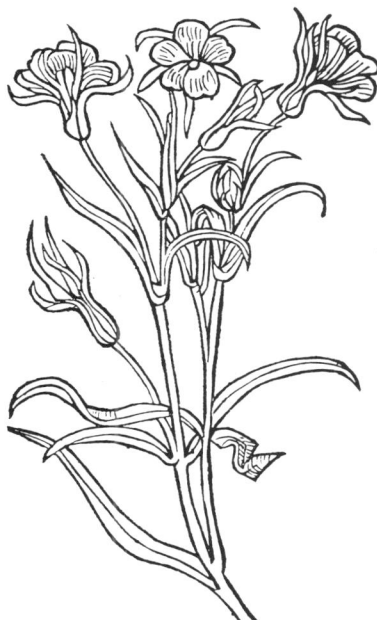

Nigella Raden cccxxvi. cap.

Igella latinsch. Melanchion. effte Gitmelanchiū grekisch. Ceruon. effte Stanix arabisch j De mester Padalus beschrift uns vn sprikt dat de raden synt heit vn droghe an dē dauddē grade Vnde dat saet bruket me in der arstedye. vnde dat is ghenomet nigella. Dit krut wasset meynliken an stenighē steden. vnde sunderghen wasset yd gherne mank dē korne. ij Dyt saet waret.x.iar vnuorseret an siner nature iij Serapio in dem boke Aggregatoris ī dē cap. Caruon(dat is nigella)sprikt. dat dit krut hebbe lutke blade vnde hefft klene subtile stēgele by na twyer spannen lank. An ō spissen hefft id houede gelik den korne blomen. dar in hefft id saet dat is swart vnde scarp vnde hefft eynen guden roke. iiij Dyascorides sprikt. dat meel van radensade ghemēget mit wormeden sap vn dar uth ghemaket ein plaster vnde dat up den buck gelecht. dodet de worme in deme buke. vnde is sunderghen guet den yungen kinderen. v Dyt obghescrēē stucke(alzo tempereret) vnde honnich dar to ghemenget. vnde dat ghenuttet. is ock gans guet den rudighen mynschen vj Dit sulue is gans guet vor de quade placke des antlates.dat antlat vn de placken dar mede ghesmeret.

b

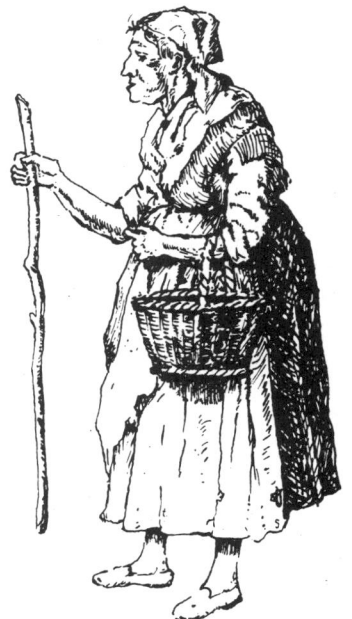

c

„Wunderarznei" Theriak

Als ein Matrose des französischen Weltumseglers *Bougainville* im Juli 1768 am Strand einer Südseeinsel nach Hammermuscheln suchte, wurde er von einer giftigen Wasserschlange gebissen. Die Wunde verursachte ihm nach dem Bericht des Expeditionsleiters eine mit heftigen Schmerzen und Zuckungen des ganzen Leibes einhergehende Zersetzung des Blutes. Er mußte, wie es wörtlich heißt, „fünf bis sechs Stunden unglaublich leiden. Man hatte ihm aber gleich in der ersten halben Stunde Theriak und Eau de Luce gegeben, die eine starke Schweißabsonderung hervorriefen, durch die er gerettet wurde".

Während es sich bei dem Eau de Luce um eine als Antiseptikum gebräuchliche bernsteinsaure Ammoniakflüssigkeit handelte, galt der Theriak bis ausgangs des vorigen Jahrhunderts als eine alchimistische Universalarznei wie auch als Antidot. Die Geschichte dieses „Wundermittels" reicht bis in das Altertum zurück: Ursprünglich soll es ein unbekannter griechischer Priesterarzt gegen den Biß giftiger Tiere schlechthin entworfen haben. Es bestand laut einer Tempelinschrift aus einem Kräutergemisch von Anis, Fenchel und Kümmel, dem jedoch keinerlei antitoxische Bedeutung zukam.

Später hatte der medizinisch interessierte pontische König Mithridates zur Vorbeugung eines Giftmordes nach langjährigen Versuchen am eigenen Leibe wie auch an Verbrechern eine aus vierundfünfzig Bestandteilen, darunter Vipernfleisch und Entenblut, zusammengesetzte Mixtur gebraut. Und dieses Theriak-Modell wiederum hatte ein gewisser *Andromachos aus Kreta* weiter abgewandelt. Er soll es prophylaktisch gegen Schlangenbiß und jegliche Art von Vergiftungen, ja sogar als lebensverlängerndes Mittel mit angeblich befriedigendem Erfolg eingenommen haben.

Das magieanfällige Mittelalter fügte dem Theriak noch eine Anzahl ominöser Substanzen aus der sogenannten Dreckapotheke hinzu. Damit übernahm er für Jahrhunderte die Rolle eines geradezu kultische Verehrung genießenden Allheilmittels. Dies dokumentierte sich nach außen bereits dadurch, daß diese „Himmelsarznei", wie man den Theriak ehrfürchtig nannte, alljährlich im Frühjahr öffentlich, im Beisein von Ratsherren, Medizinhonoratioren und vereidigten Apothekern, zubereitet und anschließend wie ein kostbares Gut in wertvollen Porzellangefäßen zum Gebrauch bereitgehalten wurde.

Abb. 25a: Öffentliche ärztliche Besichtigung der Bestandteile zur Theriakbereitung
Holzschnitt in Hieronymus Brunschwigs Destillierbuch (1512)
Aus: Hermann Peters: Der Arzt und die Heilkunst in der deutschen Vergangenheit, Jena 1924.

Abb. 25b: Landfahrender Theriakhändler im 17. Jahrhundert. Er beweist die giftwidrige Wirkung des Mittels durch Vorzeigen einer Schlange
Zeitgenössischer Kupferstich von H. Curti nach G. M. Mittelli
Aus: Illustriertes Conversations-Lexicon für Jedermann, Leipzig (19. Jahrhundert).

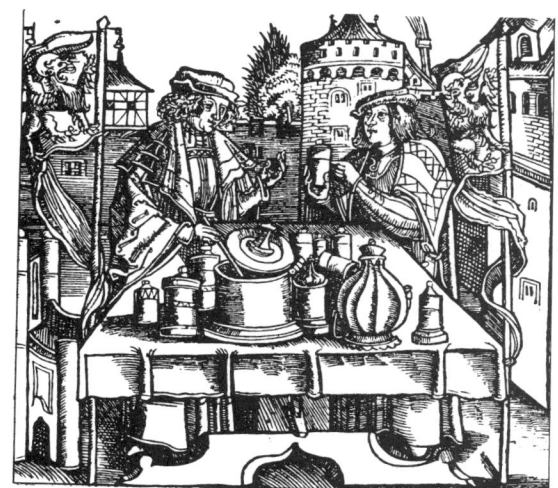

a

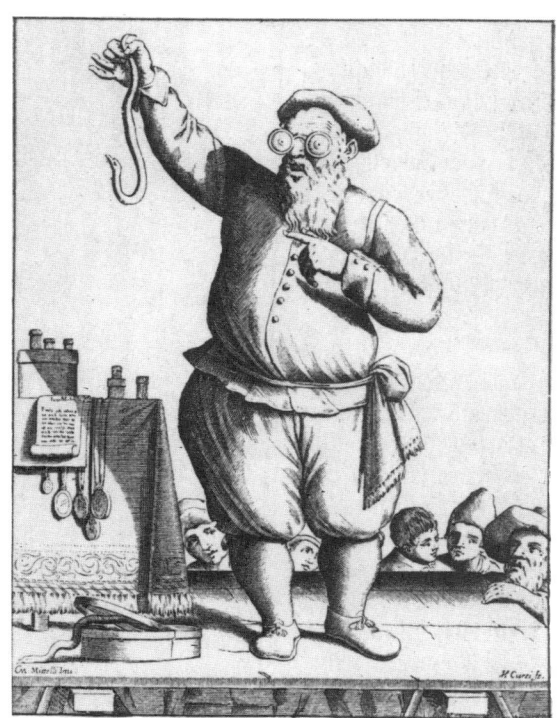

b

Apothekenprivileg für Lucas Cranach

Anno 1505 hatte der damals erst 33jährige *Lucas Cranach* (1472–1553) seine Tätigkeit als Hofmaler des sächsischen Kurfürsten Friedrich des Weisen in Wittenberg aufgenommen. Die Überfülle seiner Aufgaben, zu denen neben kunstvollen Bildwerken auch sämtliche offiziellen Dekorationsmalereien zählten, machte bald die Errichtung einer manufakturmäßig arbeitenden Werkstatt mit mehreren Kunsteleven wie auch einer stattlichen Anzahl von handwerklichen Malergehilfen erforderlich. Zum Meister- und Werkstattzeichen nahm Cranach die geflügelte Schlange aus dem ihm 1508 vom Kurfürsten verliehenen Wappenbrief.

Binnen kurzem erwarb der Künstler ein beträchtliches Vermögen, so daß er sich am Markt das „größte Haus der Stadt" bauen lassen konnte. Hier war auch seine Malerwerkstatt untergebracht. Als vielseitiger Geschäftsmann betrieb Cranach zudem eine Druckerei und eine Papierhandlung, die er jedoch wegen zu geringer Rentabilität wieder aufgab. Als eine dauerhafte Geldanlage dagegen erwies sich ihm der Erwerb der derzeit einzigen Wittenberger Apotheke. Sie war von dem kurfürstlichen Leibarzt und ersten Rektor der ortsansässigen Universität Professor Dr. *Martin Pollich von Mellerstadt* (um 1450–1513) gegründet worden.

Nach Pollichs Tod wurde seine Apotheke von sogenannten Provisoren, nicht selbständigen Apothekern, verwaltet, bis Lucas Cranach sie im Frühjahr 1520 für 2000 Gulden erwarb. Der Künstler war kurz vorher als Kämmerer in den Rat der Stadt gewählt worden. Ohne pharmazeutische Qualifikation erlangte er vom Kurfürsten, welcher ihm für seine treuen Dienste als Hofmaler gefällig sein wollte, das Apothekenprivileg „für sich und seine Erben" – freilich mit der ausdrücklichen Auflage, das Geschäft wegen seiner persönlichen Berufsfremdheit nur mit sachkundigen „Knechten" zu betreiben, die die gelehrten Mediziner fachmännisch zu bedienen verstünden. Gewissenhaft bezog Cranach aus Leipzig und Frankfurt beste Arzneiwaren und ließ seine Bestände zeitweilig ärztlicherseits überprüfen. Zudem sicherte ihm das Privileg den Handel mit gestoßenem Gewürz, Konfekt, Zucker, gefärbtem Wachs und Wein zu. Um 1540 trat der aus Saalfeld gebürtige Apothekergeselle *Caspar Pfreundt* (1517–1574) in seine Offizin ein.

Er heiratete später Cranachs jüngste Tochter *Anna* und übernahm beim Fortgang des Künstlers aus der Stadt die Apotheke zunächst provisorisch und nach Cranachs Tod mit erneuertem Exklusivprivileg als rechtmäßiger Besitzer.

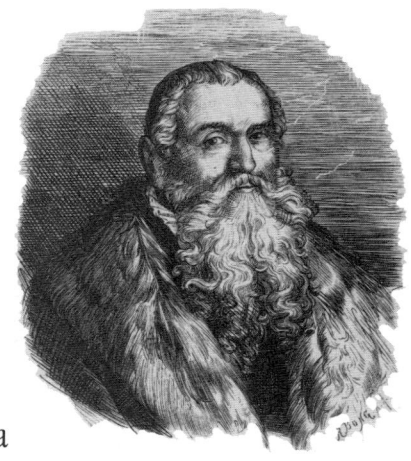

a

Abb. 26a: Lucas Cranach (1472–1553), deutscher Maler, Graphiker und Apotheker
Xylographie von R. Bong nach einem Selbstbildnis des Künstlers
Aus: Spamers Illustriertes Conversations-Lexicon, Leipzig (19. Jahrhundert).

Abb. 26b: Ansicht von Wittenberg um 1546
Nach einem Holzschnitt von Lucas Cranach d. Ä.

Abb. 26c: Das Haus Lucas Cranachs am Markt zu Wittenberg, in dem sich auch die Cranachsche Apotheke befand
Aus: Wolfram Kaiser und Arina Völker: Medizin und Naturwissenschaften in der Wittenberger Reformationsära (Wissenschaftliche Beiträge der Martin-Luther-Universität Halle-Wittenberg 1982).

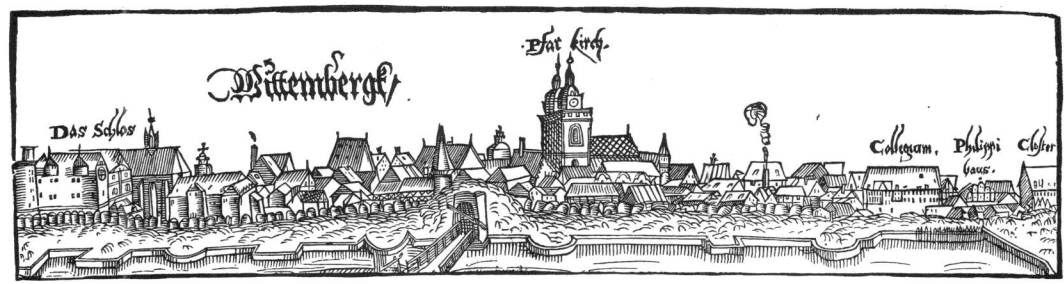

Ansicht von Wittenberg um 1546. Nach einem Holzschnitt von Lucas Cranach d. Ä.

b

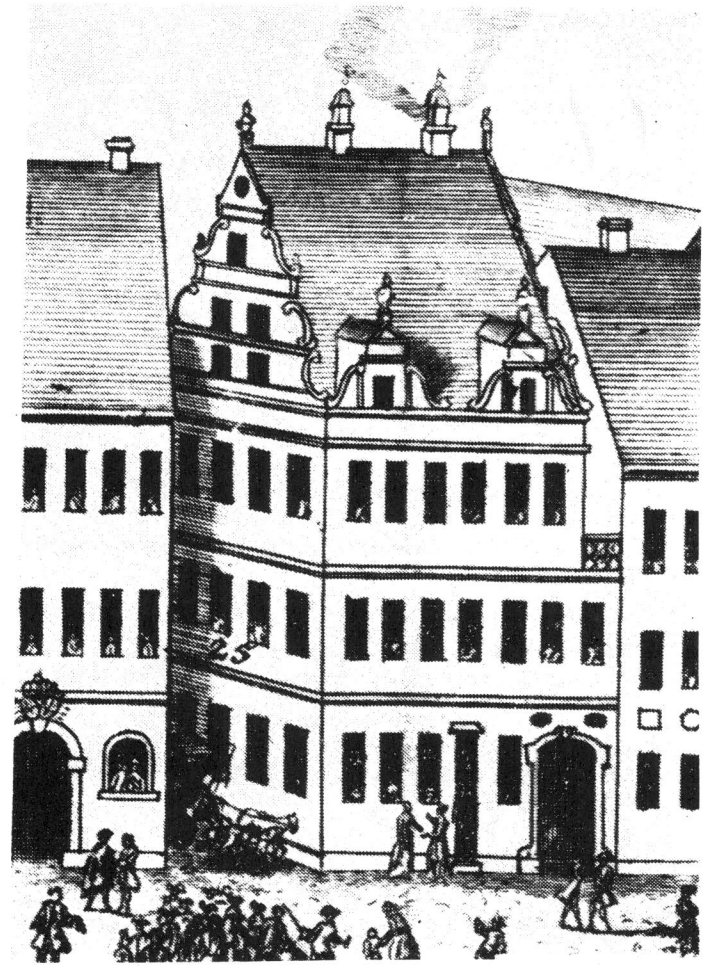

c

Pneumatische Kabinette

Zwei Forscher entdeckten im letzten Drittel des achtzehnten Jahrhunderts unabhängig voneinander den Sauerstoff, ohne jedoch schon die Eigentümlichkeit des Gases zu erkennen. Der erste von ihnen war der deutsch-schwedische Apotheker *Carl Wilhelm Scheele* (1742-1786). Nach seiner Mitteilung erhitzte er im November 1772 in einer kleinen Retorte, an deren langem, verdünntem Hals er eine mit Kalkmilch abgedichtete Ochsenblase befestigt hatte, Salpeter. Dabei blähte sich die Blase auf. Das eingefangene Gas ließ er in Ermangelung einer pneumatischen Wanne unter Wasser in einem Glaszylinder aufsteigen. An einer hineingestellten brennenden Kerze beobachtete er ein helles Aufleuchten der Flamme. „Feuerluft" nannte er den Stoff, der dies bewirkte.

Die Nachlässigkeit des Verlegers, der Scheeles Entdeckungsbericht erst mit jahrelanger Verspätung veröffentlichte, hätte den Experimentator beinahe um seinen Prioritätsanspruch gebracht, da inzwischen publik geworden war, daß der englische Chemiker *Joseph Priestley* im August 1774 das gleiche Gas dargestellt hatte, das er allerdings „dephlogisticated air" nannte. Er gewann es, als er mit einem Brennglas unter Luftabschluß Quecksilberoxid erhitzte. Auch Priestley (1733-1804) beobachtete, daß unter dem Einfluß der neuen „Luftart", wie er berichtete, „eine Kerze mit einer außerordentlichen Lebhaftigkeit brannte". Überdies beim Einatmen des später als „Sauerstoff" bezeichneten Gases „ein unbeschreibliches Wohlgefühl in der Brust" verspürend, empfahl er Inhalationen davon zu medizinischer Nutzung.

Allmählich bürgerten sich auf Priestleys Anregung zunächst in England, sodann auch auf dem europäischen Festland sogenannte pneumatische Kabinette ein, in denen unter therapeutischer Einatmung von Sauerstoff verschiedene Leiden, insbesondere Lungenkrankheiten, behandelt wurden. Als einer der ersten Briten unterhielt seit 1799 der einstige Oxforder Chemieprofessor und praktische Arzt *Thomas Beddoes* in der unweit der südwestenglischen Hafenstadt Bristol gelegenen Gemeinde Clifton ein derartiges Heilinstitut.

Über die Sauerstofftherapie hinaus befaßte es sich mit Untersuchungen über die Einwirkung sämtlicher damals geläufiger sowie neuentdeckter Gase auf den menschlichen Organismus und wurde dabei zugleich zur Keimzelle der Lachgasanalgesie.

Abb. 27a: Scheeles Versuchsanordnung zur Untersuchung der Zusammensetzung der Luft, der Verbrennungs- und Atmungserscheinungen
Druckvorlage von Petra Kobin, Biesenthal

Abb. 27b: Carl Wilhelm Scheele (1742-1786), bedeutender Apotheker, Entdecker des Sauerstoffs
Aus: Karl Leutner: Deutsche auf die wir stolz sind. Erste Folge, Berlin 1959.

Abb. 27c: Titelseite der „Chemischen Abhandlung von der Luft und dem Feuer" von Carl Wilhelm Scheele
Up(p)sala und Leipzig 1777.

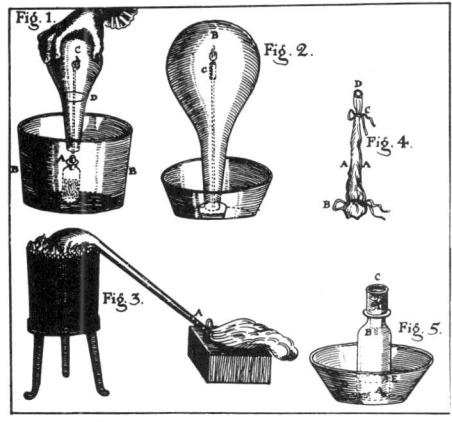

a

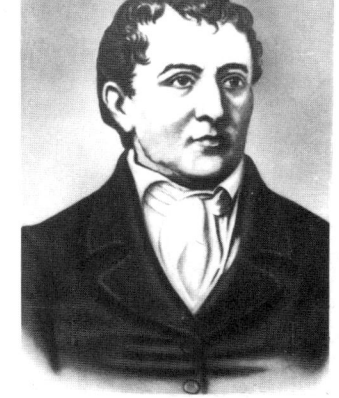

b

Aus dem Deutschen Museum in München

1. Wasserstoffflamme in Luftquantum, durch Wasser abgesperrt.
2. Kerzenflamme, durch Kalkwasser abgesperrt.
5. Atmendes Insekt, durch Kalkwasser abgesperrt.
3. Apparat zum Entwickeln und Aufsaugen von Gasen.

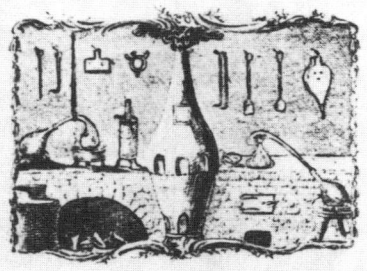

Carl Wilhelm Scheele's
d. Königl. Schwed. Acad. d. Wissenschaft. Mitgliedes,

Chemische Abhandlung
von der

Luft und dem Feuer.

Nebst einem Vorbericht
von

Torbern Bergman,
Chem. und Pharm. Prof. und Ritter; verschied.
Societ. Mitglied.

Upsala und Leipzig,
Verlegt von Magn. Swederus, Buchhändler,
zu finden bey S. L. Crusius.
1 7 7 7.

c

Patient mit Wassersucht

Im Jahre 1775 wurde der erfolgreiche englische Arzt *William Withering* zu einem Kranken mit fortgeschrittener Wassersucht gebeten. Da man aber in jenen Tagen weder die Ursache noch das Wesen des Leidens kannte, vermochte er den mit ballonartig aufgedunsenem Leib im Bett sitzenden und schwer nach Atem ringenden Patienten nicht zu heilen. Lediglich ein Einstich in den Bauch, um der angesammelten Flüssigkeit einen raschen Abgang zu verschaffen, könnte ihrem Gatten freilich nur vorübergehende Linderung bringen, sagte er zu dessen Ehefrau, die ihn schluchzend um Hilfe für ihren Mann bat.

In ihrer Verzweiflung wies die Untröstliche Withering ein „Geheimrezept" vor, mit dem angeblich ein Kräuterweib in der benachbarten Grafschaft Shropshire gute Behandlungsergebnisse selbst in manchen Fällen von Wassersucht erzielt hätte, da ärztliche Kunst gescheitert sei. Überdies teilte ihm die Frau mit, daß die Wirkung jenes vermeintlichen Wundermittels „in kräftigem Brechen und Abführen" bestünde.

Als erfahrener Arzt vermutete Withering sogleich, daß unter dem aus „zwanzig verschiedenen Heilpflanzen" gebildeten Gemisch, wenn überhaupt, allein der Fingerhut vorerwähnte Wirkkraft besäße. Bereits in seinem 1543 zu Basel erschienenen „New Kreutterbuch" hatte der berühmte Tübinger Mediziner und Begründer der wissenschaftlichen Pflanzenkunde *Leonhart Fuchsius* den „Roten Fingerhut" (Digitalis purpurea) erstmalig beschrieben und abgebildet sowie Abkochungen der Droge als Brech- und Abführmittel empfohlen. William Withering nun gebührt das Verdienst, diese gifthaltige Arzneipflanze insbesondere als harntreibendes, wasserentbindendes Medikament bei ungenügendem Kreislauf mit Stauungserscheinungen und nachfolgender Wassersucht erkannt und angewandt zu haben. Darüber hinaus entwickelte er eine Methode zur Ermittlung der individuellen Verträglichkeit bei den Kranken. Nach zehnjähriger Erprobung der Droge an annähernd zweihundert Patienten legte

Withering der Fachwelt seinen Forschungsbericht „An account of the Foxglowe …", „Über den Fingerhut und einige seiner medizinischen Anwendungsmöglichkeiten mit praktischen Bemerkungen über Wassersucht und andere Leiden", vor.

Neben seinen Heilerfolgen mit der Pflanze legte er zur Nutzanwendung für die Apotheker und Ärzte auch seine Mißerfolge dar, gab zudem die jeweils von ihm vorgenommenen Dosierungen an und erteilte für das Sammeln und Bereiten der alkaloidreichen Blätter genaue Anweisungen. Seitdem rühmt ihn die Medizingeschichte als den Schöpfer der Digitalistherapie.

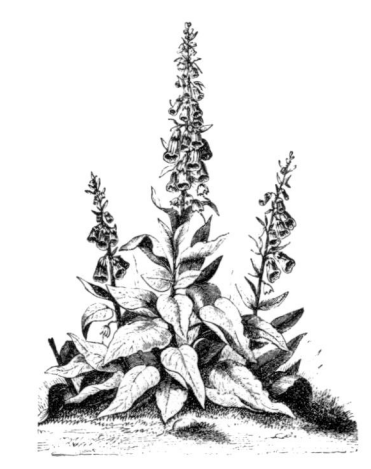

a

Abb. 28a: Roter Fingerhut (Digitalis purpurea) Xylographie aus „Illustriertes Conversations-Lexicon für Jedermann", Leipzig (19. Jahrhundert).

Abb. 28b: Operation eines Wassersüchtigen durch Parazentese (Einstich) im 16. Jahrhundert Anonymer zeitgenössischer Kupferstich Aus: Bernt Karger-Decker: Gifte, Hexensalben, Liebestränke, Leipzig 1967.

Abb. 28c: Titelseite des „Berichtes über den Fingerhut" von William Withering (1785) in der von der pharmazeutischen Firma C. F. Boehringer in Mannheim besorgten deutschen Ausgabe (1925).

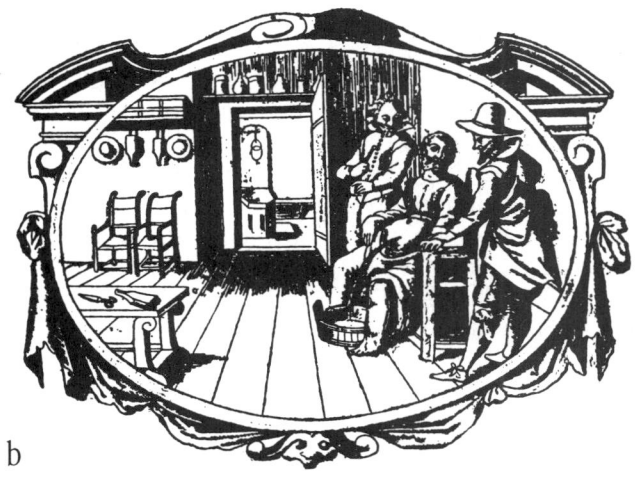

b

c

Bericht

über den

FINGERHUT

und

seine medizinische Anwendung

mit

praktischen Bemerkungen über Wassersucht

und andere Krankheiten

von

William Withering, M. D.

Arzt am Allgemeinen Krankenhaus
zu Birmingham

★

Nach der englischen Ausgabe von 1785
ins Deutsche übertragen

C. F. Boehringer & Soehne G. m. b. H., Mannheim

Vom Mohnsaft zum Morphium

Bereits die vorgeschichtlichen Pfahlbautenbewohner an den Ufern der Schweizer Seen nutzten die therapeutische Eigenschaft des Schlafmohns. Wie sehr sodann auch die mittelmeerischen Kulturvölker der Antike die wohlige beruhigende Kraft von Mohnabkochungen bei Schmerzen, Schlaflosigkeit und anhaltender Betrübnis schätzten, beweisen ihre mannigfachen dichterischen Lobpreisungen der Pflanze. Die Hellenen hatten sie sogar dankerfüllt ihrem Gott Hypnos geweiht, dem sie in Bilddarstellungen fortan ein Füllhorn als Attribut beigaben, aus dem er nach dem Mythos einschläfernden Mohnsaft auf die Stirn der Müden träufelte.

In keiner antiken Textüberlieferung ist von Berauschung durch das Gewächs zu lesen: Die Alten betrachteten Mohndekokte wie auch das wirksamere Opium, das sie durch Eindicken des Pflanzenextraktes, bis Pillen daraus geformt werden konnten, oder durch Ritzen der unreifen Samenkapseln und Entnahme des an der Luft rasch eingetrockneten Milchsaftes gewannen, ausschließlich als Arzneimittel. Außer zur Schmerzlinderung oder Bewußtseinstrübung bei chirurgischen Eingriffen dienten ihnen Mohnsaft, Opiumlösung oder Opiumsalbe vornehmlich zur Ruhigstellung des Darmes bei heftigem Durchfall sowie bei Frauenfluß und – äußerlich angewandt – zur Milderung rheumatischer Beschwerden.

Schreiende Kinder wurden durch einen Mohn- bzw. Opiumtrunk beschwichtigt. Der griechisch-römische Arzt *Galenos* verordnete Opium zudem gegen Husten und Fieber sowie als Antidot bei Wundvergiftung und Schlangenbiß, dann namentlich in Form von Theriak. Auch die in der antiken und mittelalterlichen Chirurgie gebräuchlichen betäubenden „Schlafschwämme" waren u.a. mit Mohn- oder Opium-Auszügen getränkt. Der erste Wegbereiter der neuzeitlichen Medizin, *Paracelsus*, trug im aufschraubbaren Knauf seines Wanderstabes stets Opiumpillen bei sich, welche er geheimnisvoll als „Arcanum-Laudanum" bezeichnete, erhaben „über alles, wo es zum Tode weichen" wolle.

Auf der Suche nach dem verborgenen Wirkstoff der Droge isolierte der Paderborner Apothekergehilfe *Friedrich Wilhelm Sertürner* zwischen 1803/05 aus dem Opium das Morphin. Dadurch wurde eine geeignetere Dosierung des segensreichen, doch auch heimtückischen Alkaloids ermöglicht. Die Erfindung der „Pravazspritze" (1853) löste die orale Verabreichung der stark bitteren Substanz ab. 1952 gelang amerikanischen Forschern nach jahrzehntelanger überaus schwieriger Strukturaufklärung die Totalsynthese des Morphins. Um der Suchtgefahr zu begegnen, entwickelten Chemiker schließlich synthetische Präparate, die dem Mittel an schmerzstillender Wirkung nicht nachstanden, aber keine Abhängigkeit erzeugen.

Abb. 29a: Gefäß mit bewußtseinstrübendem Opium im Verkaufsregal eines marktschreierischen Quacksalbers in Gestalt des Todes
Nach einer satirischen Zeichnung von O. Seitz in der Bildfolge „Ein neuer Totentanz"
Aus: „Jugend", München 1899.

Abb. 29b: Angeritzte Kapseln des Schlafmohns (Papaver somniferum), aus denen der Milchsaft, das Rohmaterial des Opiums und des Morphins, tropft
Foto-Grimm/Werkaufnahme Ysat
Aus: Bernt Karger-Decker: Kräuter, Pillen, Präparate, Leipzig 1970.

Abb. 29c: Carl Ludwig Schleichs Hand mit der Pravazspritze
Aus: Schleich: Besonnte Vergangenheit (Lebenserinnerungen), Berlin 1920.

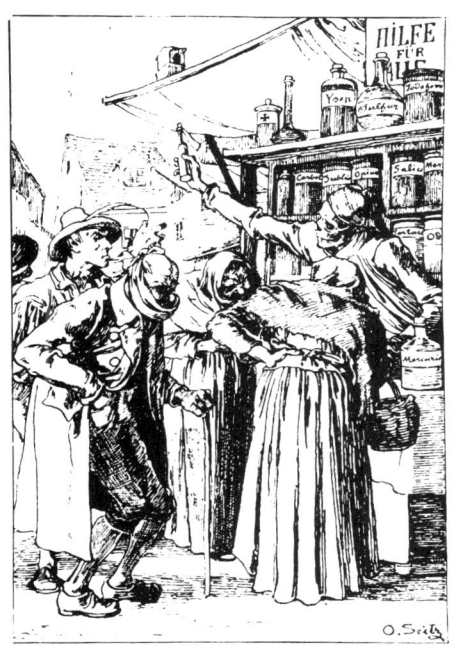

a

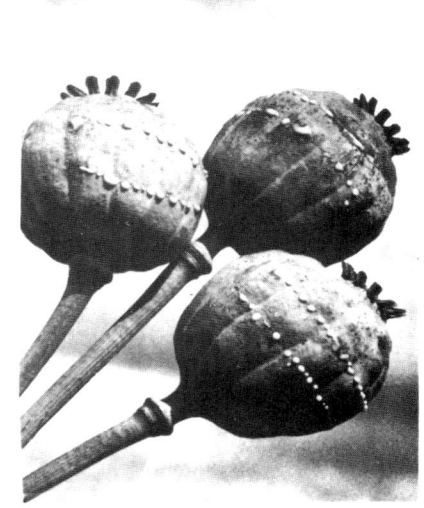

b

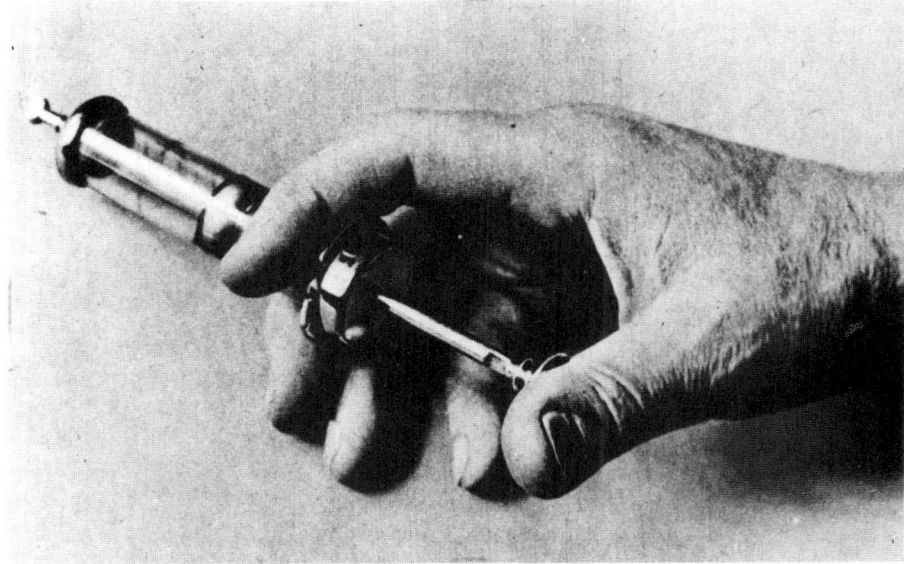

c

Laboratorien, die Geschichte machten

Auf Empfehlung *Alexander von Humboldts*, des großen Naturforschers und Talenteförderers, war der 21jährige *Justus Liebig* vom Großherzog von Hessen zum Professor der Chemie an der Landesuniversität Gießen ernannt worden. Da an den deutschen Hochschulen damals noch keine experimentelle Chemie gepflegt wurde, richtete der von leidenschaftlichem Forscherdrang erfüllte junge Mann an der Alma mater das erste Unterrichtslaboratorium Deutschlands ein, das bald zum internationalen Anziehungspunkt wurde; denn „Liebig ist die Chemie" lautete es weit und breit. Hier, in seinem schwer errungenen „Reich", in dem er mittels des von ihm entwickelten „Fünfkugelapparates" ein neuartiges Verfahren der Elementaranalyse zur Strukturaufklärung organischer Verbindungen schuf, fand Liebig 1831 auch beim Untersuchen der Einwirkung von Chlor auf Alkohol das „Chloroform", das *Sir James Young Simpson*, königlich-britischer Geburtshelfer, anderthalb Jahrzehnte später als Narkotikum in den Arzneischatz einführte, sowie 1832 das Chloral, welches durch den deutschen Mediziner und Pharmakologen *Oskar Liebreich* 1869 in Form kristallisierten Chloralhydrats als erstes synthetisches Schlafmittel in die ärztliche Praxis gelangte.

Wie Justus Liebig in Deutschland, so bemühte sich in Frankreich *Louis Pasteur*, Professor und Dekan der naturwissenschaftlichen Fakultät in Lille, um praxisbezogene Laboratoriumsarbeit. So gelang ihm 1857 der Nachweis, daß Gärung und Fäulnis durch gewisse Mikroorganismen verursacht werden, und widerlegte damit experimentell die Irrlehre von der Urzeugung. Durch einschlägige Kolbenversuche über den Keimgehalt der Luft wurde er überdies zum Wegbereiter der von dem englischen Chirurgen *Joseph Lister* 1867 begründeten Antisepsis. In seinem späteren Pariser Laboratorium schließlich entwickelte Pasteur die aktive Schutzimpfung gegen die auch für den Menschen lebensgefährliche Tollwut. In den Jahren 1878/90 enthüllte *Robert Koch* in seinem Berliner Laboratorium die Wundinfektion durch Bakterien, entlarvte hier den Tuberkeloseerreger und erzeugte das Tuberkulin. *Emil von Behring* entwickelte am Kochschen Institut für Infektionskrankheiten die Blutserumtherapie und ermittelte 1890 das spezifische Diphtherie- und Tetanusantitoxin. Anno 1895 entdeckte *Wilhelm Conrad Röntgen* in seinem Würzburger Labor die nach ihm benannten X-Strahlen. 1898 isolierte das *Ehepaar Curie* in seinem armseligen Pariser Laborschuppen aus Pechblende das zur Behandlung von Hämangiomen sowie schwer zugänglichen Krebsgeschwülsten brauchbare Element Radium. Aus *Paul Ehrlichs* Frankfurter Laboratorium ging 1909/12 das Antisyphilitikum Salvarsan (Neosalvarsan) hervor.

Abb. 30a: Justus von Liebig (1803-1873) in seinem Gießener Unterrichtslaboratorium (mit Kreuz)
Ausschnitt aus der zeitgenössischen Gesamtzeichnung des Laboratoriums von Trautschold (1842)
Aus: Bernt Karger-Decker: Gifte, Hexensalben, Liebestränke, Leipzig 1967.

Abb. 30b: Robert Koch (1843-1910) im Laboratorium
Zeitgenössische Darstellung
Aus: „Gartenlaube", Berlin 1891.

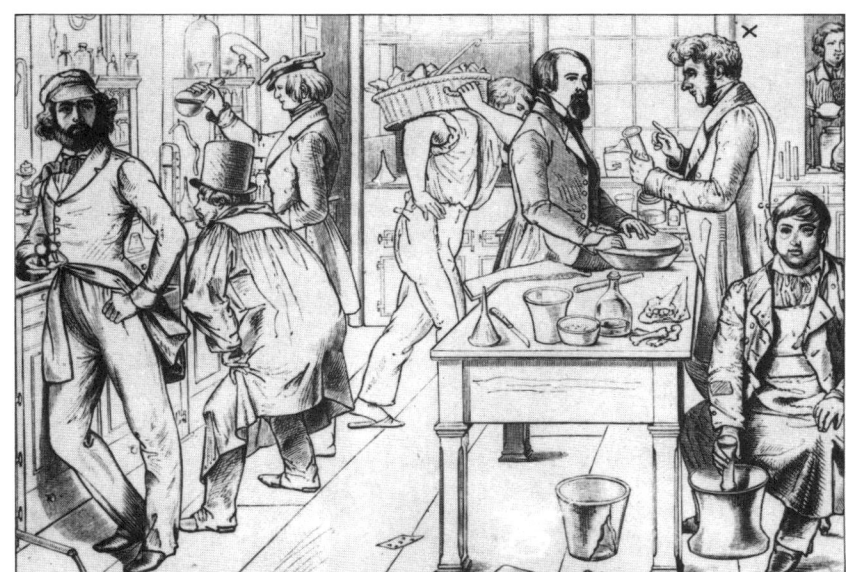

a

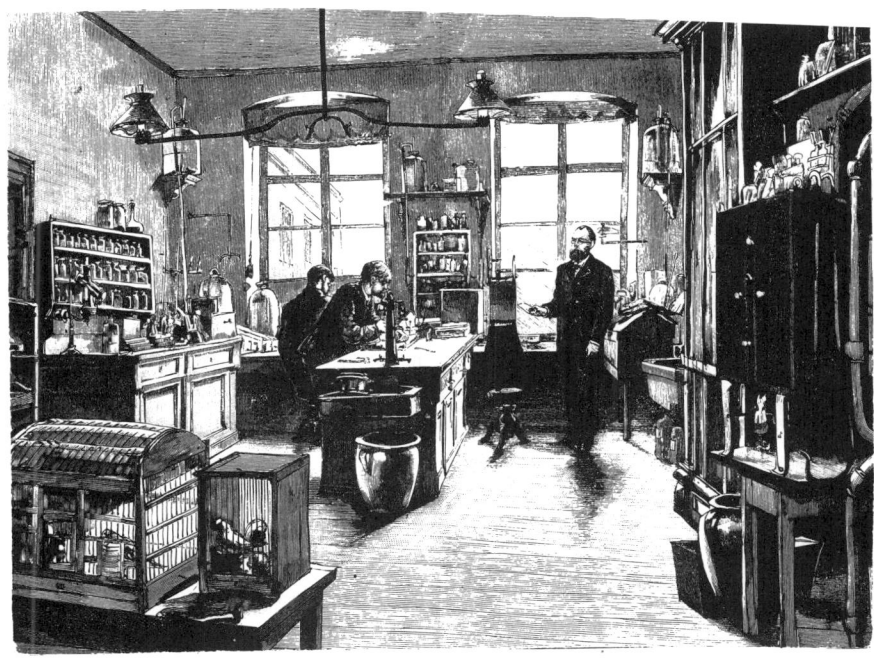

b

Homöo- und Allopathie im Widerstreit

Ausgangs des 18. Jahrhunderts begründete der mit den maßlosen Arzneimittelverordnungen der zeitgenössischen Schulmedizin nicht einverstandene *Samuel Hahnemann* (1755-1843) sein homöopatisches Heilsystem. Nach dessen aus den griechischen Wörtern „hómoios" (= „ähnlich") und „páthos" (= „Krankheitserscheinung") gebildeter Benennung gründete der Erfinder seine Methode auf einem mutmaßlichen Ähnlichkeitsprinzip, wonach Erkrankungen nur durch Kleinstgaben solcher Mittel zu kurieren wären, welche im gesunden Organismus bei großer Dosierung einer jeweiligen Krankheit ähnliche Symptome hervorrufen.

Mit seinem Leitsatz „Similia similibus curantur" – „Ähnliches durch Ähnliches zu kurieren"-, den er 1810 in seiner spektakulösen Schrift „Organon der rationellen Heilkunde" publizierte, setzte sich Hahnemann in krassen Widerspruch zu der von den traditionellen Medizinern vertretenen Regel „Contraria contrariis curantur" nämlich „Krankheiten mit entgegenwirkenden Medikamenten" zu behandeln.

Für jene von ihm grundsätzlich verworfene Heilmethode prägte *Hahnemann* die Bezeichnung „Allopathie" nach den griechischen Vokabeln „állos" (= „anders") und „páthos" (= „Leiden").

Gemäß seiner homöopathischen Doktrin „Je kleiner die Gabe, desto größer die Wirkung" verabreichte der damals in Torgau Tätige seine Medikamente in grenzenlosen Verdünnungen. Zudem wandte er sich gebieterisch gegen das Kombinieren von Arzneien. Zwischen den Anhängern und Gegnern seiner dem gesunden Menschenverstand befremdlichen Lehre und Postulate kam es zu hartnäckigen gegenseitigen Verunglimpfungen. Medizinische Laien mischten sich in die Fehde durch höhnische Meinungsäußerungen.

Karikaturisten verspotteten das Gerangel um das Für und Wider der Hahnemannschen – wissenschaftlich nicht begründeten – Therapieform auf ihre drastische Weise.

Zum Beispiel durch die zeichnerische Darstellung eines zwischen zwei sich raufenden Widersachern auf dem Erdboden liegenden betenden Patienten. Darunter der Achtzeiler:

„So sich die krähwinkler Doctores streiten,
ob der Patient von seinem Leiden
durch Allo- oder Homöopathey
am besten zu erlösen sei.
Und so sich der Allo- und der Homöopath
endlich ausgestritten hat,
ist der Patient in Frieden
sanft und selig verschieden."

Abb. 31a: Samuel Hahnemann (1755-1843), deutscher Arzt, Begründer der Homöopathie
Lithographie von Fr. Dittmar nach einer mit „St." monogrammierten Zeichnung aus dem Jahre 1829.

Abb. 31b: Homöopathie contra Allopathie. Makabre Feststellung: „Das ist der ganze Unterschied zwischen beiden: Bei der Homöopathie stirbt man an der Krankheit, bei der Allopathie an der Kur
Spottzeichnung von Thomas Theodor Heine
Aus: „Simplicissimus", München 1901.

Abb. 31c: Tausende Besucher aus nah und fern kamen am 10./11. April 1855 nach Meißen, um Hahnemanns 100. Geburtstag in seiner Vaterstadt festlich zu begehen
Nach einer zeitgenössischen Presse-Illustration.

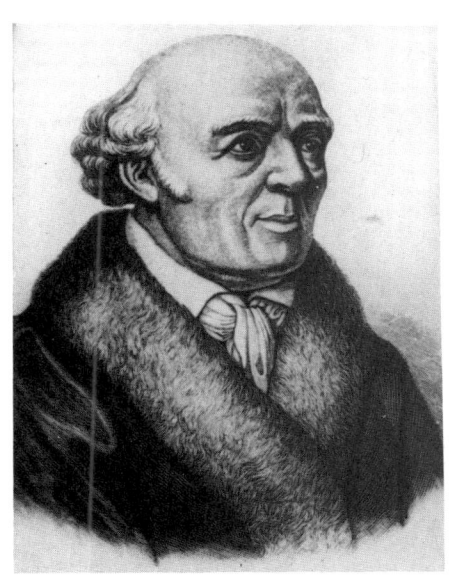

a

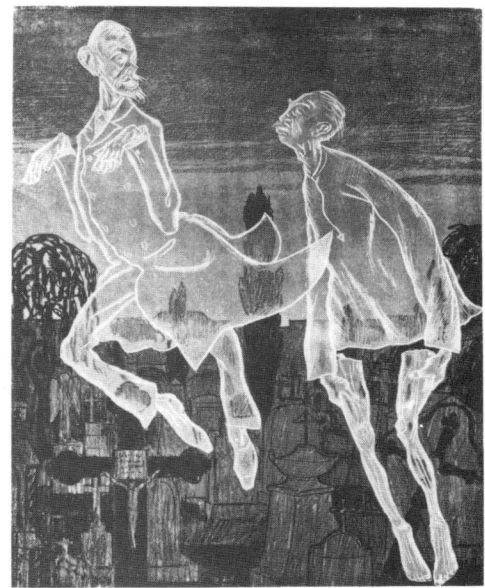

b

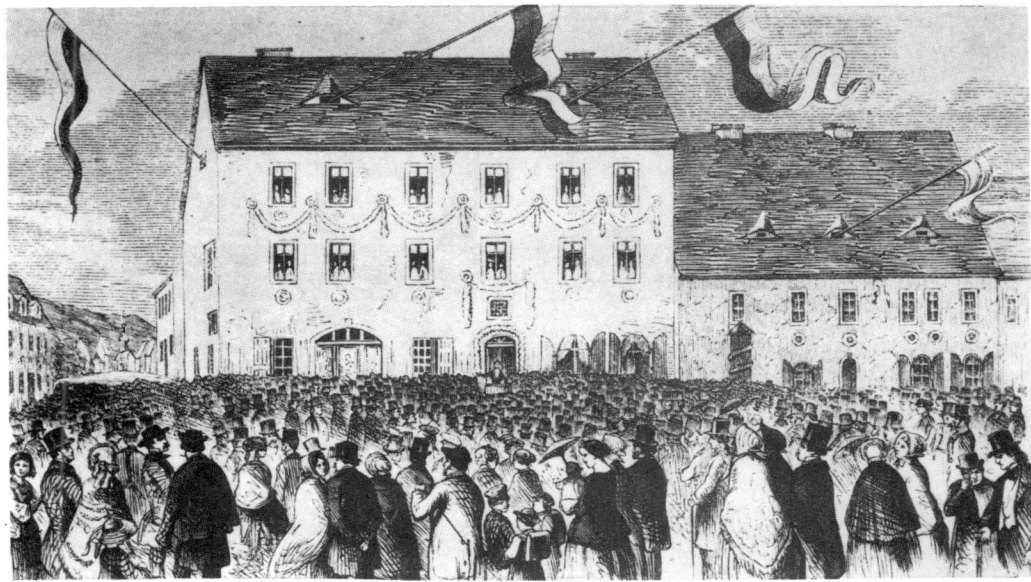

c

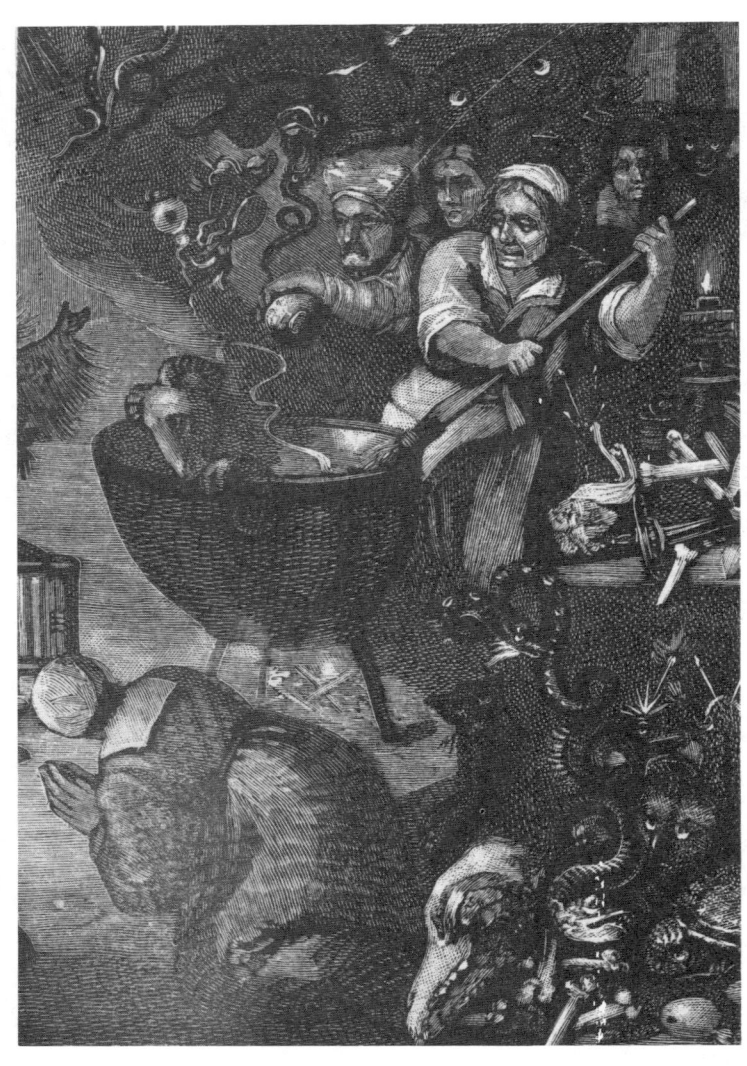

VI

Quacksalber und Scharlatane

Alle Ding sind Gift und nichts ohn Gift.
Allein die Dosis macht, daß ein Ding
kein Gift ist.

Paracelsus (1493–1541)

Quacksalber und Scharlatane

Quacksalber nennt der Volksmund einen Menschen, der sich ohne medizinische Ausbildung und ohne staatliche Zulassung als Arzt oder Heilpraktiker die gewerbsmäßige Krankenbehandlung anmaßt. Diese Bezeichnung geht auf die niederländischen Wörter „kwakken" (= „wie eine Ente schnattern") und „zalver" (= „Salbenverkäufer") zurück und deutet an, daß jene Kurpfuscher ihre unlautere Tätigkeit zumeist auch mit untauglichen Mitteln ausüben.

Zu welcher Plage sie sich besonders im Zeitalter des Feudalismus auswuchsen, ersehen wir aus einer mit spöttischen Versen versehenen Karikatur auf die „Gaukeldokoren" in *Sebastian Brants* berühmtem Satirenbuch „Das Narrenschiff". Des „Quacksalbers Praktik" sei „so gut", höhnt der Verfasser, „daß sie all Siechtum heilen tut . . . Solch Narr kann dich in'n Abgrund stürzen, eh du's gemerkt, dein Leben kürzen."

Ein halbes Jahrhundert später etwa geißelt ein gewisser *Dryander* in der Vorrede seines 1542 veröffentlichten Arzneibuches „solche Landstreicher und Leutebescheißer", die zu allen Gebrechen eine ungereimte Medizin haben, die „mancher das Leben derob verzettet". Daß immer wieder zahlreiche Kranke auf die Quacksalber hereinfielen, erklärt sich aus dem gewaltigen Reklameaufwand, mit dem diese auf Jahrmärkten und Rummelplätzen ihre „Wundermittel" anpriesen. Dabei schreckten die landfahrenden „Doktores" nicht vor betrügerischen Werbemethoden zurück. So ist von einem italienischen Heilschwindler überliefert, daß er sich auf seiner Schaubühne vor gaffender Menge über einer Flamme die Finger verbrannte und sie anschließend binnen kurzem mittels seiner mirakulösen Salbe kurierte. Er verschwieg den Staunenden allerdings, daß er vor der Demonstration seine Hände mit einer unsichtbaren Brandschutzschicht präparierte.

Durch Medizinalordnungen suchten die weltlichen Obrigkeiten dem Kurpfuschertum abzuhelfen. Wegen ihres marktschreierischen Gebarens und Getues belegten unsere Altvordern die fah-

renden Heilkünstler auch mit der ironischen Bezeichnung „Scharlatane". Dieser Ausdruck leitet sich von dem italienischen Wort „ciarlare" ab, was soviel wie „schwatzen" bedeutet. Nicht wenige fahrende Heilkünstler bildeten sich um des größeren Zulaufs willen zu Artisten aus, wie beispielsweise der deutsche Bruchschneider Karl Bernardin, der ausgangs des siebzehnten Jahrhunderts sein Publikum als lodernde Fackel auf einem Schrägseil zu seiner Schaubude lockte – bis er eines Tages abstürzte und zum Entsetzen des Publikums elend umkam.

Abb. 32 a: In wohlbeheiztem Brennofen destilliert ein „Wunderdoktor" einem Patienten seine Grillen und Mucken aus dem Kopf
Spottbild auf die Quacksalber und Chemiatriker nach einem Flugblatt (1648)
Aus: Bernt Karger-Decker: Mit Skalpell und Augenspiegel, Leipzig 1957.

Abb. 32 b: Marktschreiender Quacksalber
Karikatur aus dem 19. Jahrhundert von André Gill (1840–1885)
Nach einem unbezeichneten Loseblattdruck.

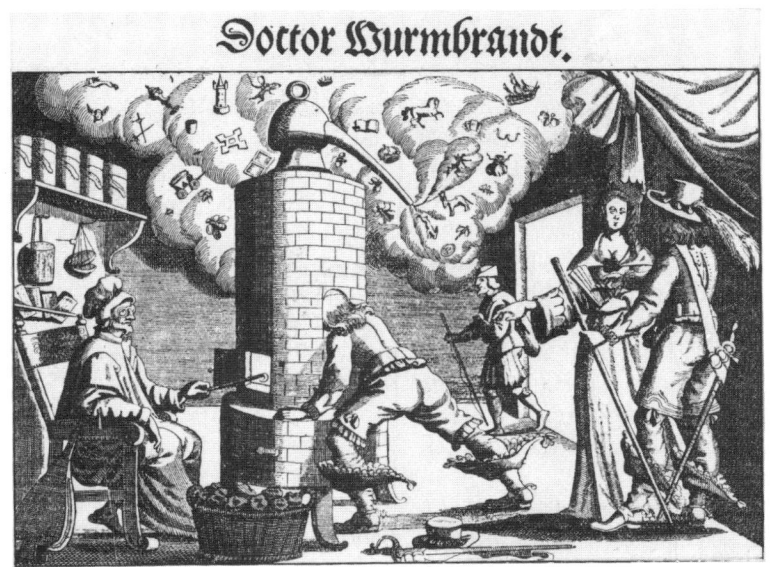

a

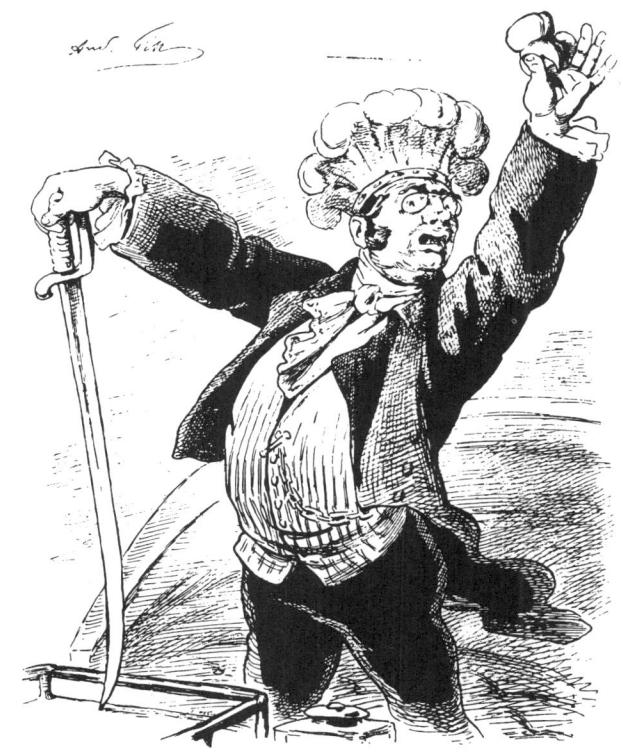

b

Berlins faustischer Scharlatan

Auf Grund einer glücklich verlaufenen Heilbehandlung seiner Gemahlin *Sabina* hatte der brandenburgische *Kurfürst Johann Georg* den weithin als Wunderdoktor gerühmten *Leonhard Thurneysser* (1530–1596) im Frühjahr 1571 zum hochdotierten Hofmedikus in Berlin ernannt. Weiterhin fühlte sich der Herrscher zur Berufung des gebürtigen Baselers veranlaßt durch dessen gerade vollendetes neuestes Buch „Pison", worin der Verfasser u. a. über angeblich bedeutsame Mineralvorkommen in der Mark Brandenburg berichtete, welche im Monarchen sogleich Illusionen über alchimistische Goldgewinnung weckten.

Thurneysser gilt als eine der schillerndsten Persönlichkeiten der Renaissance. Unstet war er als Kriegssöldner, Bergarbeiter, Metallurg, Astrolog und Heilkünstler durch halb Europa gezogen. Seine medizinischen Fertigkeiten resultierten aus einer Gehilfentätigkeit bei einem praktischen Arzt, dem er in der Sprechstunde, beim Kräutersammeln und bei der Arzneianfertigung diente. An Paracelsus geschult, erwies er sich bald selbst als versierter Fachschriftsteller.

Auf marktschreierische Methoden nicht verzichtend, geriet Thurneysser bei den Zeitgenossen in zwiespältigen Leumund. Wegen unlauteren Geschäftsgebarens, betrügerischer Machenschaften sowie von Neidern und Widersachern als Hexenmeister verdächtigt, mußte er letztlich Berlin heimlich verlassen. Dennoch hatte er sich durch gediegene Kenntnisse, Erfahrungen und außerordentliche wirtschaftliche Aktivitäten um die Stadt verdient gemacht. Im ehemaligen Grauen Kloster wohnend und ein Apothekenlabor betreibend, förderte Thurneysser die Einführung chemiatrischer Medikamente. Durch praktische Ratschläge regte er die Straßenreinigung und Anlage einer Wasserleitung an. Als erfolgreicher Verleger mit eigener Druckerei, Papiermühle, Schriftgießerei und 200 Beschäftigten leitete er die manufakturkapitalistische Entwicklung Berlins ein. Weltruf erlangten seine farbenprächtig ausgestatteten

Kräuter- und Arzneibücher. Überdies zählt er zu den Bahnbrechern der Mineralanalyse.

Andererseits jedoch geriet Thurneysser durch Fabrikation und Massenverkauf von zweifelhaften Essenzen, Tinkturen, Elixieren und vorgeblich heilkräftigen Umhängeamuletten sowie durch den Betrieb eines globalen Harnuntersuchungszentrums unter gleichzeitiger Belieferung seiner „Patienten" mit teuren Arzneien gegen die jeweils von ihm ferndiagnostizierte Krankheit in den Geruch eines Scharlatans.

Abb. 33 a: Leonhard Thurneysser (1530–1596) beim Laborieren im Beisein des Kurfürsten Johann Georg von Brandenburg, dessen Leibarzt er in Berlin eine Zeitlang war
Nach einer Xylographie
Aus: Stillfried und Kugler: Die Hohenzollern, o. O. o. J.

Abb. 33 b: Alchimistisches Laboratorium im 16. Jahrhundert
Kupferstich von J. Galle nach einer Zeichnung von Johann Stradanus
Aus: Hans Kraemer: Weltall und Menschheit, Berlin – Leipzig – Wien – Stuttgart o. J.

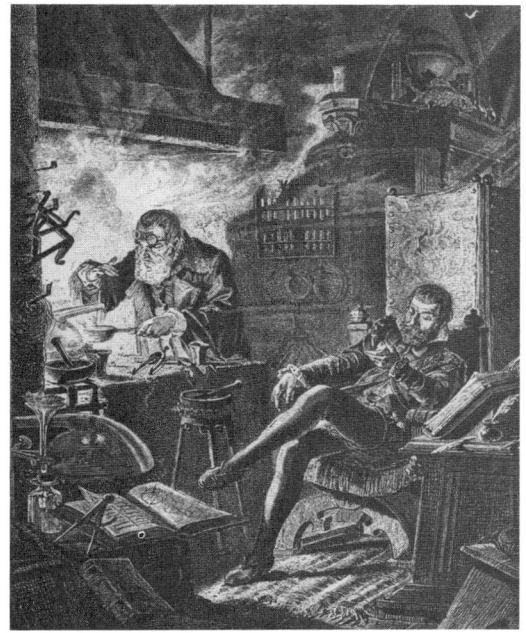

a

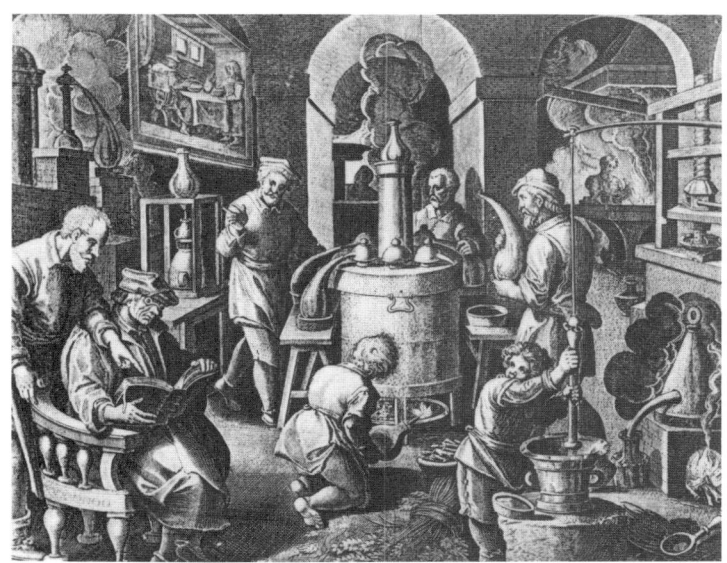

b

Geheimnisvolle Alraune

Über den altgriechischen Titanen Prometheus geht die Sage, daß er vom Göttervater Zeus zur Strafe dafür, daß er den Menschen das Feuer und damit die Kultur gebracht habe, an einen Felsen des Kaukasus geschmiedet worden war, wo ihm ein Adler täglich die ihm ständig nachwachsende Leber aushackte: Aus dem dabei zur Erde getropften „Lebersaft" sei dann die Mandragora, ein der Kartoffel verwandtes Nachtschattengewächs, entsprossen, das die antiken Völker deshalb auch als „Prometheuskraut" bezeichneten. Namentlich die Bewohner des Pharaonenlandes verehrten die stark riechenden, safranfarbenen Kugelfrüchte der Pflanze als „Liebesäpfelchen", die angeblich die Geschlechtslust förderten. Andererseits verabreichten die antiken Ärzte Abkochungen davon als Schlafmittel oder als schmerzstillende Arznei.

Eine noch größere Rolle als die Beeren der Mandragora aber spielte im Altertum wie auch im Mittelalter die Wurzel. Der Volksmund nannte sie „Alraune". Ihre bizarre, menschenähnliche Gestalt verleitete unsere abergläubischen Vorfahren dazu, sie als Talisman zu benutzen. Wer sie besaß, sollte durch sie Glück und Reichtum erlangen und darüber hinaus gegen Krankheit und Elend gefeit sein - vorausgesetzt, daß man ihre „Zauberkraft" durch gute Behandlung und Pflege der Wurzel wirksam erhielt. So trieb man einen regelrechten Kult mit ihr, hüllte sie in ein schützendes Mäntelchen, bettete sie weich in einem eigens dafür gezimmerten Behälter, gab ihr vor jeder Mahlzeit ein Kostpröbchen und badete sie zu jedem Wochenende in Rotwein.

Geschäftstüchtige Kräutersammler schlugen hohen Profit aus ihrem Verkauf, da sie sehr schwer zu finden war und zudem nach streng geheimgehaltenem Zeremoniell während astrologisch festgelegter Nachtstunden ausgegraben werden mußte. „Hexenweiber" – so sagten damals die Abergläubischen – bereiteten aus der Alraune ihre berüchtigten Tränke und Salben, die ihnen in der Walpurgisnacht angeblich zum Er-lebnis der „Teufelsbuhlschaft" auf dem Blocksberg verhalfen.

Tatsächlich wurde mit ihnen ein Rauschzustand erzeugt, den, wie wir heute wissen, die giftigen Inhaltsstoffe der Pflanze bewirkten: die Alkaloide Scopolamin und Hyoszyamin. Letzteres geht beim Aufbereiten nach der Ernte in Atropin über. Im Jahre 1833 gelang es erstmalig dem deutschen Pharmakologen *Philipp Lorenz Geiger*, das auch medizinisch außerordentlich bedeutsame Atropin zu isolieren. Es verringert bei Operationen die Drüsensekretion, beseitigt Krämpfe der glatten Muskulatur und dient wegen seiner pupillenerweiternden Wirkung dem diagnostizierenden Augenarzt.

Abb. 34a: Der altgriechische Arzt Dioskurides (1. Jh. n. Chr.) läßt von Schülern die Mandragorawurzel (Alraun) zeichnen
Xylographie nach einer Darstellung in einer in der Wiener Staatsbibliothek aufbewahrten Dioskurides-Handschrift aus dem 5. Jahrhundert
Aus: Hermann Göll: Die Weisen und Gelehrten des Alterthums, Leipzig 1876.

Abb. 34b: „Das Alraungraben" durch Ausreißenlassen von einem Hund. Der Alraungräber selbst bläst ein Horn, um das tötende Geschrei der bloßgelegten Mandragorawurzel zu übertönen
Nach einer Handzeichnung aus dem 17. Jahrhundert
Aus: Gustav Freytag: Bilder aus der deutschen Vergangenheit, Leipzig o. J.

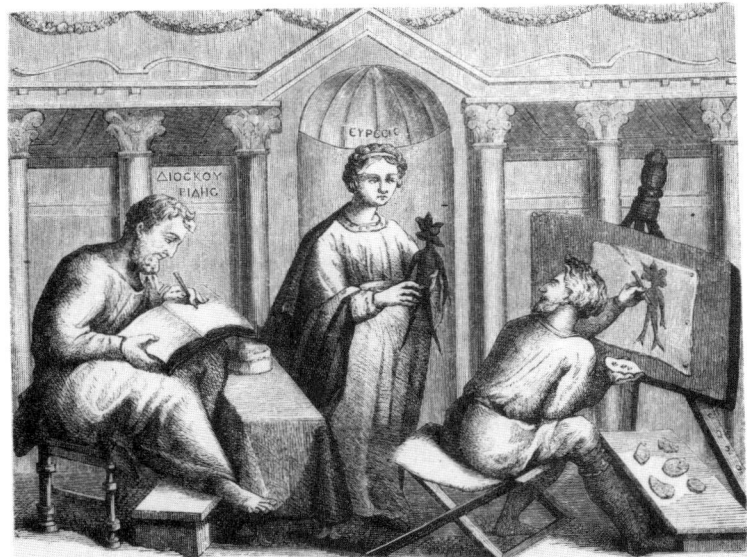

a

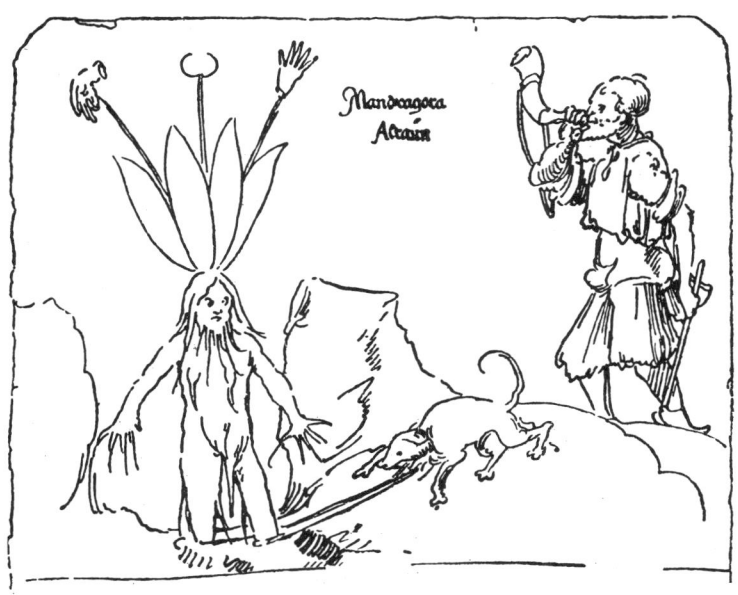

b

Ominöse Antigiftmittel

Solange früher mißliebige oder verhaßte Personen befürchten mußten, von einem Gegner durch Gift beseitigt zu werden, suchten sie sich mit allen möglichen und unmöglichen Mitteln gegen Giftbeibringung zu schützen. Eine wichtige Rolle spielten dabei an den Tafeln der Herrscher und Reichen die sogenannten Vorkoster, die zu Beginn jeder Mahlzeit vor den Augen des Gastgebers und der Tischgäste von allen Speisen und Getränken eine Probe zu sich nehmen mußten. Trotzdem ließen sich Giftanschläge auf diese Weise nicht mit Sicherheit verhindern, da versierte Giftmischer zu ihren hinterhältigen Verbrechen nur sehr langsam, also lange nach dem Essen wirksam werdende Substanzen verwandten.

Deshalb hatte bereits im Altertum der pontische König Mithridates zur Vorbeugung von Giftmorden wie auch gegen Bisse giftiger Tiere aus zahlreichen ominösen Bestandteilen, insbesondere Vipernfleisch und Entenblut, den vermeintlich giftfest machenden Theriak entwickelt, dem das noch magieanfällige Mittelalter sogar die Bedeutung eines Antidots und Allheilmittels zugleich beimaß. Ihm gesellten sich dann noch eine Reihe weiterer angeblich giftanzeigender Zaubermittel bei, die man seit dem fünfzehnten Jahrhundert zusammen mit dem Theriak in eigens dafür gebauten Kredenzschränken sorgfältig aufbewahrte.

Zu jenen Gegenständen, mit denen auf der angebauten Anrichte alle aufzutragenden Speisen und Getränke auf Giftfreiheit geprüft wurden, zählte das legendäre Einhorn. Diesem becherförmigen Stoßzahn des Narwals schrieben unsere abergläubischen Vorfahren die Fähigkeit zu, in Getränken befindliches Gift unschädlich zu machen und überdies das Vorhandensein von Gift in Speisen durch spontanen Schweißausbruch anzuzeigen. Ein in Gold gefaßter Schlangenzahn würde bei vergiftetem Salz schwitzen, hieß es.

Am intensivsten jedoch glaubte man einst an die Giftempfindlichkeit der Bezoarsteine, das sind namentlich im Magen von Ziegen gebildete kuglige Konkremente aus verschluckten Haaren und anderen unverdaulichen Stoffen. In kunstvoll getriebene, juwelenbesetzte Goldbehälter eingearbeitet, stellten diese, zumal sie ihre Besitzer nach damaliger Auffassung nicht bloß vor Gift, sondern auch vor den in der Vergangenheit schrecklich grassierenden Seuchen bewahren sollten, höchstbezahlte Kostbarkeiten dar, die sich nur Begüterte zu leisten vermochten.

Abb. 35: Vermeintliche Entstehung der Bezoarsteine, denen unsere Vorfahren in früheren Jahrhunderten therapeutisch-entgiftende Kraft zuschrieben. Bei den Bezoarsteinen handelt es sich in Wirklichkeit um rundliche, gallensteinähnliche Gebilde aus dem Magen verschiedener Säugetiere - insbesondere der Bezoarziege -, welche einen wichtigen Bestandteil der mittelalterlichen Dreckapotheke bildeten
Nach einem anonymen Holzschnitt aus dem Jahr 1582 Aus: Hermann Peters: Aus pharmazeutischer Vorzeit in Bild und Wort, Berlin 1889.

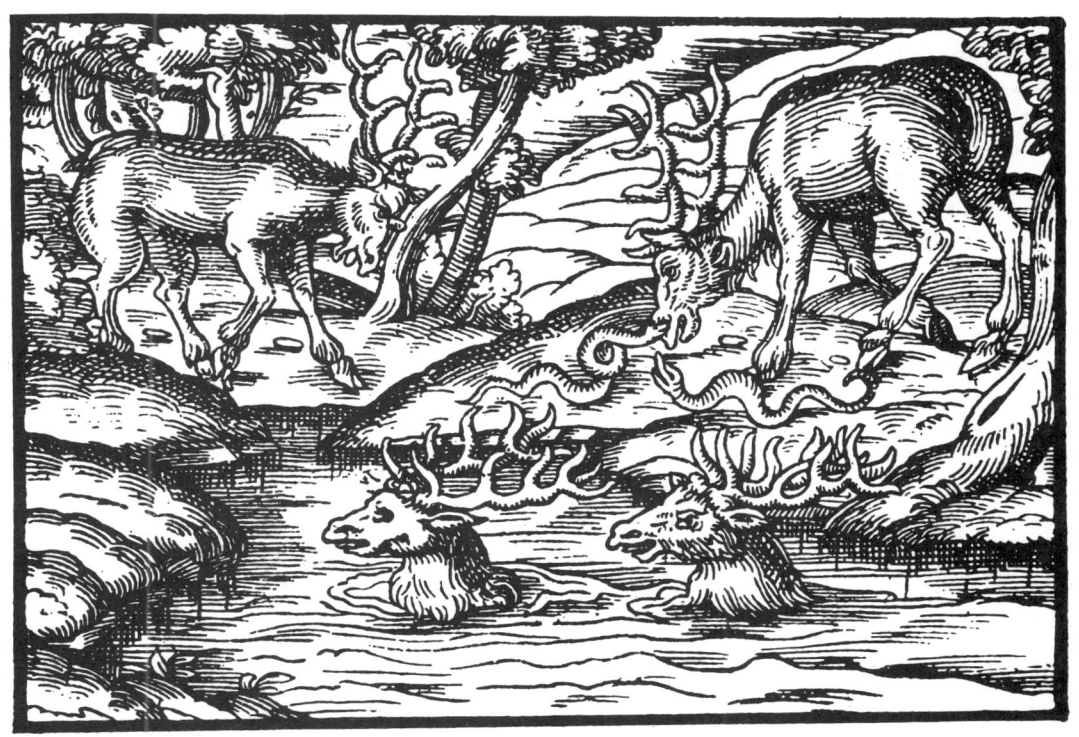

Legende der „Hexensalben"

In einem seiner zahlreichen haarsträubenden Artikel wärmte das „Neueste elegante Conversations-Lexikon für Gebildete aus allen Ständen" anno 1843 die abergläubische Mär auf, daß es sich bei den im Mittelalter als Hexen gebrandmarkten Frauen um „Zauberinnen" gehandelt habe, „welche durch Hilfe des Teufels Übernatürliches zu Stande brachten". So unterstellte ihnen die zeitgenössische widerwärtige Phantasie neben vielerlei menschlichem Ungemach, von Mißgeburten bei Mensch und Tier bis hin zu Raupenfraß, Unwetter und auszehrenden Krankheiten, insbesondere auch die okkulte Fähigkeit, namentlich in der Walpurgisnacht auf Ziegenböcken, Ofengabeln oder Besenstielen zu den berüchtigten Hexensabbaten nach dem Blocksberg zu fliegen, um dort mit den Mächten der Finsternis wüste Orgien zu feiern.

Durch martervolle Verhöre vor dem Inquisitionsgericht zu Geständnissen gepreßt, wurden Legionen angeblicher Teufelsbuhlinnen ebenso unerbittlich dem Scheiterhaufen überantwortet. Einen bedeutenden Gegenstand der zum Feuertod führenden peinlichen Befragungen bildete stets auch eine geheimnisumwitterte Salbe, deren sich die angeblichen Hexen bedienten. Unter verstärkter Folter sagte beispielsweise die am 15. März 1570 in Quedlinburg vernommene *Magdalena Hermes* vor wahnsinnigem Schmerz aus, daß sie sich mit jener von ihr nach Satans höchsteigenem Rezept bereiteten ominösen Paste vornehmlich die Scham und die Achselhöhlen eingerieben und bald danach die Kraft verspürt hätte, sich vom Erdboden zu lösen. Die bibelgläubigen Inquisitoren bezweifelten keineswegs die Möglichkeit solcher „Luftreisen", zumal der Evangelist Matthäus schon berichtete, daß der Leibhaftige aus eigennützigen Motiven sogar den Herrn Jesus auf einen „hohen Berg" entführt habe ...

Rundheraus gesagt: Die rätselhaften „Hexensalben" existierten wirklich! Sie bestanden aus Öl, Fett und Zusätzen von Nachtschatten-Extrakten – Bilsenkraut, Stechapfel und Tollkirsche –, deren damals freilich noch unentdeckte Wirkstoffe nach Erkenntnissen der modernen Toxikologie stark auf das Zentralnervensystem wirken. Eben sie verursachten bei den übelbeleumundeten Benutzerinnen Bewußtlosigkeit, sexuelle Erregung sowie Sinnestäuschungen, die die Hexenweiber nach dem Erwachen aus ihrem Traumzustand für echte Erlebnisse hielten, und durch die sie sich mächtig dünkten.

Abb. 36a: Phantasiebild einer „Hexenküche": Bereitung der Zaubersalbe (links), die nach altem Volksglauben den „Teufelsbuhlinnen" die Kraft verleihen würde, sich in die Lüfte zu erheben. Rechts im Bild läßt sich eine Hexe vor dem Flug zum Blocksberg mit der Salbe einreiben
Xylographie nach dem im Kunsthistorischen Museum Wien befindlichen Gemälde von Frans Francken d. J. (1581–1642)
Aus: H. Ploss: Das Weib in der Natur- und Völkerkunde, Leipzig 1895.

Abb. 36b: Ritt nach dem Blocksberg
Holzschnitt in Ulricus Molitor: De laniis et phitonicis mulieribus (Straßburg 1490)
Aus: Johannes Scherr: Deutsche Kultur- und Sittengeschichte, Band II, Berlin-Wilmersdorf o. J.

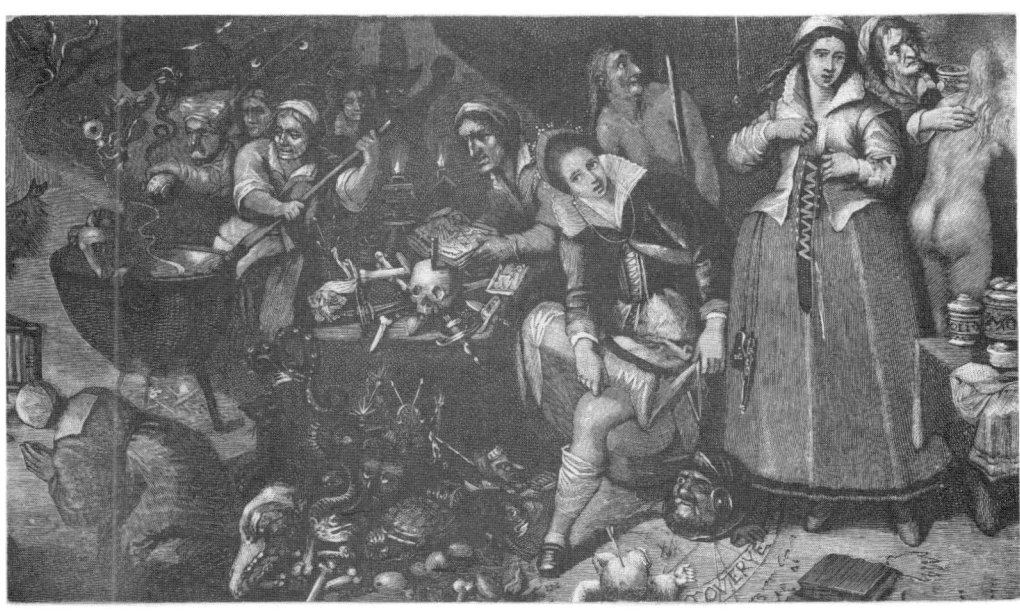

a

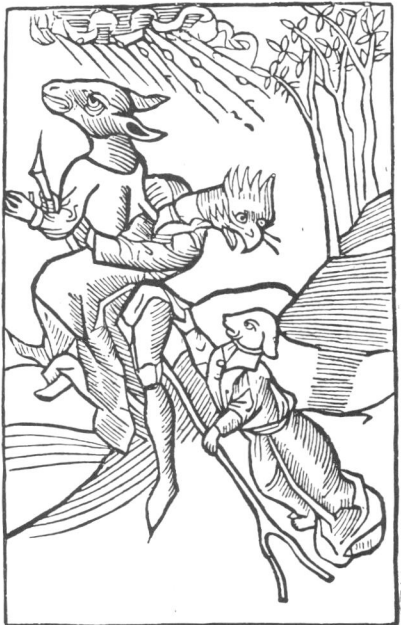

b

Toxische Liebestränke

Im Museum der Bildenden Künste zu Leipzig lenkt ein als „Liebeszauber" betiteltes kleinformatiges Gemälde aus dem Ende des 15. Jahrhunderts die Blicke zahlloser Besucher auf sich. Ein anonymer niederrheinischer Meister hat hier ein unbekleidetes zartes Patrizierfräulein dargestellt, das in seinem Gemach in Erwartung des Geliebten eine magische Zeremonie zur Entfachung der männlichen Begehrlichkeit vollführt. Ganz in ihr verschwiegenes Tun vertieft, bemerkt die Holde nicht den bereits hinter ihr hereinschleichenden, sichtlich etwas unbeholfenen Verehrer. Weit verbreitet ist seit Menschengedenken allüberall der Aberglaube an die erotisierende Eigenschaft gewisser Substanzen, die sich Liebende beiderlei Geschlechtes zumeist in Form von „Liebestränken" unauffällig verabreichten. Die alten Griechen bezeichneten diese nach Aphrodite, ihrer Göttin der Liebe und Sinnenfreude, als „Aphrodisiaka", während die Römer sie prosaischer „Pocula amatoria" (= „Liebesbecher") nannten. Und auch der allem Mysteriösen sehr ergebene mittelalterliche Mensch vertraute zuversichtlich auf die vermeintlich den Geschlechtstrieb beflügelnde Kraft von Liebestränken.

So lesen wir in der Sage von Tristan und Isolde, daß beide heimlich Verlobten durch einen von Isoldens Mutter gebrauten, ihnen stillschweigend zugespielten Liebestrank auf einer Reise in leidenschaftlicher Glut füreinander entbrannten und sich dadurch im weiteren Handlungsverlauf tragisch verstrickten. Die Erzählung verschweigt zwar, woraus der verhängnisvolle Trunk bestand, aber aus der Überlieferung wissen wir, daß Liebeheischende hierzu vornehmlich Extrakte oder Dekokte von Rauschdrogen (Mandragora, Bilsenkraut, Mohnsaft, Opium) verwandten.

Seit der Renaissance bürgerte sich überdies die Anwendung spanischer Fliegen (Kanthariden) ein, die, zu Tinkturen, Pillen und Pulvern verarbeitet, die Libido steigerten – allerdings unter gleichzeitiger Gesundheitsgefährdung. Von verschmähten Liebhabern wie auch von gewerbs-

mäßigen Giftmischerinnen zu allen Zeiten verbrecherisch mißbraucht, unterlag der Umgang mit giftigen Liebesmitteln strafrechtlicher Ahndung. Im Hochmittelalter beispielsweise sah ein Dekret *Kaiser Friedrichs II.* lange Kerkerhaft für den Erwerb und Verkauf derartiger Stoffe, bei tödlichem Ausgang ihres unerlaubten Gebrauchs sogar die Hinrichtung der Missetäter vor.

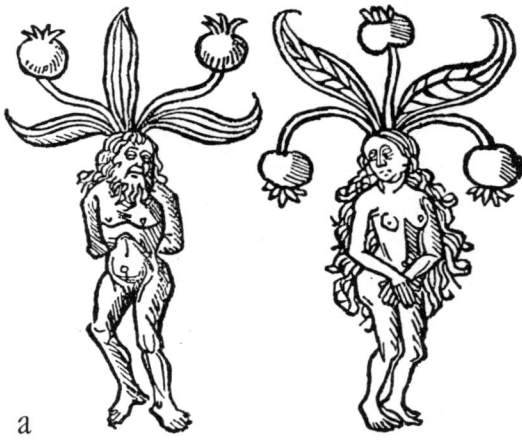

a

Abb. 37a: Phantastische Darstellung von Alraunen (Mandragora) nach angeblich männlichem und weiblichem Geschlecht. Neben weiteren Nachtschattengewächsen wurde diese Pflanze einst zum Bereiten von „Liebestränken" benutzt
Holzschnitte nach dem „Hortus sanitatis" (Augsburg)
Aus: Gustav Freytag: Bilder aus der deutschen Vergangenheit, Leipzig o. J.

Abb. 37b: Liebeszauber im 15. Jahrhundert. Das Mädchen vollführt in Erwartung ihres Liebsten (Bildhintergrund) eine lüstern machende magische Zeremonie
Anonyme Xylographie nach dem im Museum der Bildenden Künste zu Leipzig befindlichen Gemälde des sogenannten Niederrheinischen Meisters aus dem 15. Jahrhundert
Aus: H. Ploss: Das Weib in der Natur- und Völkerkunde, Leipzig 1905.

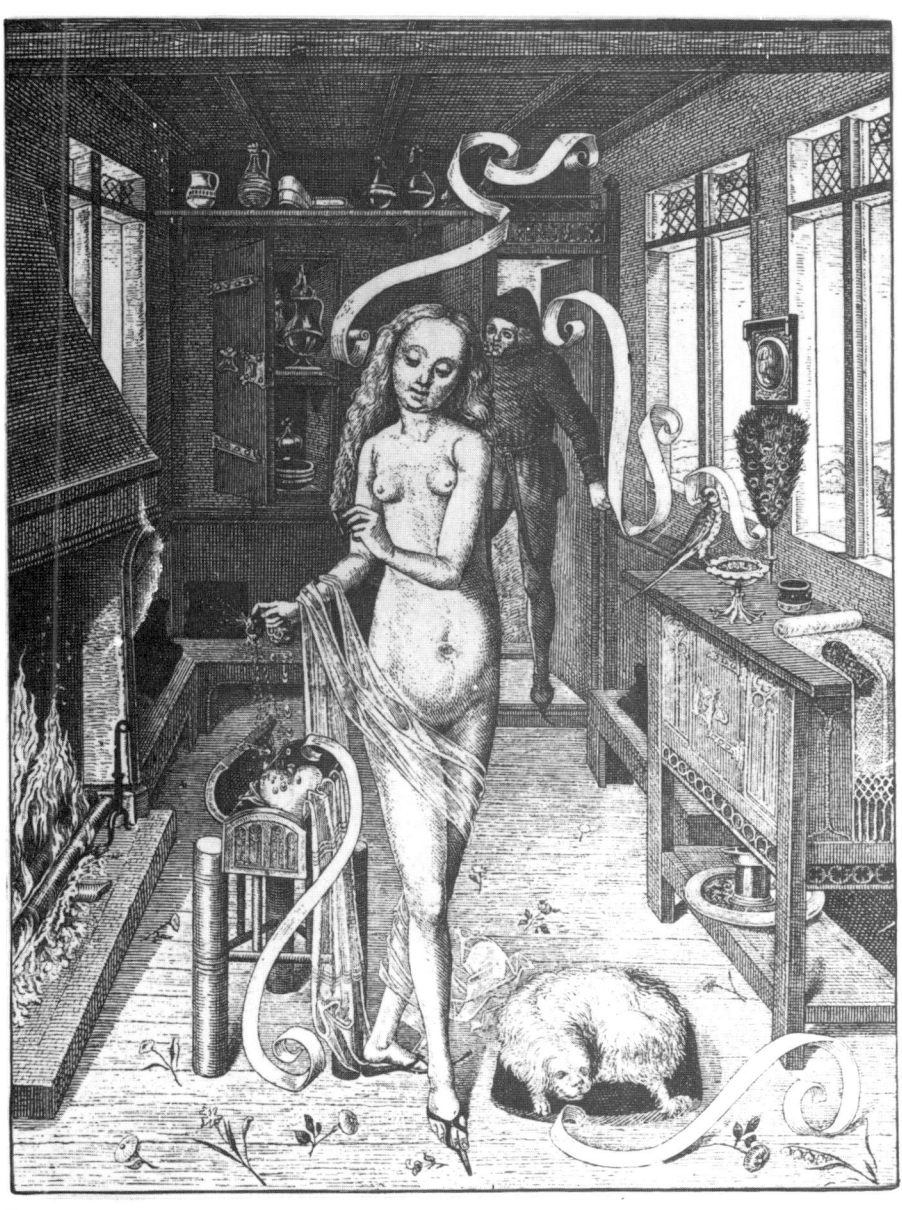

b

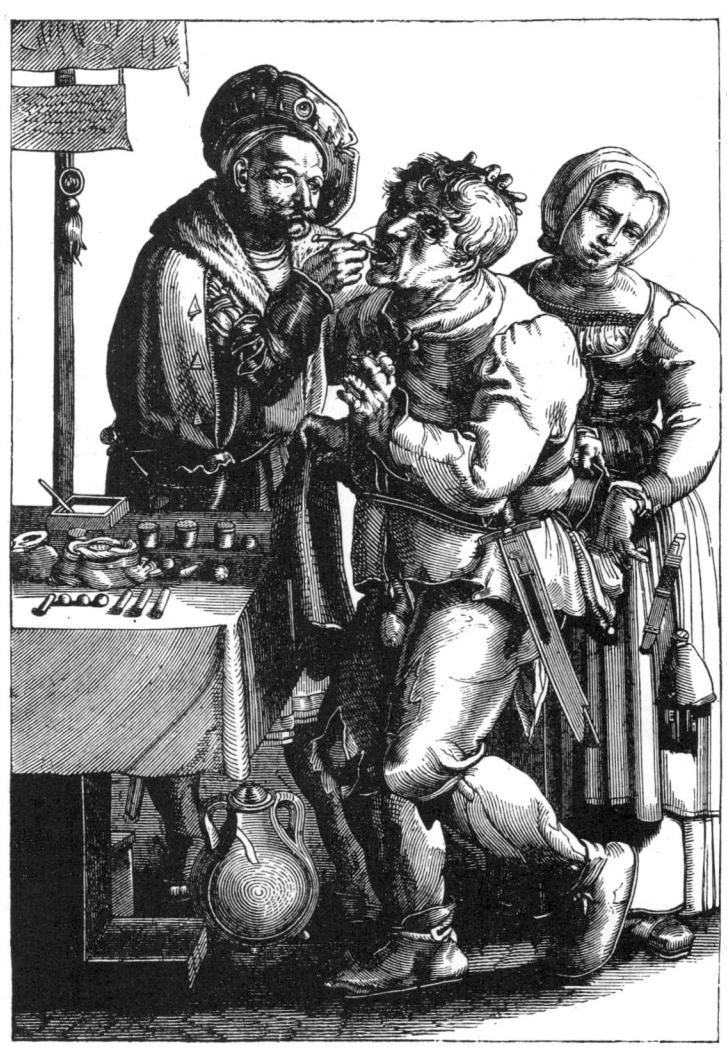

VII

Fortschritte der Neuzeit

Jeder Forscher mußte sich gestehn, das
Eine Wissenschaft nichts ohne die
Andere sey ...

Novalis (1772–1801)

Umstrittenes Ärztekollegium

Anno 1571 schlug der Leipziger Humanist *Joachim Camerarius* (1500-1574) dem Rat der damaligen „heimlichen Reichshauptstadt" Nürnberg zur Verbesserung des öffentlichen Gesundheitswesens die Einrichtung eines Ärztekonsiliums vor, dem die Obliegenheiten einer obersten Medizinalbehörde übertragen werden sollten. Zwanzig Jahre später erst trat solches Gremium ins Leben. Inzwischen hatte sich bereits in Augsburg eine derartige Vereinigung gebildet. Weitere größere deutsche Städte folgten nach und nach dieser Neuerung.

Die Oberleitung übte ein Dekan oder ein anderer „hochstehender Medikus" aus. In den Versammlungen disputierten die Kollegiumsmitglieder über schwierige Krankheitsfälle und deren Behandlung. Überdies führten sie anatomische Studien sowie gemeinsam mit den Apothekern kräuterkundliche Exkursionen durch. Zu jenen als vorrangig betrachteten Schulungsaufgaben gesellten sich beratende Funktionen gegenüber den Verwaltungsorganen in gesundheitlichen Fragen, die Lösung von Standes- und Ausbildungsproblemen wie auch Überwachungspflichten.

Oft genug freilich gerieten die Ärztekollegien in Mißkredit. So kursierten im Volke Spottäußerungen wie: „Drei Ärzte bei einem Kranken, da kann sich der Kirchhof bedanken" oder „Wo die Ärzte streiten, erntet der Tod". Daran änderte auch der Erlaß wohlmeinender fürstlicher Medizinalordnungen nichts, die nach dem Urteil des Jenaer Medizinhistorikers *Theodor Meyer-Steineg* (1873-1936) zwar „mancherlei Fragen des öffentlichen Gesundheitswesens regelten, aber in vieler Hinsicht eher ein Hemmschuh als ein förderndes Moment der ärztlichen Entwicklung waren".

In seine harte Bewertung bezog Meyer-Steineg auch das 1685 ins Leben gerufene, für derzeitige Verhältnisse bereits fortgeschrittene „Collegium medicum" als medizinische Landesbehörde des Kurfürstentums Brandenburg ein. Noch immer behinderten mystische Einflüsse die wissenschaftliche Entwicklung der Medizin und galten die Krankenhäuser als „Mördergruben", namentlich beim Ausbruch von Epidemien. Zur Überwachung infektiöser Massenerkrankungen wurde in Brandenburg-Preußen zusätzlich ein eigenes „Collegium sanitatis" geschaffen.

Ausgangs des 18. Jahrhunderts wurden beide Kollegien zu einem „Oberkollegium medicum et sanitatis" vereinigt, um eine einheitliche, möglicherweise effektivere Wirksamkeit zu erzielen.

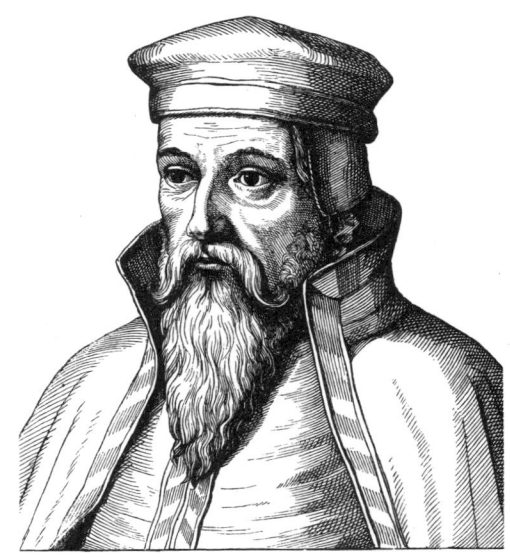

Joachim Camerarius.

a

Abb. 38a: Joachim Camerarius (1500-1574) schlug erstmalig dem Rat der „heimlichen Reichshauptstadt" Nürnberg die Bildung eines Ärztekonsiliums vor
Holzschnitt
Aus: Zweihundert Bildnisse und Lebensbeschreibungen berühmter deutscher Männer, Leipzig 1857.

Abb. 38b: Die Gilde der Leichenbesorger
Nach einer Karikatur von William Hogarth (1697-1764) auf die Ärztekollegia der Vergangenheit
Aus: Gustav Hochstetter und Georg Zehden: Mit Hörrohr und Spritze, Berlin 1921.

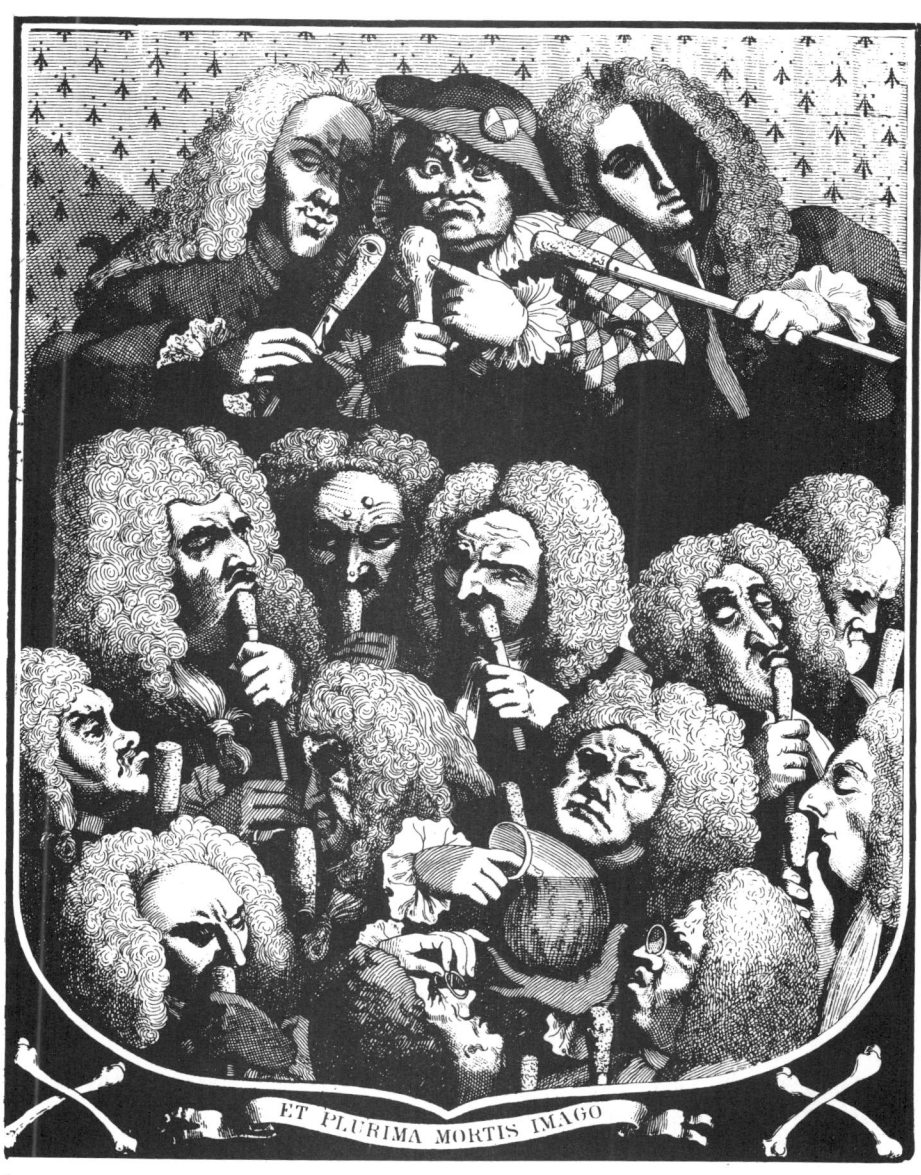

b

Begründung der selbständigen Zahnheilkunde

Noch im siebzehnten und achtzehnten Jahrhundert bildete die Zahnheilkunde einen Bestandteil der Chirurgie und wurde hauptsächlich nur von Badern, Barbieren sowie umherziehenden niederen Wundärzten auf Jahrmärkten ausgeübt. Ihr wissenschaftlicher Aufschwung und damit ihre fachliche Selbständigkeit nahm in Frankreich ihren Anfang. Als großer nationaler Initiator gilt der aus dem Wanderchirurgenstand hervorgegangene Pariser Dentist *Pierre Fauchard*.

Er verstand sich auf sein Handwerk so gut, daß seine Praxis stets überlaufen war und er sich aus deren Einkünften schließlich ein nahe der französischen Hauptstadt gelegenes Schloß erwerben konnte. Fauchard befand sich bereits im vorgerückten Alter, als er im Jahre 1723 sein auf reiche eigene Beobachtungen, Erfahrungen und Arbeitsmethoden gestütztes umfangreiches zahnärztliches Lehrbuch „Le Chirurgien Dentiste" verfaßte, das ihn zum Begründer der modernen Zahnheilkunde machte und deren Entwicklung zu einer von der Chirurgie unabhängigen Wissenschaft einleitete. Fünf Jahre später, 1728, erschien das mit vierzig Kupferstichen ausgestattete, nahezu neunhundert Seiten zählende zweibändige Werk im Druck. Ein Halbjahrzehnt danach wiederum veranstaltete ein Berliner Verlag eine deutschsprachige Ausgabe, die dann auch hierzulande bahnbrechend wirkte.

Schon im Titel seines richtungweisenden Handbuches trat Fauchard für die spezifische Berufsbezeichnung „Zahnarzt" ein. Für ihn forderte er eine artgemäße akademische Ausbildung. Weiterhin legte er in sechzig Kapiteln das seit der Antike übernommene zahnheilkundliche Wissen dar und beschrieb die von ihm beobachteten Symptome der Mund- und Zahnkrankheiten wie auch deren Behandlung.

Breiten Raum widmete er der Karies und der eitrigen Parodontose. Deren Ursachen nachgehend, führte er die bisherige „Würmer"-Theorie ad absurdum und wies statt dessen die schädliche Einwirkung von Zucker, Säuren, falscher Ernährung sowie unzureichender Mundhygiene nach.

Ausführlich äußerte sich Fauchard über die Behandlung schmerzender Zähne. Für Zahnziehen und andere operative Eingriffe setzte er gute anatomische Kenntnisse voraus. Vollzählig gab er das derzeitige zahnärztliche Instrumentarium, die verschiedenen Zahnfüllungen, die von ihm erfundene totale Prothese, die Brückenanfertigung sowie kieferorthopädische Maßnahmen bei fehlerhaften Jugendgebissen an.

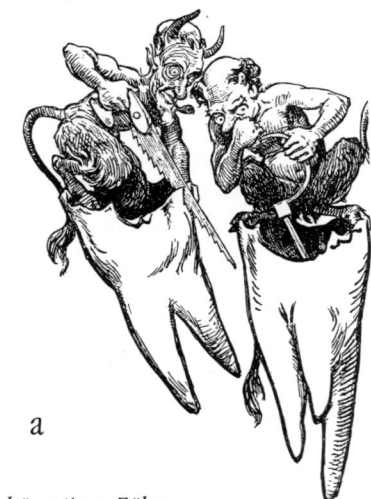

a

Abb. 39 a: Die bösartigen Zähne
Nach einer Zeichnung von Hans Tegner zu „Tante Tandpine" von Hans Christian Andersen Buchausgabe von 1900.

Abb. 39 b: Beim Zahnarzt im 16. Jahrhundert
Nach einem Kupferstich von Lucas van Leyden (1494 bis 1533) vom Jahre 1523
Aus: Johannes Scherr: Deutsche Kultur- und Sittengeschichte, Band I, Berlin-Wilmersdorf o. J.

Abb. 39 c: Pierre Fauchard (1678–1761), französischer Chirurg, Begründer der Zahnheilkunde als medizinisches Spezialfach
Kupfer-Frontispiz aus Fauchards Werk „Le Chirurgien Dentiste" (Paris 1728), gestochen von J. B. Scotin
Fotoreproduktion: Dr. med. habil. Kurt Heinz Römer (†), Görsdorf.

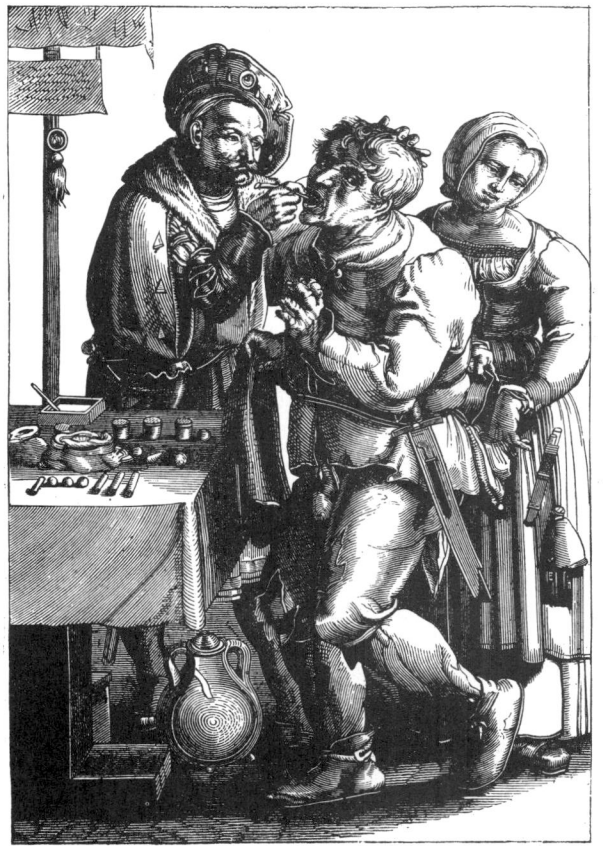

b

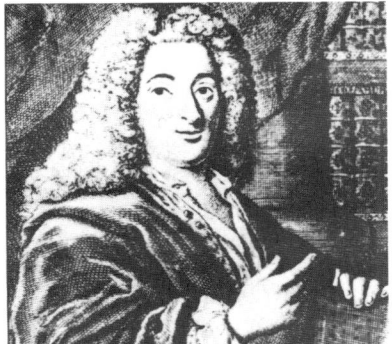

c

Vom Blutkult zur Blutübertragung

Starke Blutverluste können tödlich wirken, wenn dem nicht durch Blutübertragungen vorgebeugt wird. Wie gut schon der Mensch der Urzeit wußte, daß Blut gleich Leben bedeutet, drückt sich in zahlreichen Mythen und Märchen aller frühen Völker aus. Darum auch bei ihnen der Brauch, im Blut erlegter oder frischgeschlachteter Tiere zu baden oder es zu trinken, ja sich sogar das noch warme Blut im Kampfe getöteter Gegner einzuverleiben, im Glauben, damit zugleich deren Kraft und Kühnheit in sich aufzunehmen.

Zu medizinischem Zwecke verabfolgte erstmals im Jahre 1492 ein jüdischer Arzt einem durch einen Schlaganfall in höchste Lebensgefahr geratenen Patienten einen Trank Knabenblut, ohne ihn freilich retten zu können. Eine fachmännische Blutübertragung setzte nämlich vor allem die Kenntnis des Blutkreislaufs voraus, den erst etwa fünf Vierteljahrhunderte später der englische Arzt und Physiologe *William Harvey* entdeckte. Harveys Landsmann *Richard Lower* gelang dann 1665 die erste erfolgreiche Bluttransfusion von Tier zu Tier.

Am 15. Juli 1667 wagte der Pariser Mathematikprofessor und königliche Leibarzt *Jean Baptiste Denis* zusammen mit einem Chirurgen die erste Tierbluttransfusion auf einen Menschen. Auch dieser Versuch glückte; doch meistens verursachten derartige Prozeduren ernstliche organische Störungen, so daß der Tierblutübertragung mächtige Gegner erstanden.

Im Jahre 1825 schließlich vollführte der englische Geburtshelfer *James Blundell* bei einer ausgebluteten Wöchnerin die erste Menschen blutübertragung. Wenn sie auch erfolgreich verlief, so läßt sich dies von der Mehrzahl der weiteren Unternehmungen dieser Art nicht sagen. Oft genug scheiterten diese an der leichten Gerinnbarkeit des Blutes oder an der Verklumpung (Agglutination) des Empfängerblutes. Deshalb bedienten sich die Ärzte lieber der 1881 vom deutschen Mediziner *Albert Landerer* einge-führten behelfsmäßigen intravenösen Kochsalzinfusion.

Dem Wiener Serologen *Karl Landsteiner* blieb es vorbehalten, zu Beginn unseres Jahrhunderts die Unterschiedlichkeit der Blutgruppen als Ursache der Verklumpung aufzudecken. Die Übertragung der richtigen Blutgruppe, die Gerinnungsverhütung, ferner die von dem Deutschen *Oehlecker* 1921 entwickelte sogenannte Biologische Vorprobe sowie der Gebrauch von Testseren und nicht zuletzt das „Blut aus der Konserve" gewährleisten heute die gefahrlose Bluttransfusion.

Abb. 40a: Historische Darstellung einer Blutübertragung von Tier zu Mensch
Nach Johannes Scultetus: Armamentarium chirurgicum (Leiden 1693)
Aus: Th. Meyer-Steineg und Karl Sudhoff: Geschichte der Medizin im Überblick mit Abbildungen, Jena 1950.

Abb. 40b: Lagerung bei der Bluttransfusion von Mensch zu Mensch – Schemadarstellung von Mensch zu Mensch
Angabe von Oehlecker (1926)
Aus: Deutsches Rotes Kreuz, Dresden, H. 1/1980.

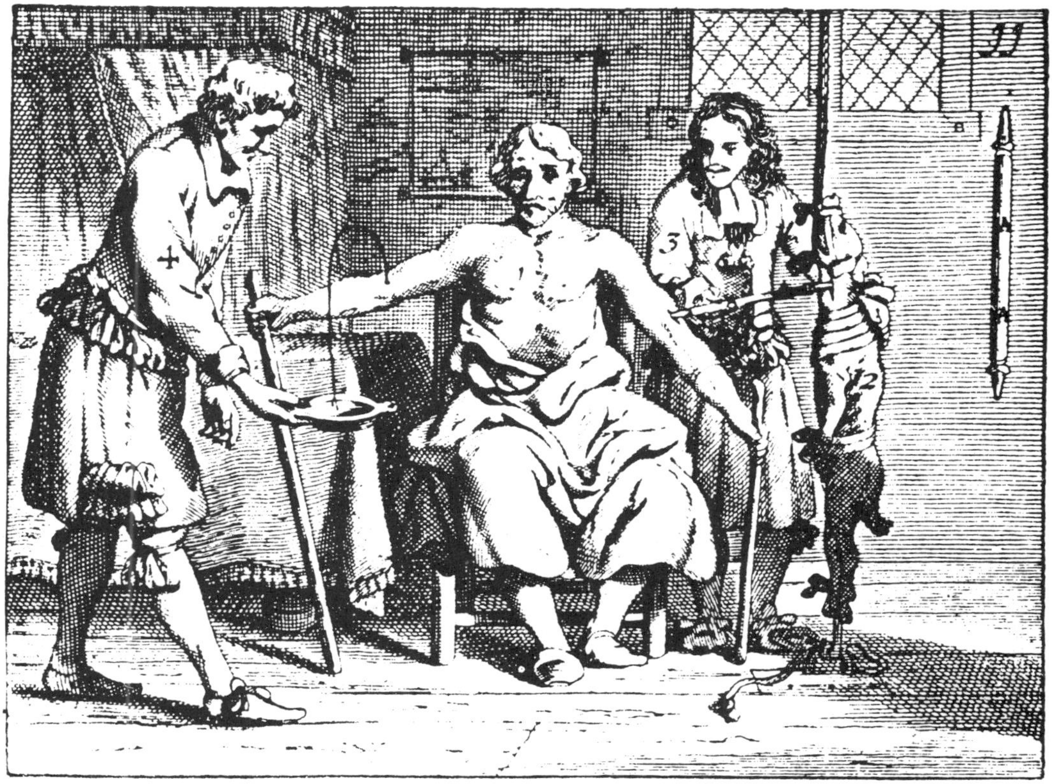

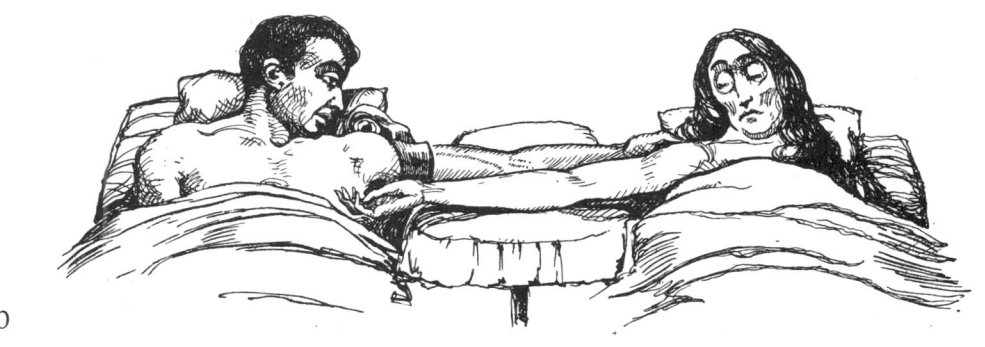

a

b

Intravenöse und subkutane Injektion

Wie verlautet, soll der englische Astronom und Architekt *Christopher Wren* im Winter 1656/57 erstmals auf die Idee gekommen sein, flüssige Arzneimittel in den Blutstrom zu verabfolgen. Um den schwer erkrankten, bereits stark geschwächten Hund eines Freundes von seinen heftigen Schmerzen zu befreien, injizierte er ihm mittels einer Tierblase, deren Öffnung er mit einem angespitzten Federkiel versehen hatte, Opiumlösung herzwärts in die zuvor unterbundene Vorderbeinvene. Der „Patient" schlief unter der Einwirkung des Narkotikums rasch und unbeschadet ein und war dadurch eine Zeitlang seiner Qual enthoben. Nicht lange ließen ähnliche Versuche auch am leidenden Menschen auf sich warten. Sie wurden namentlich von Feldärzten durchgeführt. Für die intravenöse Verabreichung von Medikamenten ersann ihr Initiator, der brandenburgische Leibmedikus *Johann Sigismund Elsholtz*, die Bezeichnung „Klysma chirurgicum". In seiner 1665 erschienenen Schrift „Clysmatica nova ...", „Neue Klysmatik oder die Art und Weise, wie Medikamente in eine aufgeschnittene Vene eingebracht werden können", berichtete er ebenfalls über die Verwendung spitzer Federkiele als „Hohlnadeln".

Die subkutane, unter die Haut gezielte, Injektion von Pharmaka hingegen nahm erst im zweiten Viertel des neunzehnten Jahrhunderts ihren Anfang. Zur Verödung von Arterienaneurysmen durch tropfenweises Einbringen von Eisenchloridlösung konstruierte der französische Arzt *Charles Gabriel Pravaz* eine aus einem Glaszylinder mit Schraubengewinde, Gummidichtung und fein zugespitzter Metallhohlnadel bestehende Injektionsspritze. Als der schottische Arzt *Alexander Wood* von der 1853 publizierten Erfindung erfuhr, erwog er gleich auch die Möglichkeit, mit der Pravazschen Spritze Morphinlösungen oder Opiumauszüge in das Umfeld der Nervenstämme zu bringen, um neuralgische Anfälle zu beheben. Mit ausgezeichnetem Ergebnis verabfolgte er die schmerzstillende Flüssigkeit einer

an schwerer Halswirbelsäulenspondylosis erkrankten Patientin mittels einer von ihm vervollkommneten Spritze in das Gewebe der Schlüsselbeingrube und begründete damit die praktikable sub- bzw. intrakutane Injektion von Arzneimitteln. Hand in Hand mit der Einführung der Injektionstherapie in die klinische Praxis erfolgten mannigfache weitere Verbesserungen der Spritzen.

Abb. 41a: Intravenöse Injektion am Arm eines Menschen. Das Medikament wird aus einer Tierblase in die Vene eingepreßt
Nach Johann Daniel Major: Chirurgia infusoria (Kiel 1667)
Aus: Felix Boenheim: Von Huang-ti bis Harvey, Jena 1957.

Abb. 41b: Intravenöse Injektion im 17. Jahrhundert nach Elsholtz
Detail eines Kupferstiches in Johann Sigismund Elsholtz: Clysmatica Nova (Berlin 1665)
Aus: Bernt Karger-Decker: Besiegter Schmerz, Leipzig 1984.

Abb. 41c: Diverse Injektionsspritzen und Zubehör: nach Pravaz (Figur 1), nach Luer (Figur 2), nach Rynd (Figuren 3 und 4), nach Leiter (Figuren 5 bis 7)
Aus: Albert Eulenberg: Die hyperdermatische Injection der Arzneimittel, Berlin 1865.

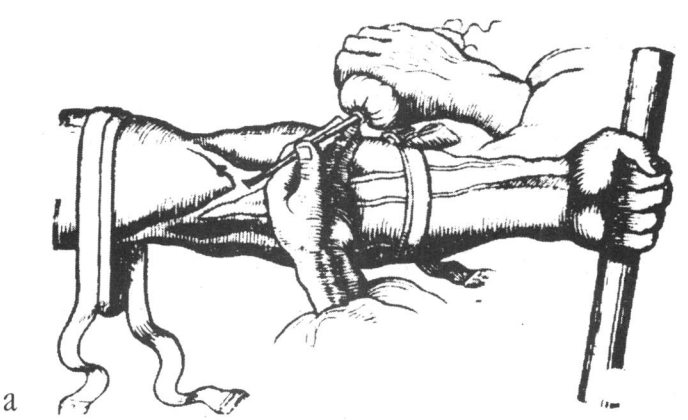

a

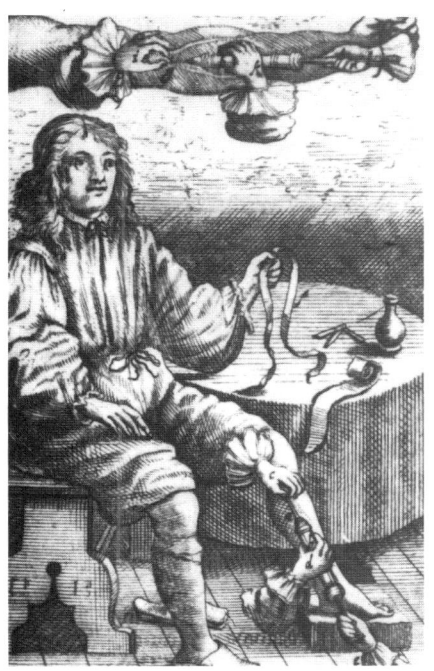

b

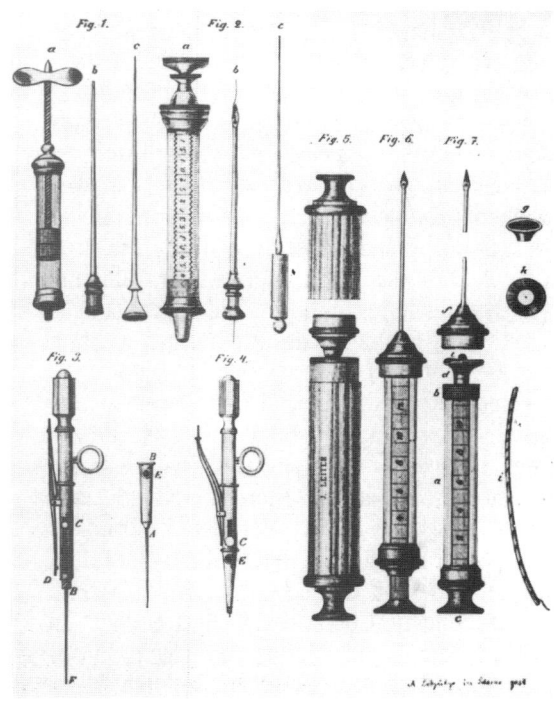

c

Künstliche Blutleere

Auf dem II. Kongreß der Deutschen Gesellschaft für Chirurgie, 1873, gab der fünfzigjährige Direktor der Kieler Chirurgischen Universitätsklinik *Professor Friedrich von Esmarch* den im Langenbeck-Haus zu Berlin versammelten hervorragenden Fachvertretern das von ihm entwickelte Verfahren der „künstlichen Blutleere" bei Operationen an den Extremitäten bekannt. Seine Mitteilung wurde von den Tagungsteilnehmern mit ungeteiltem Beifall aufgenommen; ahnte doch jeder von ihnen, daß mit jener Methode neben der Erfindung der Narkose und der Einführung der Antisepsis eine weitere entscheidende Voraussetzung der modernen operativen Medizin geschaffen war.

Bereits im vorangegangenen Jahrzehnt hatte sich Esmarch als ehemaliger Feldchirurg im Krieg gegen Dänemark durch verschiedene Neuerungen zur Sofortversorgung verwundeter Soldaten verdient gemacht. Noch heute befinden sich als deren wichtigste das sogenannte Dreiecktuch sowie das zur persönlichen Notausrüstung im Fronteinsatz gehörige Verbandpäckchen in weltweitem Gebrauch. Überdies bereicherte von Esmarch die Inhalationsnarkose durch Konstruktion einer Maske mit Drahtgestell zur Aufnahme der Beträufelungsmullagen und einer Zungenzange zum Freihalten des Atemweges während der Betäubung. Und auch sein „Irrigator" zum Verabfolgen von Spülungen und Darmeinläufen ist allgemein bekannt. Das Wesen der „künstlichen Blutleere" nun bestehe, wie von Esmarch seinen aufmerksamen Zuhörern erläutert, darin, durch Abschnüren des arteriellen Zustroms in die zu operierende Extremität mittels eines Gummischlauches am Oberschenkel bzw. einer elastischen Binde am Oberarm den chirurgischen Eingriff „unblutig", unter nur geringfügigem Blutverlust, durchführen zu können. Dadurch werde nicht nur die Operation für den Patienten gefahrlos, sondern auch für den Operateur technisch beherrschbar, so daß er mit Gelassenheit und Selbstsicherheit arbeiten könne.

Kein Geringerer als von Esmarchs späterer Assistent, Oberarzt und schließlich Stellvertreter August Bier, ebenfalls ein Chirurg von internationaler Bedeutung, äußerte sich rückblickend über das segensreiche Verfahren: Er hege kein Bedenken, die künstliche Blutleere ungeachtet ihrer Einfachheit als eine Genietat zu werten; sei es doch gerade kennzeichnend für ein Genie, „daß es das Einfache und Selbstverständliche sieht und in seiner Tragweite erkennt".

Abb. 42a: Friedrich von Esmarch (1823–1908) – Initiator der nach ihm benannten künstlichen Blutleere vor Gliedmaßenamputationen durch Abschnürung des arteriellen Blutstroms
Xylographie nach einer Zeichnung von Adolph Neumann
Aus: Spamers Illustriertes Conversations-Lexicon, Leipzig (19. Jahrhundert).

Abb. 42b: Esmarch beim Demonstrieren einer Oberschenkelamputation an einem Verwundeten des Deutsch-Französischen Krieges 1870/71
Xylographie nach einer Originalzeichnung von Th. Marckwort. Zeigenössischer Illustriertendruck.

Abb. 42c: Anwendung der künstlichen Blutleere nach Esmarchs „Handbuch der kriegschirurgischen Technik" (1894)
Aus: Bernt Karger-Decker: Besiegter Schmerz, Leipzig 1984.

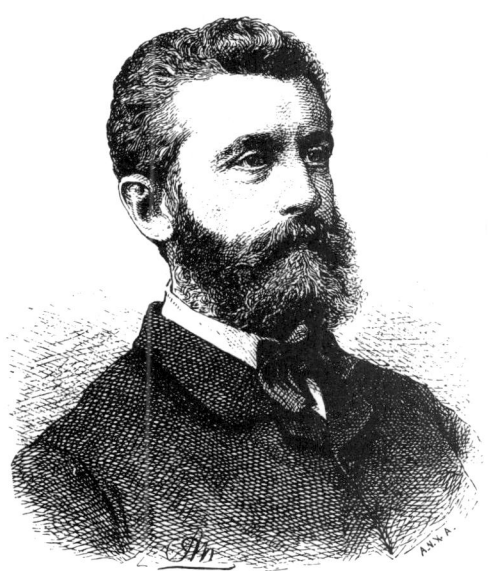

a

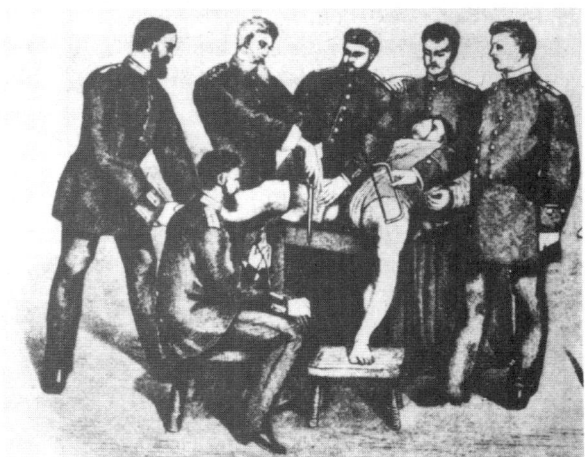

b

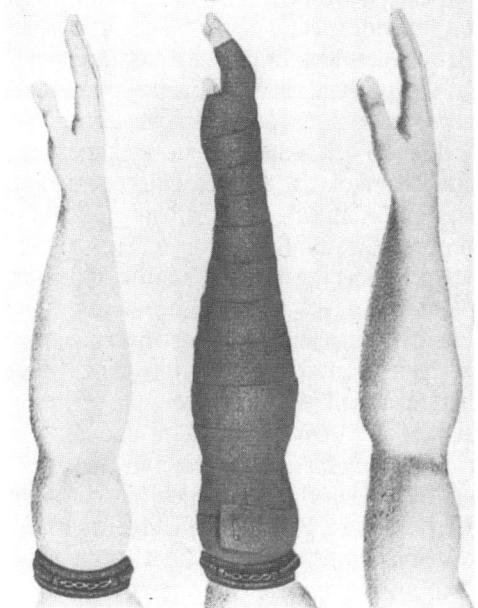

c

Vorläufer der Hormonforschung

Bis weit ins 17. Jahrhundert hatten die Gelehrten nichts vom Vorhandensein innersekretorischer Drüsen gewußt, da diese, im Gegensatz zu Drüsen mit äußerer Sekretion, wie beispielsweise die Leber, die Schweiß- oder die Speicheldrüsen, keinen Ausführungsgang besitzen, durch den sie ihre Säfte ausschütten.

Erst der italienische Naturforscher und Arzt *Marcello Malpighi* hatte bei mikroskopischen Untersuchungen der Drüsenstruktur 1689 entdeckt, daß der tierische Organismus auch über Drüsen verfügt, bei denen es ihm mittels der noch unzulänglichen Mikroskope „unmöglich gewesen war, einen Ausführungsgang zu erkennen". Im Jahr 1830 gelangte der geniale deutsche Physiologe *Johannes Müller,* damaliger Ordinarius in Bonn, auf Grund eingehender vergleichender anatomischer Studien zu der Überzeugung, daß gewisse Organe Wirkstoffe in das Blut absondern.

Jene Hypothese bestätigte 1849 der Göttinger Physiologieprofessor *Arnold Adolph Berthold* tierexperimentell, indem er einer Anzahl junger Hähne die Keimdrüsen herauspräparierte, sie jedoch nur einigen von ihnen an unterschiedlichen anderen Körperstellen wieder einpflanzte. Während bei ihnen keine sekundären Geschlechtsmerkmale verlorengingen, entwickelten sich die übrigen – kastrierten – Tiere vermutungsgemäß zu Kapaunen, fetten, geschlechtslosen Hühnervögeln ohne Kamm, Sporen, Krähvermögen.

Überdies ergaben Bertholds später angestellte Sektionen, daß die versetzten Keimdrüsen weiterhin Spermien erzeugt hatten. Daraufhin präzisierte der Würzburger Anatom und Zellularphysiologe *Albert von Kölliker* in seinem 1852 erschienenen „Handbuch der Gewebelehre des Menschen" das Problem der „Blutdrüsen" als Produzenten gewisser Stoffe, „die nicht durch besondere Ausführungsgänge, sondern einfach durch Heraussickern aus dem Gewebe abgeführt werden und dann in dieser oder jener Weise dem Organismus zugute kommen". Drei Jahre danach,

1855, führte der französische Experimentalphysiologe *Claude Bernard* den Begriff „innere Sekretion" in die Medizin ein. Für die Wirkstoffe selbst prägte der Engländer *Ernest Henry Starling* um 1905 die Bezeichnung „Hormone" nach dem griechischen Wort „hormáein" (= „antreiben" „anreizen".

Abb. 43a: Arbeitsraum eines Mikroskopikers im 18. Jahrhundert
Nach einem Kupferstich von Joblot (um 1718)
Aus: „Atlantis", Jahrgang 1940.

Abb. 43b: Der französische Experimentalphysiologe Claude Bernard (hier bei einer Demonstration im Laboratorium des Pariser Collège de France) führte 1855 den Begriff „innersekretorisches System" für die Hormondrüsen in die medizinische Wissenschaft ein
Nach einer unbezeichneten zeitgenössischen Darstellung (ohne bibliographische Ursprungsangabe)
Aus: Bernt Karger-Decker: Besiegter Schmerz, Leipzig 1984.

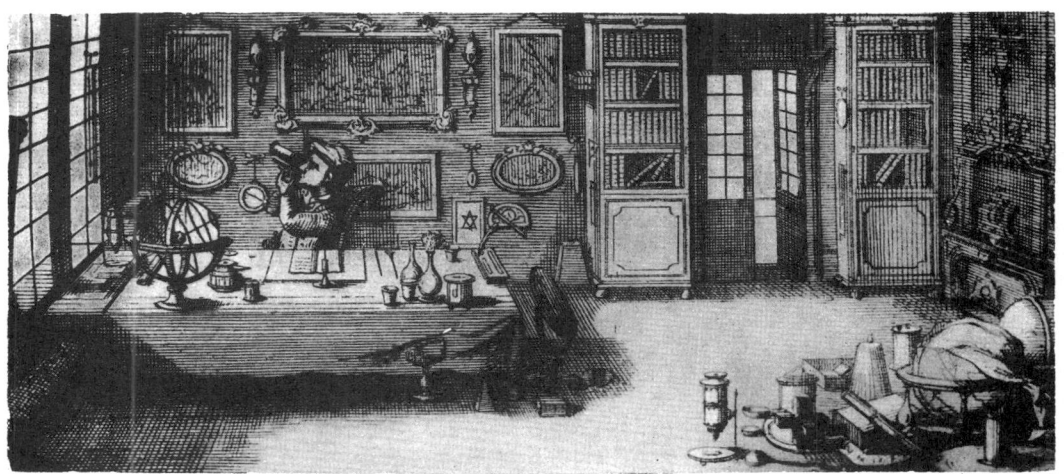

a

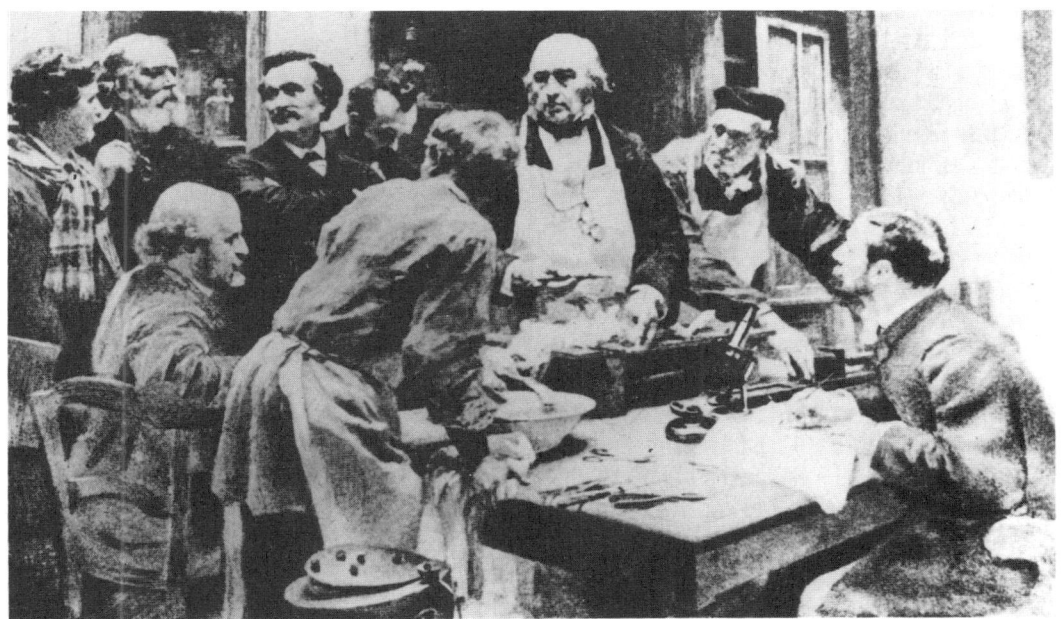

b

Die Auffindung des Insulins

Schon bei den alten Kulturvölkern findet der Chronist Mitteilungen über die Zuckerkrankheit. Ihre genaue Diagnose blieb den Ärzten der Antike freilich versagt, weil sie das Wesen der Erkrankung, ihre Entwicklung auf Grund einer Insuffizienz der B-Zellen des Inselorgans der Bauchspeicheldrüse, noch nicht erkannten. Erst 1869 hatte der Berliner *Virchow*-Schüler *Paul Langerhans* (1847–1888) die – später nach ihm benannten – Zellgruppen des Pankreas mit innersekretorischer Funktion entdeckt. Die Straßburger Internisten *Oskar Minkowski* (1858–1931) und Joseph von Mering (1849–1908) indes stellten 1889 tierexperimentell die Beziehung zwischen der Bauspeicheldrüse als Lieferant eines für die Regulation des Zuckerhaushalts wesentlichen Stoffes und dem Diabetes mellitus fest.

Deren Versuchsergebnisse wiederum regten 1920 den kanadischen Mediziner und Physiologen *Frederick Grant Banting* (1891–1941) an, das hypothetische blutzuckersenkende Inkret der Langerhansschen Pankreasinseln zu isolieren, um es als Antidiabetikum erproben zu können. Gemeinsam mit dem in der Blutzuckerbestimmung bewanderten Medizinstudenten *Charles Herbert Best* (1899–1978) begab er sich im Sommer 1921 ans Werk. Mehrere Monate voller Schwierigkeiten, Fehlschläge, Enttäuschungen verstrichen, bis das gesuchte Inselhormon extrahiert vorlag. Es erwies sich nach Injektion in die Halsvene ihres zuckerkrank gemachten Versuchshundes mit der Protokollnummer „410" tatsächlich als therapeutisch wirksam. Am 11. Januar 1922 bewährte sich das Präparat erstmalig auch an einem schwer diabeteskranken Knaben. Da es anfänglich nicht gänzlich frei von Begleitstoffen war, die den Patienten an der Injektionsstelle schmerzhafte Nebenwirkungen verursachten, wurde es in weiterer mühevoller Arbeit unter der Leitung des Institutsdirektors *John James Richard Macleod* (1876–1935) gereinigt. Die kristalline Darstellung des Insulins schließlich erfolgte 1926, die Herstellung des ersten Depot-

Insulins 1936, die Aufklärung der komplizierten Struktur der Substanz 1952, ihre Teil- und Totalsynthese 1963/65. In zahlreichen Varianten wird Insulin industriell produziert. Seine Entdecker wurden 1923 mit dem Nobelpreis ausgezeichnet.

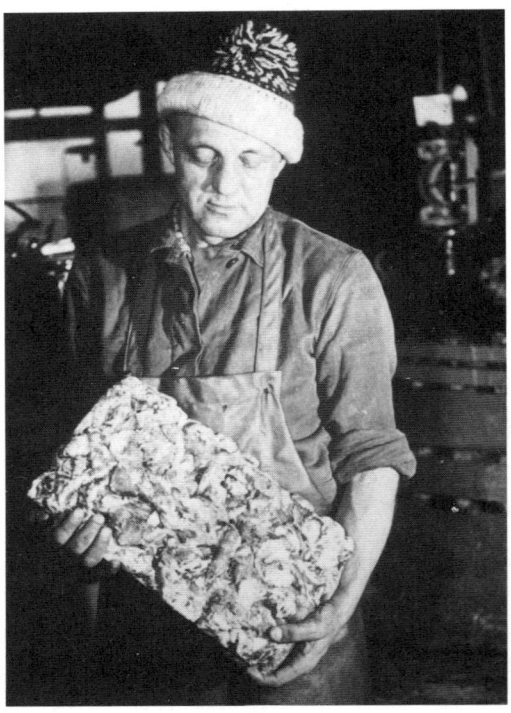

a

Abb. 44a: Pankreas (Bauchspeicheldrüse) von Schlachtvieh aus Schlachthäusern bildete anfänglich das Rohmaterial zur Insulingewinnung
Nach einem Werkfoto von Berlin-Chemie in Berlin-Adlershof.

Abb. 44b: Insulin-Selbstinjektion unter fachkundiger Anleitung
Fotografische Aufnahme aus dem Diabetiker-Krankenhaus in Berlin-Kaulsdorf (1970).

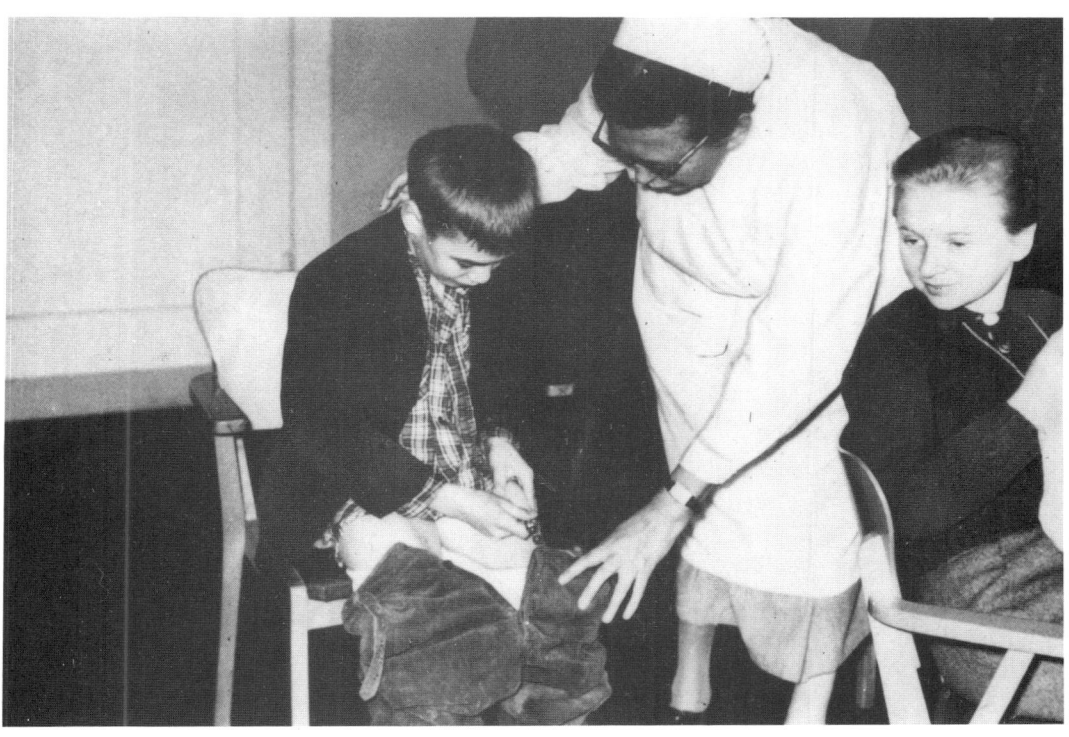

b

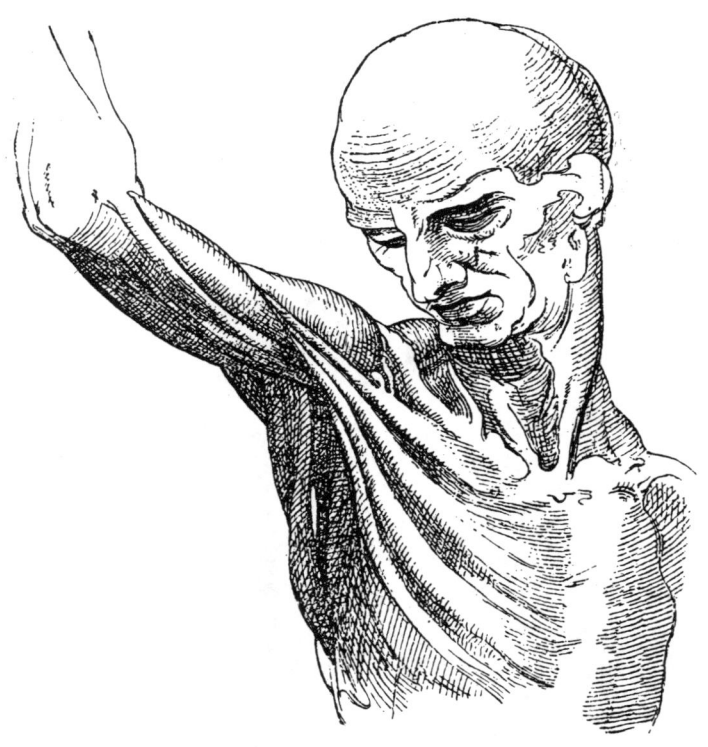

VIII

Aus der Geschichte der Anatomie

Die Anatomie war mir auch deshalb doppelt wert, weil sie mich den widerwärtigsten Anblick ertragen lehrte, indem sie meine Wißbegierde befriedigte

Johann Wolfgang Goethe (1749–1832)

Anatomie im Altertum

Religiöse Scheu ließ eine systematische Leichen-zergliederung im Altertum nicht zu. Während das brahmanische Gesetz den Indern bereits das bloße Berühren eines Toten untersagte und mit dem Ausschluß aus der Glaubensgemeinschaft bestrafte, lehnten die meisten frühen Kulturvöl-ker die Sektion des menschlichen Leichnams wegen ihrer Unsterblichkeitshoffnung bezie-hungsweise Jenseitsvorstellung ab.

Deshalb konnten die antiken Heilkundigen Ein-sichten in den Bau des Menschenkörpers allein aus der Beobachtung Verletzter, dem Anblick nackt kämpfender Athleten, insbesondere der Ringer in der Palästra, aus der Betrachtung töd-lich Verunglückter oder bei der Mumifizierung Verblichener gewinnen. Ganz vereinzelt nur wag-ten Außenseiter dem Sektionsverbot zuwiderzu-handeln, so seit dem dritten Jahrhundert vor unserer Zeitrechnung die Lehrer der berühmten Alexandrinischen Ärzteschule, die nicht bloß Hin-gerichtete sezierten, sondern mitunter sogar Vivi-sektionen an Verbrechern vorgenommen haben sollen. Im allgemeinen jedoch beschränkten sich die Alten darauf, anatomische Kenntnisse aus der Eingeweideschau bei Tieropfern sowie durch Eröffnung von Tierkadavern zu erlangen. Selbst eine Koryphäe wie der aus Pergamon in Klein-asien gebürtige griechisch-römische Gladiatoren-arzt *Galenos*, der in Alexandria studiert hatte und später das gesamte medizinische Wissen sei-ner Zeit in ein System zusammenfaßte, begnügte sich mit Tiersektionen und -experimenten, vor-nehmlich an Bären, Schweinen, Hunden, Affen, und zögerte nicht, die bei den Vierbeinern zutage geförderten Befunde fälschlich auf den Menschen zu übertragen. Kein Wunder, daß viele seiner Lehrmeinungen nicht zutrafen!

Da auch die mittelalterliche christliche Kirche Lei-chensektionen als gotteslästerlich ablehnte, über-nahm sie die Galenische Säugetieranatomie und verlieh ihr, wie Galens Lehrgebäude schlechthin, doktrinäre Gültigkeit. Diese beherrschte das naturwissenschaftliche Bild vom Menschen bis um die Mitte des sechzehnten Jahrhunderts, nachdem Andreas Vesalius, der Begründer der modernen anatomischen Forschung, die zahlrei-chen Irrtümer des Galenos in seinem auf Grund heimlich betriebener Menschenanatomie veröf-fentlichten bahnbrechenden Buch „Über den Bau des menschlichen Körpers" (1543) ad absurdum geführt hatte.

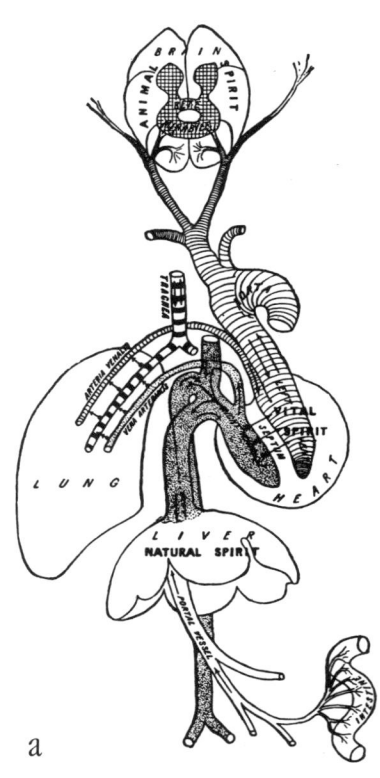

a

Abb. 45a: Schemadarstellung des Blutumlaufes nach Galenos
Aus: Charles Singer: The discovery of the circulation of the blood, London 1922.

Abb. 45b: Der griechisch-römische Arzt Galenos (129–199) bei einer Tiersektion vor mittelalterlichen Kapazitäten
Detail des Titelblattes einer Ausgabe seiner Werke vom Jahre 1562 (rechts unten).

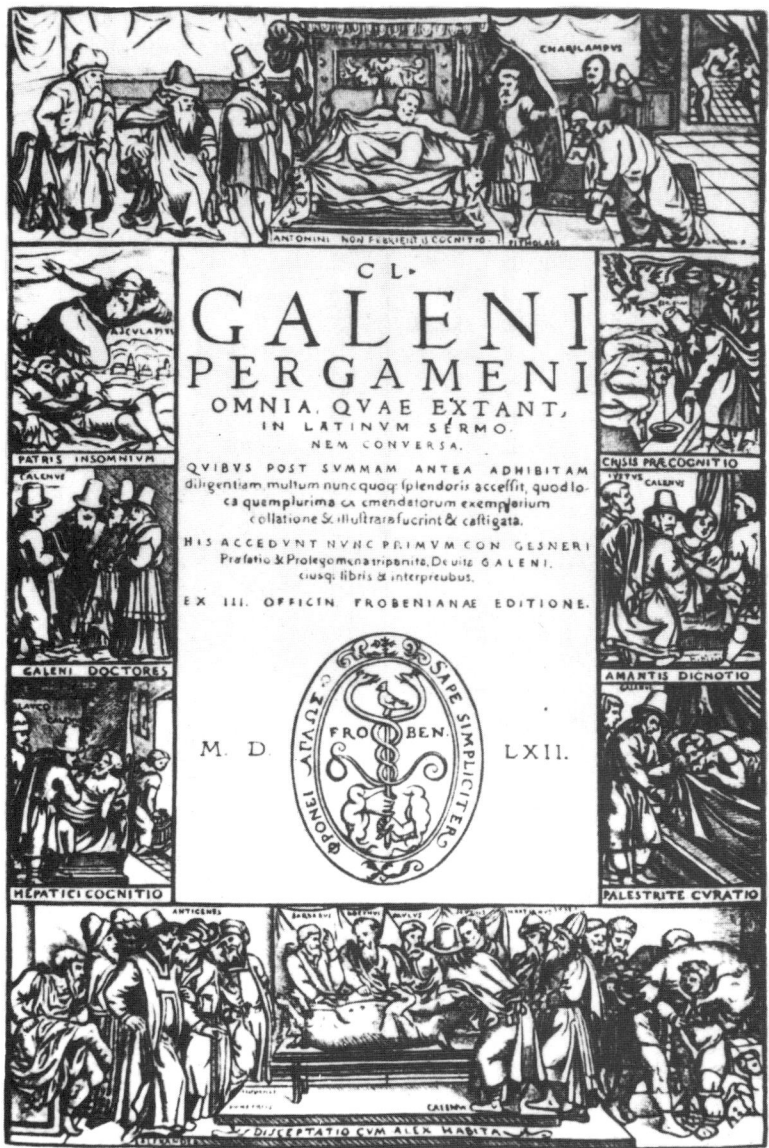

b

Anatomie des Leonardo da Vinci

Das ganze Mittelalter hindurch blieb der als „Affenanatom" in die Geschichte der Heilkunde eingegangene griechisch-römische Arzt *Galenos* die höchste medizinische Autorität; und wehe dem, der es wagen wollte, ihr entgegenzuwirken! „Weshalb eigentlich?" empörten sich unerschrockene Geister, sowohl Kleriker als auch Laien – vorerst freilich noch insgeheim – über die fortwährende Bevormundung durch die Kirche. Fand sich doch keine Zeile in der Bibel, wonach Leichensektionen mit dem Christenglauben unvereinbar wären!

Als ein Wegbereiter der geistigen Verselbständigung erwies sich in der von humanistischem Bildungsstreben erfüllten Renaissance der geniale italienische Maler, Naturforscher und Techniker *Leonardo da Vinci*. Er lehnte es ab, den Menschenkörper stets nur nach dem Schönheitsideal der Antike darzustellen, sondern wollte ihn natürlich gestalten. Dazu bedurfte er guter anatomischer Kenntnisse; er eignete sie sich an, indem er im florentinischen Hospital Santa Maria Nuova etwa dreißig Obduktionen durchführte. Verstorbene beiderlei Geschlechts und unterschiedlichen Alters zergliederte Leonardo kühn, um seine zuvor an lebenden Modellen gewonnenen Einsichten zu vertiefen, und fertigte mit wissenschaftlicher Genauigkeit Skizzen von Knochen, Sehnen, Muskeln, von der Struktur des Herzens, des Gehirns und weiterer Organe, ja selbst von der Lage der mütterlichen Leibesfrucht sowie vom Verlauf der Blutgefäße und von altersbedingten Veränderungen an.

Unbeabsichtigt wurde der Künstler durch seine Obduktionsbefunde, die der Nachwelt glücklicherweise in rund achthundert Studienblättern erhalten sind, zum Widersacher Galens und Vorläufer *Andreas Versalius',* des unsterblichen Schöpfers der modernen wissenschaftlichen Anatomie.

Während seines unsteten Lebens führte er seine auf große Folioseiten gezeichneten Skizzen überallhin mit sich, bis er Anfang Mai 1519, fern seiner Heimat, auf Schloß Cloux bei Amboise starb. Nach Leonardos Tod gelangten die Blätter und handschriftlichen Vermerke über Frankreich, Italien und Spanien nach England, wo sie jahrhundertelang in einer eisernen Kassette in der Bibliothek des Schlosses Windsor schlummerten. Erst 1778 wurden sie wiederentdeckt und teilweise veröffentlicht. Da erst erkannte man, daß der Künstler seiner Zeit um dreihundert Jahre voraus war.

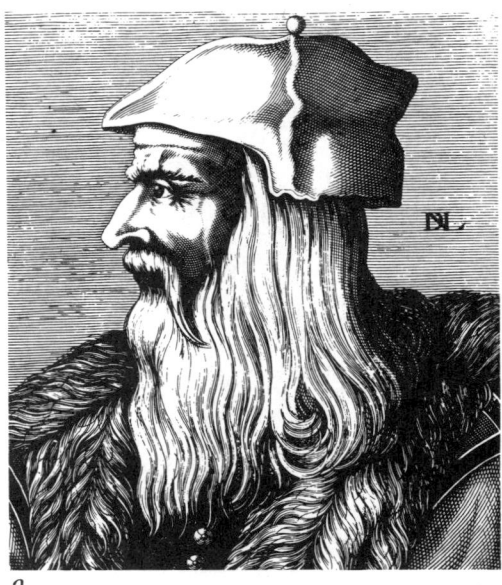

a

Abb. 46a: Leonardo da Vinci (1452–1519) betrieb für die malerische Gestaltung seiner Menschenbilder eingehende anatomische Studien
Nach einem mit DN signierten Stahlstich
Aus: Académie des Sciences et des Arts, Amsterdam 1682.

Abb. 46b: Da Vincis Studienblatt zur Anatomie der Schulter- und Armmuskulatur
Nachbildung der um 1510 entstandenen, im Besitz der britisch-königlichen Bibliothek in Windsor Castle befindlichen lavierten Federzeichnung Leonardos
Aus: Bernt Karger-Decker: Mit Skalpell und Augenspiegel, Leipzig 1957.

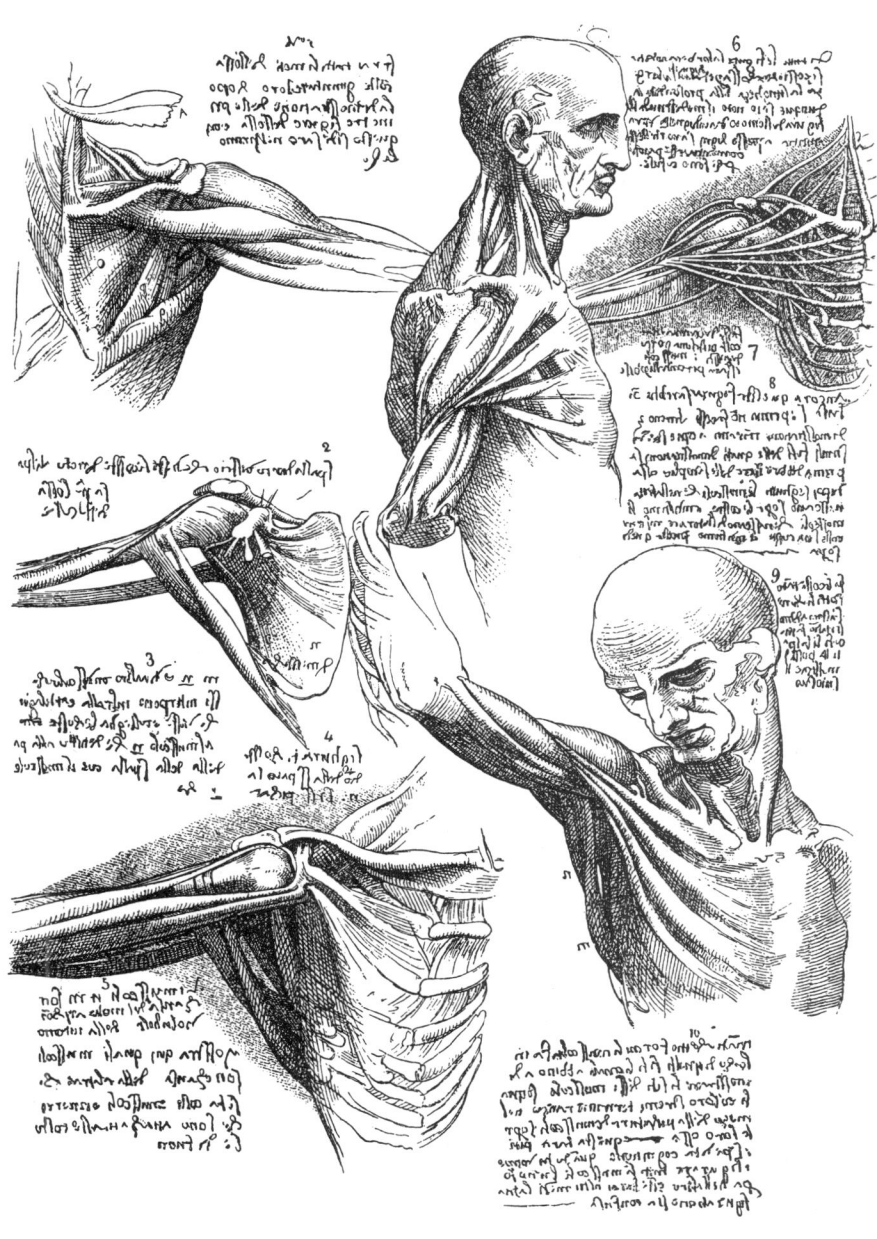

b

Geburt der modernen Anatomie

Professor Andernach, der Anatomielehrer des rebellischen Studiosus *Andreas Vesal(ius)* an der Pariser Fakultät, gestaltete seinen Unterricht nicht kurzweiliger und ergiebiger als alle damaligen Fachkollegen, die auf einem hohen Katheder thronten und die Lehre des griechisch-römischen Arztes *Galenos* herunterleierten, welcher bereits seit über einem Jahrtausend als größte, unumstößliche medizinische Autorität galt. An einer menschlichen Leiche wurde das Vorgetragene nicht demonstriert, da man sich seit dem Altertum aus religiöser Voreingenommenheit darauf beschränkte, Tierkadaver zu sezieren. Nur hartgesottene Außenseiter wagten ab und an, eine Verbrecherleiche vom Galgen zu stehlen und vor den im Halbrund sitzenden Studenten durch einen „Dissektor", einen grobschlächtigen Barbier, der damals das Chirurgenhandwerk ausübte, mit einem gewaltigen Messer nicht gerade behutsam zerschneiden zu lassen. Auch dem forschungsbesessenen Apothekerssohn Vesal blieb unter solchen Umständen nichts anderes übrig, als sich Knochen vom Galgenhügel zu beschaffen, damit er sich deren Formen einprägen konnte.

Einmal gelang es Vesalius, ein ganzes, jedoch von Raben schon stark entfleischtes Verbrechergerippe vom Galgen zu knüpfen. Dabei fiel es vollends auseinander. Rasch sammelte er die einzelnen Teile in einen Sack, schleppte sie, ängstlich darauf achtend, daß niemand ihn bemerkte, nach Hause, kochte, schabte, trocknete und bleichte sie auf seiner Studentenbude und setzte sie fein säuberlich wieder zu einem Skelett zusammen. Es wurde das erste präparierte Menschenskelett der Welt. Für seine wissenschaftliche Pioniertat erhielt der knapp Dreiundzwanzigjährige sogleich nach seinem Examen einen Lehrstuhl für Chirurgie und Anatomie an der Universität Padua.

Als Vesalius später in den Besitz einer Menschenleiche gelangte, die er sogleich obduzierte, vermochte er endlich auch unwiderleglich nachzuweisen, daß Galenos seine Ergebnisse „menschlicher" Körperlehre aus dem Zergliedern von Affenkadavern gewonnen hatte, die er kritiklos auf den Menschen übertrug. Unerbittlich bezichtigte Vesalius in seinem berühmt gewordenen, mit herrlichen Kupfern ausgestatteten siebenbändigen Werk „Über die Werkstatt des menschlichen Körpers" (1543) den einstigen Medizinpapst der Unwissenschaftlichkeit und Lüge, wobei er ihm mehr als zweihundert anatomische Irrtümer nachwies. Dadurch wurde er zum Geburtshelfer der Menschenanatomie.

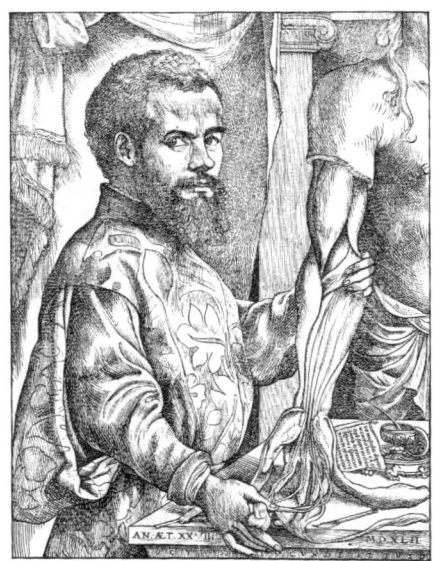

a

Abb. 47a: Andreas Vesalius als Begründer der modernen Menschenanatomie
Zeitgenössischer Holzschnitt des Johann von Calcar für Vesalius' bahnbrechendes Werk „De Humani corporis fabrica" (Basel 1543)
Aus: Hermann Peters: Der Arzt und die Heilkunst in der deutschen Vergangenheit, Jena 1924.

Abb. 47b: Das erste anatomisch zutreffende menschliche Skelett, das Vesalius aus lauter Einzelknochen vom Galgenhügel zusammensetzte
Aus Andreas Vesalius' vorgenanntem Werk über die Struktur des menschlichen Körpers (1543).

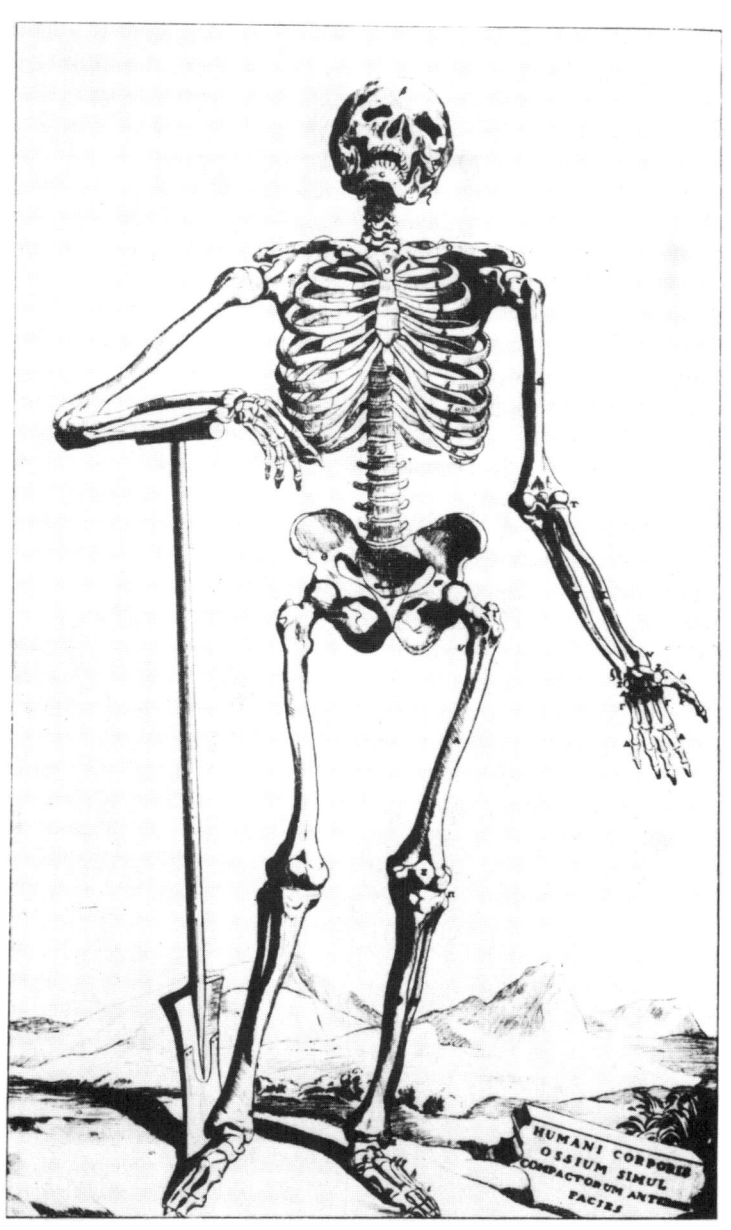

b

Besuch im „Anatomischen Theater"

Dem deutsch-belgischen Chirurgen *Andreas Vesalius* gebührt das Verdienst, die neuzeitliche Menschenanatomie begründet zu haben. Ungeachtet heftiger Befehdung durch weltanschauliche Gegner, welche in blindem Gehorsam gegenüber der mittelalterlichen Kirche Leichensektionen als gotteslästerlich brandmarkten, etablierten sich nunmehr an den weltlichen Universitäten sogenannte Anatomische Theater, in denen progressive Mediziner anatomische Vorlesungen mit praktischer Demonstration hielten.

Nach einem Augenzeugenbericht aus dem sechzehnten Jahrhundert nahmen an solchen Kollegs außer den Studenten der Heilkunde „viel andere Herren und Bürger" teil, „wie auch Demoiselles zum Zuschauen, ob es gleich Mannspersonen seien". Selbst zahlreiche Mönche fanden sich nach demselben Chronisten ein, um dem von hohem Katheder dozierenden Professor zu lauschen und die Prozedur des anatomischen Scherers oder des Gelehrten persönlich zu verfolgen. Die Laienhörer mußten allerdings Eintritt bezahlen. Dafür bekamen sie am ersten Tag die Eingeweide des Bauches, am zweiten die Organe der Brust, am dritten den Schädelinhalt, am vierten die Gliedmaßen mit ihren Muskeln, Adern, Nerven und Knochen sowie die Wirbelsäule zu sehen. Wer zudem Einblick in die Intimteile des menschlichen Organismus gewinnen wollte, mußte eine zweifache Eintrittsgebühr entrichten.

Merkwürdigerweise entstanden die ersten Anatomischen Theater trotz der kirchlichen Attacken gegen die Leichenzergliederung an den medizinischen Fakultäten des strenggläubigen Italiens. Deshalb auch begaben sich damals Medizinstudenten aus ganz Europa zur Ausbildung nach Bologna, Padua und Salerno. Dem italienischen Beispiel folgten zunächst spanische, französische und englische Fakultäten, während die Leichensektion an den deutschen Universitäten noch im siebzehnten Jahrhundert eine Seltenheit blieb.

Bereitete die Leichenbeschaffung anfänglich große Schwierigkeiten, was häufig zu Leichenraub und sogar Mordtaten „im Dienste der Wissenschaft" führte, so änderte sich dies im neunzehnten Jahrhundert durch staatliche Anatomiegesetze, die die Belieferung der anatomischen Institute mit Leichen von Selbstmördern, Hingerichteten sowie Häftlingen und Waisen, um deren Bestattung sich niemand kümmerte, rechtlich regelten.

Abb. 48: Öffentliche Leichensektion in einem „Anatomischen Theater" anfangs des 17. Jahrhunderts. Die Abbildung von Totenköpfen am Fuß des Sektionstisches als Symbole der Anatomie
Zeitgenössischer Kupferstich von Andreas Stock nach einem Gemälde von Jakob de Gheyn d. J. (1565–1629)
Aus: Johannes Scherr: Deutsche Kultur- und Sittengeschichte, Bd. II, Berlin-Wilmersdorf o. J.

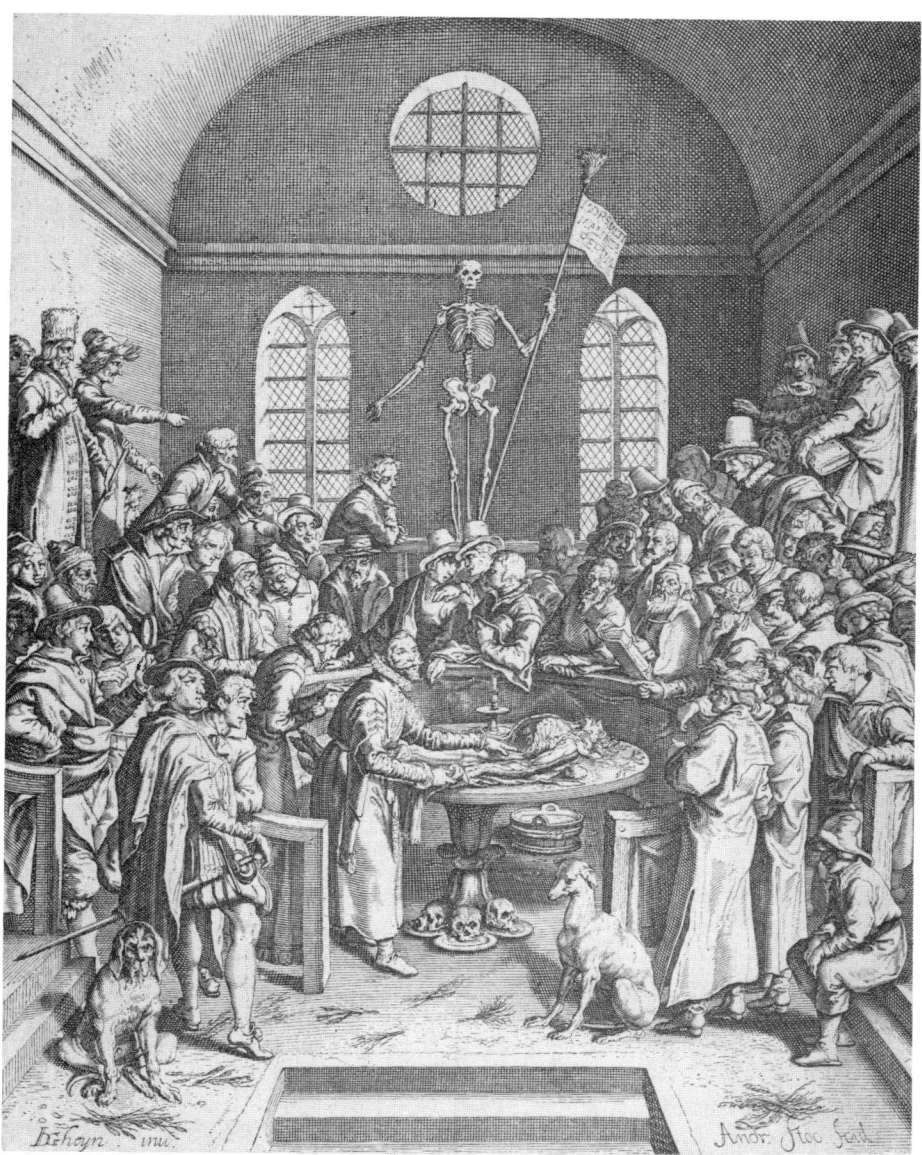

Mörder im Dienste der Anatomie

Auf dem Edinburgher Polizeirevier erschienen im Jahre 1828 die ärmlich gekleideten *Eheleute Gray,* die vierzehn Tage in einer billigen Schlafwirtschaft des Hafenviertels gewohnt hatten, dann aber plötzlich von den Inhabern der Herberge, zwei etwa siebenunddreißigjährigen verlotterten Männern, *William Burke* und *William Hare,* ausquartiert worden waren, weil sie einer angeblichen „Verwandten aus Irland" Platz machen mußten. Nachdem das Ehepaar Gray in ein anderes Quartier übergesiedelt war, bemerkte es beim Auspacken seiner Habseligkeiten, daß es in der alten Unterkunft einen Strumpf hatte liegenlassen.

Als Frau Gray ihr früheres Strohlager nach dem vergessenen Bekleidungsstück absuchte, entdeckte sie zu ihrem Entsetzen Blutspuren und bald auch den Leichnam jener Fremden, um derentwillen man sie und ihren Mann ausgewiesen hatte. Nachdem der Polizeikommissar *Fisher* die Aussage zu Protokoll genommen hatte, begab er sich sogleich mit einem Polizeiarzt nach der berüchtigten Schlafwirtschaft. Die gesuchte Leiche fand er jedoch nicht. Wohin mochten Burke und Hare die Tote gebracht haben? Sie werden sie doch nicht etwa ... Schließlich pfiffen es ja schon die Spatzen von den Dächern, daß der berühmte Anatomieprofessor Robert Knox in Ermangelung menschlichen Sektionsmaterials für frische Leichen Goldstücke bezahlte.

Im Eilschritt lief Kommissar Fisher mit dem Arzt zum „Anatomischen Theater", wie die Anatomiesäle damals hießen. Kraft seines Amtes zwang er den Pförtner, den Leichenkeller zu öffnen. Die nachträglich herbeigeholten Eheleute Gray identifizierten die „Verwandte aus Irland". Burke hatte die Ermordete hier verkauft. Auch der weiteren Morde überführt, die in jenen Tagen ganz England und Schottland in höchste Aufregung und Panik versetzten, wurde er am 28. Januar 1829 öffentlich gehängt. Sein als Kronzeuge straffrei ausgehender Komplize wurde bei Nacht und Nebel über die Grenze abgeschoben, da er sonst

von der empörten Volksmenge gelyncht worden wäre.

Erst auf Grund dieser schrecklichen Vorkommnisse bequemten sich die europäischen Parlamente nach und nach dazu, die Einführung von Anatomiegesetzen zu diskutieren, nach denen endlich „Leichen von Selbstmördern, Hingerichteten, verstorbenen Häftlingen, unbekannt oder verwaist Verstorbenen, um deren Bestattung sich niemand kümmert, zu wissenschaftlichen Zwecken an anatomische Institute zu liefern sind".

In Deutschland existiert ein Anatomiegesetz seit 1889.

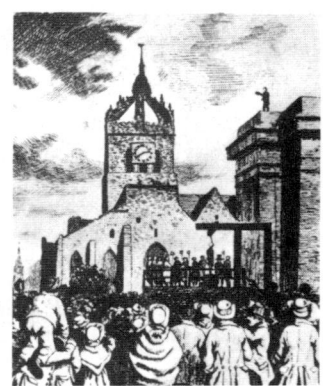

a

Abb. 49a: Öffentliche Hinrichtung des britischen Mörders William Burke Ende Januar 1829 in Gegenwart von 25 000 empörten Zuschauern. Burke hatte mit einem Komplizen planmäßig Menschen umgebracht, deren Leichen er an das anatomische Institut der Universität Edinburgh (Professor Robert Knox) verkaufte.

Nach einer anonymen zeitgenössischen Darstellung; Illustriertendruck

Aus: Bernt Karger-Decker: Anatomie im Wandel der Zeiten (Bildserie), Reichenbach (Vogtland) 1970.

Abb. 49b: Obduktion eines hingerichteten Verbrechers

Satirisch-symbolischer Kupferstich „Die gesühnte Grausamkeit" von William Hogarth (1697-1764)

Aus: Georg Hirth: Kulturgeschichtliches Bilderbuch (1881/90).

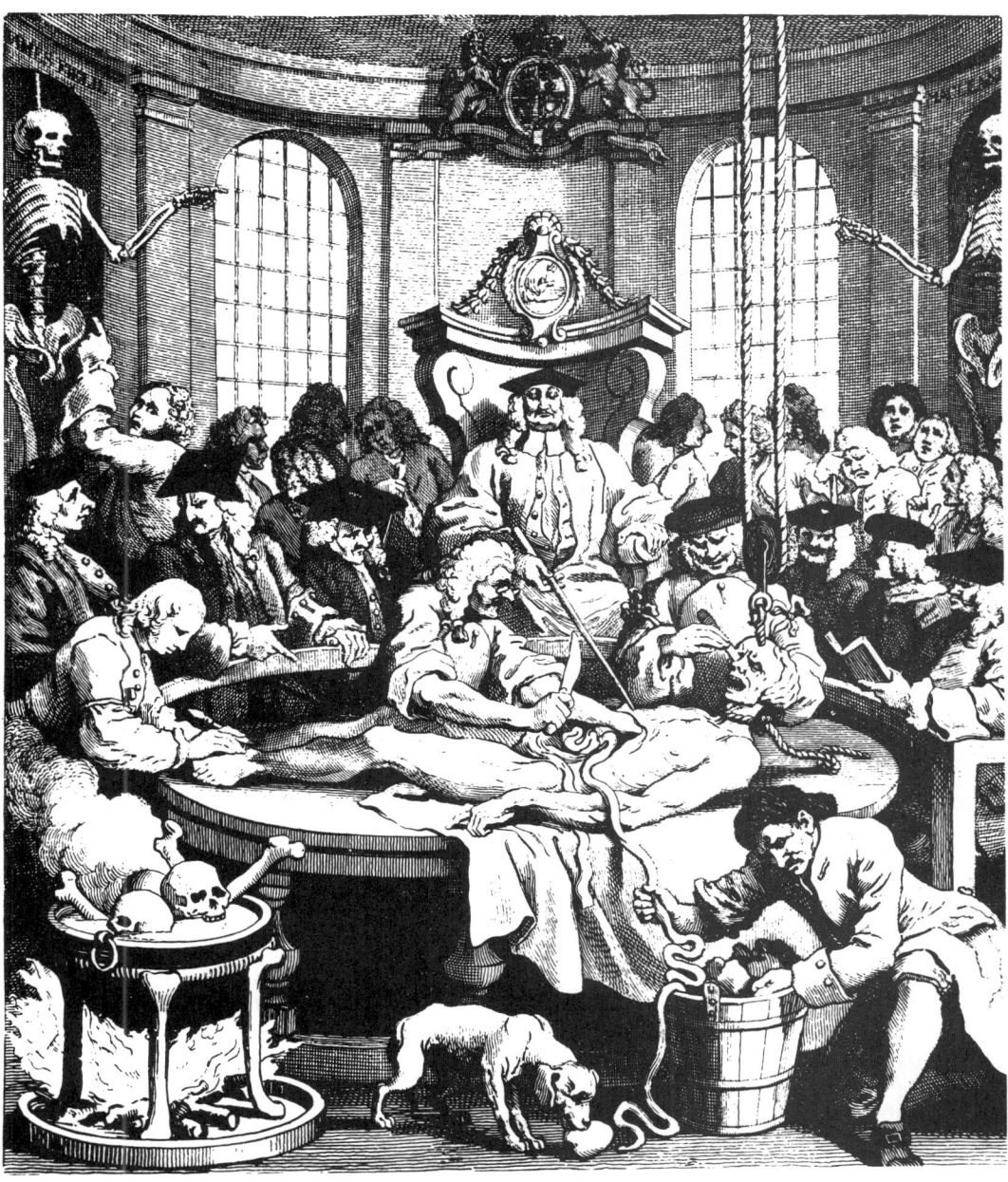

b

Für das Gericht von Wichtigkeit

Da es bei den alten Römern seit dem frühen 5. Jahrhundert üblich war, auf ihren als „Forum" bezeichneten Marktplätzen auch Volks- und Gerichtsversammlungen durchzuführen, lag es nahe, der im späten Mittelalter ins Leben gerufenen gerichtlichen Medizin nach jenen Tagungsstätten die Fachbenennung „forensisch" zu geben. Die erste urkundlich belegte gerichtsärztliche Autopsie fand im Jahre 1302 in Bologna unter Leitung des dortigen Anatomieprofessors *Bartolomeo da Varignana* statt. Sie galt damals aber noch als eine sensationelle Ausnahme.

Um die Mitte des 14. Jahrhunderts indes begann die Leicheneröffnung aus juristischen Gründen zu den Obliegenheiten der Wundärzte zu gehören. Sie wurde bei unklarer Todesursache vom Gerichtsherrn durch den zuständigen Stadtarzt anberaumt. Jeder Obduzent hatte sich eidlich zu wahrheitsgetreuer Aufdeckung verbrecherischer Einwirkungen zu verpflichten. Auch sollte er sich weder durch mögliche persönliche Vorteile noch durch Freundschaftsbande davon abhalten lassen, den Namen des ihm etwa bekannten Täters mitzuteilen.

Nach der 1526 erlassenen Würzburgischen Stadtgerichtsordnung beispielsweise erhielt der geschworene und gerichtlich vernommene Wundarzt für jeden von ihm erarbeiteten Sektionsbefund eine Vergütung von 20 Pfennig. In der 1532 von *Kaiser Karl V.* zum Reichsgesetz erhobenen „Hals- oder Peinlichen Gerichtsordnung", dem ersten allgemeinen deutschen Gesetzbuch des Straf- und Strafprozeßrechts, findet sich erstmalig auch die Hinzuziehung von Ärzten zur Ermittlung und Differenzierung des Sachverhaltes bei Tötung und Körperverletzug kodifiziert.

Unter dem Einfluß des aus Hainichen bei Jena gebürtigen Juristen und Kriminalisten *Anselm von Feuerbach* (1775–1833) gelangte die Forensische Medizin als selbständige Disziplin der medizinischen Wissenschaft zu planmäßiger methodischer Ausbildung. Bereits 1543 hatte Herzog Moritz von Sachsen der Leipziger Universität das säkularisierte Paulinerkloster zur Nutzung übereignet. Das Hofgebäude nahm 1704 das „Theatrum anatomicum" auf, das durch den hervorragenden Arzt, Anatom und Biochemiker *Johannes Bohn* (1640–1718) zur Wiege der neuen medizinischen Fachrichtung wurde. Nicht müde wurde Professor Bohn, die Notwendigkeit der Leichenöffnung zur Wahrheitsfindung in der Rechtspflege zu betonen. Sie ist bei Gewalteinwirkung oder bei ungeklärter Todesursache unerläßlich geblieben; hinzugesellt haben sich jedoch im Laufe der Entwicklung zahlreiche moderne naturwissenschaftliche Untersuchungsmethoden sowie aufhellende Verfahren.

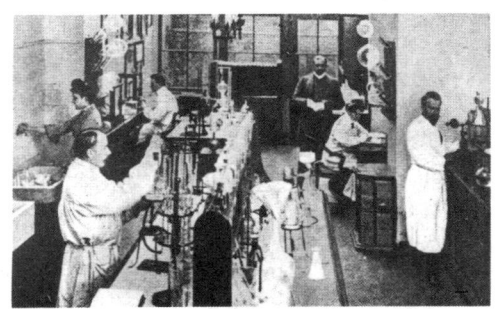

a

Abb. 50a: Gerichtsmedizinisches Laboratorium um die Wende vom 19. zum 20. Jahrhundert
Unbezeichneter zeitgenössischer Illustriertendruck

Abb. 50b: Obduktion einer weiblichen Leiche im Spätmittelalter
Xylographie nach einer Miniatur aus einem Manuskript des Guy de Chauliac (1890 in Nicaises Ausgabe der Chauliacschen Chirurgie publiziert)
Aus: H. Ploss: Das Weib in der Natur- und Völkerkunde, Leipzig 1895.

Abb. 50c: Das ehemalige Paulinerkloster, seit 1544 Heimstätte der alten Leipziger Universität, beherbergte seit 1704 im Hofgebäude ein Anatomisches Theater, das zugleich zur Wiege der deutschen Gerichtsmedizin wurde
Nach einer anonymen zeitgenössischen Zeichnung
Aus: „Deutsches Rotes Kreuz", Dresden, H. 10/1986.

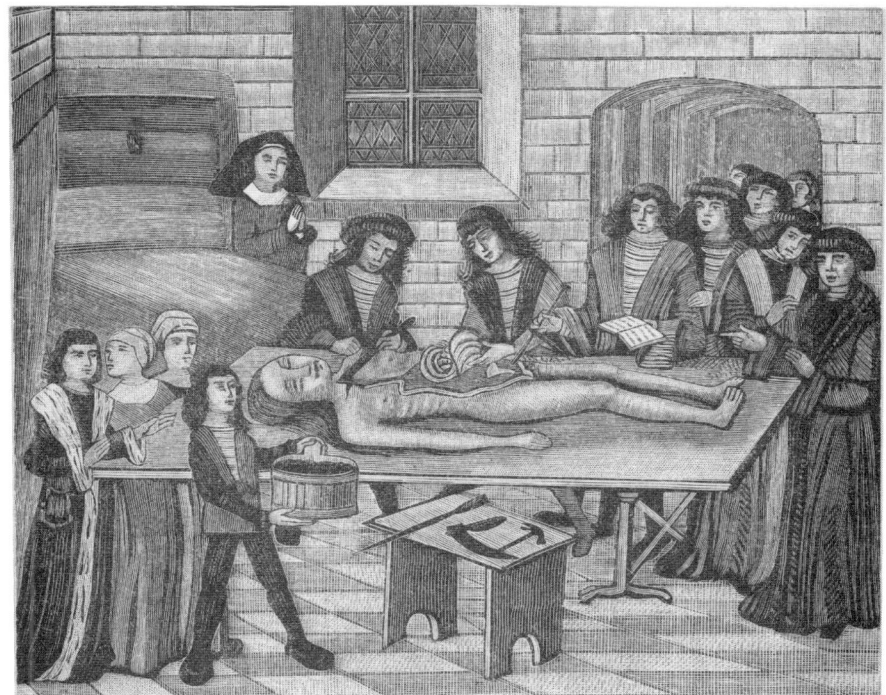

b

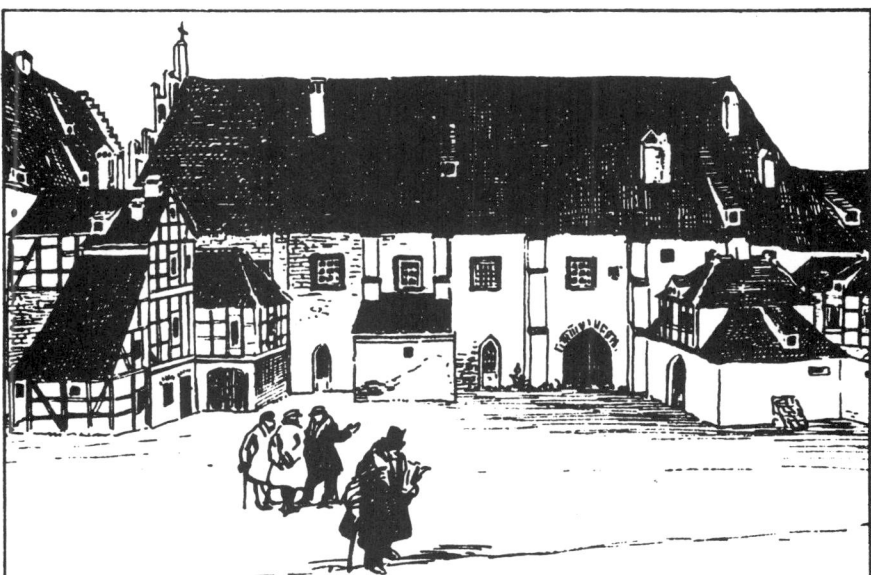

c

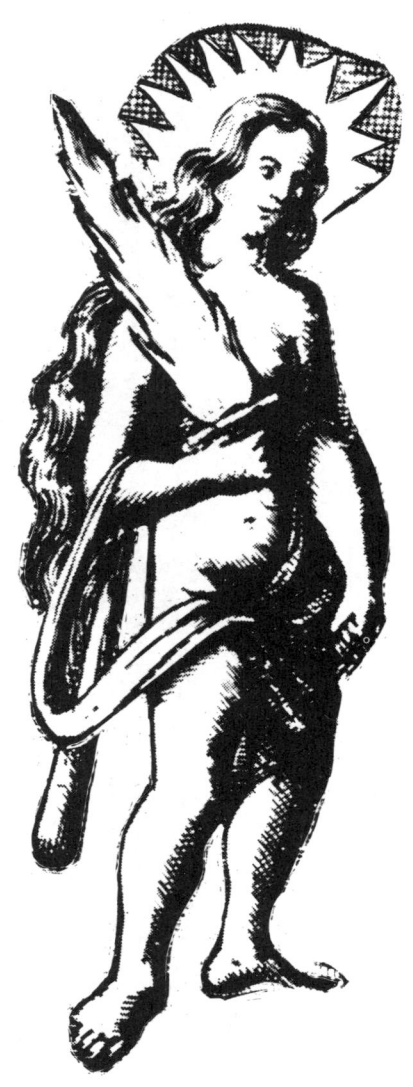

IX

Physiologische Lebensgeheimnisse

Kein Schrecknis gibt's, ich wag' es
zu behaupten, / Kein Leid, kein Mißgeschick,
von Gott verhängt, / Dess Last der Mensch
zu heben nicht vermöchte.

Euripides (480–406 v. Chr.)

Spanischer Arzt auf dem Scheiterhaufen

Allein dem Umstand, daß die aus dem dreizehnten Jahrhundert stammende Handschrift des persischen Arztes *Ibn an-Nafis*, in der dieser Forscher erstmalig einen Durchgang des Blutes vom rechten Herzen durch die Lunge zum linken Herzen theoretisch dargelegt hatte, von den Zeitgenossen unbeachtet und bis zur Auffindung einer Kopie der Abhandlung in der Deutschen Staatsbibliothek Berlin um 1925 unbekannt geblieben war, verdankte es der spanische Arzt *Miguel Serveto*, der das gleiche Phänomen im 16. Jahrhundert erneut darstellte, als Entdecker des sogenannten Kleinen oder Lungenkreislaufes in die Annalen der Medizin eingegangen zu sein. Seine unabhängig von Ibn an-Nafis gewonnene physiologische Erkenntnis, mit der Serveto die auf sämtlichen damaligen medizinischen Fakultäten herrschende Lehrmeinung des antiken Arztes Galenos über einen angeblichen Blutdurchtritt aus der rechten in die linke Herzkammer durch „Löcher" (Poren) in der Herzscheidewand (septum) in das Reich der Fabel verwies, hatte er in seinem 1553 erschienenen Buch „Christianismi restitutio" publiziert. Auf welche Weise er zu der Einsicht des, wie er schrieb, „langen, höchst wunderbaren Blutumlaufes durch die Lungen" gekommen war, hat er nicht mitgeteilt.

Demnach scheint es kaum in Servetos Absicht gelegen zu haben, durch seine Offenbarung der Lungenpassage des roten Lebenssaftes eine mit Prioritätsanspruch verbundene medizinische Entdeckung zu verkünden. Überdies ließ der verkrachte Theologe sein Werk aus triftigen Gründen ohne Namensnennung insgeheim drucken, weil er es hauptsächlich als eine geharnischte Kritik an der christlichen Dogmenlehre sowie an den bestehenden Kirchenordnungen, einschließlich der reformatorischen, konzipiert hatte und mit ihm für eine „Wiederherstellung des Christentum" in apostolischem Sinne plädierte.

In diesem Lichte sollte Servetos physiologische Doktrin von einer Durchtränkung des in den Lungen gereinigten Herzblutes mit göttlichem Odem lediglich seine theologischen Gedankengänge über eine vom Geist Gottes erfüllte urchristlich erneuerte Glaubensgemeinschaft stützen.

Die Person des anonymen Autors blieb der Inquisition nicht verborgen. Auf der Flucht von Land zu Land wurde Serveto schließlich von den Häschern seines erbittertsten Gegners, *Johannes Calvins*, entdeckt und ergriffen. Auf Betreiben des Schweizer Reformators wurde er nach zweitägigem Ketzerprozeß am 27. Oktober 1553 mitsamt allen erreichbaren Exemplaren seiner revolutionären Streitschrift auf dem Genfer Champelle-Hügel dem Scheiterhaufen überantwortet. Nur drei Exemplare des Buches entgingen der Vernichtung und zeugen noch heute von Servetos weltanschaulichem Kampf.

Abb. 51a: Der spanische Arzt Miguel Serveto erklärte erstmalig hypothetisch den Lungenkreislauf. Wurde auf Befehl Calvins verhaftet und 1553 als Ketzer verbrannt (Bildhintergrund)
Nach einem späteren anonymen Kupferstich
Aus: Spamers Illustrierte Weltgeschichte, Band V, Leipzig 1894.

Abb. 51b: Miguel Servetos Hinrichtung in Genf
Zeichnung von Rousseau nach einem Gemälde von Marold
Aus: Victor Duruy: Histoire de France depuis l'Invasion des Barbares dans la Gaule Romaine, Paris 1892.

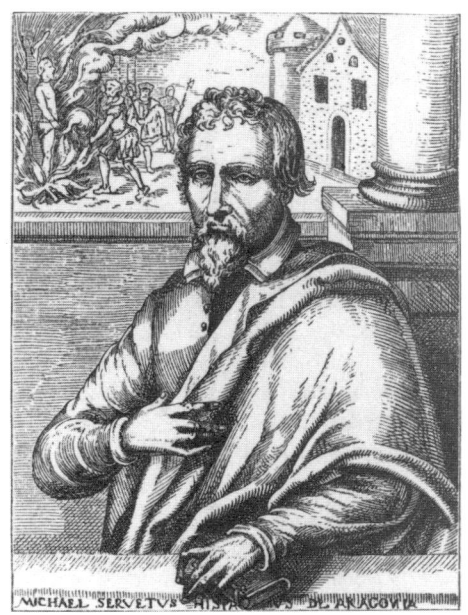

a

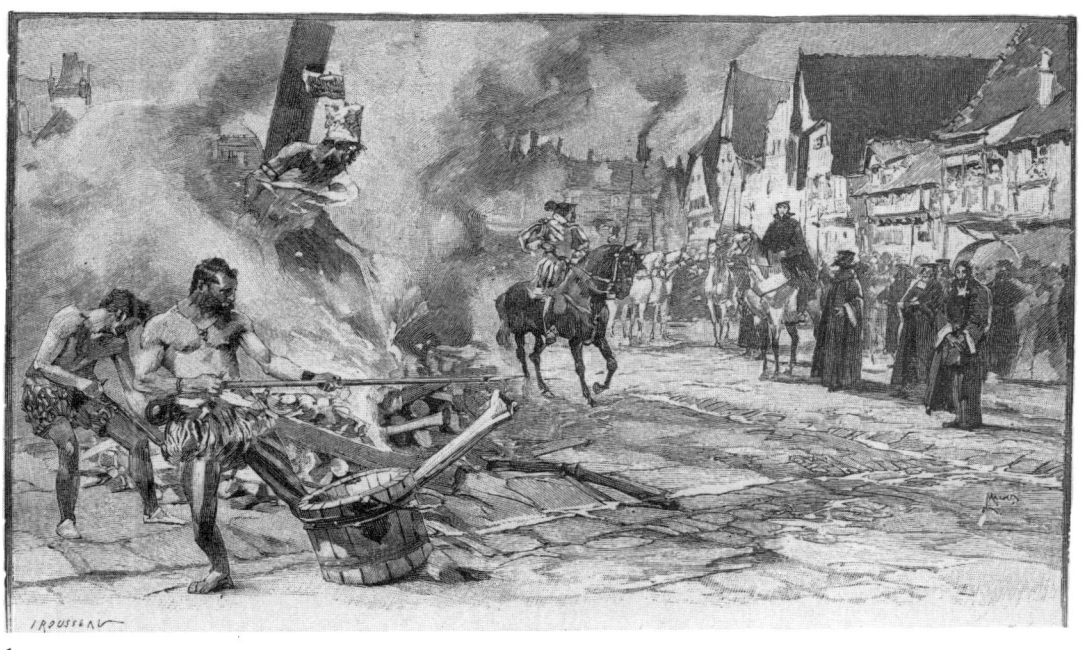

b

Entdeckung des Blutkreislaufs

Über zwei Jahrtausende medizinischer Forschung waren notwendig, bis es gelang, das Problem der Blutbewegung im Organismus der höheren Wirbeltiere und des Menschen zu lösen. Am Anfang des Suchens stand die bereits von den Bogenschützen der Urzeit vermutete Tatsache, daß dem Herzen die lebenerhaltende Kraft innewohne. Als erster Arzt nahm der altgriechische Begründer der wissenschaftlichen Medizin, Hippokrates, das Herz als Brennpunkt eines Gefäßsystems an, durch das das Blut in alle Körperteile ströme, ohne jedoch wieder zum Herzen zurückzukehren. Zugleich betrachtete Hippokrates das Herz fälschlich als die Bereitungsstätte des Blutes.

Ein halbes Jahrtausend später etwa stellte der aus Pergamon in Kleinasien gebürtige Leibarzt mehrerer römischer Kaiser, *Galenos*, sein nicht minder unzutreffendes Blutversorgungssystem auf, wonach das Blut aus dem Speisebrei in der Leber gebildet würde und von dort teils unmittelbar, teils in einem Umlauf über das Herz, die Lunge und wiederum das Herz in den Körper gelangen sollte, um dort restlos zu versickern.

Im Jahre 1553 wies der spanische Theologe und Arzt *Serveto* erstmalig den sogenannten Lungenkreislauf nach. Diese bedeutsame Feststellung wie auch die schon 1530 von dem italienischen Mediziner *Berengario da Carpi* gemachte Entdeckung der Venenklappen, die ein Zurückfließen des verbrauchten Blutes verhindern, bildeten schließlich die Bausteine zur Ermittlung des uns heute geläufigen Blutkreislaufs durch den englischen Physiologen *William Harvey.* Wenn das Blut nach Galen wirklich im Organismus versickere, könne es unmöglich bei Tierschlachtungen hoch herausspritzen, sobald das Messer in den Hals sticht, ereiferte sich Harvey. In zahllosen Tierversuchen ergründete er zunächst die Pumpennatur des Herzens, wog die Menge des bei jeder Herzzusammenziehung in die Schlagader ausgestoßenen Blutes, die zu seinem Erstaunen nahezu gleich blieb, und errechnete einen so gewaltigen stündlichen Blutauswurf aus dem Herzen, daß weder die Leber solchen Schwall ständig neu produzieren noch der Körper ihn aufbrauchen könnte.

Nach weiteren klinischen Beobachtungen gab Harvey seine Entdeckung des großen und kleinen Blutkreislaufs 1628 in seiner Schrift „Die Bewegung des Herzens und des Blutes" bekannt. Mit verbessertem Mikroskop gelang es 1661 dem italienischen Forscher *Malpighi*, das Kapillar- oder Haargefäßnetz als wichtiges Schlußglied für Harveys Beweiskette ausfindig zu machen.

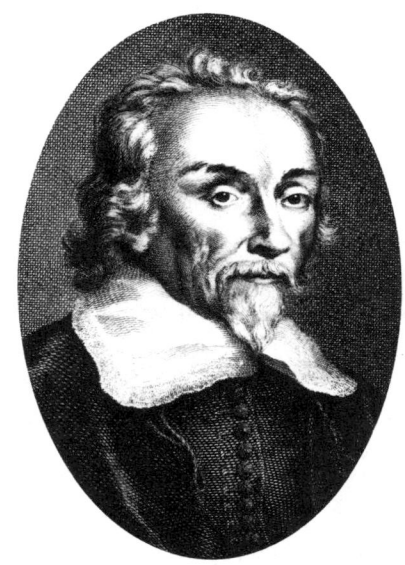

a

Abb. 52a: William Harvey, der Entdecker des kleinen und großen Blutkreislaufs
Nach einem unbezeichneten zeitgenössischen Kupferstich
Aus: Henry E. Sigerist: Große Ärzte – Eine Geschichte der Heilkunde in Lebensbildern, München 1931.

Abb. 52b: Titelblatt der Rotterdamer Ausgabe von William Harveys bahnbrechendem Werk über die Bewegung des Herzens und den Kreislauf des Blutes (1654)
Nach: István Benedek: Vom Faustkeil zum Röntgenstrahl – Streifzüge durch die Geschichte der Naturwissenschaften, Berlin 1982.

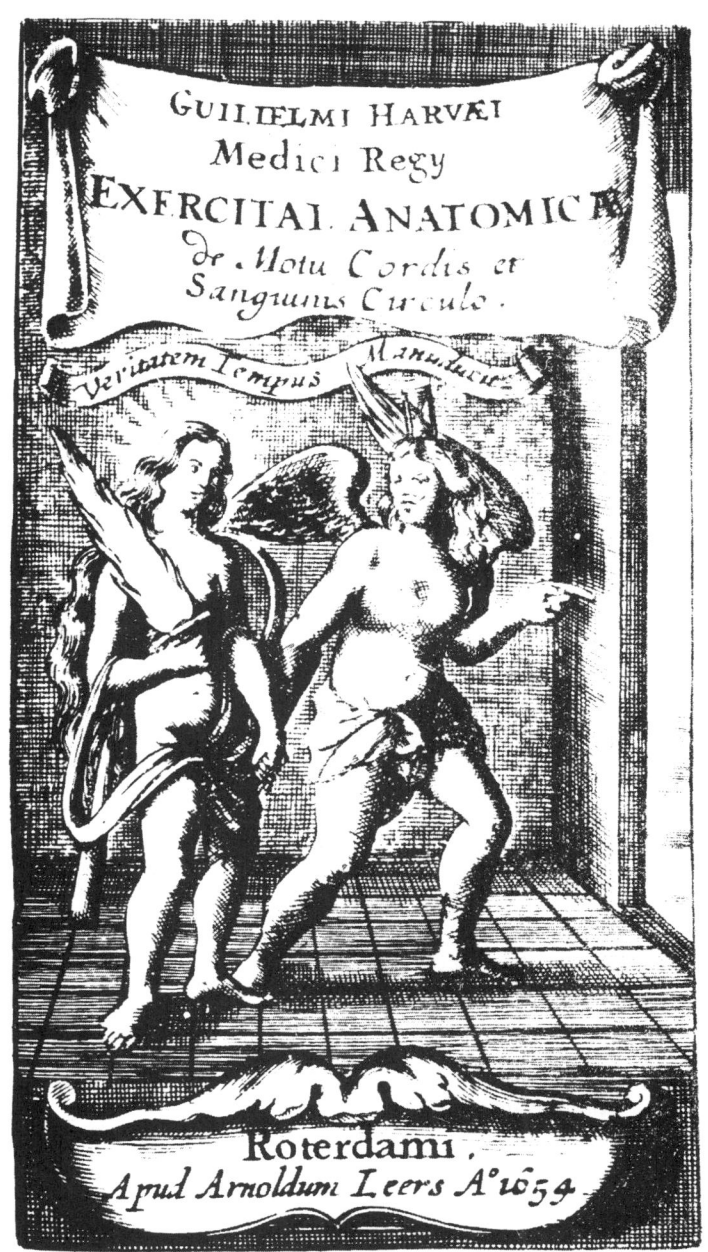

b

Santorio auf der Stoffwechselwaage

Mit seinem Postulat „Miß, was meßbar ist, und mache meßbar, was noch nicht zu messen ist" hatte der italienische Physiker Mathematiker und Astronom *Galileo Galilei* (1564–1642) als einer der ersten Naturwissenschaftler die induktive, vom Einzelnen zum Allgemeinen schließende Forschungsmethode, zum Arbeitsprinzip erhoben. Er selbst hatte zu diesem Zweck etliche Meßgeräte, darunter die hydrostatische Waage und ein Thermoskop zur genaueren Bestimmung der Wärme, entwickelt.

Eine Zeitlang hatte mit ihm der Paduaner Medizinprofessor *Santorio* (1561–1636) zusammengearbeitet und sich durch die Erfindungen des ersten Fieberthermometers, eines Pendels zur Bestimmung der Pulsfrequenz sowie einer Stoffwechselwaage hervorgetan. Letztere diente ihm zu Selbstversuchen, durch die er die von dem griechisch-römischen Arzt *Galen* (129–199) theoretisch angenommene „unmerkliche Ausdünstung" oder unsichtbare Atmung des Organismus im Sinne eines verborgenen Wasserverlustes und die Schwankungen des Körpergewichtes unter den verschiedenen Lebensfunktionen experimentell prüfte.

Jahrzehntelang verbrachte der berühmte Gelehrte in seiner selbstkonstruierten imposanten Wiegeapparatur mit Sitzgelegenheit und Arbeitstisch, um während geistiger Tätigkeit wie auch in Ruhepause, vor und nach der Nahrungsaufnahme, bei deren Entzug und nach dem Stuhlgang, während des Schlafes, während sportlicher Bewegung, bei starken Gemütswallungen, bei geschlechtlicher Betätigung und schließlich bei Gesundheit wie auch bei Krankheit die Gewichtsunterschiede zu beobachten und tabellarisch zu erfassen.

Auf Grund seiner langwierigen, sehr anstrengenden Untersuchungen gelangte Santorio zu dem Schluß, daß der Organismus durch die „Perspiratio insensibilis", wie die wissenschaftliche Bezeichnung für die „unmerkliche Ausdünstung" lautet, mehrere Pfunde durch die Haut abgibt,

und folgerte daraus, daß viele Krankheiten „durch ein Zuviel oder Zuwenig an Transpiration" entstünden und demgemäß die Therapie einzurichten wäre. Seine Forschungsergebnisse veröffentlichte er 1614 in seinem Buch „Ars de statica medicina" („Die Kunst der statischen Medizin"). Mit seiner einseitig mechanischen Erklärung sämtlicher biologischer und pathologischer Prozesse wurde er zum Begründer der „iatrophysikalischen" Richtung der Medizin, die neben der nicht minder einseitig orientierten „iatrochemischen" das siebzehnte Jahrhundert beherrschte.

Abb. 53: Santorio auf seiner selbstkonstruierten Stoffwechselwaage, auf der er jahrzehntelang in heroischen Selbstversuchen die sogenannte unmerkliche Ausdünstung (Perspiratio insensibilis) studierte
Nach dem Titelkupfer zu seinem Werk „La medicina statica" (1743)
Aus: Bernt Karger-Decker: Ärzte im Selbstversuch, Leipzig 1965

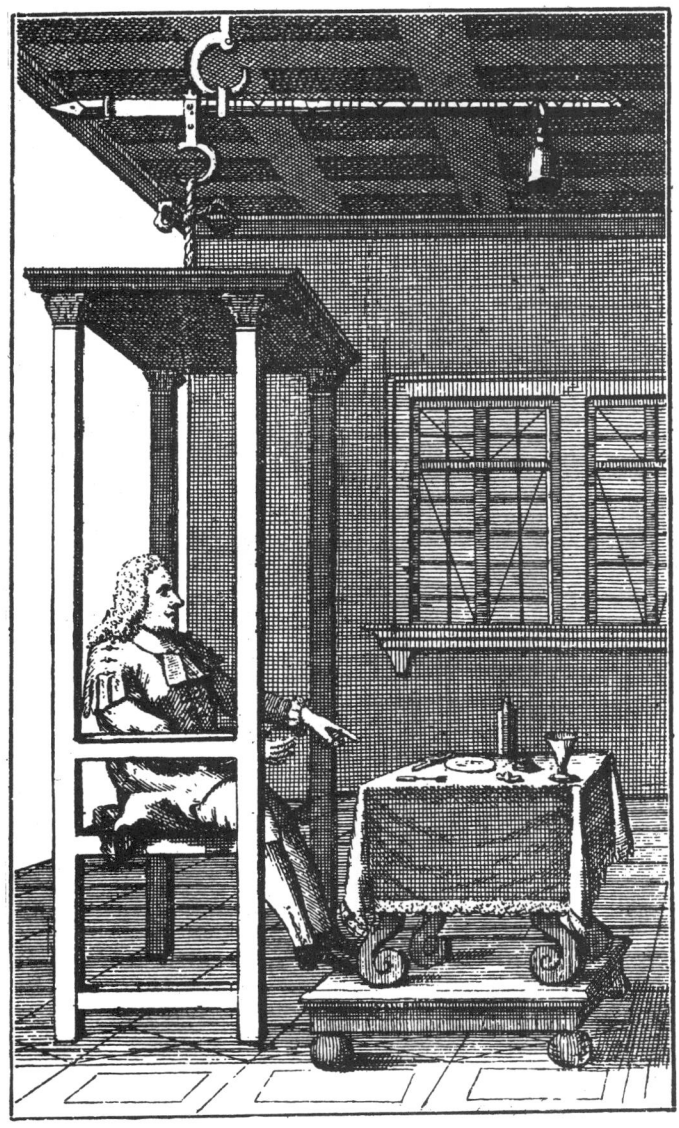

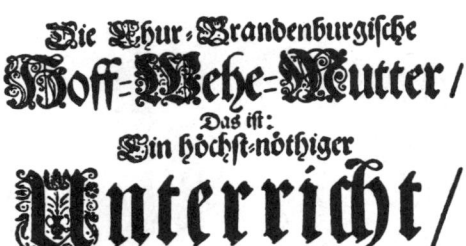

Die Chur-Brandenburgische

Hoff-Wehe-Mutter/

Das ist:

Ein höchst-nöthiger

Unterricht/

Von schweren und unrecht-stehenden

Geburten/

In einem Gespräch vorgestellet/
Wie nehmlich/ durch Göttlichen Beystand eine
wohl-unterrichtete und geübte

Wehe-Mutter/

Mit Verstand und geschickter Hand/ dergleichen verhüten/
oder wanns Noth ist/ das Kind wenden könne
Durch vieler Jahre Ubung/selbst erfahren und wahr befunden/

Nun aber/

GOtt zu Ehren und dem Nechsten zu Nutz/

Auch/ auf Gnädigst- und inständiges Verlangen/ Durch-
lauchtigst- und vieler hohen Standes-Personen
Nebst Vorrede/ Kupfer-Bildern/ und nöthigem Register
auf eigene Unkosten zum Druck befördert/

Von

Justinen Siegemundin/ gebohrner Dittrichin/

von Ronnstock aus Schlesien/ im Jaurischen Fürstenth gelegen.
Mit Röm. Käyserl. Mayt. auch Chur-Sächs. und Chur-
Brandenburgischen/Special PRIFILEGIEN.

Cölln an der Spree/

Gedruckt bey Ulrich Liebperten/Churfl. Brandenb. Hofbuchdr. 1690.

X

Geburtshilfe

Im Zusammenprall des Lebens
wird neues Leben geboren.

Sean O'Casey (1880-1964)

Erforschung des weiblichen Eierstocks

Ähnlich dem männlichen Hoden lenkte die weibliche Keimdrüse bereits im Altertum die Aufmerksamkeit der Naturforscher und Ärzte auf sich. Erstmals wurde sie um 300 v. Chr. von dem alexandrinischen Arzt und Anatom *Herophilos* (um 340–250 v. Chr.) bei Leichensektionen ausfindig gemacht, jedoch noch nicht in ihrem eigentlichen Wesen als Eierstock erkannt, sondern nur als „weiblicher Hoden" charakterisiert.

Seit der Neuzeit erst gelang es, den feineren Bau jenes paarig angelegten Geschlechtsorgans der Frau wie auch dessen Wirkweise nach und nach zu ergründen.

Historisch bemerkenswert erscheint in diesem Zusammenhang die von dem griechischen Geographen *Strabon* (um 63 v. Chr. bis um 20 n. Chr.) angegebene uralte ägyptische Gepflogenheit, bei Frauen zur Empfängnisverhütung die Eierstöcke operativ zu entfernen. In seinem bahnbrechenden, prächtig bebilderten siebenbändigen Werk „De humani corporis fabrica" (Über den Bau des menschlichen Körpers) wies der deutsch-belgische Begründer moderner anatomischer Methoden *Andreas Vesalius* (1514–1564) auf die unregelmäßige Oberfläche der noch immer als „testes muliebres" (weibliche Hoden) bezeichneten Eierstöcke hin. Zwanzig Jahre danach, 1667, äußerte der dänische Naturforscher *Niels Stensen* (1638–1686) die Vermutung, daß die vermeintlichen weiblichen Testikel Eier in sich bergen. Deshalb nannte er das Organ „Ovarium" (= „Eierstock"). Im darauffolgenden Jahr sichtete der Niederländer *Jan van Horne* (1621–1670) die Follikel (Eibläschen), ohne dies der Fachwelt mitgeteilt zu haben.

Als deren Entdecker gilt daher der holländische Anatom *Reinier de Graaf* (1641–1673), der sie 1672 eingehend beschrieb. Allerdings irrte er darin, daß er sie für die Eier an sich erachtete. Auf Anregung des enzyklopädisch gebildeten schweizerischen Naturforschers, Arztes und Dichters *Albrecht von Haller* (1708–1777) benannte man die Eibläschen nach ihm „Graafsche Follikel".

Das menschliche Ei indes entdeckte 1827 der estnische Zoologe *Karl Ernst von Baer* (1792–1876). Über seine Untersuchungen hierüber referierte er in seiner an die Russische Akademie der Wissenschaften zu St. Petersburg gerichteten Schrift „De ovi mammalium et hominis genesi" (Über die Bildung des Eies der Säugetiere und des Menschen). Daraufhin wurde er als Begründer der Embryologie zum Mitglied der Petersburger Akademie ernannt.

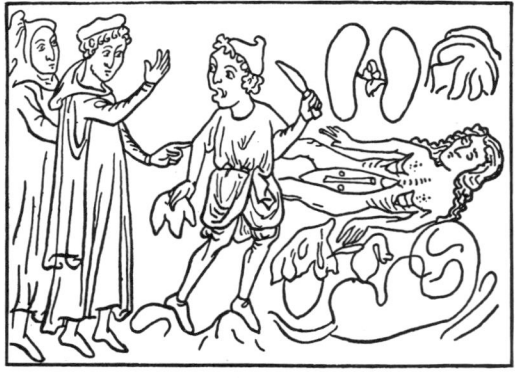

a

Abb. 54a: Älteste bekanntgewordene Darstellung einer Sektion. Ein Nichtmediziner wird beim Eröffnen einer weiblichen Leiche von einem Arzt und einem Mönch überrascht
Nach einer Miniatur in einem in Oxford aufbewahrten Manuskript vom Anfang des 14. Jahrhunderts
Aus: Hugo Glaser: Die Entdecker des Menschen von Hippokrates bis Pawlow, Wien 1954.

Abb. 54b: Die inneren Genitalien der Frau
Nach einem Holzschnitt in dem anatomischen Werk des Mediziners Johannes Dyrander (1500–1560) vom Jahre 1547; anonyme Fotoreproduktion.

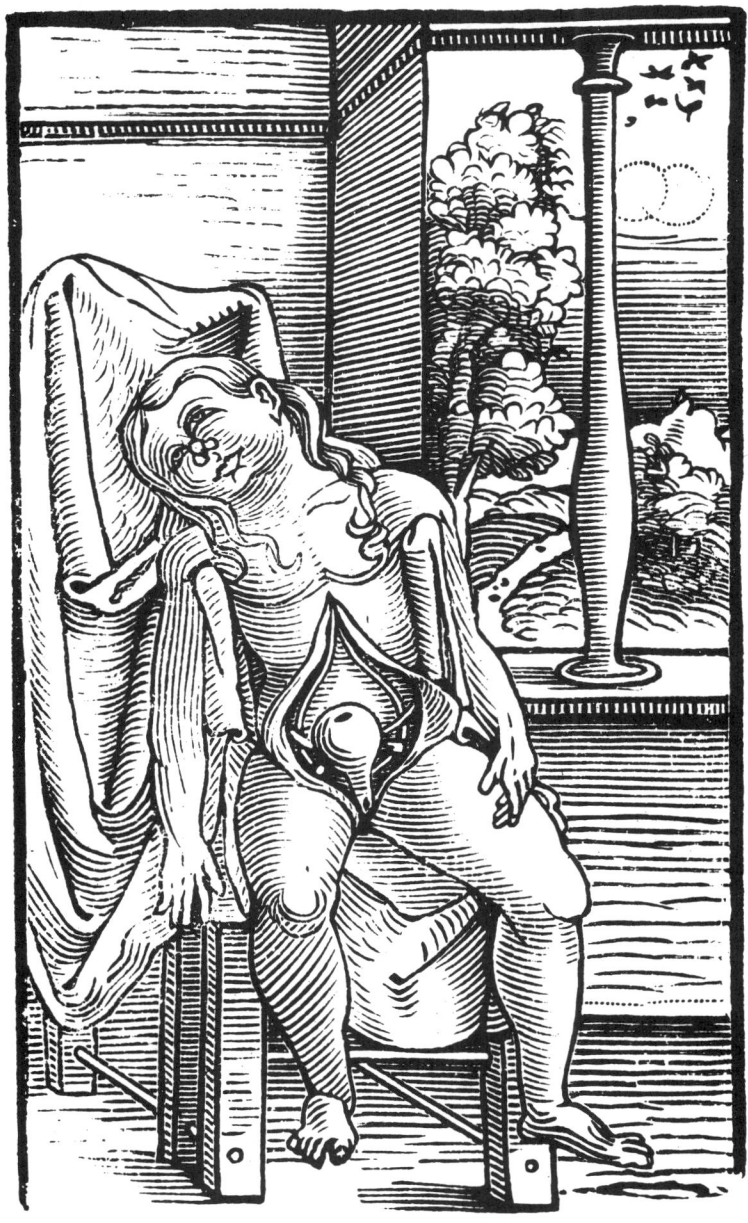

b

Aus der Berufschronik der „Storchentante"

Zu den traditionsreichsten Berufen zählt der der Hebamme. Er existiert bereits seit grauer Vorzeit, da Frauen, die selbst unter Mühen und Schmerzen geboren hatten, es nunmehr für ihre menschliche Pflicht erachteten, ihren Mitschwestern in deren schwerer Stunde beratend und helfend zur Seite zu stehen. Allmählich erwuchs aus solcher natürlichen Dienstleistung der Mutter an der eigenen niederkommenden Tochter bzw. von Nachbarinnen untereinander die professionelle weibliche Geburtshilfe.

Bei den antiken Kulturvölkern, namentlich bei den Griechen, erfreuten sich die sogenannten Wehfrauen großer sozialer Wertschätzung, zumal sie sämtliche notwendigen Untersuchungen durchführten, neben normalen Entbindungen sogar die operative Geburtshilfe ausübten sowie die Wöchnerinnen mit ihren Neugeborenen pflegten und die Frauenleiden behandelten. Der hippokratische Arzt beschränkte sich aus einer gewissen Scheu vor dem Berühren der weiblichen Geschlechtsorgane auf fachliche Anordnungen. Im Zeitalter des Feudalismus indessen erfuhr die Geburtshilfe keine nennenswerte Weiterentwicklung. Abgesehen davon, daß es in jener Epoche an Fortbildungsmöglichkeiten für Hebammen fehlte, machten sich in der Geburtshilfe mehr und mehr mystisch-abergläubische Einflüsse geltend. Anzeichen wissenschaftlichen Bemühens waren lediglich auf der aus klerikaler Abhängigkeit emanzipierten laienmedizinischen Lehranstalt in Salerno zu beobachten. Hier durften auch Frauen studieren.

Allerdings kamen die geburtshilflichen Fertigkeiten der Salernitanerinnen ausnahmslos Damen der herrschenden Gesellschaft zugute. Die wachsende Mütter- und Säuglingssterblichkeit unter den niederen Volksschichten veranlaßte seit dem 15. Jahrhundert die Stadtverwaltungen, das vernachlässigte Hebammenwesen durch sachgemäße praktische Unterweisung des Nachwuchses bei behördlich angestellten Geburtshelferinnen zu verbessern.

Ein bemerkenswerter Wandel trat erst seit dem 18. Jahrhundert durch Gründung spezifischer Ausbildungsstätten ein. Zwecks standespolitischer Organisation der Hebammen traten ausgangs des 19. Jahrhunderts Hebammenvereine ins Leben. In Berlin gründete *Olga Gebauer,* eine verantwortungsbewußte, kämpferische Hebamme an der Charité, 1886 die „Berliner Hebammen-Zeitung" als erstes einschlägiges Standes- und Fortbildungsorgan.

Abb. 55a: Der schwangeren Frauen und Hebammen Rosengarten
Titelholzschnitt nach einer Zeichnung des Ulmer Malers C. Merkel zu E. Rößlins Hebammenbuch (1513) Aus: Hans Boesch: Kinderleben in der deutschen Vergangenheit, Leipzig 1900.

Abb. 55b: Titelseite des Hebammenlehrbuches von Justine Siegemund, die sich Ende des 17. Jahrhunderts als Hebamme eines großen Rufes erfreute und zur „Kur-Brandenburgischen Hofwehemutter" ernannt wurde

Abb. 55c: Deutsche Hebamme des 16. Jahrhunderts bei der Entbindung einer Kreißenden
Nach einer zeitgenössischen Graphik von Jacob Rueff Aus: H. Ploss: Das Weib in der Natur- und Völkerkunde, Leipzig 1905.

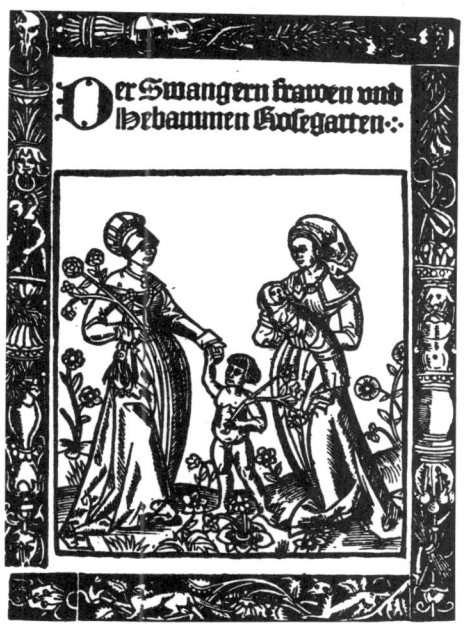

a

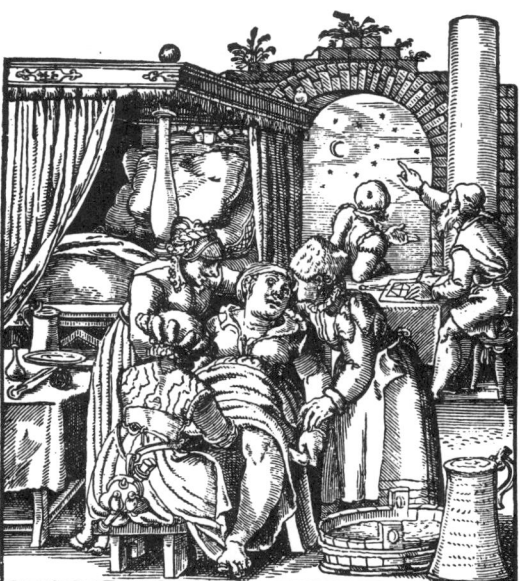

b

Die Chur-Brandenburgische
Hoff-Wehe-Mutter,
Das ist:
Ein höchst-nöthiger
Unterricht,
Von schweren und unrecht-stehenden
Geburten,
In einem Gespräch vorgestellet,
Wie nehmlich, durch Göttlichen Beystand eine
wohl-unterrichtete und geübte
Wehe-Mutter,
Mit Verstand und geschickter Hand, dergleichen verhüten,
oder wanns Noth ist, das Kind wenden könne
Durch vieler Jahr Ubung, selbst erfahren und wahr befunden,
Nun aber,
GOtt zu Ehren und dem Nechsten zu Nutz,
Auch, auf Gnädigst- und inständiges Verlangen, Durch-
lauchtigst- und vieler hohen Standes-Personen
Nebst Vorrede, Kupfer-Bildern, und nöthigem Register
auf eigene Unkosten zum Druck befördert,
Von
Justinen Siegemundin, gebohrner Dittrichin,
von Ronnstock aus Schlesien, im Jaurischen Fürstenth. gelegen.
Mit Röm. Käyserl. Mayt. auch Chur-Sächs. und Chur-
Brandenburgischen/Special Privilegien.
Cölln an der Spree,
Gedruckt bey Ulrich Liebperten, Churfl. Brandenb. Hofbuchdr. 1690.

c

Die Anfänge der Schnittentbindung

Der Kalender zeigte den 21. April 1610 an. Auf dem Operationstisch der Wittenberger Universitätsklinik lag die Ehefrau eines Böttchermeisters. Sie mußte von ihrem ersten Kind durch Schnitt entbunden werden, da sich infolge eines unglücklichen Stoßes ihre Gebärmutter unverrückbar aus der Unterleibshöhle verlagert hatte. Unter Aufsicht zweier Medizinprofessoren und im Beisein des Gemeindepfarrers nahm der Chirurg *Jeremias Trautmann* erstmalig in der Geschichte der Geburtshilfe einen solchen Eingriff an einer Lebenden vor. Zunächst durchtrennte er – von einem weiteren Wundarzt und zwei Hebammen assistiert – die hochgespannte Bauchdecke sowie das Bauchfell der Kreißenden; danach eröffnete er die Gebärmutter der Länge nach und entnahm das Kind mitsamt der Nachgeburt.

Das Kind lebte neun Jahre, während die Mutter aus unbekannter Ursache vier Wochen nach der Schnittentbindung starb. Was Wunder, daß die Operation, zumal sich in der Folgezeit Todesfälle nach dem sogenannten Kaiserschnitt wiederholten, bald in Verruf geriet und die meisten Geburtshelfer sie als vorsätzlichen Mord brandmarkten! Lediglich bei zu engem, die Geburtswege versperrendem Becken ließen einige diese Entbindungsform gelten. Erst in der zweiten Hälfte des neunzehnten Jahrhunderts fand sie – begünstigt durch die Einführung der Narkose und der keimfreien Wundbehandlung wie auch durch Verbesserung des Verfahrens – wieder Eingang in die Gebärpraxis.

Die volkstümliche Bezeichnung „Kaiserschnitt" soll von dem römischen Feldherrn und Imperator *Caesar* herrühren, der nach der Legende aus dem Leib seiner Mutter geschnitten wurde. Aus dem Eigennamen und späteren Titel „Caesar" bildete sich im Mittelalter der deutsche Begriff „Kaiser"; Hand in Hand damit bürgerte sich die sprachlich wie inhaltlich unrichtige Benennung „Kaiserschnitt" ein. Er bildete das ganze Mittelalter hindurch ein Herzensanliegen der christlichen Kirche, nach deren Lehre nur der getaufte Mensch seine Rechtfertigung erlange. Keine beim Gebären Abgeschiedene durfte ohne vorherige Bergung der lebenden Leibesfrucht bestattet werden. Noch im siebzehnten Jahrhundert stellte man nach Angaben des französischen Geburtshelfers *François Mauriceau* eine „Taufspritze" her, um das Kind noch im Mutterleib mit Weihwasser benetzen zu können, falls keine Aussicht bestand, es lebend zur Welt zu bringen.

Abb. 56a: Kaiserschnitt (Schnittentbindung) ausgangs des 18. Jahrhunderts
Nach einem zeitgenössischen Kupferstich
Aus: Christoph Völter: Neueröffnete Hebammen-Schul..., Stuttgart 1787.

Abb. 56b: Kaiserschnitt in Zentralafrika als Notoperation im Sommer 1879
Nach einer Originalzeichnung des englischen Arztes und Forschungsreisenden Robert W. Felkin
Aus: Veit-Stoeckel: Handbuch der Gynäkologie, München 1937.

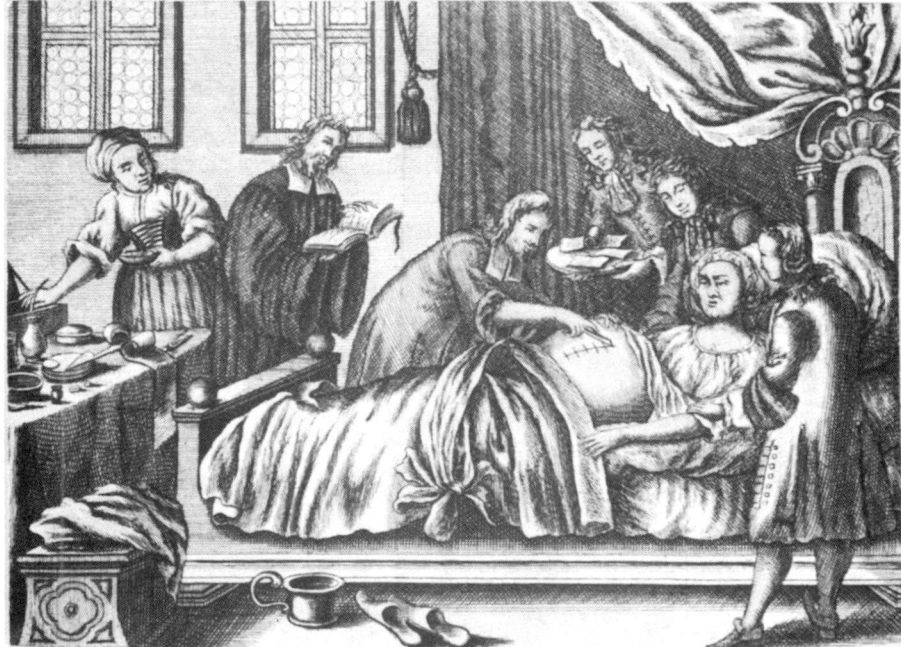

a

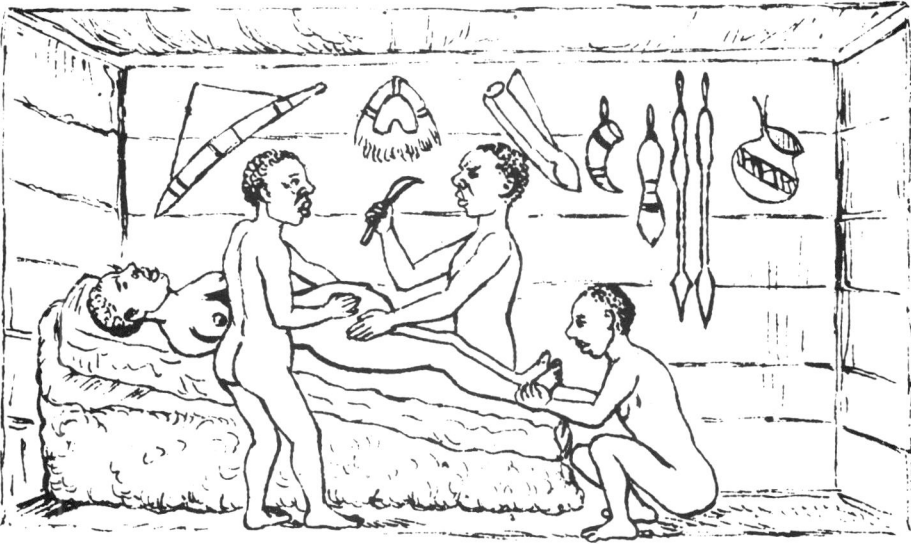

b

Skandal um die Geburtszange

Mitte August 1670 wurde der Pariser Geburtshelfer *François Mauriceau* zu einer achtunddreißigjährigen Erstgebärenden gerufen, die bereits seit einer Woche in Wehen lag. Bei ihrer Untersuchung stellte er ein hochgradig verengtes Becken fest, das dem Kind den Eintritt in die Welt versperrte. Da die Schnittentbindung damals noch weitestgehend für tabu galt, beschränkte er sich darauf, der Kreißenden ein starkes Abführmittel zu verabfolgen. Wie ein rettender Engel erschien ihm in dieser Notsituation der zum gleichen Zeitpunkt auf seiner Entbindungsstation auftauchende englische „Kollege" *Hugh Chamberlen*, der ihm ein in seiner Familie erfundenes „Geheimmittel" zum Kauf anbot, bei dessen Anwendung sich die gefürchtete operative Geburt angeblich erübrigen würde. Als Mauriceau dem Engländer den verzweifelten „Fall" der Frau schilderte, erbot sich dieser, „das Kind binnen einer halben Viertelstunde aus dem Mutterleib zu holen". Statt dessen bemühte er sich drei Stunden vergebens, die Frau starb anderntags unentbunden. Als Mauriceau die Tote obduzierte, fand er nach eigenem Protokoll „eine an mehreren Stellen zerrissene Gebärmutter vor, deren Verletzungen offensichtlich von einem eingeführten Instrument herrührten". Bestimmtes wußte er ja nicht, da Chamberlen die Entbindung ohne sein Beisein vornehmen wollte, um sein „Mittel" nicht vor dem Verkauf für die horrende Summe von zehntausend Francs zu zeigen.

Durch das Unglück kam der Handel freilich nicht zustande. Über Mauriceaus ominösen Besucher weiß die Medizingeschichte nur, daß er um 1630 in London als Sproß einer weitverzweigten hugenottischen Arzt- und Geburtshelfersippe geboren wurde, nach seinem Medizinstudium die Doktorwürde erwarb, sich neben seiner Praxis mit allerlei Spekulationsgeschäften befaßte und von dem marktschreierisch ausgewerteten „Familiengeheimnis" profitierte. Nach späteren Ermittlungen war nämlich die vorerwähnte Entbindungskatastrophe durchaus nicht der Chamberlenschen

Erfindung zuzuschreiben, sondern der hoffnungslosen Struktur des Geschlechtsapparates der Patientin, vor der das „Mittel" einfach versagen mußte.

Als Königlicher Leibarzt sein Leben beschließend, nahm Chamberlen das „Geheimnis" mit ins Grab, wie alle seine Vorfahren und seine Brüder. Auch sein *Sohn* als letztes männliches Familienmitglied verriet es nicht. Erst 1815 entdeckte man es in einem vermauerten Versteck. Es handelte sich um die Ende des fünfzehnten Jahrhunderts von *Peter I. Chamberlen* konstruierte erste Geburtszange der Welt. Doch inzwischen hatten bessere Modelle sie überholt und damit jener traurigen Episode skandalösen Gewinnstrebens ein Ende bereitet.

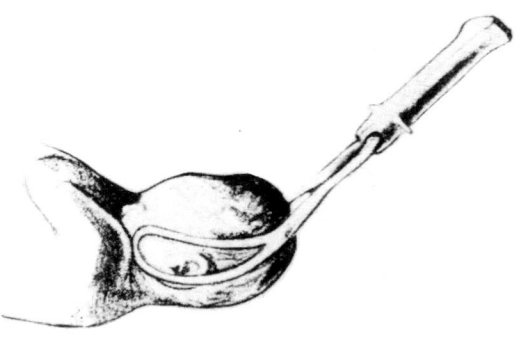

a

Abb. 57a: Schemadarstellung über die Funktion der von dem englischen Geburtshelfer Peter Chamberlen I. um 1600 konstruierten und von ihm wie auch von seinen Nachkommen aus Profitgründen geheimgehaltenen Geburtszange
Aus: „Deutsches Rotes Kreuz", Dresden, H. 10/1979.

Abb. 57b: Maria und Elisabeth mit den in ihren Leibern sichtbaren heiligen Embryonen
Xylographie nach einem Ölgemälde der Kölner Schule um 1400 (Utrecht)
Aus: H. Ploss: Das Weib in der Natur- und Völkerkunde, Leipzig 1905.

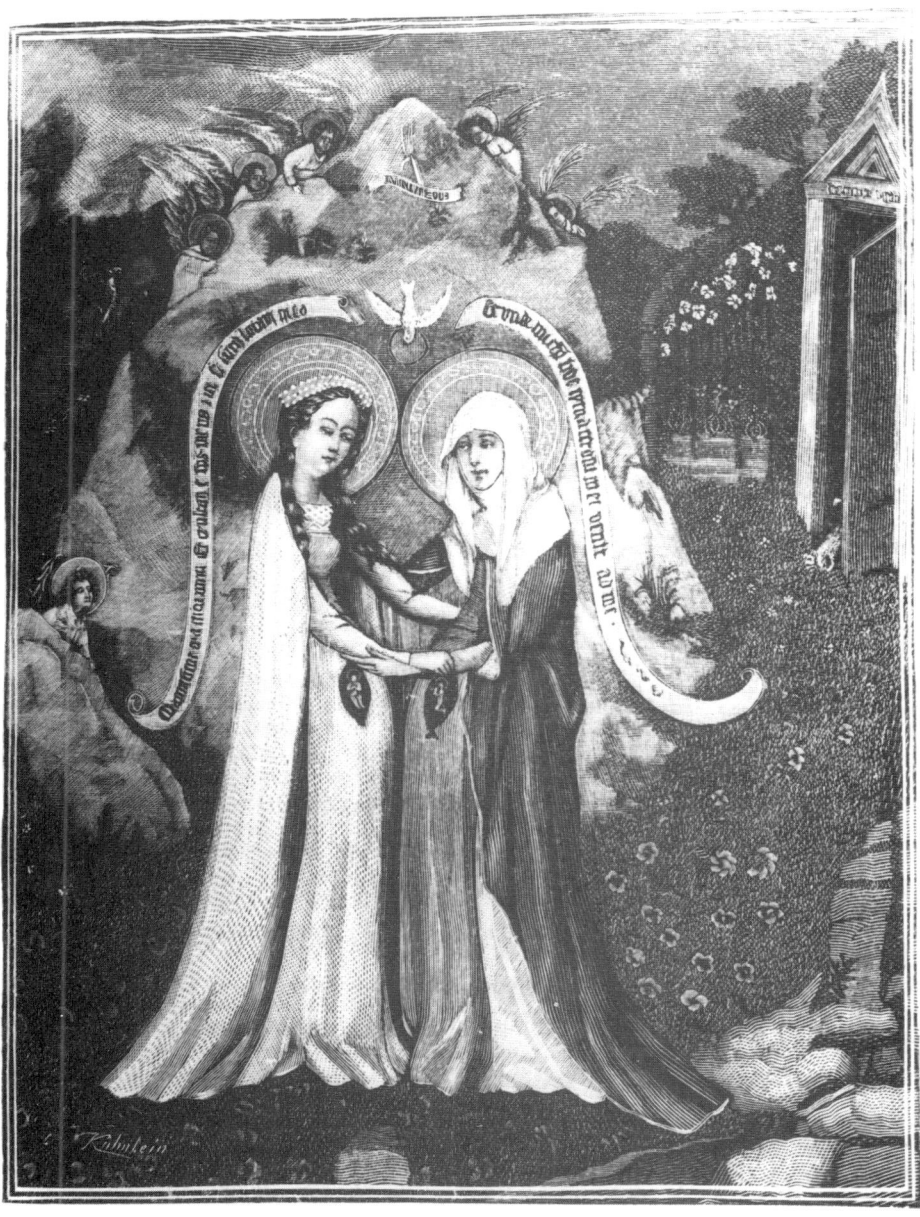

b

Das Kind an der Mutterbrust

Seit dem Altertum erhielt sich über ein Jahrtausend die merkwürdige Auffassung, daß die Wöchnerinnen ihr Neugeborenes vorerst nicht selbst nähren sollten, da man die von den Brustdrüsen abgesonderte, aus Fettkügelchen, Eiweißstoffen und weißen Blutkörperchen gebildete Erst- oder Kolostralmilch für unverdaulich und damit für schädlich hielt.

Diese irrige Annahme hatte in der Antike stark das Ammenwesen gefördert. Daran vermochte auch die Empfehlung einsichtiger Interpreten, wie etwa des römischen Schriftstellers *Plinius des Älteren* (23-79), kaum etwas zu ändern, der in seiner berühmten enzyklopädischen „Naturgeschichte" ernstlich zu bedenken gab, daß „für jedes Geschöpf die Milch seiner eigenen Mutter am heilsamsten" sei.

Nach dem Untergang der antiken Kultur wurde bei den nunmehr die Oberhand gewinnenden Völkern das Stillen der Säuglinge durch ihre Mutter gemeinhin Brauch, – bis es im ausgehenden Mittelalter infolge erneuter streitbarer Dispute zwischen Gelehrten, Geistlichen und Medizinern über eventuelle schädliche Auswirkungen auf die Mütter wiederum zugunsten des Ammenwesens weithin in Ablehnung geriet. Dagegen zogen im Zeitalter des Humanismus vor allem der niederländische Gelehrte *Erasmus von Rotterdam* (1466–1536) und der tschechische Pädagoge *Jan Amos Komensky* (1592-1670) zu Felde. Letzterer bezeichnete sogar jene Frauen, die ihr Neugeborenes von einer Amme nähren ließen, als Mörderinnen. Auch Ärzte begannen sich fortan energischer für das Selbststillen auszusprechen.

Den Durchbruch jedoch erzielte im 18. Jahrhundert der französische Aufklärer *Jean Jacques Rousseau* (1712-1778), indem er durch seinen Erziehungsroman „Emile" weltweit das Gefühl der Mütter für das „Glück zu nähren" mobilisierte. Im deutschsprachigen Raum bemühten sich besonders die Ärzte und Gesundheitserzieher *Johann Peter Frank* (1745-1821) und *Christoph Wilhelm Hufeland* (1762-1836) um

einen durchgreifenden Sinneswandel. Doch nach guten Anfangsergebnissen behinderte die im 19. Jahrhundert stürmisch anwachsende Industrialisierung einen Dauererfolg. Erst den seit Anfang unseres Jahrhunderts sich entwickelnden Säuglingsfürsorgeeinrichtungen sollte es dank ihrer eindringlichen Agitation gelingen, das Selbststillen als einzige natürliche Ernährung des Brustkindes zu steigender Wertschätzung zu bringen. Heute gilt das Ammenwesen auf Grund vielfach etablierter Frauenmilchsammelstellen als überwunden.

Abb. 58a: Nährende Amme (sitzend) und Kindermädchen zu Beginn des 17. Jahrhunderts
Zeitgenössischer Holzschnitt von Anton Müller in „Der Dantzger Frawen und Jungfrawen gebräuchliche Zierheit und Tracht" (Danzig 1601)
Aus: Adele Schreiber: Mutterschaft, München 1912.

Abb. 58b: Die fruchtbare Hausfrau inmitten ihrer Kinder
Nach einem Holzschnitt des Petrarca-Meisters um 1520
Aus: H. Ploss: Das Weib in der Natur- und Völkerkunde, Leipzig 1895.

146

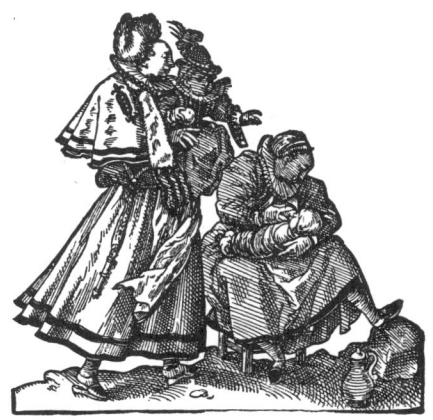

Ein Seugamme vnd Wartersche.

Die Kindßwarterin mit jhr sachn/
Thut sich so vber die Langgaß machn.
Darzu die Ammen Kindlein seugn/
Wann die Sechßwöchrin schwerlich ligt.

a

b

Von Zwillingsmythen zur Zwillingsforschung

Auf etwa 85 Einzelgeburten kommt eine Zwillingsgeburt. Unter diesem Ausnahmeverhältnis entstanden einst zahlreiche Mythen und Sagen um Mehrlingsbildungen, durch die man sich die vermeintliche Laune der Natur zu erklären suchte. Man erachtete Zwillinge teils für Abkömmlinge von Göttern, denen man ehrerbietig begegnete, teils für Ausgeburten von Dämonen, die man fürchtete, oder als Früchte eines Ehebruchs, weshalb man ihre Mütter nicht selten mißkreditierte und verfolgte.

Als berühmteste Zwillingsbrüder der griechischen Mythologie haften Kastor und Pollux unauslöschlich im Gedächtnis der Menschheit. Sie verdankten ihre Existenz einem Liebesabenteuer des Gottes Zeus mit der legendären Königsgemahlin Leda. Beim Baden hatte er sie in Gestalt eines Schwanes überrascht und geschwängert. Die berühmtesten Zwillinge der alten Römer begegnen uns in den sagenhaften Gründern der Stadt Rom. Beide, Romulus und Remus, galten als Söhne des Kriegsgottes Mars und der vestalischen Priesterin Rhea Silvia. Mars hatte Rhea im Schlaf beigewohnt. Die Neugeborenen wurden ausgesetzt, von einer Wölfin gesäugt und nach Auffindung durch einen Hirten von dessen Frau Larentia aufgezogen. Aus der Medizingeschichte seien als prominenteste Zwillinge die frühchristlichen Ärzte *Cosmas* und *Damian* genannt, die ob ihrer, nach der Überlieferung ans Wunderbare grenzenden Heiltätigkeit allseitige Verehrung genossen und demzufolge zu Schutzpatronen der mittelalterlichen Ärztegilden und der Apotheker avancierten. Seit dem letzten Viertel des 19. Jahrhunderts besteht die moderne Zwillingsforschung. Sie unterscheidet zwischen ein- und zweieiigen Zwillingen. Während erstere, durch Teilung aus einer einzigen befruchteten Eizelle hervorgehend, erb- und in der Regel geschlechtsgleich sind, erweisen sich aus zwei befruchteten Eizellen stammende letztere als genetisch nicht identisch und können gleichen oder verschiedenen Geschlechtes sein.

Durch systematische vergleichende Untersuchungen ein- und zweieiiger Zwillinge sowie einfacher Geschwister bemüht sich die Zwillingsforschung, das Zusammenwirken von Erb- und Umweltfaktoren zu bestimmen. Als Begründer der Zwillingsforschung wird der englische Arzt und Naturgelehrte *Francis Galton* (1822–1911), ein Vetter von *Charles Darwin*, angesehen.

Abb. 59: Cosmas (Kosmas) und Damian – heilige Ärzte, gestorben um 303. Berühmtes Zwillingspaar. Schutzpatrone der mittelalterlichen Ärzte und Apotheker. Cosmas wird stets mit einem Harnglas, Damian mit Salbentopf und -spatel dargestellt
Nach einem Holzschnitt von Johannes Wechtlin in Hanns von Gersdorffs (Schylhans) „Feldtbuch der Wundartzney" (Straßburg 1517)
Aus: Hermann Peters: Der Arzt und die Heilkunst in der deutschen Vergangenheit, Jena 1924.

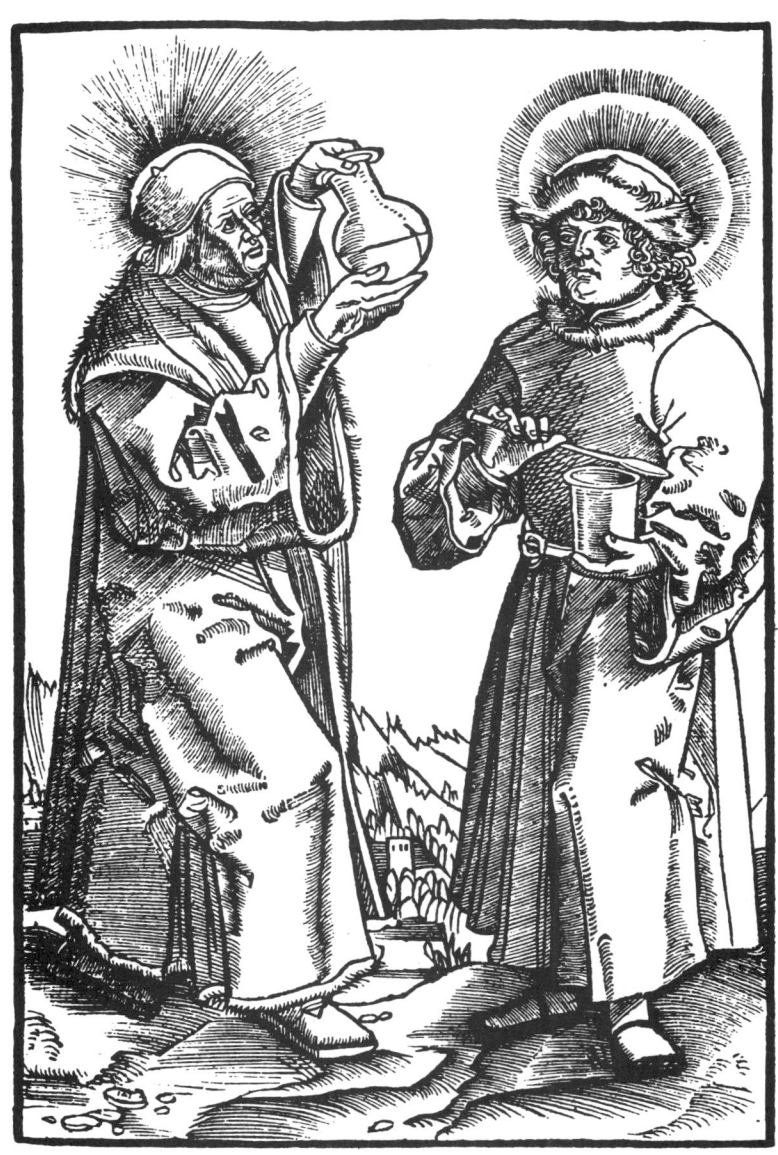

Siamesische Zwillinge

Bei „siamesischen Zwillingen" handelt es sich nach knapper Formulierung eines „Wörterbuches der Medizin" um „eineiige Zwillinge die durch Gewebsbrücken miteinander verbunden sind". Der NEUE MEYER fügt erläuternd hinzu, daß jene Mißbildung durch eine „unvollständige Spaltung des Keimes" geschieht.

Die umgangssprachliche Bezeichnung für derartige Abnormität geht auf ein im Mai 1811 in Siam, dem heutigen hinterindischen Königreich Thailand, zur Welt gekommenes Zwillingsbrüderpaar *Chang* und *Engkunkes* zurück, dessen Schicksal lebhaftes Interesse auch in der medizinischen Welt erregte.

Rudolf Virchow (1821–1902), der die beiden untersuchte, als sie schon 59 Jahre alt waren, teilte anschließend in der „Berliner Klinischen Wochenschrift" der Ärzteschaft seine Feststellungen mit. Die bereits betagten Männer waren seitlich der Brust, vom unteren Ende des Brustbeins bis zum Nabel, durch einen fleischig knorpligen Strang zeitlebens miteinander verbunden. Es fehlte noch an der Möglichkeit chirurgischer Trennung.

Nach der Statistik entspricht die zahlenmäßige Häufigkeit siamesischer Zwillinge im Vergleich zu Normalgeburten einem Verhältnis von etwa dreihundert- bis vierhunderttausend zu eins. Die älteste verbürgte Nachricht über ein derartiges Vorkommnis bei menschlicher Entbindung stammt aus dem 12. Jahrhundert. Es ereignete sich in England. Erste bildliche Darstellungen siamesischer Zwillingskinder tauchten ausgangs des 15. Jahrhunderts auf. So erschienen 1495 nicht weniger als fünf verschiedene Flugblätter mit Holzschnitt-Illustrationen von zwei in Bürstadt bei Worms geborenen Knaben, die an der Stirn zusammengewachsen waren. Die meisten derzeitigen Bildwiedergaben entsprachen kaum der Realität, weil sie nicht auf Autopsie gründeten, sondern aus fehlender Sachkenntnis penetrant-reißerisch arrangiert wurden. Stets bildeten solche unglückseligen Wesen erbarmungslos ver-

marktete Schauobjekte auf Jahrmärkten und Rummelplätzen. Erstmalig gelang 1893 dem Pariser Chirurgen *Eugène-Louis Doyen* (1859–1916) die operative Trennung zweier, im Bereich der Brustbeine verschmolzener, Zwillingsschwestern. Infolge tuberkulöser Bauchfellentzündung überlebten die 13jährigen Mädchen die Prozedur nicht lange. Bis heute ist ein solcher chirurgischer Eingriff ein Wagnis geblieben. Er kann zudem nur unter geeigneten anatomisch-physiologischen Voraussetzungen durchgeführt werden.

Abb. 60a: Frühere zeichnerische Darstellung siamesischer Zwillinge des Monogrammisten MF
Ohne nähere Angaben
Aus: Deutsches Rotes Kreuz, Dresden, H. 5/1988.

Abb. 60b: Der Genueser Graf Lazarus Colloredo mit seinem siamesischen Zwillingsbruder Johann Baptista. Es handelt sich hier um die erste Abbildung einer wirklich beobachteten Mißbildung dieser Art.
Nach einem Kupferstich von Licetus aus dem 17. Jahrhundert
Ohne bibliographischen Herkunftsnachweis

Abb. 60c: Phantastische Darstellung mißgestalteter Menschenrassen. Dazwischen siamesische Zwillinge
Nach Sebastian Münsters „Kosmographie" vom Jahre 1550
Aus: Hans Kraemer: Weltall und Menschheit, Berlin – Leipzig – Wien – Stuttgart o. J.

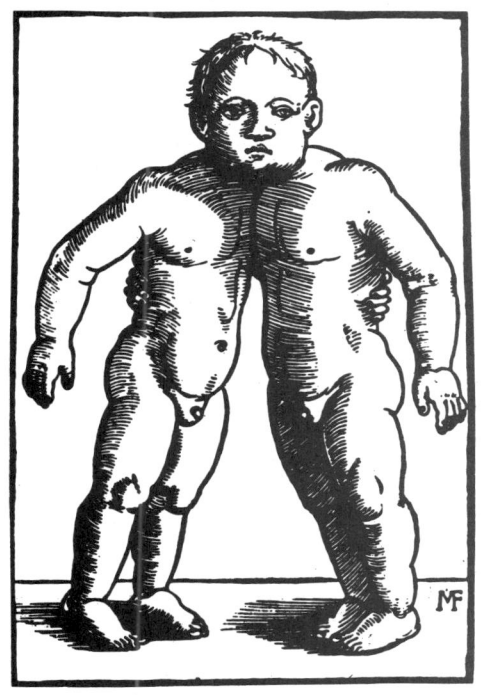

a

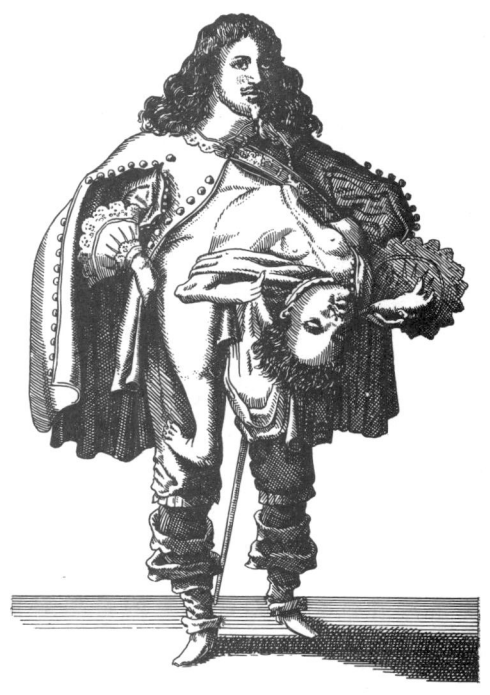

b

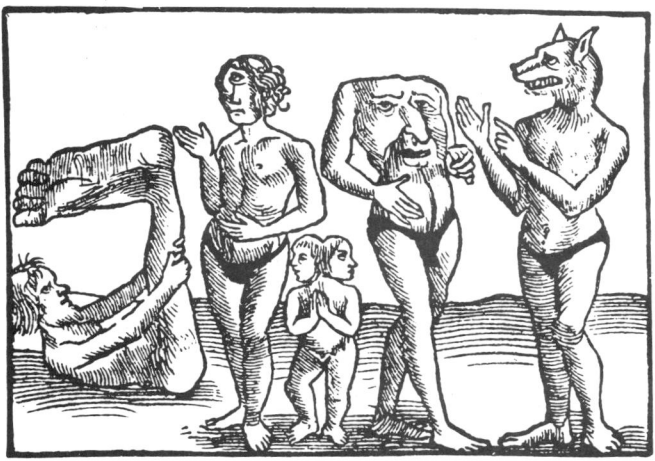

c

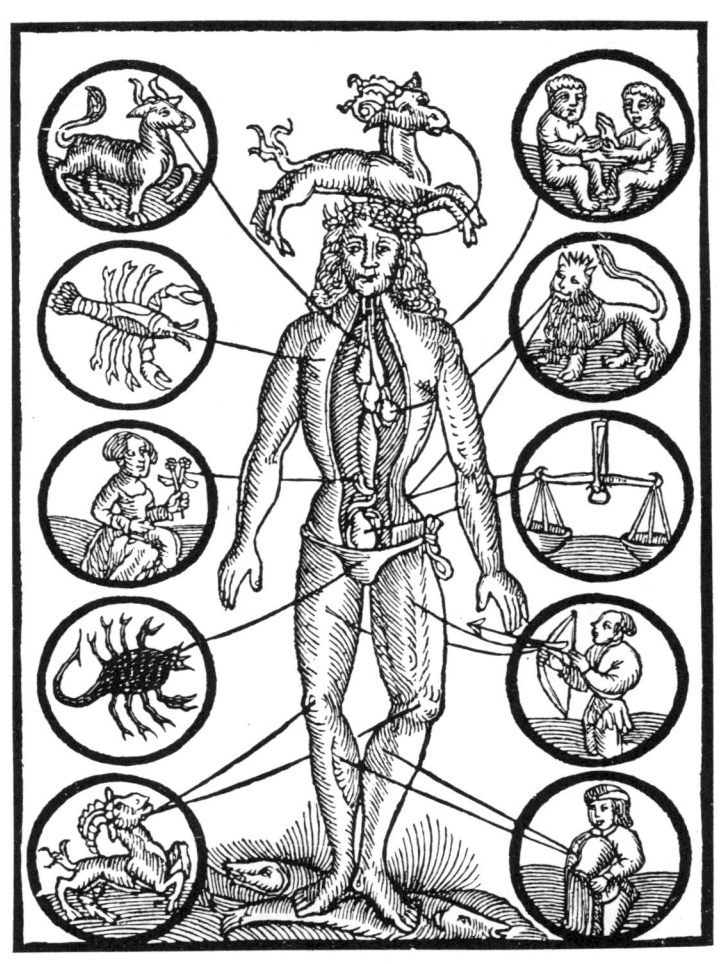

XI

Stationen der Chirurgie

je geschickter die menschen
um so mehr seltene waren

Laudse (zwischen 5. und 3. Jh. v. Chr.)

Trepanation seit Jahrtausenden

Zu den ältesten chirurgischen Eingriffen zählt die Trepanation oder Schädeleröffnung. Sie wurde, wie der französische Medizinhistoriker *Prunières* 1873 an Skelettfunden im Lozèretal erstmalig nachwies, bereits in der Urgesellschaft, genauer in der Jungsteinzeit vor mehr als viertausend Jahren, in allen Erdteilen ausgeübt. Veranlaßt zu solcher Operaiton sahen sich unsere vor- und frühgeschichtlichen Vorfahren sowohl bei traumatischen Kopfverletzungen als auch bei Krankheiten, die ihnen unerklärlich und deshalb von Dämonen verursacht schienen, wie rasende Kopfschmerzen, epileptische Anfälle oder vermeintliche Besessenheit (Manien). Durch das Trepanationsloch beabsichtigte man, dem „bösen Geist" einen Ausgang aus dem „befallenen" Körper zu verschaffen.

Auch die antiken Kulturvölker maßen der Trepanation hohen therapeutischen Wert und gelegentlich sogar rituelle Bedeutung bei. So hielten sich die Pharaonen von der vierten Dynastie an, da sie sich gewaltige Pyramiden als Grabmäler erbauen ließen, in denen ihre „Seele" in herkömmlicher Pracht und Herrlichkeit fortleben sollte, einen „königlichen Schädelbohrer", der an ihnen kurz vor ihrem Tode die Prozedur vornahm, um das ihnen nach altägyptischer religiöser Vorstellung innewohnende „unsterbliche Prinzip" rechtzeitig aus ihrem absterbenden Leib zu befreien. Die Schädeleröffnung geschah entweder durch allmähliches Abschaben des Knochens oder durch Herausschneiden eines Knochenstückes mit einem Feuersteinmesser.

Die altgriechischen Ärzte indes bedienten sich zur Durchführung der Trepanation eines Drillbohrers oder „Trypanons", dem der Eingriff letztlich seinen Namen verdankt. Um ein Heißwerden des Instrumentes zu verhüten, berieselten sie es mit Wasser, während sie den zu operierenden Schädeldachdefekt nach Entfernen der Kopfhaut mit leicht abspülbarer Tinte markierten. Der griechisch-römische Arzt *Galenos* endlich empfahl den Wundärzten, die lädierte Schädelpartie rings-um zu perforieren und die kleinen Löcher mittels eines Linsenmessers und eines Hammers untereinander zu verbinden. Dem Mittelalter blieb es vorbehalten, die Trepanation mit düsterem Aberglauben zu verquicken. Die darauffolgenden Jahrhunderte erfuhren eine Hochflut der Trepanation. Man führte sie nun noch unter vielem anderen bei langwierigen Augenleiden sowie bei syphilitischem Knochenfraß durch und erfand zu ihrer perfekten Anwendung den Kronentrepan mit schnellrotierendem Stift sowie eine drehbare kleine Säge, die sogenannte Serrula versatilis des Scultetus (1653), zum Durchsägen des Knochens zwischen zwei Trepanationsöffnungen.

Abb. 61a: Trepanationsinstrumente des 17. Jahrhunderts: Serrula versatilis (drehbare kleine Säge) des Scultetus (1653) zum Durchsägen des Knochens zwischen zwei Trepanationsöffnungen. Beachtenswert sind die reichen Verzierungen
Aus: Ciba-Zeitschrift, H. 39/1936.

Abb. 61b: Trepanation im 16. Jahrhundert
Zeitgenössischer Kupferstich nach Giovanni Andrea della Croce (1573), in dessen Werk über Chirurgie die Trepanationsmethoden und das Trepanationsinstrumentarium ausführlich behandelt sind
Aus: Bernt Karger-Decker: Der Griff nach dem Gehirn, Leipzig 1977.

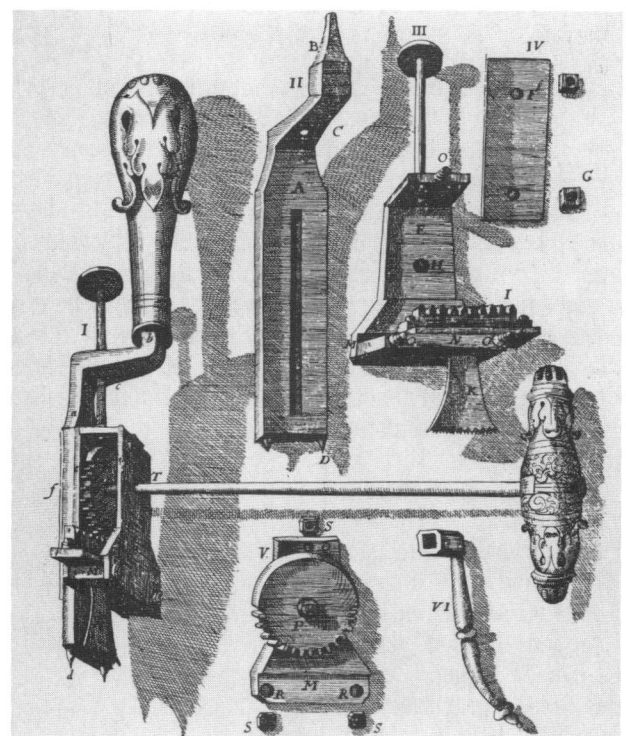

a

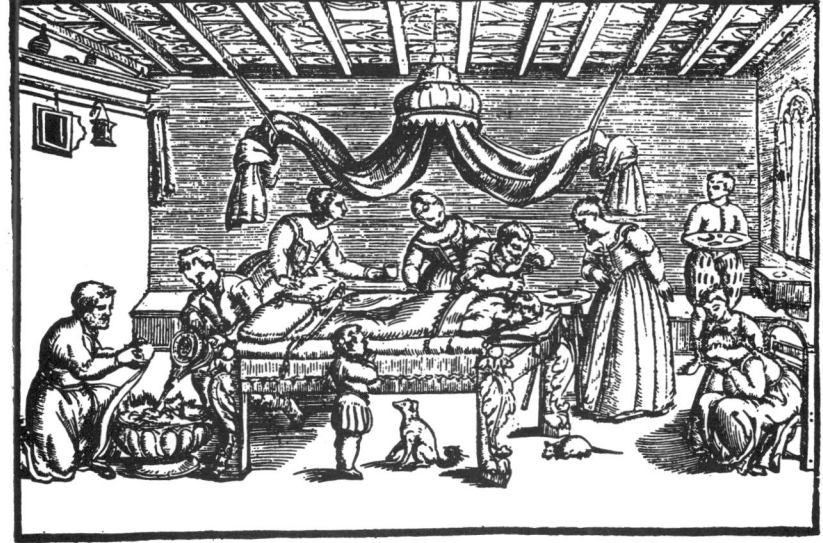

b

Die GROSSE CHIRURGIE des Guy de Chauliac

Anno 1363 legte der hervorragende französische Wundarzt *Guy de Chauliac* (um 1300 – etwa 1368) der Fachwelt sein lateinisch abgefaßtes Buch „Bestandsaufnahme der chirurgischen Heilkunst" vor, in dem er das zeitgenössische Wissen hierüber zusammenfaßte und es an eigener Sachkenntnis und operativer Erfahrung maß und wertete. Das Werk fand nicht nur starke internationale Beachtung, sondern avancierte überdies – ohne seine Absicht – zum jahrhundertelang führenden Lehrbuch der Chirurgie. Sogar 1890 noch brachte ein Pariser Verlag eine repräsentative französische Übertragung unter dem Titel „La Grande Chirurgie de Guy de Chauliac" heraus. Aus einem gleichnamigen Dorf im südfranzösischen Département Lozère gebürtig, hatte „Meister Guy", wie ihn der Volksmund verehrungsvoll nannte, seine medizinische Ausbildung vornehmlich an der damals tonangebenden Fakultät zu Montpellier erlangt, danach längere Zeit in Lyon als „beider Arzneien Doktor" praktiziert und schließlich bis kurz vor seinem Tode in Avignon als Leibarzt der Exilpäpste gewirkt. Stets setzte er sich für die Anerkennung der Chirurgie als selbständiges Lehrfach ein und forderte vom gewissenhaften Chirurgen Belesenheit, operative Geschicklichkeit, Erfindungsreichtum sowie Mitgefühl, Liebenswürdigkeit, Erbarmen und Pflichtbewußtsein gegenüber den Patienten.

Daher auch plädierte Guy de Chauliac für die Applikation bewußtseinstrübender Dämpfe oder einschläfernder Pflanzenextrakte vor schmerzhaften chirurgischen Eingriffen, warnte aber zugleich vor verhängnisvoller Überdosierung. Als langjähriger Vorsteher des Lyoner Stiftes Saint-Just blieb er unermüdlich darauf bedacht, die ihm untergebenen Wundärzte zu äußerster Wachsamkeit im Umgang mit Narkoseschwämmen, -tränken und -dünsten anzuhalten. Zahlreiche chirurgische Instrumente gehen auf ihn zurück, wie der Ohrtrichter, die damals gebräuchliche Balista, eine chirurgische Armbrust zur Extraktion von Pfeilen, eine Hohlsonde zu

behutsamer Indikation bei Fisteloperationen am Mastdarm, Kauter, Knochenschaber usw. Als einer der versiertesten Operateure seiner Zeit führte Guy die Dauerstreckbehandlung bei Oberschenkelbrüchen in die Operationspraxis ein, empfahl die Schienenbehandlung bei angeblichen Luxationen im Hand- und Fußgelenk, die er als Verrenkungsbrüche erkannte, riet zu direkter Naht verletzter Nerven wie auch zur Intubation bei Atemnot und übte angezeigtenfalls auch den Luftröhrenschnitt (Tracheotomie) aus.

Abb. 62a: Guy de Chauliac (um 1300 – etwa 1368)
Nach einem in der medizinischen Fakultät Montpellier befindlichen Bildnis auf Holz
Aus: W. von Brunn: Kurze Geschichte der Chirurgie, Berlin 1928.

Abb. 62b: Handhabung der von Chauliac entwickelten chirurgischen Armbrust (Balista)
Nach einer 1546 in Venedig erschienenen Ausgabe der „Ars Chirurgica des Guido von Chauliaco"
Aus: „Deutsches Rotes Kreuz", Dresden, H. 10/1988.

Abb. 62c: Darstellung verschiedener von Chauliac angegebener beziehungsweise beschriebener chirurgischer Instrumente
Fotoreproduktion: Dr. med. habil. Kurt Heinz Römer (†), Görsdorf.

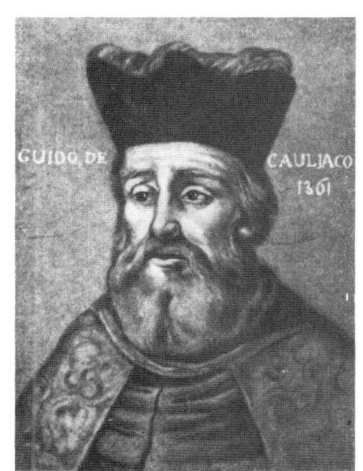

a

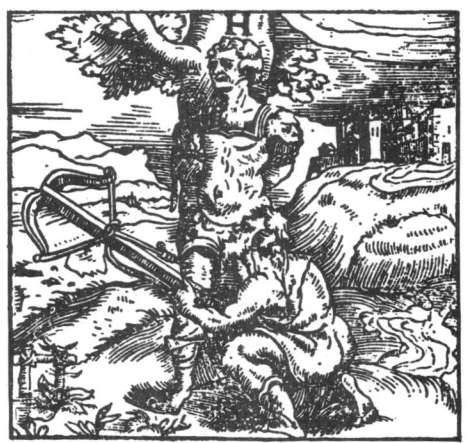

b

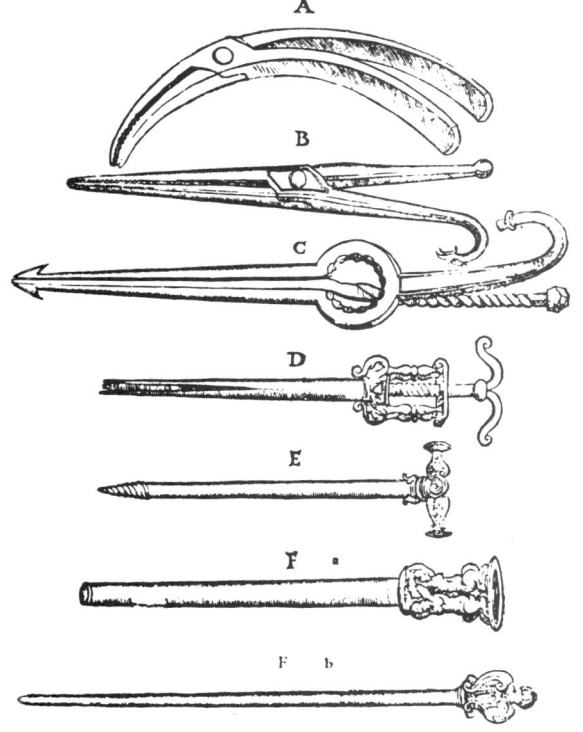

c

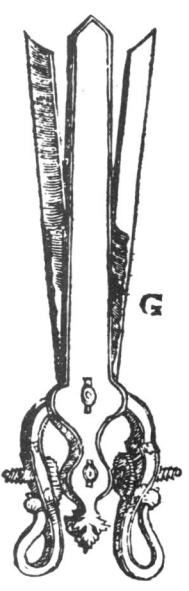

Bader und Barbiere

Die mittelalterlichen Schulmediziner studierten und lehrten zwar die Wundarznei, übten sie aber nicht persönlich aus, weil sie es für unter ihrer Würde erachteten, das chirurgische Messer zu handhaben. Deshalb ließen sie die anfallenden Operationen unter ihrer Aufsicht von Hilfskräften ausführen, die sich zumeist aus den Berufsgruppen der Schmiede, Henker, Bader und Barbiere rekrutierten.

Allmählich erwuchs jene Hilfstätigkeit zu einer selbständigen Dienstleistung, die handwerklich erlernt wurde. Daher auch der von den griechischen Wörtern „cheir" (= „Hand") und „ergon" (= „Werk") abgeleitete Begriff „Chirurgie" für die Wundarzneikunst. Solange sich Angehörige einstmals für unehrenhaft gehaltener Berufe mit der Wundbehandlung befaßten, galt auch diese selbst als schandbar. Hartnäckig hielten unsere Vorfahren trotz wiederholter kaiserlicher Dekrete, welche die „Ehrbarkeit" des Wundhandwerks sowie der mit ihm sich befassenden, zunftmäßig zusammengeschlossénen Individuen betonten, jahrhundertelang an diesem Vorurteil fest. Erst nachdem in der zweiten Hälfte des achtzehnten Jahrhunderts der leitende Wundarzt der Pariser Charité, *Pierre Joseph Desault*, die wissenschaftliche Chirurgie begründet hatte, begannen die akademisch gebildeten Doctores, deren Vertreter als ebenbürtig anzusehen.

Die meisten Wegbereiter der neuzeitlichen Wundarznei entstammten den Ständen der Barbiere und Bader, die neben ihren landläufigen Arbeiten alle zur sogenannten kleinen Chirurgie zählenden Eingriffe besorgten. Dazu gehörten das Aderlassen, Klistieren und Schröpfen, das Verbinden, Einrichten von Verrenkungen sowie Heilen von Knochenbrüchen, äußeren Verletzungen, Geschwüren, Hautleiden und dergleichen. Die Behandlung schwerer chirurgischer Krankheiten indes, die einen empfindlichen Körperschaden, wenn nicht gar den Tod des Patienten verursachen könnte, wurde nach dem Pionier der deutschsprachigen Medizingeschichte, *Hermann*

Peters, „sowohl von den gelehrten Ärzten wie auch von den gewöhnlichen Wundärzten völlig vernachlässigt".

Unsere Illustration vermittelt einen Eindruck von der Blutentziehung (Schröpfen) aus der Haut durch einen Badknecht im sechzehnten Jahrhundert. Diese Maßnahme diente damals nicht nur zu therapeutischen, sondern auch zu prophylaktischen Zwecken, da man durch sie den Organismus gesund erhalten zu können glaubte.

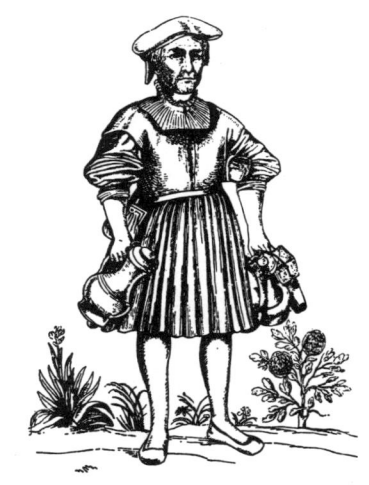

a

Abb. 63 a: Holzschnitt nach einem Aquarell im Geschworenenbuch der Nürnberger Barbierer und Wundärzte.
Aus den Mitteilungen des Germanischen Museums
Nach: Hermann Peters: Der Arzt und die Heilkunst in der deutschen Vergangenheit, Jena 1924.

Abb. 63 b: Badstube in der 2. Hälfte des 16. Jahrhunderts. Der Bader setzt Schröpfköpfe
Titelholzschnitt zu Paracelsus' Wund- und Artzney Buch von Jost Amman(n) (Frankfurt/Main 1565)
Aus: Alfred Martin: Deutsches Badewesen in vergangenen Tagen, Jena 1906.

Abb. 63 c: Bader der 2. Hälfte des 16. Jahrhunderts beim Schröpfen
Nach einem Holzschnitt von Jost Amman(n) aus dem Ständebuch von 1568.

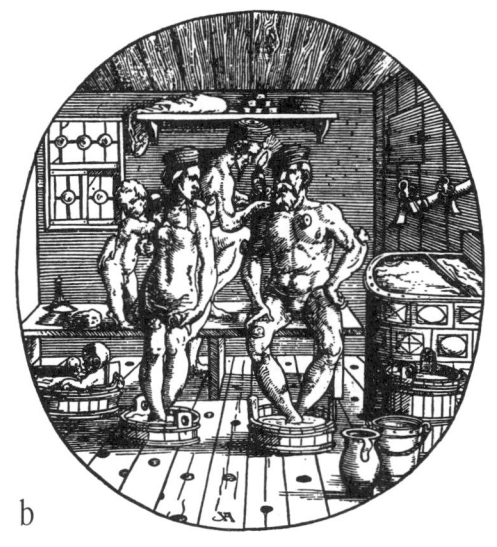

b

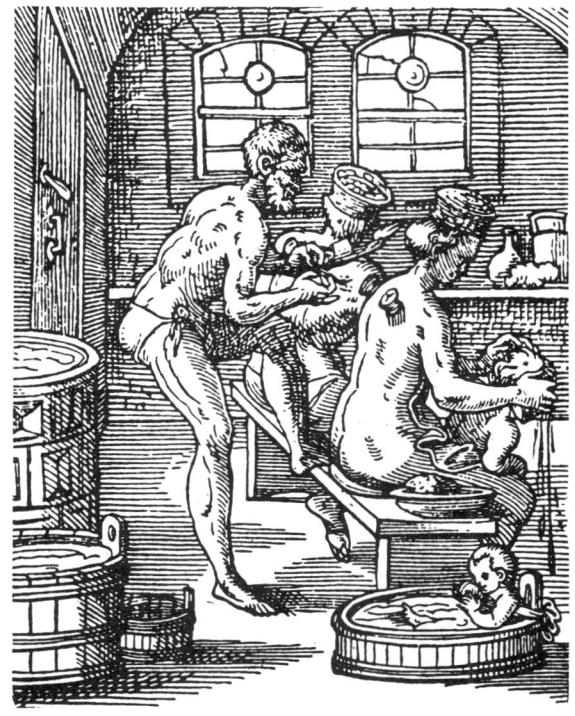

c

Angeblich dem Ibis abgesehen

Bei seinen Ausgrabungen im Pyramidenfeld von Gise, 1926, legte der Wiener Archäologe *Hermann Junker* unter anderem eine türartige Steinplatte mit der Darstellung eines Mannes in verschiedenen Haltungen frei. Wie aus den eingemeißelten Schriftzeichen hervorgeht, handelt es sich dabei um Konterfeis des altägyptischen Hofarztes *Iry,* den der Pharao nicht nur schlechthin zu seinem Leibarzt, sondern insbesondere auch zum „Hüter des königlichen Darmausgangs" berufen hatte. Wir ersehen aus diesem medizingeschichtlich hochinteressanten Dokument, daß es bereits zur Zeit der Gottkönige *Cheops, Chephren* und *Mykerinos,* im dritten Jahrtausend vor unserer Zeitrechnung, ärztliche Spezialisten gab. Dem auf der vorerwähnten Stelle Abgebildeten oblag es, getreu der damals herrschenden Auffassung, daß Krankheiten durch Stauungen von Atemluft, Blut, Schleim und anderen Körpersäften sowie nicht zuletzt durch Darmverstopfungen entstünden, für einen geregelten Abgang der Ausscheidungen des Herrschers zu sorgen.

Dies geschah bei erschwerter Kotentleerung mittels Einläufen aus Ochsengalle, Ölen oder Pflanzenauszügen, die dem Patienten laut Anweisung eines 1873 von dem Leipziger Ägyptologieprofessor *Georg Ebers* aufgefundenen und später nach ihm benannten Papyrus „in den After eingegossen" wurde. Dazu bediente man sich eines an der Spitze abgeschnittenen Rinderhorns. Nach einer Mitteilung des römischen Schriftstellers *Plinius* hätten die Ägypter das Klistier ihrem heiligen Storchenvogel Ibis abgesehen, der angeblich „im Falle einer Obstipation Nilwasser aufnahm und es sich mit seinem gebogenen langen Schnabel in die Kloake einführte, um deren rasche Entleerung auszulösen".

Unter den übrigen Kulturvölkern der Antike wandten namentlich die Mesopotamier und die Griechen das Klistier an, um durch medikamentöse Einläufe sowohl den Stuhl wie auch die Ausscheidung der sogenannten Krankheitsmaterie zu unterstützen. Im Reich der Inka pflegte man gemahlene Uill-Cautari-Frucht als Abführmittel und bei Durchfall Pulver der Ratantici-Rinde mit Hilfe eines nicht näher beschriebenen Klistiergeräts zu verabfolgen. Die mittelalterlichen Bader benutzten bis zur Erfindung der Klistierspritze im fünfzehnten Jahrhundert durch den italienischen Mediziner Gatenaria mit einem Röhrchen versehene Blasen zur Ausspülung der Eingeweide.

Abb. 64 a: Nach dem altgriechischen Historiker Herodot (um 484-425 v. Chr.) sollen die antiken Völker, namentlich die Ägypter, das Klistieren dem Ibis abgesehen haben, der seinen Schnabel mit Wasser fülle und es in seine Kloake spritze. Der Storch solle es genauso machen
Nach einem Holzschnitt „La cigogne, qui se purge" in „Dyalogue des Créatinos" (1482)
Aus: Hochstetter und Zehden: Mit Hörrohr und Spritze, Berlin 1921.

Abb. 64 b: Anwendung des Klistiers im 16. Jahrhundert
Nach einem anonymen Holzschnitt um 1550
Aus: Bernt Karger-Decker: Der Griff nach dem Gehirn, Leipzig 1977.

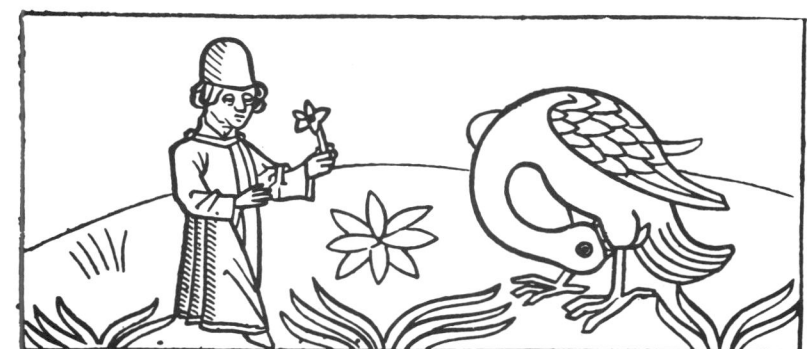

La cicogne est ung oyseau egiptienne côme dit papie se! lon là loy ordre plus q̃ tous les aultres oyseaus car elle ne se nourit q̃ de charôgnes mortes emprez les riues de la mer ou des riuietes et mêgut les oeufs des serpês et le purge

a

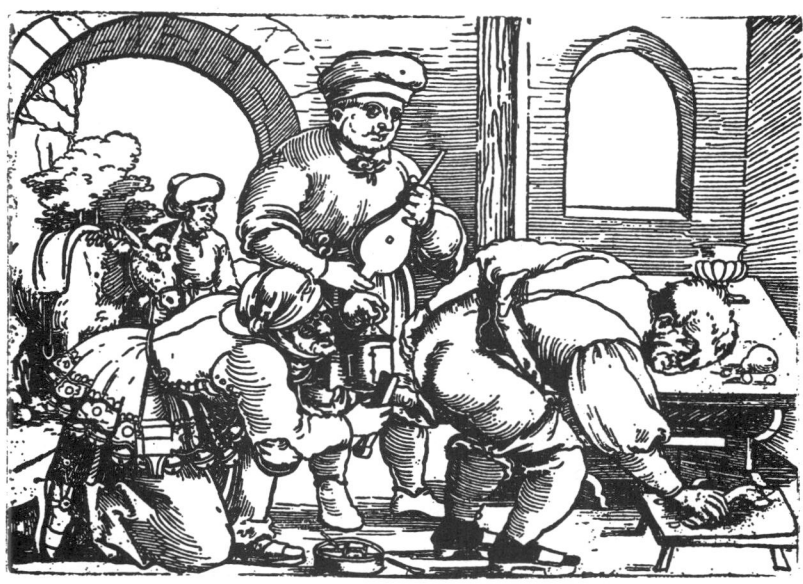

b

Aderlaß nach Tierkreiszeichen

Neben dem Schröpfen und Klistieren bildet der Aderlaß die meistgeübte wundärztliche Tätigkeit der mittelalterlichen Bader und Barbiere. Er wurde gleich der vorerwähnten Art der Blutentziehung, dem Schröpfen, am gesunden Körper zur Vorbeugung und bei Krankheiten als Heilmaßnahme angewandt. Wie die zahlreich auf uns überkommenen zeitgenössischen Bilddokumente bekunden, staute der Badeknecht oder der Bartscherer der zur Ader zu lassenden Person mit einer um den Oberarm gelegten Binde das Blut und schnitt die dadurch stark hervortretende Vene an. Zu jeder Jahreszeit unterwarf sich der Gesunde einmal dieser Prozedur; den Insassen der Klöster war sie nach der „Zisterzienser-Chronick" sogar vorgeschrieben. Den Freß- und Sauflustigen jener Tage galt der Aderlaß als wirksames Mittel, um die Folgen ihrer Völlerei zu überwinden. Dies bezeugt der Wittenberger Humanist und Theologe der lutherischen Reformation *Philipp Melanchthon* mit folgenden drastischen Worten, die wir nach dem Medizinhistoriker *Hermann Peters* zitieren: „Wenn man also toll und voll mit seltzamer Speise durcheinander vermischt den Leib biß oben angefüllt, und auf den Morgen der Kopf schwer wird, Drückung umb die Brust und andere Zufälle sich zutragen, alßdann lasset man zur Ader und saufft wieder, daß's kracht." Im Gegensatz zum oberflächlichen Schröpfen ängstigte das Aderlassen Klienten und Patienten, da es laut überliefertem Zeugnis das Blut aus der Leibestiefe, „nemlich von dem Herzen, der Lunge und so weiter zeucht". Deshalb sollte der Eingriff nach den Gesundheitsregeln der berühmten medizinischen Schule von Salerno nur an Individuen über siebzehn Jahren vorgenommen werden. Je nach vorliegender Krankheit schlug der niedere Wundarzt mit dem „Laßeisen" oder einem einklingigen „Schnepper" gewisse Adern an. Diese waren auf „Aderlaßtafeln" an einer Illustrationsfigur, dem sogenannten Aderlaßmännlein, dargestellt. Wie sehr in jener vom Aberglauben erfüllten Ära der Medizingeschichte astrologische Anschauungen den angeblich günstigen Zeitpunkt für einen Aderlaß bestimmten, erweist sich an den zu beiden Seiten des Aderlaßmännleins abgebildeten Tierkreiszeichen, die die anzustechenden Venen mit den betreffenden Körperteilen und Organen beherrschen sollten.

Oft genug freilich traten bei diesen rigorosen Blutabzapfungen Ohnmachten und sogar Todesfälle ein.

Abb. 65a: Aderlaß an einer Frau im 16. Jahrhundert
Nach einem anonymen Holzschnitt in A. Sytz: Traktat vom Aderlassen (Landshut 1520)
Aus: Wilhelm Manninger: Kampf und Sieg der Chirurgie, Zürich und Leipzig 1942.

Abb. 65b: Ordinationszimmer eines mittelalterlichen Arztes. Vorn eine Patientin, die zur Ader gelassen wird
Nach einem anonymen zeitgenössischen Holzschnitt
Aus: René Fülöp-Miller: Kulturgeschichte der Heilkunde, Hamburg 1937.

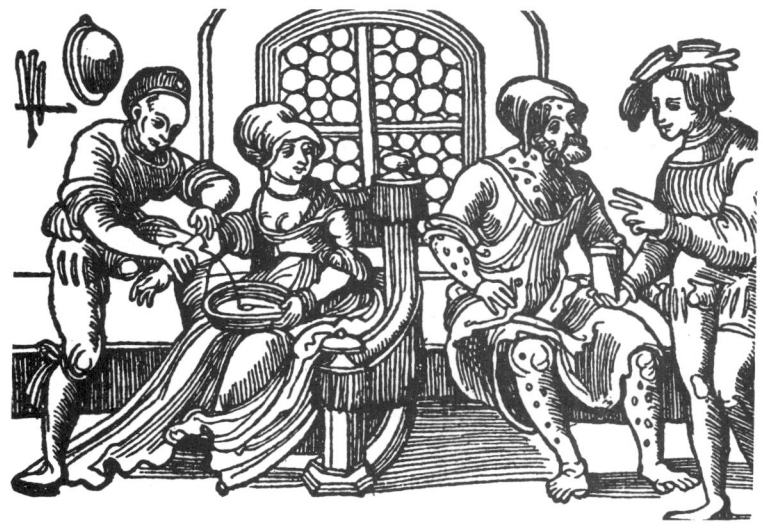

a

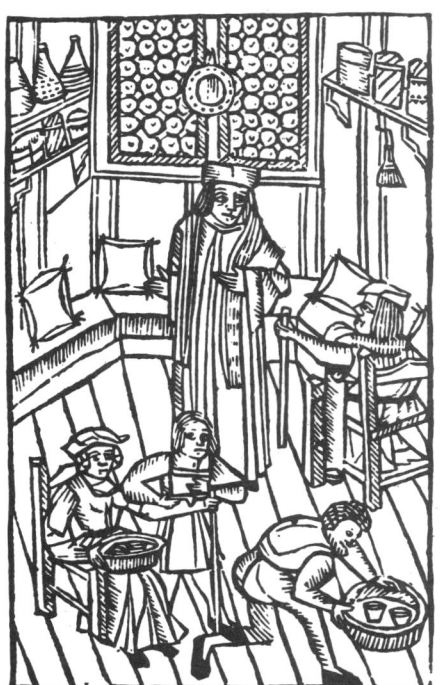

b

Allerlei Laß- und Tierkreismännlein

Unter arabischem Einfluß erlangte seit dem 13. Jahrhundert der Glaube an geheimnisvolle Kräfte der Gestirne eine überragende Bedeutung auch in der abendländischen (europäischen) Heilkunde. Man nahm an, daß die natürlichen Funktionen des menschlichen Körpers durch eine günstige oder ungünstige Stellung des jedem Organ zugeordneten Himmelskörpers gefördert oder gehemmt würden. Danach hatte sich im Krankheitsfalle die ärztliche Behandlung zu richten. Namentlich der einst weitverbreitete Aderlaß war nach streng astrologischen Grundsätzen vorzunehmen. Auf zahlreichen spätmittelalterlichen Wiegendrucken wie auch in Kalendern wurden sogenannte Laß- bzw. Tierkreismännlein publiziert, die dem Kranken und dem Mediziner als Lehrbilder für die Durchführung des Aderlasses dienten.

Mittels der Venäsektion an einer auf derartigen Illustrationsmodellen bezeichneten Körperstelle beabsichtigte man, eine lokale Ausräumung der vermeintlich durch ungesunde Säftemischung entstandenen Krankheitsmaterie aus dem betroffenen Organ sowie eine allgemeine heilsame Veränderung der Blutbewegung zu erzielen. Unter den mannigfachen Darstellungen früherer Aderlaßfiguren entdeckt der Betrachter vornehmlich drei Typen. Da gibt es zunächst unbekleidete Mannsgestalten mit zahlreichen bloßen Hinweislinien für alle von Kopf bis Fuß indizierten Laßstellen. Diese erscheinen jedoch in der Minderzahl gegenüber vielen im Tierkreisreigen befindlichen Figurinen. Letztere bieten sich in zweierlei Mustern dar.

Auf jenen beiden sind für den Benutzer die angeblichen Abhängigkeitsbeziehungen zwischen den 12 Tierkreiszeichen und den einzelnen Körperteilen versinnbildlicht. Bei der ersten Abart der Tierkreismännlein sind sämtliche Körperregionen der Aderlaßfigur von dem jeweils sie beherrschenden Tierkreiszeichen, vom Widder am Kopf bis zu den Fischen an den Füßen, überdeckt. Bei der zweiten Gruppe umstehen die Tierkreiszeichen entweder frei oder durch Hinweislinien mit ihrem Bezugsorgan verbunden das Laßmodell. Als sehr schädlich galt es, einen Patienten in einer bestimmten Körperregion zur Ader zu lassen, wenn der Mond in dem entsprechenden Tierkreiszeichen sich befand.

Zur bestmöglichen Orientierung der Wundärzte, Bader und Barbiere schließlich diente eine Sondergruppe von Tierkreismännlein mit zusätzlichen Angaben, an welchen Tagen bzw. Zeitpunkten ein Aderlaß an den dafür vorgesehenen Körperstellen „gut, mittel oder böse" wäre.

Abb. 66a: Aderlaßmann und Neujahrswunsch auf einem Straßburger Kalenderblatt aus dem Jahre 1494
Nach einem anonymen Holzschnitt
Aus: Jolan Jacobi: Theophrastus Paracelsus – Lebendiges Erbe. Eine Auslese aus seinen sämtlichen Schriften, Zürich und Leipzig 1942.

Abb. 66b: Aderlaß- oder Tierkreiszeichenmännlein. Die nackte Laßfigur ist von den 12 Tierkreiszeichen dergestalt bedeckt, daß das dem jeweiligen Sternbild zugeordnete Körperteil beziehungsweise Körperorgan ersichtlich ist
Holzschnitt in dem 1481 von Johann Blaubirer zu Augsburg gedruckten Deutschen Kalender
Aus: Gustav Freytag: Bilder aus der deutschen Vergangenheit, Leipzig o. J.

Abb. 66c: Das Aderlaßmännlein
Holzschnitt aus einem nicht genannten Kalender des 17. Jahrhundert
Aus: Bruno H. Bürgel: Aus fernen Welten, Berlin 1920.

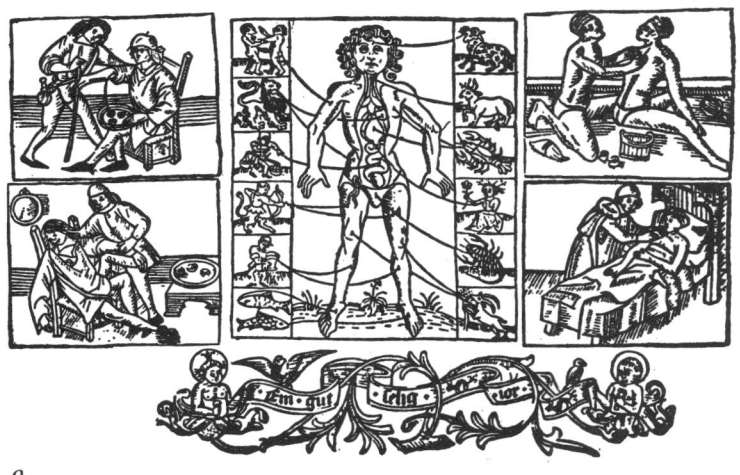

a

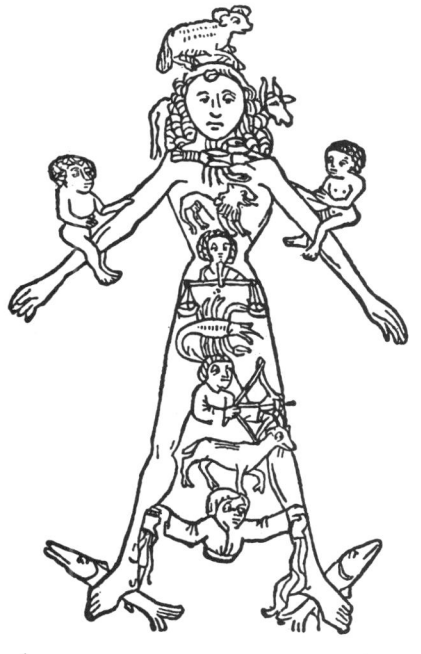

b

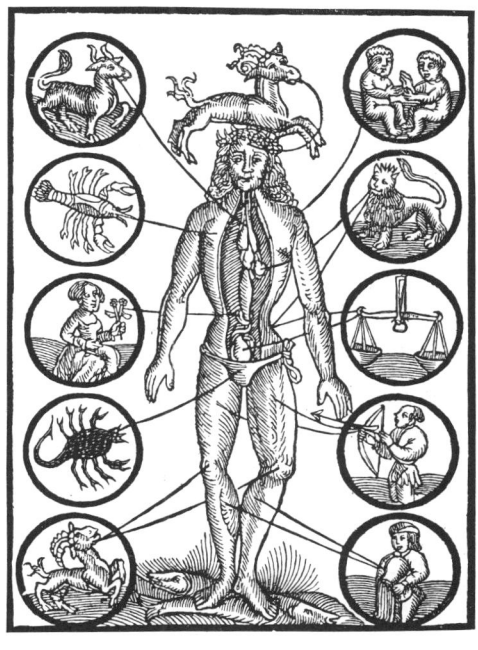

c

Zahnziehen auf dem Jahrmarkt

Am 28. Februar 1873 veröffentlichte die damals in Berlin erscheinende „Vossische Zeitung" eine Notiz, wonach „in hiesiger Stadt eine Particulier-Person angelangt" sei, welche augenblicklich jede Art von Zahnweh „nur durch Anrührung der Zähne mit seinen bloßen Fingern, ohne die geringste äußerliche anscheinende Beyhülff einig andern Mittels" zu kurieren vermöge. Jener „Privatmann" solle sich auf Grund seiner angeblich völlig schmerzfreien magnetischen Behandlungsmethode eines starken Zulaufs von Patienten erfreut haben. Die Zeitgenossen atmeten bei dieser Mitteilung auf, weil diese ihnen das Ende der jahrtausendealten groben Zahnextraktionen zu versprechen schien. Bereits aus dem frühindischen Buch religiöser Zauberformeln, der „Atharwa-Weda", erfahren wir von primitiver Entfernung kranker Zähne mittels „Hammers und Meißels", sofern sich die Schmerzenspein weder durch Amulette noch durch priesterliche Beschwörungen beheben ließ. Ähnlich gewaltsam pflegten die vorgeschichtlichen Völker vorzugehen, wie von Prähistorikern aufgefundene Schädelskelette bezeugen.

Der griechisch-römische Arzt *Galenos* indes, der zu seiner Zeit wie auch das ganze Mittelalter hindurch als höchste medizinische Autorität galt, empfahl, nur gelockerte Zähne zu extrahieren. Noch festsitzende extraktionsbedürftige Zähne suchte er vor ihrem ruckartigen Entfernen durch Einwirkung geeigneter Drogen in ihrem Bett weitgehend zu lösen. Auch die mittelalterlichen Zahnbrecher, die ihre Tätigkeit auf Jahrmärkten und Messen ausübten, bemühten sich, kranke Zähne vor ihrer Extraktion zu lockern.

Nach *Hans Bauer* taten sie dies durch mannigfache mehr oder weniger rigorose Handgriffe, „bei denen der Kopf des Patienten in der Regel zwischen den Knien des Operateurs ruhte". Zur Schmerzlinderung wandten sie bei dieser Prozedur Stechapfel- und Bilsenkrautabkochungen an. Schließlich versetzten sie den Wimmernden durch heftiges Erschrecken in einen schockartigen Zustand und zerrten den Zahn mit einer Zange oder einem anderen Instrument blitzschnell heraus. Erst das Wirken des Pariser Arztes *Pierre Fauchard*, der mit seinem 1728 publizierten bahnbrechenden Werk über Zahnchirurgie die auf den anatomischen Gegebenheiten basierende wissenschaftliche Zahnheilkunde inaugurierte, leitete den Untergang der Gilde vagabundierender Zahnbrecher ein.

Abb. 67a: Beim Zahnbrecher auf dem Jahrmarkt im 16. Jahrhundert
Nach einem Holzschnitt in Petrarcas Trostspiegel (Augsburg 1531)
Aus: Walter Scheidig: Die Holzschnitte des Petrarca-Meisters, Berlin 1955.

Abb. 67b: Zahnbrecher im 16. Jahrhundert
Nach einem Holzschnitt von Jost Amman(n) aus dem Ständebuch von 1568

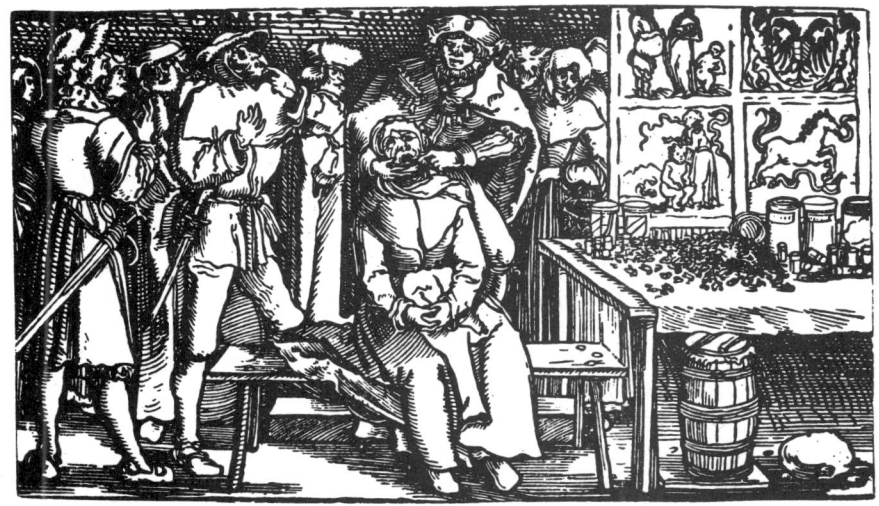

a

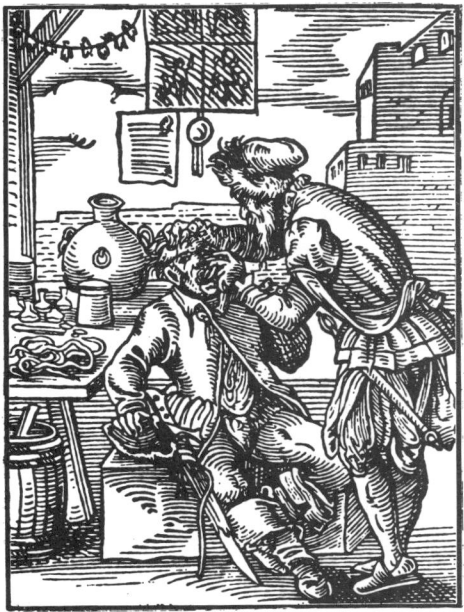

b

Seines Zeichens Feldscher

Wie bereits an anderer Stelle berichtet, übten die mittelalterlichen Schulmediziner das von ihnen geringgeschätzte Handwerk der Wundarznei nicht persönlich aus, sondern überließen die blutigen Eingriffe den Badern, Bartscherern und umherziehenden Schneidärzten. So gingen auch die seit dem Spätmittelalter zur Behandlung verwundeter Krieger bestellten „Feldscherer" in der Regel aus dem Berufsstand der Barbierchirurgen hervor. Erstmals soll der Rat von Nürnberg bei der Belagerung der Stadt durch den kurbrandenburgischen *Markgrafen Albrecht III. Achilles* in den Jahren 1449/50 zwei solcher niederer Wundärzte in Dienst genommen haben, die nach zeitgenössischer Überlieferung während der Kämpfe die Leute, ob edel oder unedel, Bürger oder Fußvolk, in Zelten beziehungsweise Gebäuden hinter der Schlachtlinie operierten, verbanden und heilten. Dafür wurden sie von den Stadtvätern entlohnt.

Die in persönlichem Abhängigkeitsverhältnis zu einem Feudalherrn stehenden Heeresangehörigen indes hatten damals noch im Verwundungsfall selbst für ihre ärztliche Behandlung zu sorgen. Dies änderte sich aber im sechzehnten Jahrhundert, da nach dem Verfall der Ritterheere die Landsknechtsaufgebote weiteste Verbreitung fanden. Jetzt traten, da sich mit vermehrtem Feuerwaffengebrauch wie auch durch massives Auftreten der aus der „Neuen Welt" nach Europa eingeschleppten Syphilis eine große Häufigkeit der Verwundungen und Infektionen verband, welche zugleich höchste Anforderungen an das militärische Sanitätspersonal stellten, vertragliche Abmachungen in Kraft. Danach oblag fortan den Truppenführern die Verpflichtung, die medizinische Betreuung der Söldner zu sichern und dafür genügend Feldärzte zu engagieren, deren genau vereinbarte Tätigkeiten bezahlt wurden.

Das inzwischen von dem Straßburger Wundarzt *Hieronymus Brunschwig* verfaßte „Buch der Chirurgia" sowie das „Feldbuch der Wundartzney" des ebenfalls in Straßburg wirkenden *Hanns von Gersdorff* bildeten die theoretische Grundlage für die militärärztliche Praxis im Landsknechtsheer.

Die beiden berühmten Autoren stellten darin zahlreiche von ihnen erfundene sinnreiche Instrumente dar und behandelten viele (bildlich erläuterte) Operationsverfahren, nicht zuletzt hinsichtlich der Schußwunden, die man damals noch für vergiftet hielt. Die Behandlung der Versehrten geschah auf einem hinter dem Schlachtfeld aufgeschlagenen Verbandsplatz. Unter den Feldärzten selbst herrschte eine bestimmte Rangordnung.

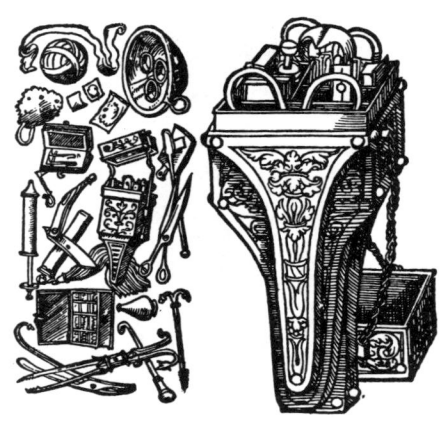

a

Abb. 68a: Feldscherbesteck mit Wundarzneibehelf (Bindfutter) im 16. Jahrhundert
Nach einer Darstellung in Paracelsus': Drei Bücher von Wunden und Schäden (1563)
Aus: Gustav Freytag: Bilder aus der deutschen Vergangenheit, Leipzig o.J.

Abb. 68b: Feldscher mit Gehilfen im 16. Jahrhundert. Unten links: eine Schale mit einem Narkoseschwamm (Schlafschwamm)
Nach einem zeitgenössischen Holzschnitt von Niclas Meldemann um 1530
Fotoreproduktion: Dr. med. sc. Manfred Kögel, Chemnitz.

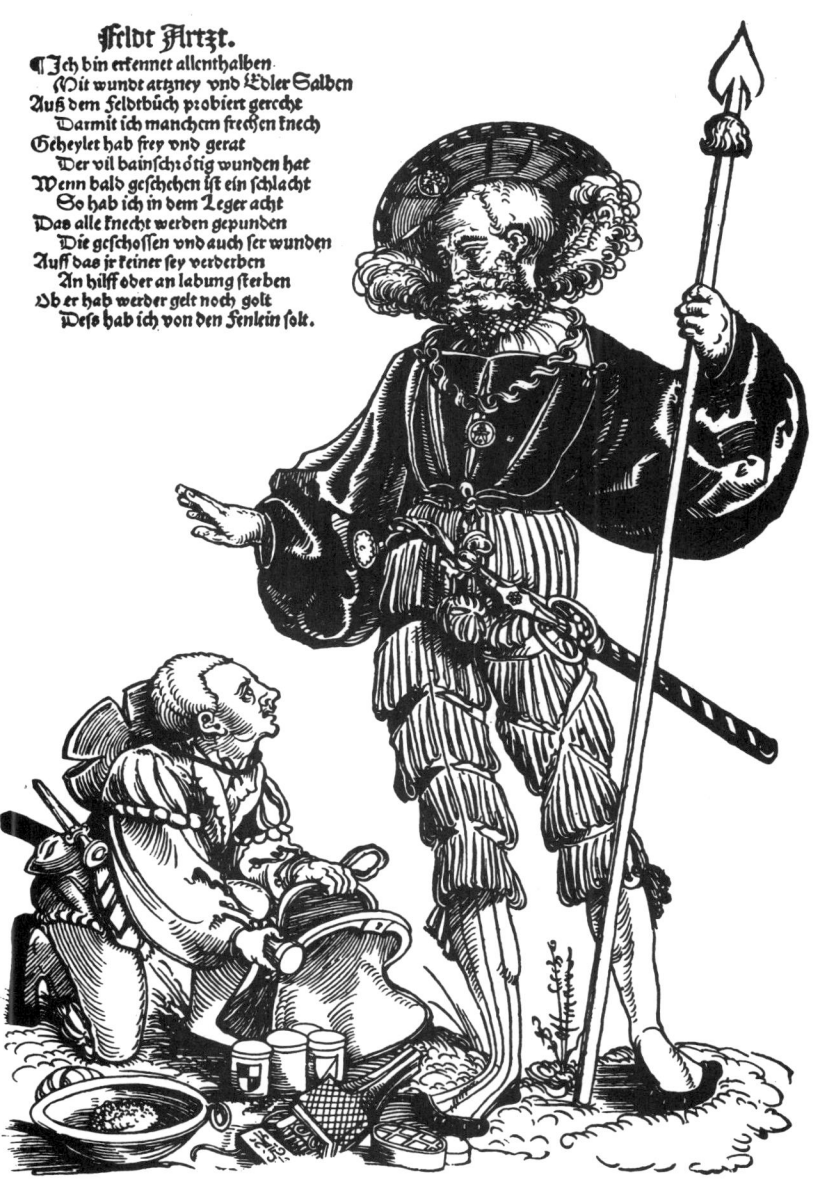

Feldt Artzt.

Ich bin erkennet allenthalben
Mit wundt artzney vnd Edler Salben
Auß dem Feldtbúch probiert gerecht
Darmit ich manchem frechen knech
Geheylet hab frey vnd gerat
Der vil bainschrötig wunden hat
Wenn bald geschehen ist ein schlacht
So hab ich in dem Leger acht
Das alle knecht werden gepunden
Die geschossen vnd auch ser wunden
Auff das ir keiner sey verderben
An hilff oder an labung sterben
Ob er hab werder gelt noch golt
Deß hab ich von den Fenlein solt.

b

Die Wundarznei des Meisters Schielhans

Anno 1517 erschien zu Straßburg das reich bebilderte „Feldtbuch der Wundartzney" eines gewissen *Hanns von Gersdorff* im Druck. Der Verfasser selbst nannte sich gemeinhin „Schielhans", wie aus den erläuternden Versen zur Leitillustration ersichtlich, welche einen sogenannten Wundenmann darstellt. Es handelt sich hierbei um eine nackte Mannsfigur mit Demonstrationen aller durch Waffengewalt möglichen Verwundungen des menschlichen Körpers. Die Verse zu jenem eindrucksvollen Holzschnitt lauten in zeitgenössischer Schreibweise: „Wiewol ich bin voll streich vn stich, zermorscht, verwundet iämerlich; doch hoff ich gott, kunstlich artzney, Schylhans der werd mir helfe frey."

Der um 1450 in der elsässischen Landgemeinde Görsdorf geborene Autor zählte zu den hervorragendsten Chirurgen seines Jahrhunderts. Seine vielseitigen operativen Erfahrungen hatte er nach damals üblicher barbierchirurgischer Lehre zunächst als fahrender Schneidarzt und danach als Feldscher erworben. Sein Buch schrieb er, nachdem er in Straßburg Bürgerrecht und Bestallung als Stadtwundarzt mit Praxis am Antoniusspital erlangt hatte. Das deutschsprachige Werk erlebte Auflagen bis ins 17. Jahrhundert, ferner holländische und lateinische Übersetzungen. Da Latein einstmals als obligatorische Gelehrtensprache galt, ist nicht auszuschließen, daß es sogar von manchen Universitätslehrern zu medizinischen Vorlesungen genutzt wurde. Breitesten Raum nehmen in dem Buch die Probleme der Wundbehandlung, namentlich bei Schußverletzungen, ein. Im Gegensatz zu landläufigen Gepflogenheiten empfiehlt Gersdorff behutsame Geschoßentfernung sowie schonende Wundheilung durch milde Öltherapie.

Den Wundbrand erachtete der Verfasser für triftige Anzeige zu radikaler Gewebsentfernung. Die Vornahme von Amputationen rät er im Gesunden an. Wundnaht solle primär erfolgen. Blutstillung bewirkt er durch herkömmliche Anwendung von Glüheisen und Ätzmitteln oder durch Gefäßunterbindung und Umstechung. Meisterlich beherrschte Gersdorff die Traktionsbehandlung, für die er eine Anzahl von Streckapparaturen konstruierte, sowie die Trepanation. Zum Anheben niedergedrückter Knochenpartien bei Schädelbrüchen erfand er eine sinnvolle Mechanik. Auch ist ihm die Wiederentdeckung der in Vergessenheit geratenen Specula zur Untersuchung des Anus und der Vagina zu verdanken.

Abb. 69a: Armstreckung mittels maschineller Vorrichtung zur Einrichtung eines Oberarmbruches im 16. Jahrhundert
Nach einem Holzschnitt in Hanns von Gersdorffs „Feldtbuch der Wundtartzney" (Straßburg 1528)
Aus: Hermann Peters: Der Arzt und die Heilkunst in der deutschen Vergangenheit, Jena 1924.

Abb. 69b: Ausbrennen einer Wunde mit dem Glühoder Brenneisen (Kauterisation) im 16. Jahrhundert
Nach einem Holzschnitt in Hanns von Gersdorffs „Feldtbuch der Wundartzney" (Straßburg 1528)
Aus: Wilhelm Manninger: Kampf und Sieg der Chirurgie, Zürich und Leipzig 1942.

Abb. 69c: Wundenmann – Modell zur Demonstration verschiedener Verwundungen des menschlichen Körpers
Nach einem Holzschnitt in Hanns von Gersdorffs „Feldtbuch der Wundartzney" (Straßburg 1528)
Aus: W. von Brunn: Kurze Geschichte der Chirurgie, Berlin 1928.

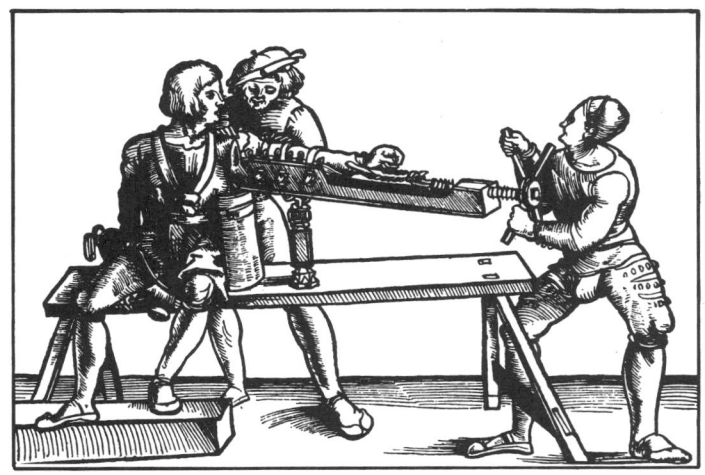

a

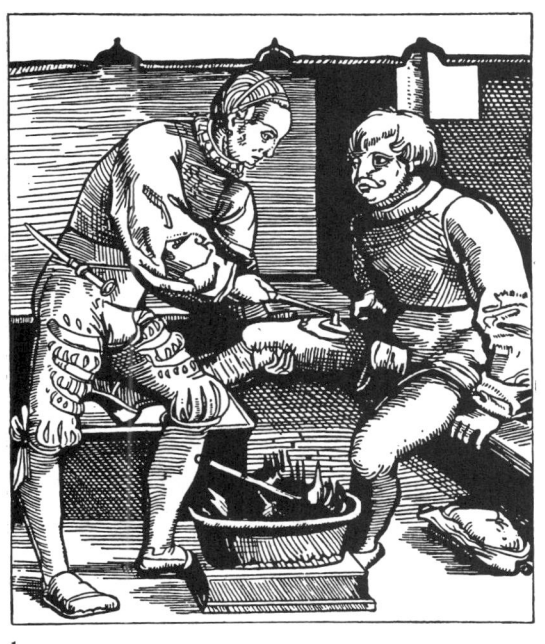

b

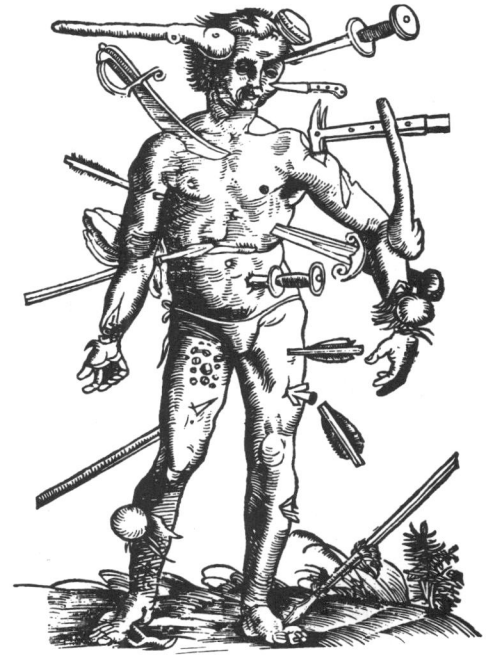

c

Kein siedendes Öl in Schußwunden

Besondere Anteilnahme verdienten im sechzehnten Jahrhundert die Kriegsversehrten. Wegen des verstärkten Einsatzes von Feuerwaffen, über den wir an früherer Stelle berichteten, gab es auf den Schlachtfeldern „neuartige" Wunden. Die Feldchirurgen glaubten, daß diese durch das Schießpulver vergiftet wären, und gossen zur Bekämpfung des vermeintlichen Übels siedendes Holunderöl hinein. Die so brutal traktierten Soldaten krümmten sich dabei vor rasenden Schmerzen, wurden aber nur in den seltensten Fällen gerettet. Diese Methode endlich beseitigt zu haben, ist das Verdienst des französischen Wundarztes *Ambroise Paré* (1510–1590).

Nach damaliger Gepflogenheit entstammte der aus Bourg-Hersent, einem Dorf im Departement Mayenne, gebürtige Sohn eines unbemittelten Handwerkers, dem Berufsstand der Barbiere, die mit den Badern neben ihrer eigentlichen Tätigkeit alle zur sogenannten kleinen Chirurgie zählenden Eingriffe besorgten, da die Schulmediziner es nach wie vor ablehnten, sich mit dem „unheiligen blutigen Geschäft" zu befassen und diesem trotz nachdrücklicher kaiserlicher Ehrenerklärungen hartnäckig ihre akademische Billigung versagten.

Nachdem Paré bei dem Bartscherer seines Heimatortes das Aderlassen, Klistieren, Schröpfen, Verbinden, das Einrichten von Verrenkungen sowie die Behandlung von Knochenbrüchen und äußeren Verletzungen erlernt hatte, arbeitete er drei Jahre als Hilfsarzt an dem renommierten Pariser Krankenhaus Hôtel-Dieu. Seit 1536 wirkte er als Militärchirurg. In dieser Eigenschaft entdeckte er auf dem Feldzug *Karls I.* von Frankreich gegen Kaiser *Karl V.* in Savoyen durch einen günstigen Zufall die Absurdität der Schußwunden „entgiftung". Auch er hatte die Verwundeten zunächst der eingangs dargelegten Radikalkur unterworfen. Doch als ihm das Öl ausging, bestrich er die Wunden mit einer behelfsmäßig aus Eidotter, Rosenöl und Terpentin gefertigten Salbe und legte einen Verband darüber.

Diese schonende Wundversorgung tat den Betroffenen nicht nur wohl, sondern führte sogar zu deren komplikationsloser Heilung. In seiner 1545 veröffentlichten Schrift „Die Behandlung der Wunden, die durch Büchsen und andere Feuerwaffen erzeugt werden" legte Paré überzeugend die Haltlosigkeit der Vergiftungstheorie dar und wurde dadurch zum Überwinder des bisherigen unmenschlichen, schädlichen Siedeverfahrens.

Abb. 70a: Ambroise Paré (1510–1590) – Erneuerer der Chirurgie durch zahlreiche Operationsverfahren
Nach einer französischen Xylographie von Perot
Aus: Tour de la France, Paris o. J.

Abb. 70b: Paré beim Entfernen einer Lanzenspitze aus dem Gesicht des Herzogs von Guise
Xylographie von Ansseau nach einer zeitgenössischen Radierung von Jean Morin
Fotoreproduktion: Dr. med. habil. Kurt Heinz Römer (†), Görsdorf.

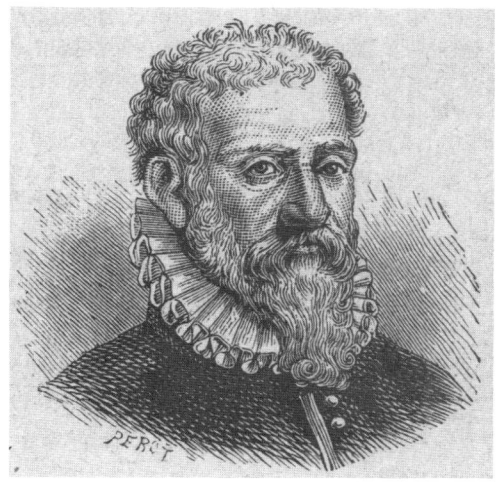

a

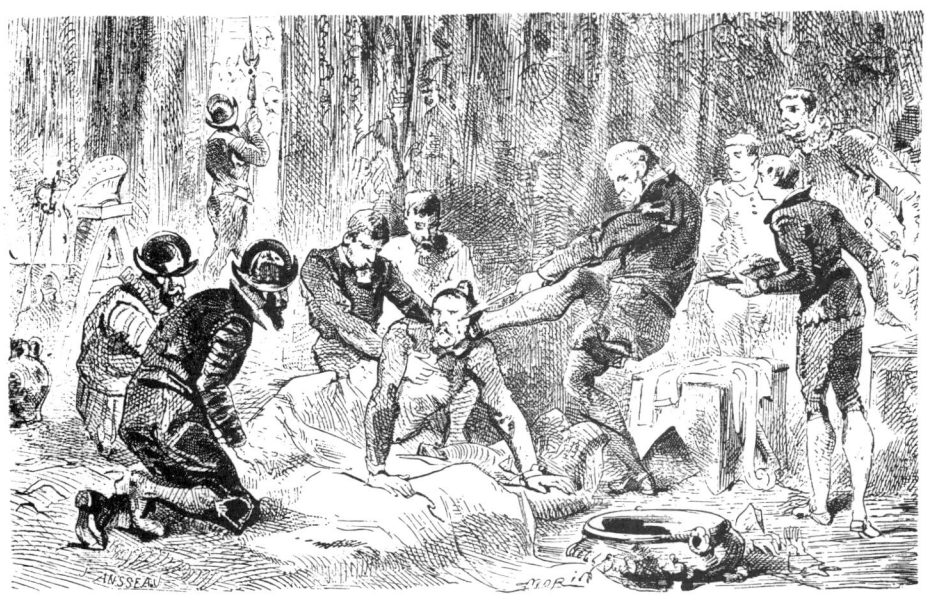

b

Moritat vom verschluckten Messer

Seit einem guten Jahrhundert etwa sind die Chirurgen imstande, Geschwülste sowie Fremdkörper im Magenbereich operativ zu entfernen. Bis dahin bedeuteten derartige Leiden oder Traumen für den Patienten vielfach noch qualvolles Siechtum beziehungsweise den sicheren Tod. Wenn wirklich ein früherer Wundarzt eine Magenoperation wagte und sie mit Erfolg bewerkstelligte, so erwies sich ein derartiger Eingriff als ein reines Bravourstück, bar jedes wissenschaftlichen Wertes, wie folgender zu Ostern 1602 geschehener „Fall" beweist:

Damals produzierte sich auf einem Volksfest in Prag ein Gaukler als „Messerschlucker". Dabei passierte ihm das Mißgeschick, daß er die Gewalt über das Schneidwerkzeug verlor und es vor den Augen des entsetzten Publikums tatsächlich verschlang. Zu seinem Glück hatte auf dem Festplatz auch der brandenburgische Wanderchirurg *Florian Mathis* seine Schaubude aufgeschlagen. Er klebte dem Verunglückten nach zeitgenössischer Überlieferung magnetische Pflaster auf den Leib, bis sich nach siebenwöchiger Behandlung die Messerstelle auf der Bauchdecke abtasten ließ. An dieser Stelle schnitt er dann ein und beförderte das inzwischen „ganz verrostete" Messer ans Tageslicht.

Die zweite urkundlich verbürgte Magenoperation vollführte am 9. Juli 1635 der Königsberger Wundarzt *Daniel Schwabe* an einem zweiundzwanzigjährigen Landarbeiter namens Grünheide, der auf einer Bauernhochzeit zuviel über den Durst getrunken hatte und seine Übelkeit durch Erbrechen zu beseitigen versuchte. Zur Erzielung des Brechreizes hatte er mit einem offenen Taschenmesser seinen Rachen gekitzelt und das Instrument unversehens verschluckt.

Als der Patient zu ihm gebracht wurde, schnallte Schwabe ihn im Beisein mehrerer zu Rate gezogener Kollegen auf dem Operationstisch fest, eröffnete die Bauchdecke, fand aber den Magen nicht, weil er des Bauchfell zu durchtrennen vergaß. So mußte der lauthals brüllende Bursche erst noch einen zweiten Einschnitt über sich ergehen lassen, bis das Messer endlich geborgen werden konnte. Über diese schauerliche Prozedur kursierte lange danach ein Bänkelgesang.

Namentlich aus dem zuletzt geschilderten Eingriff wird deutlich, weshalb die ersten Magenoperationen nur zufällig gelangen. Die Chirurgen besaßen noch zu geringe anatomische Kenntnisse, da Leichenzergliederungen in Deutschland noch im siebzehnten Jahrhundert zu den Seltenheiten gehörten und demzufolge die genaue Lage wie auch die Funktion des Verdauungsorgans kaum bekannt waren.

Abb. 71a: Situsbild der menschlichen Eingeweide
Aus: Laurentius Friesen: Spiegel der Arznei, Straßburg 1518.

Abb. 71b: Bildnis des Bauern Andreas Grünheide, der ein Messer verschluckte und 1635 von dem Wundarzt Daniel Schwabe erfolgreich operiert wurde
Aus: „Medizin aktuell", Berlin, H. 3/1982.

Abb. 71c: Situsbild der menschlichen Eingeweide und Organe
Illustration in Johann Peyligks „Compendiosa declaratio" von 1516
Aus: Bernt Karger-Decker: Mit Skalpell und Augenspiegel, Leipzig 1957.

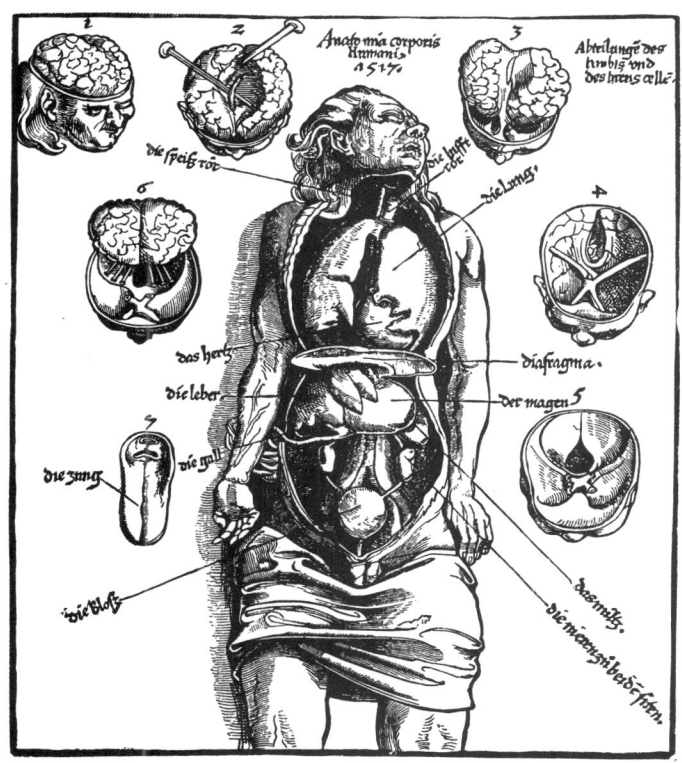

a

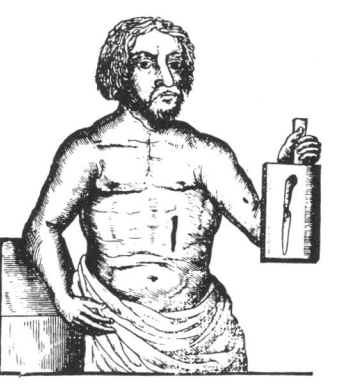

b

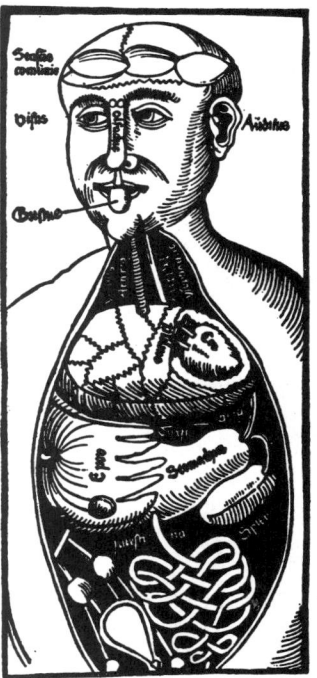

c

„Sieh an den Schmerzensstein!"

Weder die antiken noch die mittelalterlichen Ärzte wagten die Operation eines steinleidenden Patienten, sondern überließen diesen für die damaligen chirurgischen Verhältnisse schwerwiegenden Eingriff den gewerbsmäßigen Steinschneidern, die ihre Dienste mit lockenden Rufen und Gebärden auf offener Straße anboten. Eine rühmliche Ausnahme bildeten die indischen Ärzte; doch bevor sie einem Blasenstein mit Messer und hakenartigem Instrument (Spitzmaul) zu Leibe rückten, holten sie vom Landesfürsten die Erlaubnis dazu ein, um nicht bei möglichem tödlichem Ausgang der Prozedur wegen Mordes belangt zu werden.

Da der einstige Steinschnitt neben anderen Gefahren das Risiko einer Verletzung des Samenstranges sowie damit verbundener Entmannung in sich barg, galt seine Ausübung bei den alten Griechen als schimpflich. Obwohl das Operationsverfahren im Spätmittelalter infolge zunehmender anatomischer Kenntnis merkliche Fortschritte machte, blieb es noch immer so sehr Glückssache, daß Legionen Steinbehafteter die Qualen der Krankheit der Höllenpein des blutigen Eingriffs vorzogen.

Wer sich indessen einem Steinschneider mit Erfolg anvertraut hatte, bewahrte die ihm ausgehändigten Konkremente sorgfältig auf. Von einem Operationsrenommisten jener Tage, einem *Minister Pepys*, ist überliefert, daß er sich von einem Schreiner eine maßgerechte Schatulle für einen ihm am 1. Juni 1664 herausgeschnittenen Blasenstein anfertigen ließ, die ihn nach eigener wichtigtuerischer Mitteilung „die horrende Summe von 24 Shilling gekostet" habe. Zum Gedächtnis eines achtzehn Jahre vorher seinem Steinleiden erlegenen Nürnberger Gelehrten, in dessen Harnblase bei der Obduktion der Leiche ein angeblich 34 Gramm schwerer Riesenstein vorgefunden wurde, verbreitete einer seiner Freunde ein Flugblatt mit der Abbildung dieses Monstrums inmitten rührseliger Erinnerungsverse. Eine neue Ära der Steinbekämpfung leitete im Jahre 1813 der Münchener Medizinprofessor *Gruithysen* mit seiner Empfehlung der unblutigen Steinzertrümmerung (Lithotripsie) ein. Auf Grund seiner noch unausgereiften Vorversuche an Verstorbenen entwickelte der französische Chirurg *Jean Civiale* die erste brauchbare Methode, indem er die Harnsteine in der Blase mit einer von ihm konstruierten dreiarmigen Zange faßte und mit einem fräsenartig wirkenden Stilett durchbohrte. Dafür wurde er 1826 von der Pariser Akademie der Wissenschaften mit einem hohen Geldpreis ausgezeichnet.

Abb. 72: Steinschnitt im 16. Jahrhundert
Nach einem Holzschnitt von Jost Amman(n)
Aus: Adam von Bodenstein: Theophrastus Paracelsus, Wund- und Arzneibuch, Frankfurt am Main 1565.

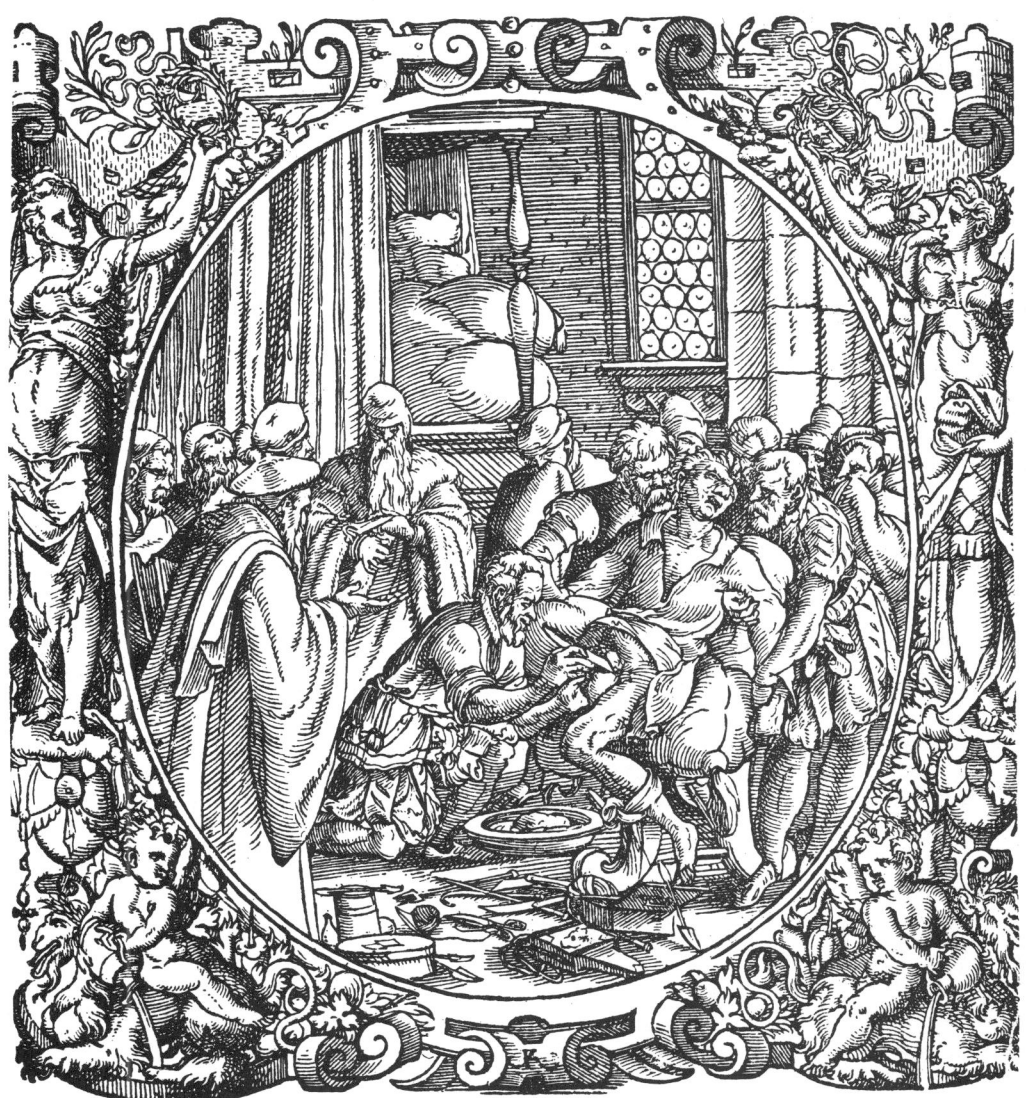

Dramatische erste Herznaht

Am 7. September 1896 wurde in die chirurgische Klinik des Städtischen Krankenhauses Frankfurt/Main ein zweiundzwanzigjähriger Bursche mit einer durchdringenden Stichverletzung in der Herzgegend eingeliefert, die er sich bei einer nächtlichen Prügelei auf der Flußpromenade zugezogen hatte. Er befand sich in schwerstem Kollapszustand und war über und über mit Blut bedeckt, wie der Chefarzt der Abteilung, *Ludwig Rehn*, bei der Besichtigung des Patienten feststellte. Da die Punktion einen Bluterguß ergab und die Gefahr der Verblutung bestand, hieß Rehn seinen Assistenten *Doktor Siegel*, den mit dem Tode Ringenden zur sofortigen Operation in Äthernarkose zu versetzen.

Aus dem damaligen Jahrgang des „Centralblattes für Chirurgie", in dem der kühne Avantgardist seinen erstmalig vollführten sensationellen Eingriff anschließend selbst schilderte, läßt sich die Größe und Dramatik der Pioniertat deutlich ersehen: Nachdem Rehn auf der linken Brustseite, wo das Küchenmesser des Täters eingedrungen war, einen vierzehn Zentimeter langen Hautschnitt angelegt hatte, resezierte er die fünfte Rippe temporär, um sie im Brustbeinansatz nach innen klappen zu können, und durchtrennte danach das Brustfell, damit er das Herz freibekam.

Im Herzbeutel bot sich Rehn eine anderthalb Zentimeter große Stichwunde dar, aus der im Takt mit dem Herzschlag dunkles Blut in die Pleurahöhle quoll. Was mochte sich erst im Herzmuskel abspielen! Rasch erweiterte der Operateur die Herzbeutelwunde und fixierte deren Ränder mit Klammern an die Wundränder der Brustoberfläche. Das Herz lag nun frei, dehnte sich aus, zog sich zusammen. Bei jeder Ausdehnung zeigte sich noch eine quer zur Herzachse verlaufende, gleichfalls etwa anderthalb Zentimeter große Läsion.

Wie eine gegen ihn persönlich gemünzte Drohung erschien Rehn in diesen Augenblicken der Ausspruch, den der geniale *Theodor Billroth* fünf-

zehn Jahre zuvor auf einer Fachtagung getan hatte, daß jeder Chirurg, der eine Herznaht versuchen wollte, des Respektes seiner Kollegen nicht würdig sei. Allein der Umstand, daß für den Patienten nichts zu verlieren, jedoch alles zu gewinnen war, ermutigte ihn dazu, ungeachtet der Billrothschen Warnung das Wagnis zu unternehmen. Es gelang; der Patient wurde dem Leben wiedergegeben; das Herz galt fortan nicht mehr gemeinhin als unantastbar.

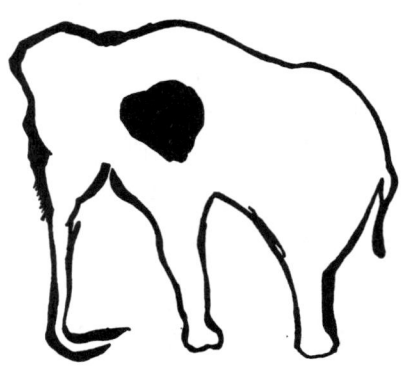

a

Abb. 73a: Paläolithische Höhlenzeichnung in Asturien (Spanien): Mammut mit der Darstellung des Lebenszentrums
Aus: Bernt Karger-Decker: Der Griff nach dem Gehirn, Leipzig 1977.

Abb. 73b: Ludwig Rehn vollführte in Frankfurt am Main 1896 die erste erfolgreiche Herznaht
Fotoreproduktion
Aus: Bernt Karger-Decker: Mit Skalpell und Augenspiegel, Leipzig 1957.

Abb. 73c: Ein menschliches Herz zum Nähen in der Hand des Chirurgen
Reproduktion
Aus: Lejars: Dringliche Operationen (1914).

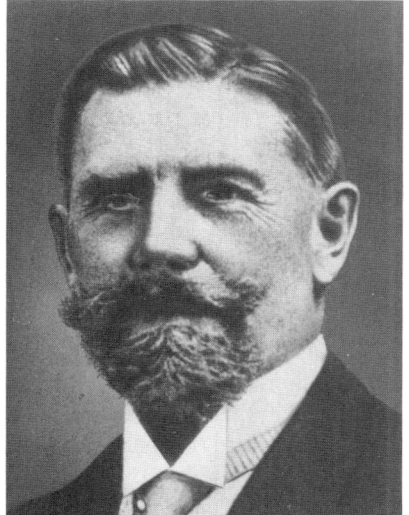

b

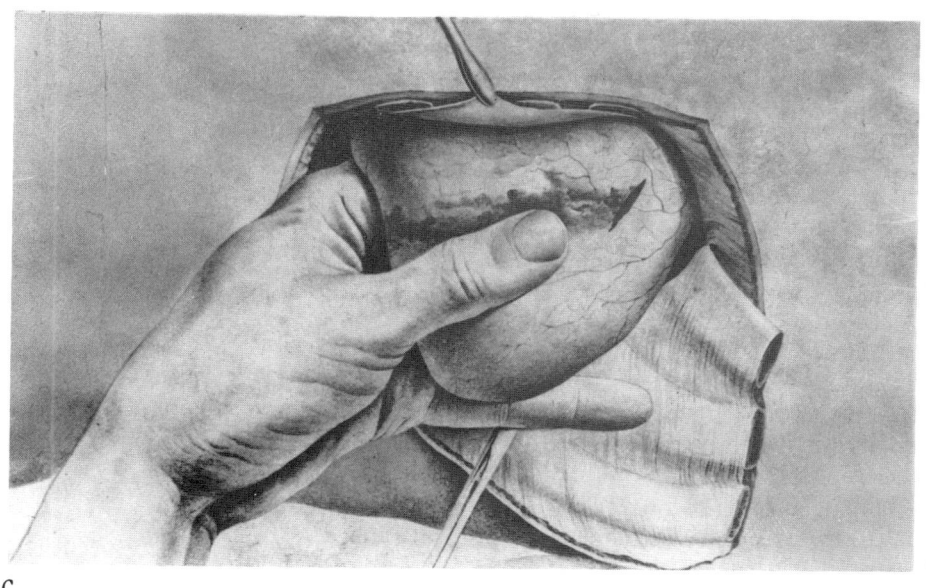

c

Chirurgie des Leistenbruchs

Der Leistenbruch (Hernia inguinalis) zählt zu den am häufigsten auftretenden Eingeweidebrüchen. Namentlich Männer werden von ihm rechts- oder linksseitig betroffen. Alles, was eine übermäßige Druckerhöhung in der Bauchhöhle bewirkt, vom Heben schwerer Lasten bis zu starken Hustenstößen und angestrengter Stuhlentleerung, fördert die Vorstülpung von Darmschlingen durch die Bruchpforte in den Bruchsack.

Wird eine Darmpartie gar eingeklemmt, so besteht Lebensgefahr; sie muß rasch operativ beseitigt werden.

Zahllosen Menschen machte der Leistenbruch seit Jahrtausenden das Leben zur Qual. Die altägyptischen Ärzte bereits versuchten, der Tortur des Leidens durch Bruchbänder wie auch schon durch chirurgische Eingriffe zu begegnen. Mumienfunde lassen darauf schließen. Erste schriftliche Angaben über die antike Leistenbruchbehandlung indes sind von dem römischen Enzyklopädisten *Aulus Cornelius Celsus* überliefert, der zwischen 25/35 n. Chr. als Sekretär des *Kaisers Tiberius* wirkte.

Neben heißen Bädern und Bemühungen, den Bruch mit der Hand in die Bauchhöhle zurückzuzwängen und mittels eiserner Bandage zurückzuhalten, stand im Ernstfall der Griff nach dem Messer zu Gebote. Leider blieben Celsus' Mitteilungen über die Ausführung des Bruchschnitts der Alten unklar. Er dürfte sich freilich nicht wesentlich von den barbarischen Methoden der wandernden Scharlatane des Mittelalters unterschieden haben.

Vielfach endete der Eingriff hier wie dort infolge unbekümmerter Entfernung der Samenleiter mit dem Verlust der Mannbarkeit, wenn nicht mit dem Tode an Sepsis.

Die auf Wahrung ihrer Berufsehre bedachten seßhaften Wundärzte befaßten sich deshalb kaum mehr mit der Behandlung des Bruchleidens, nachdem ihre Bestrebungen, die Leisten durch Schneiden, Brennen und Ätzen zu schließen, erfolglos geblieben waren, sondern ließen es bei der aus der Antike überkommenen Bruchbandage nach vorheriger Taxis, mehr oder weniger gewaltsamer Einrichtung des Eingeweidebruches an dem mit dem Kopf nach unten aufgehängten Patienten, bewenden.

Die Einführung der antiseptischen Wundbehandlung, 1867, schuf endlich die Vorbedingungen für die neuzeitliche Radikaloperation der Hernien. Ein noch heute weltweit praktiziertes bewährtes Verfahren des männlichen Leistenbruchverschlusses schuf 1889 der italienische Chirurg *Edoardo Bassini* (1847–1924).

Es beruht nach der knappen Formulierung des Brockhaus auf der „Bildung eines neuen Leistenkanals mit fester hinterer Wand".

Abb. 74a: Leistenbruchoperation im 16. Jahrhundert. Das Bild zeigt die von gewissenlosen Bruchschneidern einstmals häufig geübte Mitentfernung des Hodens auf der Leistenbruchseite. Es war zur Mahnung und Warnung gedacht
Aus der Handschrift des Caspar Stromayr über den Bruchschnitt (1559)
Nach der Faksimileausgabe von Walter von Brunn (Berlin 1925).

Abb. 74b: Die Instrumente des Bruchschneiders im 16. Jahrhundert
Aus Stromayrs Handschrift über den Bruchschnitt (1559). Nach Walter von Brunns Faksimileausgabe (Berlin 1925).

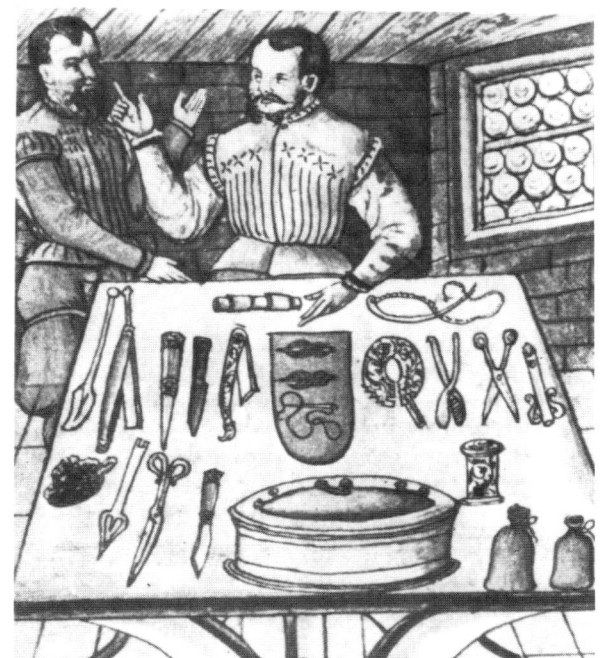

a

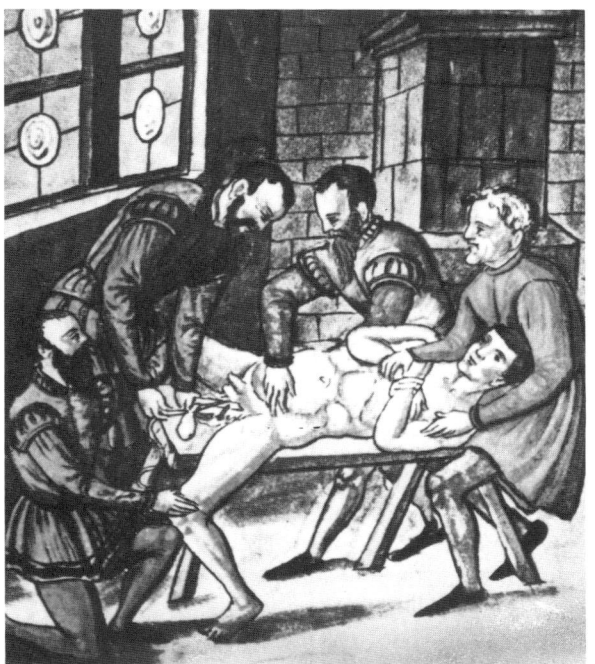

b

Erste Magenresektion durch Theodor Billroth

Auf Grund seiner ersten erfolgreichen Magenre-
sektion wurde der von der Insel Rügen stammende und von seinen Zeitgenossen als einer der
Großmeister des Skalpells bewunderte Pfarrerssohn *Theodor Billroth* zum Begründer der
modernen Bauchchirurgie. Er hatte nach seinem
Studium an verschiedenen medizinischen Fakultäten mehrere Jahre als Assistent des weltbe-
kannten Direktors der Berliner Chirurgischen
Universitätsklinik (Charité) Bernhard von Lan-
genbeck gearbeitet, bevor er selbst als Professor
und Klinikchef zunächst in Zürich und schließlich in Wien wirkte, wo er durch bahnbrechende
Operationen an Kehlkopf, Speiseröhre und
Magen-Darm-Trakt internationale Bedeutung erlangte.

Der Kalender zeigte den 29. Januar 1881 an, als in
die von Billroth geleitete II. Chirurgische Universitätsklinik in der österreichischen Hauptstadt
eine an fortgeschrittenem Pyloruskrebs leidende
dreiundvierzigjährige Frau namens Helene Heller; verzweifelte Mutter von acht unmündigen
Kindern, eingeliefert wurde. Doch ehe der im Ruf
größter Gewissenhaftigkeit stehende vollbärtige
Professor, der seinen Schülern einzuschärfen
pflegte, daß der Chirurg nur bei einiger Aussicht
auf ein Gelingen operieren dürfe, um die hehre
Wundarzneikunst nicht zu entwürdigen, die
erschreckend abgemagerte Patientin dem bislang
noch nicht gewagten, gefahrvollen Eingriff unterzog, erprobte er ihn an Hunden. Ungeachtet der
ihm bewußten Brisanz des Vorhabens sah sich
Billroth in Anbetracht der Unfähigkeit der
Schwerkranken, sogar leichteste, flüssige Nahrung, wie saure Milch, bei sich zu behalten, geradezu herausgefordert, die von ihm im Tierversuch geübte operative Entfernung des krebsigen
Magenpförtners unverzüglich vorzunehmen.
Nach seinem Bericht legte er der sorgfältigst vor-
bereiteten Patientin oberhalb des Nabels einen elf
Zentimeter langen schrägen Bauchschnitt an,
durchtrennte die Anfangspartie des Zwölffingerdarms, präparierte den unteren, größeren Teil

des Magens mit der Geschwulst heraus, verei-
nigte und vernähte den Magenstumpf mit dem
Zwölffingerdarm. Das anderthalbstündige Unternehmen gelang. Drei Wochen später konnte Frau
Heller nach Hause zurückkehren. Später erhielt
dieses Operationsverfahren zu Ehren seines
Schöpfers die Bezeichnung „Billroth I", während
die von ihm vier Jahre danach entwickelte, ebenfalls dreiphasige Methode – Durchtrennen, Ein-
stülpen und Verschluß der Anfangspartie des
Zwölffingerdarms, Entfernen des unteren Magen-
abschnitts mit dem Karzinom, Vereinigung des
Magenrestes mit der obersten Leerdarmschlinge
– „Billroth II" benannt wurde.

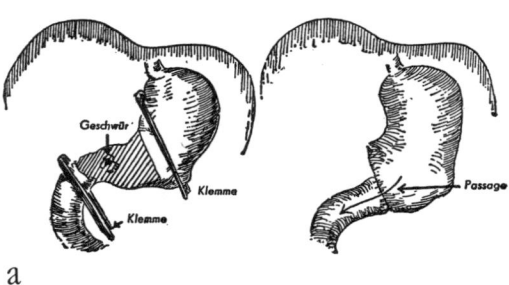

a

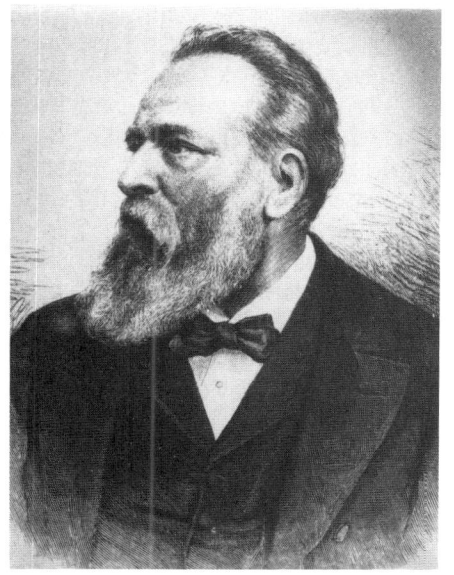

b

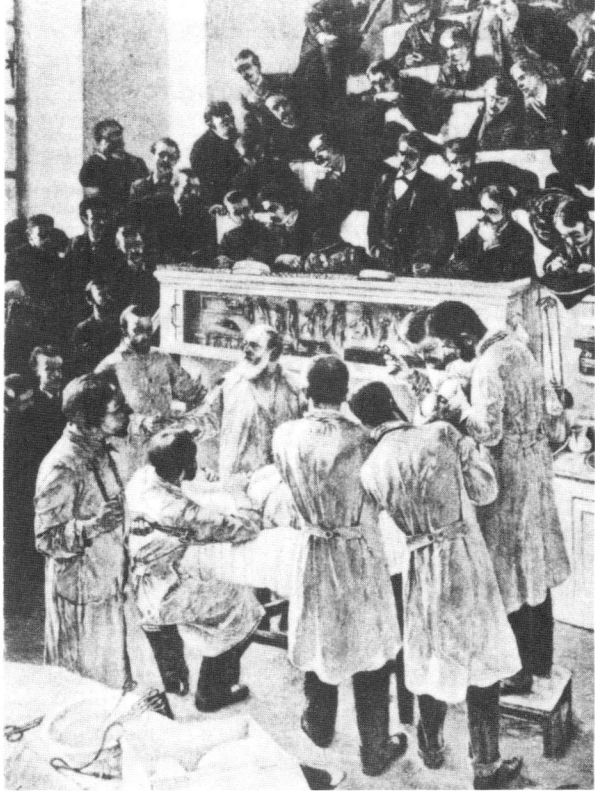

c

Bericht über die erste Nierenexstirpation

Die sechsundvierzigjährige Arbeiterfrau *Margaretha Kleb* war im Winter 1867 in der Offenbacher chirurgischen Klinik wegen eines Eierstockzystoids operiert worden. Da sich nach dem Bauchschnitt herausstellte, daß das entartete Gebilde sowohl mit der stark vergrößerten Gebärmutter als auch mit dem linken Harnleiter verwachsen war, komplizierte sich der Eingriff erheblich, wobei dem in der Ovario- und der Hysterotomie ungeübten Chirurg das Mißgeschick unterlief, den Harnleiter stark zu beschädigen und damit den Ableitungskanal zwischen der linken Niere und der Blase zu zerstören.

Als Folge ergab sich eine Harnleiterbauchfistel oberhalb der Schambeinfuge, durch die aller Urin der linken Niere abfloß, so daß Frau Kleb, infolgedessen immerfort durchnäßt und unangenehm riechend, sich selbst sowie anderen zum Ekel wurde.

Anderthalb Jahre vegetierte die Unglückliche wie eine Ausgestoßene, bis sie sich endlich das Geld vom Munde abgespart hatte, um sich *Professor Gustav Simon* in Heidelberg anvertrauen zu können, der als einer der wenigen Koryphäen seiner Zeit vor Fisteloperationen nicht zurückschreckte.

Unter Chloroformnarkose suchte der aus Darmstadt gebürtige ehemalige hessische Militärarzt nach eigener Mitteilung vergebens, „die Heilung des unerträglichen Zustandes durch Herstellung einer Verbindung zwischen Harnleiter und Blase sowie durch folgenden Verschluß der abnormen Abflußwege, die durch die Bauchdecke und in die Scheide mündeten, zu erzielen". Deshalb richtete er seine Aufmerksamkeit nunmehr notgedrungenermaßen auf die Exstirpation der betreffenden Niere. Ungeachtet ablehnender Meinungsäußerungen seiner Kollegen, mit denen er sich darüber beriet, beharrte er auf seinem Entschluß.

Nach vorherigen gelungenen Probeoperationen an Hunden und späteren zufriedenstellenden Sektionsbefunden nahm Simon am 2. August 1869 an der Patientin kühn die erste planmäßige operative Entfernung einer Niere (Nephrektomie) vor. Er leitete den Eingriff mit einem zehn Zentimeter langen, fast senkrechten Hautschnitt am Rande der Lendenwirbelsäule ein, drang anschließend zum Verbindungsmuskel vom Steißbein zur Lende vor, unterband mehrere Arterien, durchtrennte die Sehnenhaut der Niere und – schälte diese, was bislang kein Chirurg gewagt hatte, behutsam mit den Fingern aus ihrer Fettkapsel heraus. Bereits sechs Monate nach dem erfolggekrönten medizingeschichtlichen Geschehen befand sich Margaretha Kleb wieder in gutem Gesundheitszustand.

Abb. 76a: „Der Arzt vertreibt den Tod"
Nach einer Karikatur des englischen Zeichners und Radierers Thomas Rowlandson (1782)
Aus: Eduard Fuchs: Die Karikatur der europäischen Völker, Berlin o.J.

Abb. 76b: Nieren-Exstirpation der Margaretha Kleb aus Offenbach am Main durch Gustav Simon in Heidelberg am 2. August 1869. Die nephrotomierte Patientin mit der Operationsnarbe am Rücken
Aus: „Zeit im Bild", Dresden, Jahrgang 1956/57.

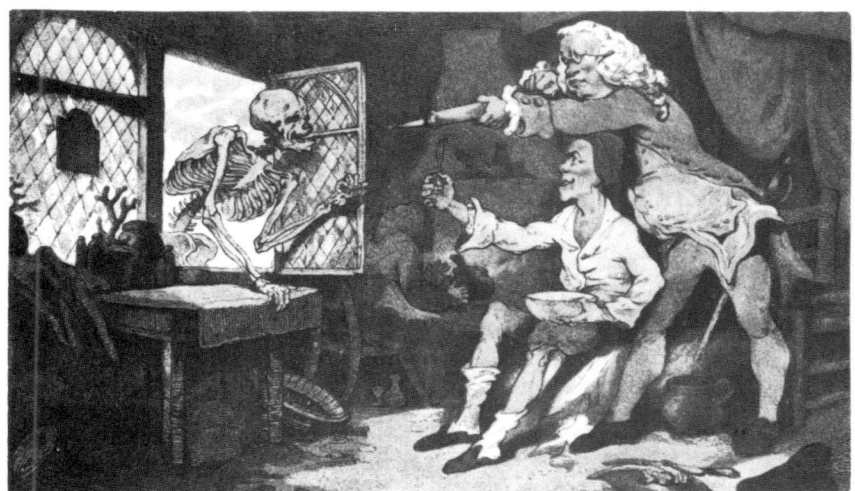

a

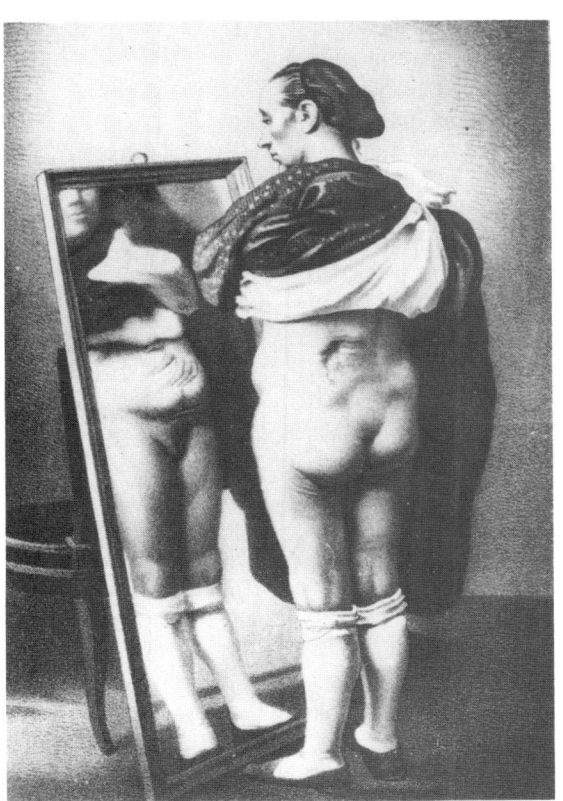

b

Erste geglückte Ovariotomie

Wenn man bedenkt, daß die operative Eröffnung einer Leibeshöhle vor der Entdeckung der Anästhesie und der Antisepsis gemeinhin als ein hoffnungsloses Unterfangen galt, mag einem die im Dezember 1809 von dem amerikanischen Chirurgen *Ephraim McDowell* (1771/72–1830) erstmals erfolgreich vollführte Ovariotomie als ein Wunder erscheinen. Nur so erklärt sich auch, daß bei der postumen Einweihung eines Memorials zur Erinnerung an diese Pionierleistung in der historischen Landpraxis zu Danville im US-Staat Kentucky der Gedenkredner ernstlich meinte: „Das Gelingen der Operation und die sieggekrönte Einführung der Bauchchirurgie" wären „mehr dem Mut der Patientin als dem Wagemut des Arztes zuzuschreiben" gewesen! Bei jener heldenmütigen Patientin handelte es sich um die mit einer hochgradigen Eierstockzyste behaftete Siedlersfrau *Jane Crawford.* Sie hatte bereits fünf Kinder geboren und vermutete, dicht vor einer weiteren, diesmal sicherlich komplizierten Entbindung zu stehen. Nachdem Dr. McDowell ihr behutsam die wahre Diagnose eröffnet hatte, drängte sie ihn zu dem schwerwiegenden, noch niemals gewagten Eingriff.

Gleich der männlichen war die weibliche Keimdrüse schon dem alexandrinischen Anatomen *Herophilos* bekannt. Er bezeichnete sie jedoch um 250 v. Chr. als weiblichen „Hoden". Erst 1667 unserer Zeitrechnung erahnte der dänische Anatom *Niels Stensen* in dem angeblichen Testikel der Frau das Vorhandensein von Eiern und nannte das Organ deshalb „Ovarium" (= „Eierstock"). Bis zur Entdeckung der menschlichen Eizelle selbst sollten noch weitere gut anderthalb Jahrhunderte verstreichen.

In seinem mehrere Tagesritte von dem Crawfordschen Domizil entfernten Sprechzimmer vollbrachte McDowell am Weihnachtsmorgen 1809 an der höchst lebensbedrohten Patientin die erste geglückte Unterleibsoperation der Medizingeschichte. Annähernd acht Kilogramm betrug das Gewicht der zwangsläufig ohne Schmerzbe-

täubung und ohne antiseptische Schutzmaßnahmen beseitigten Eierstockzyste. Nur einige Opiumpillen dienten zur Bewußtseinstrübung der Kranken. Eine Wundinfektion verhütete McDowell durch peinlichste Sauberkeit. Nach Bekanntwerden der Pionierarbeit in Europa nahm sich der Londoner Chirurg *Thomas Spencer Wells* 1857 der Ovariotomie an und bereitete ihr, wie den Unterleibsoperationen überhaupt, den Weg in die chirurgischen Kliniken auf unserem Kontinent.

Abb. 77a: Erster erfolgreicher Eierstockschnitt (Ovariotomie) durch den amerikanischen Chirurgen Ephraim McDowell (rechts) am Weihnachtsmorgen 1809
Aus: „Zeit im Bild", Dresden, Jahrgang 1956/57.

Abb. 77b: Erste erfolgreiche Ovariotomie in Europa durch den Londoner Chirurgen Thomas Spencer Wells (1857)
Illustration aus Wells 1886 in Wien erschienenem Werk „Diagnose und chirurgische Behandlung der Unterleibsgeschwülste"
Detail des Nachdrucks aus: „Für dich", Berlin, H. 50/1984.

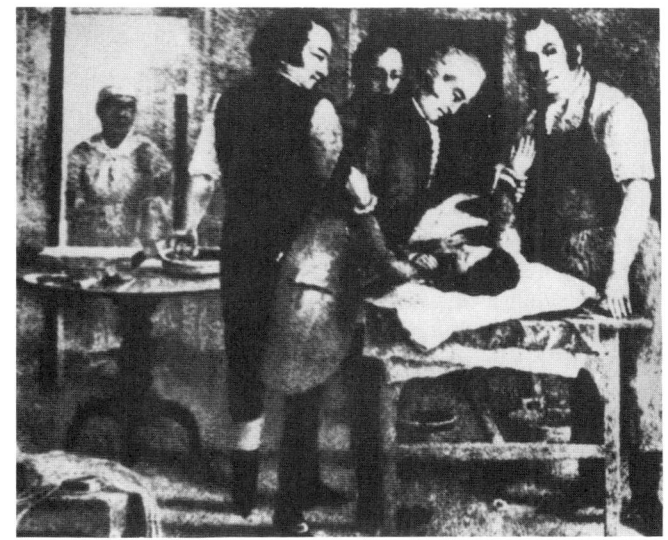

a

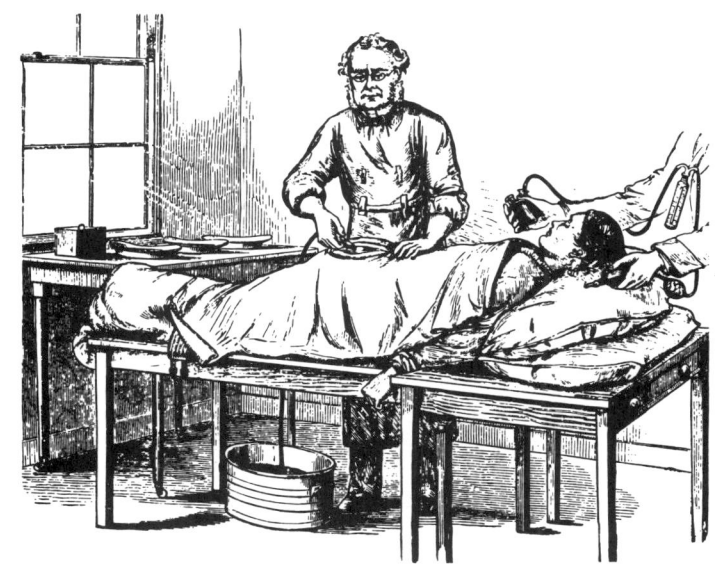

b

Angriff auf den Pylorus

Bis in das letzte Viertel des neunzehnten Jahrhunderts wagte sich kein Chirurg an die Operation einer Geschwulst am Magenausgang. Zum einen schreckte sie die Gefahr einer Bauchfellentzündung, die unweigerlich eintreten würde, wenn es nicht gelänge, Magen und Darm genügend dicht zu vernähen, um das Eindringen ihrer Flüssigkeiten in die Bauchhöhle zu verhüten. Zum anderen erfüllte die Operateure die besorgte Frage, ob die beiden mit unterschiedlichen Aufgaben bedachten Organe nach der Beseitigung eines tumorbehafteten Teils des Magenpförtners überhaupt miteinander verwachsen.

Unter diesen Bedenken gehörte zur Pylorusresektion unerhörter Mut: Der Ruhm, diesen Eingriff erstmalig unternommen zu haben, gebührt dem französischen Chirurgen *Jules Emile Péan*. Die Chronik der Medizin weist ihn als einen von seinem Beruf leidenschaftlich beseelten Arzt aus, der in Paris aus eigenen Mitteln ein Krankenhaus erbaut, den Verschluß blutender Gefäße mittels (nach ihm benannter) Arterienklemmen erfunden sowie einige neue gynäkologische Operationsverfahren, wie beispielsweise die Entfernung der Gebärmutter von der Scheide her und die stückweise vaginale Herausnahme eines Uterusmyoms, ersonnen hatte. Anfang April 1879 wurde in Péans Klinik ein Mann eingeliefert, der seit Tagen nicht nur jegliche feste Nahrung, sondern auch jede Flüssigkeit erbrach. Innerhalb der letzten drei Monate hatte er ziemlich die Hälfte seines Körpergewichtes eingebüßt. In seiner Verzweiflung äußerte er Selbstmordabsichten, wenn ihm nicht geholfen würde.

Nach Eröffnung der Bauchhöhle fand Péan nach seiner eigenen Mitteilung „einen übermäßig vergrößerten, fast den ganzen Leib auslegenden Magen" vor. Beim vorsichtigen Hervorheben des Magenausgangs entdeckte er in dessen Zentrum eine faustgroße wurstförmige Geschwulst, deren Enden bereits in den Magen und den Zwölffingerdarm ausstrahlten. Er trennte daraufhin den Magen und das Duodenum ober- sowie unterhalb des Tumors ab, hieß seinen Assistenten, die durchschnittenen Enden hochzuhalten, damit kein Inhalt ausfließen konnte, und punktierte den Magen mit einem Troikart, um ihn unter methodischem Druck zu entleeren. Zweieinhalb Stunden verstrichen, bis die Bauchhöhle wieder verschlossen war. Vier Tage wurde der Patient durch Nährklistiere und Bluttransfusionen am Leben erhalten. Am fünften Tag aber starb er an Erschöpfung. Erst drei Jahre danach, 1881, vermochte *Theodor Billroth* diesen Eingriff mit vollem Erfolg durchzuführen.

Abb. 78a: Andreas Vesalius bei einer Leichensektion Ausschnitt aus dem Titelbild seines Werkes „De Humani Corporis Fabrica" (Basel 1543)
Aus: Bernt Karger-Decker: Besiegter Schmerz, Leipzig 1984.

Abb. 78b: Jules Emile Péan bei seiner ersten operativen Entfernung einer bösartigen Magengeschwulst im April 1879
Aus: „Zeit im Bild", Dresden, Jahrgang 1956/57.

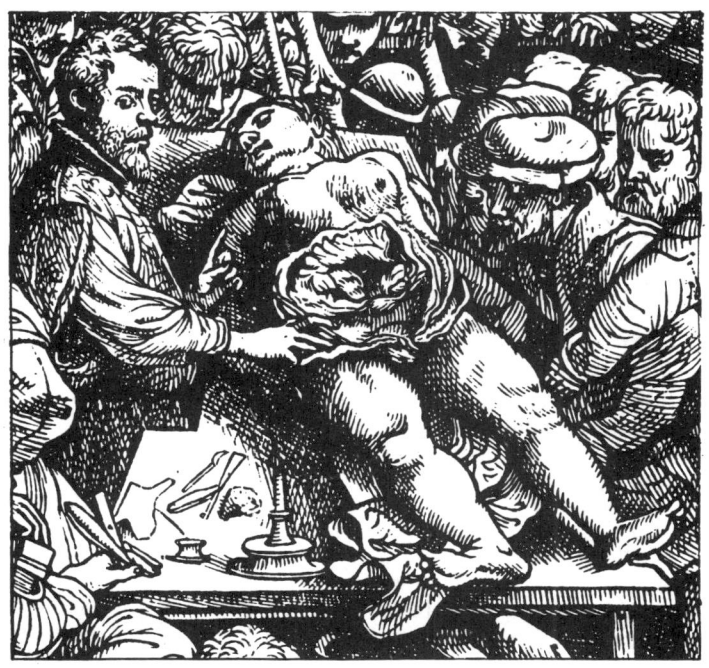

a

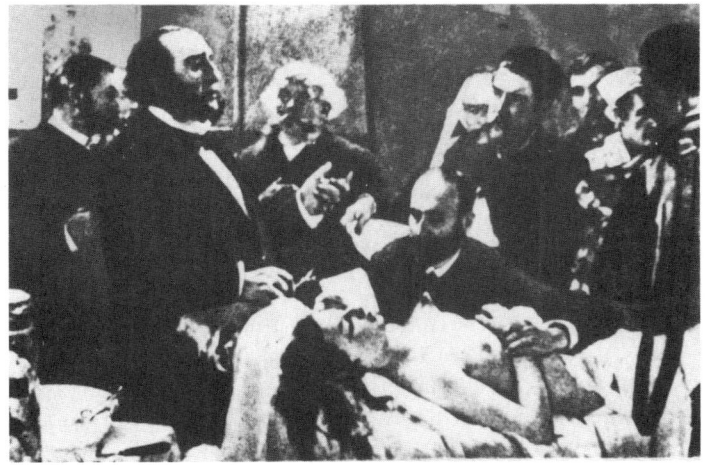

b

Nasen nach Maß

Die plastische Chirurgie der Nase oder Rhinoplastik erblickte im alten Indien das Licht der Welt, wo Verbrechern und Kriegsgefangenen nach einheimischem Strafrecht Nase und Ohren abgeschnitten wurden. Wie eine aus dem zweiten Jahrhundert stammende medizinische Quellenschrift überliefert, löste der altindische Wundarzt, der einem Gesichtsverstümmelten eine neue Nase setzen wollte, einen entsprechend großen Lappen aus dessen Wange oder Stirn. Diesen drehte er in der „Brücke" um 180 Grad, fügte seine Wundränder auf die ebenfalls frisch präparierten Umritzungen des einstigen Geruchsorgans und ließ beide miteinander unter einem Verband verwachsen. Da er es jedoch noch nicht verstand, den Nasenrücken mit einem Stützgerüst auszukleiden, glich die Ersatznase nur einem wenig schönen Fleischklumpen.

Ein anderes Verfahren der Nasenplastik entwickelten im Spätmittelalter die sizilianischen Chirurgenfamilien *Branca* und *Vianeo*, um nicht die entstellten Gesichter ihrer Patienten durch Lappenentnahme nach indischer Art noch mehr zu verunstalten. Aus schnöder Gewinnsucht hielten sie aber ihr Verfahren geheim: Als es dem Bologneser Wundarzt *Gasparo Tagliacozzi* ein Jahrhundert danach endlich gelang, das Geheimnis zu lüften, und er die von ihm ausfindig gemachte Technik des Nasenersatzes aus der Haut des Oberarms im Jahre 1597 erstmalig wissenschaftlich darlegte, wies man seine Mitteilung nicht nur als Lügenmärchen zurück, sondern verfemte überdies die von ihm mit vermutlich bescheidenem Erfolg ausgeübte Operation als einen verdammenswerten Eingriff in die göttliche Vorsehung.

Während die indische Nasenplastik in Europa so gut wie unbekannt blieb, fiel die italienische, zumal Tagliacozzi nach seinem Tode wegen seiner „gotteslästerlichen" Tätigkeit in ungeweihter Erde bestattet wurde, der Vergessenheit anheim. Dem Berliner Chirurgen *Karl Ferdinand von Graefe* blieb die Wiederentdeckung der Rhinopla-

stik unter Verwendung eines Brückenlappens aus der Armhaut vorbehalten. Am 8. Mai 1816 wendete er die von ihm zugleich verbesserte Technik bei einem Soldaten an, der bei den Freiheitskämpfen am Montmartre seine Nase durch einen Säbelhieb verloren hatte. Die indische Nasenplastik führte zwei Jahre vorher der englische Chirurg *Joseph Constantine Carpue* verbessert in Europa ein. Bei seinem Patienten handelte es sich um einen jungen britischen Offizier, dem durch eine Quecksilbervergiftung die Nase zerstört worden war.

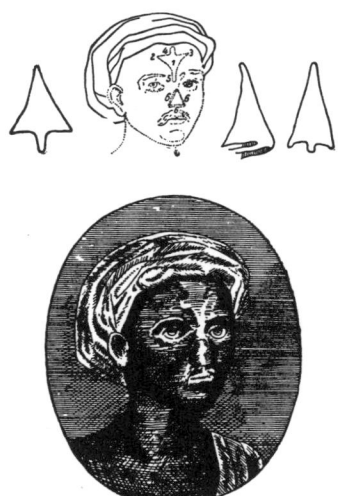

a

Abb. 79a: Indische Nasenplastik, wie sie ausgangs des 18. Jahrhunderts in Bombay an einem Ochsentreiber ausgeführt wurde
Anonyme Darstellung in „Gentleman's Magazine" (1794)
Aus: „Deutsches Rotes Kreuz", Dresden, H. 6/1978.

Abb. 79b: Italienische Methode der Nasenplastik nach Gasparo Tagliacozzi (1597), bei der der Nasendefekt durch einen gestielten Lappen aus der Haut des Oberarms beseitigt wird
Nach einem Holzschnitt in Tagliacozzis „Technik der Nasenplastik"
Aus: Bernt Karger-Decker: Mit Skalpell und Augenspiegel, Leipzig 1957.

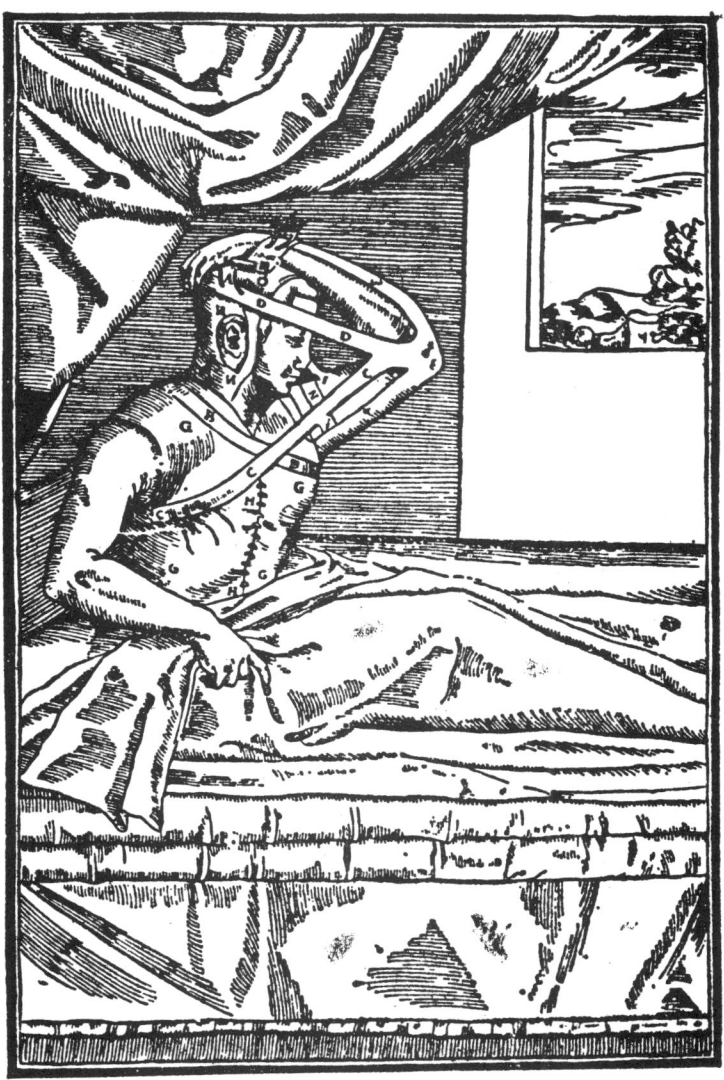

b

Erste Entfernung einer Rückenmarkgeschwulst 1887

Dem am Londoner Hospital für Gelähmte und Epileptiker tätigen englischen Chirurgen *Victor Horsley* (1857-1916) wurde am 9. Juli 1887 ein Patient gebracht, der bei einem früheren Verkehrsunfall hart nach hinten auf das Straßenpflaster geprallt war. Sehr viel später erst hatten sich nicht zu behebende unerträgliche Rückenschmerzen eingestellt. Im Verlauf weiterer Jahre entwickelten sich Lähmungserscheinungen an den Beinen und letztlich eine Lähmung des gesamten Unterleibes. In diesem Zustand kam er in die Klinik des Londoner Internisten und Neurologen *William Gowers.* Gowers diagnostizierte einen krankhaften Prozeß im Hauptnervenstrang, einen Rückenmarktumor vermutlich, und ersuchte Horsley um Übernahme zu eventueller Operation. Bereits 1884 hatte Horsley als einstiger Assistent des berühmten Londoner Chirurgieprofessors *Rickman Godlee* an dessen erstmaliger Beseitigung eines Hirntumors mitgewirkt und teilte dessen Auffassung, daß es unverantwortlich wäre, aus Scheu vor dem Risiko einen lebensrettenden operativen Eingriff zu unterlassen. So zögerte der knapp Dreißigjährige auch nicht lange, das bislang noch nie Durchgeführte zu tun, nachdem er bei eigener Untersuchung des Kapitäns ohne technische Hilfsmittel, lediglich durch Fingerdruck, links nahe dem 6. Wirbel eine schmerzempfindliche Stelle ermittelt hatte. Seine schon an Affen und an Leichen gemachten einschlägigen Erfahrungen ermunterten ihn zu dem Eingriff. Nach Eröffnung des Rückens vom 3. bis zum 7. Wirbel löste er das Muskelgewebe, knipste mit der Knochenschere die Dornfortsätze ab und brachte an jedem der freigelegten Wirbel ein kleines Loch an, verband die Bohrlöcher, so daß sie einen einzigen Spalt bildeten.

Das darunter sichtbare Fettgewebe aufschneidend und auseinanderschiebend, gelangte Horsley zur harten Rückenmarkhaut. Hervorquellendes Nervenwasser überspülte einige Herzschläge lang die Wunde, um aber bald wieder zu versiegen. Nach Austupfen der Wunde mittels Schwämmen suchte er das Mark vergebens nach der vermuteten Geschwulst ab. Unverzagt am oberen Wundende einen weiteren Wirbel gleichermaßen angehend, erspähte er links des grauweißen Stranges einen bläulichen Punkt, ein Teilchen des Tumors. Noch einen Wirbel angreifend, konnte er die sich nun darbietende fingergroße Geschwulst herauspräparieren.

Verdienter Beifall umbrandete ihn, als er sechs Monate später der Londoner Chirurgischen Gesellschaft den geheilten Patienten präsentierte und zugleich über seine Pioniertat berichtete.

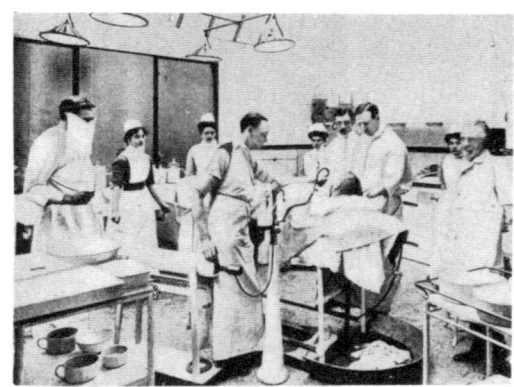

a

Abb. 80a: Sir Victor Horsley (1857-1916) bei einer Operation
Aus: St. Paget: Sir Victor Horsley, London 1919.

Abb. 80b: Zur Anatomie der Wirbelsäule
Illustration aus: Berengario da Carpi: Isagogae breves, Bologna 1523.

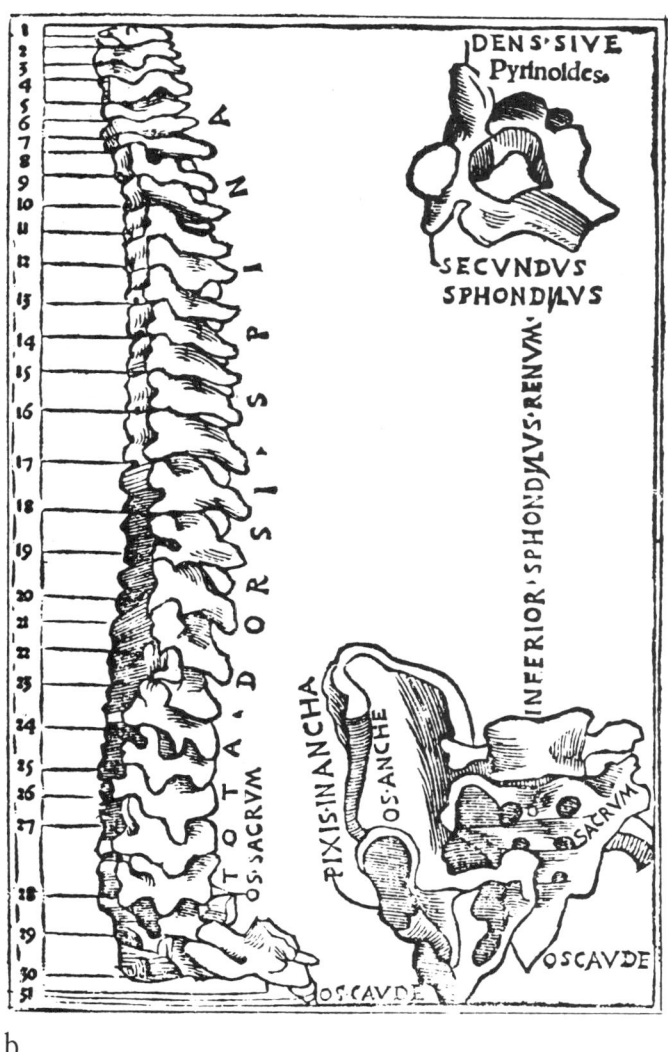

b

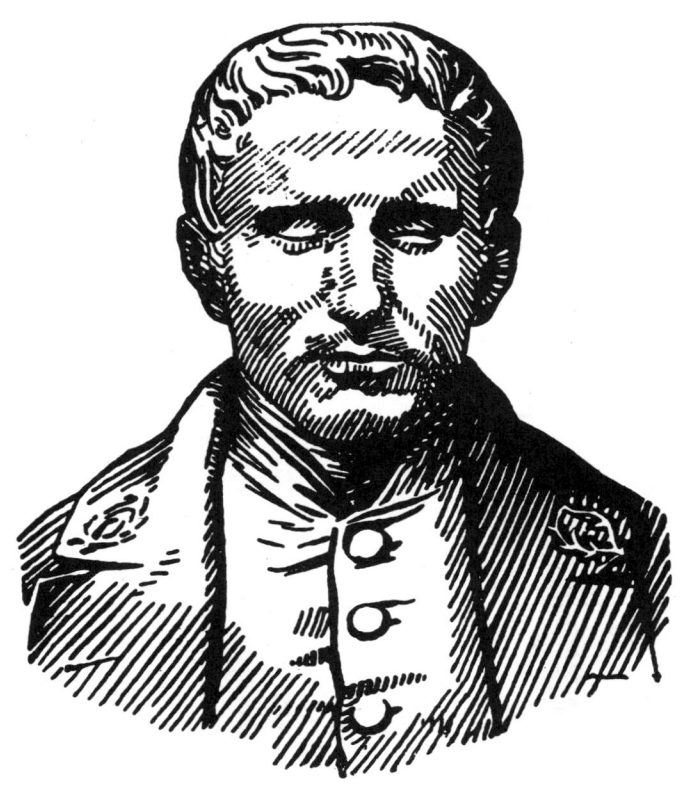

XII

Um
das Licht
der Augen

... schwer fällt es selbst den
nützlichsten Erfindungen, sich gegen
alte, dumme Vorurteile durchzusetzen ...

Louis Sébastien Mercier (1740–1814)

Vom Treiben der Starstecher

Die Heilkundigen der Antike, die noch nicht in das Augeninnere schauen konnten, wußten noch nichts von unterschiedlichen Ursachen und Formen der Blindheit. Ein Mensch erblinde, so lehrten sie, wenn vom Gehirn Wasser oder Schleim in das Auge ströme und vor der Kristallinse zu einem lichtundurchdringlichen Starhäutchen gerinne. Die alten Wundärzte, ob sie in Indien, Hellas oder Rom praktizierten, rückten den Starkranken recht unsanft zu Leibe. Zu Beginn des Eingriffs hauchten sie das erblindete Auge an, um es zu erwärmen; danach rieben sie es mit dem Daumen, bis sie in der Pupille das vermeintliche Starhäutchen zu erkennen glaubten, und ließen den Kopf des Patienten, der unentwegt auf seine Nasenspitze zu stieren hatte, von einem Gehilfen festhalten. Nun drangen sie mit einer Lanzette vom äußeren Querrand der Hornhaut in die Pupille ein, ritzten den „Star", bis Wasser oder Schleim heraustropfte, und drückten ihn zum Augengrund nieder. Auf die Wunde, die sieben Tage lang verbunden blieb, betteten sie eingeölte Baumwolle.

Zugegeben, daß manch Star-Operierter in jenen Tagen für Lichteindrücke wieder empfänglich wurde; deutlich sehen, geschweige denn lesen oder schreiben, das konnte er nach wie vor nicht. Dazu hatte der Starstecher das Übel nicht an der richtigen Stelle gepackt. Auch die Starstecher des Mittelalters hielten ein undefinierbares Häutchen vor oder über der Linse für die Ursache des Leidens und versprachen den Erblindeten, ihnen „für sechs, höchstens zwölf Groschen das Augenlicht zurückzuerobern". Mit Eisen- oder Messingstäben, „daran sind Spitzen, daß ein Schuster ein paar Schuhe mit abnähen, ein Metzger ein Kalb mit abstechen" könnte, wie ein zeitgenössischer Bericht überliefert, kippten sie die getrübte Linse um und schoben sie brutal nach rückwärts in den Glaskörper. Viele Augen gingen durch Infektion gänzlich zugrunde.

Um 1700 endlich entdeckte der Pariser Wundarzt *Pierre Brisseau* am Auge eines starbehafteten Soldaten, das er nach dessen Tod herauspräparierte und anatomisch zergliederte, daß der Star eine Trübung der Kristallinse darstelle. Doch die Entdeckung stieß bei vielen Schulmedizinern auf Widerspruch, so daß anstelle gewissenhafter Augenärzte weiterhin Hunderte von Scharlatanen und halbgebildeten Okulisten die Landstraße bevölkerten, um Stare „nach neuester Erkenntnis" zu stechen. Erst nach der Erfindung des Augenspiegels durch *Hermann Helmholtz* erfuhr die Augenheilkunde einen ungeahnten Auftrieb.

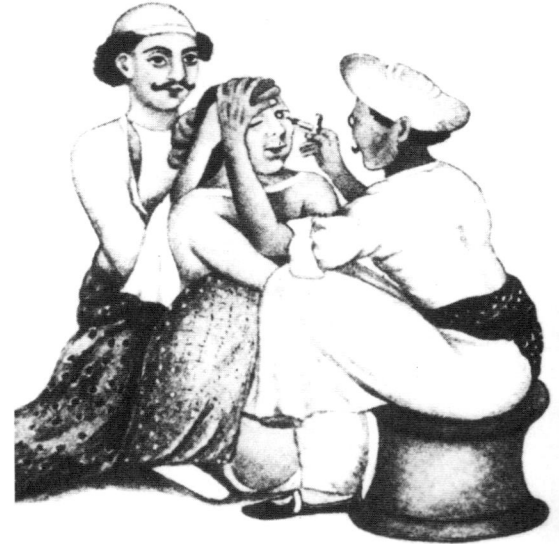

a

Abb. 81a: Operation des Grauen Stars in Indien (19. Jahrhundert)
Nach einem anonymen zeitgenössischen indischen Aquarell
Aus: „The British Journal of Ophthalmologie", 1918.

Abb. 81b: Star-Operation ausgangs des 16. Jahrhunderts
Holzschnitt in Georg Bartischs „Augendienst" (Dresden 1583)
Aus: Jolan Jacobi: Theophrastus Paracelsus – Lebendiges Erbe, Zürich und Leipzig 1942.

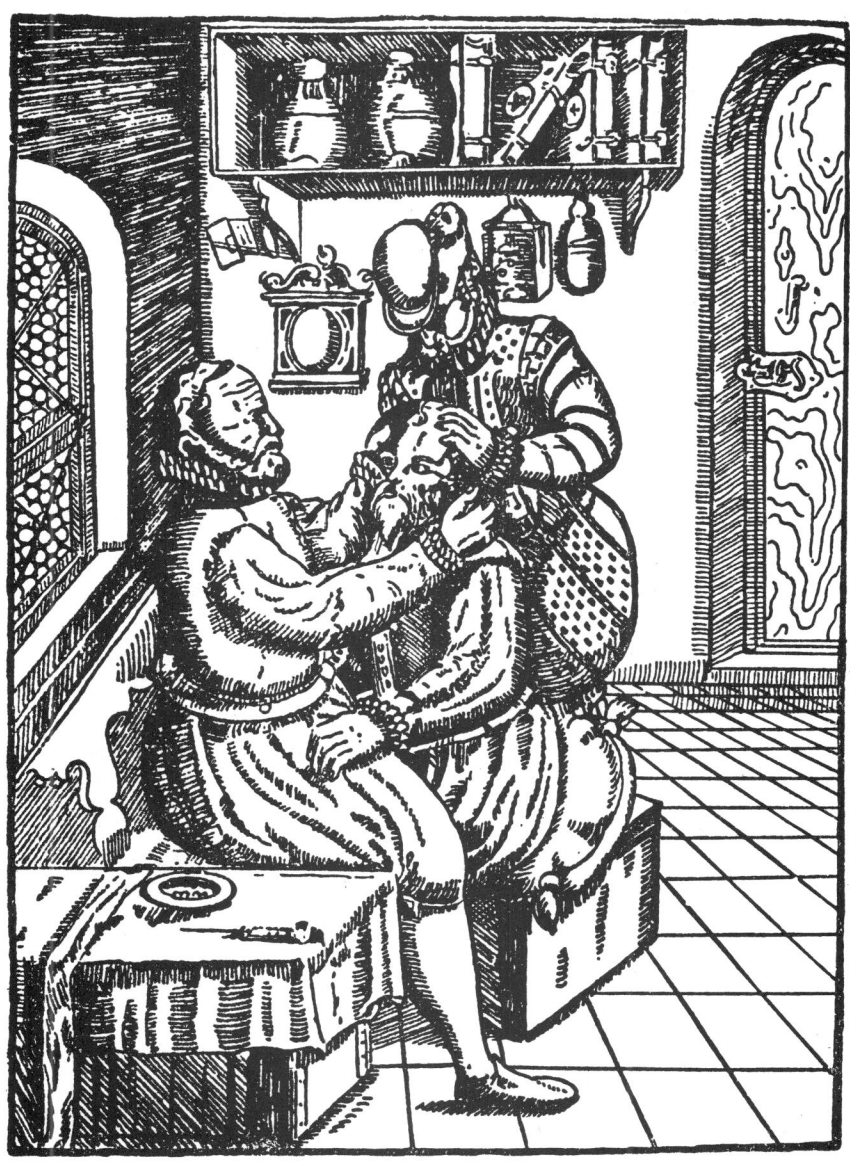

b

Erste Schieloperation

Heute mag es manchem seltsam anmuten, daß der einstmals berühmte Dresdener Hofokulist *Georg Bartisch* im zweiten Kapitel seines 1583 erschienenen Handbuches „Augendienst" zur Heilung des Schielens namentlich bei Kindern eine mit Seide überzogene Leinwandkappe empfahl. Wie eine zur Veranschaulichung der Prozedur beigegebene Abbildung zeigt, sollte mittels eigentümlich geformter, nämlich senkrecht-oval verlaufender schmaler Sehschlitze die Muskulatur beider Augen zu koordinierter Bewegung trainiert werden.

In den dreißiger Jahren des neunzehnten Jahrhunderts hatte sich der hannoversche Orthopäde und Chirurg *Georg Friedrich Louis Stromeyer* durch die erstmalige erfolgreiche subkutane Tenotomie oder unter der Haut vollführte Durchtrennung der Achillessehne zur Behebung verbildeter Füße einen Namen gemacht und dadurch die Einführung derartiger chirurgischer Eingriffe schlechthin wesentlich gefördert. Nach seiner Berufung als Professor der Chirurgie an die Universität Erlangen 1838 erwog er die Möglichkeit, auf solche Weise auch Schieloperationen vorzunehmen, und erprobte diese an Leichen.

Auf Stromeyers Versuchen basierend, vervollkommnete der damalige leitende Wundarzt der Berliner Charité *Johann Friedrich Dieffenbach* in anatomischen Experimenten dessen Verfahren, für das er zugleich als ein „Tenotom" bezeichnetes spitzes, gekrümmtes Messer entwickelte. Am 26. Oktober 1839 endlich glaubte er, die Operation eines „Strabismus", wie die medizinische Benennung des Schielens lautet, durch „Myotomie", Durchschneiden eines zu kurzen Augenmuskels, zum ersten Mal an einem lebenden Menschen wagen zu dürfen.

Noch im selben Jahr gab Dieffenbach in der „Medizinischen Vereinszeitung" seine Methode der Fachwelt bekannt. Nach mehr als zwölfhundert weiteren gelungenen Schieloperationen legte er sie mitsamt seinen Einsichten in seiner Abhandlung über „Ursachen, Arten und Grade des Schie-

lens" sowie unter Würdigung der vorbereitenden Arbeiten Stromeyers in seinem Buch „Über das Schielen und die Heilung desselben durch die Operation" ausführlich dar. Die Schrift kam 1842 in einem Berliner Verlag heraus.

Für die verdienstvolle chirurgische Schöpfung erhielt Dieffenbach gemeinsam mit Stromeyer vom Pariser Institut de France den hochdotierten Monthyon- oder Tugendpreis zugesprochen, der von einem französischen Philanthropen „für moralisch wertvolle Bücher" gestiftet worden war.

a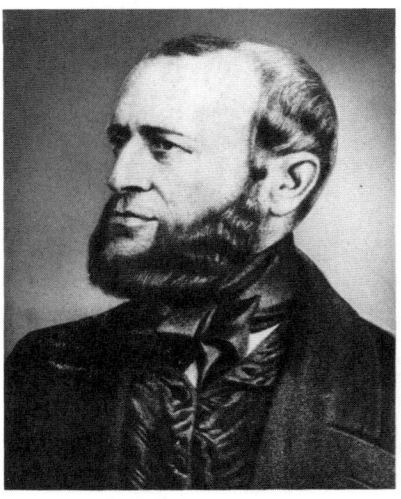

Abb. 82a: Johann Friedrich Dieffenbach vollführte 1839 die erste Operation des sogenannten Strabismus
Nach einer zeitgenössischen Lithographie von C. Fischer
Aus: Bernt Karger-Decker: Mit Skalpell und Augenspiegel, Leipzig 1957.

Abb. 82b: Im 16. Jahrhundert angewandte Kappe zur Heilung des Schielens
Nach einem Holzschnitt in Georg Bartischs „Augendienst"
Aus: Hermann Peters: Der Arzt und die Heilkunst in der deutschen Vergangenheit, Jena 1924.

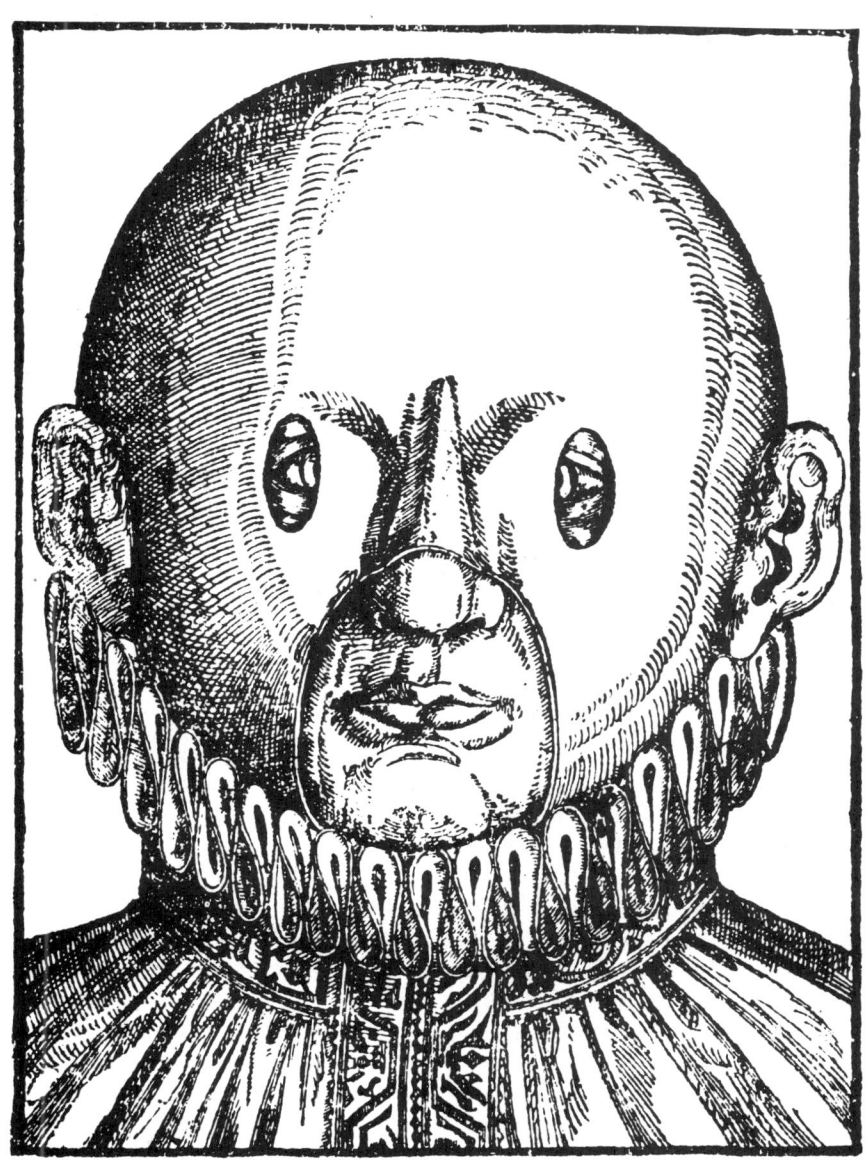

b

Erfindung des Augenspiegels

Der noch nicht dreißigjährige *Professor Hermann Helmholtz* war gerade dabei, seinen Studenten die Erscheinung des sogenannten Augenleuchtens zu erklären. „Um auch bei Dunkelheit sehen zu können", sagte er, „besitzen Nachttiere, zum Beispiel Katzen oder Eulen, am Augenhintergrund eine Leuchtmembran, die die Reflexion schwach einfallender Lichtstrahlen erheblich steigert und die Augen grünlich-bläulich, oft sogar silbern oder golden funkeln läßt." „Da dem menschlichen Auge eine Leuchtmembran nicht eingebaut ist", fuhr der Gelehrte fort, „hatte man geglaubt, daß dieses nicht leuchten könne und demzufolge im Innern stockdunkel sei. Doch das war ein Irrtum, wie der Wiener Physiologe *Ernst von Brücke* erst kürzlich durch folgenden Versuch nachgewiesen hat."

Die Studenten hielten den Atem an, als Helmholtz zwei von ihnen zum Experimentiertisch bat. Dem einen stellte er eine kurz, aber intensiv brennende Öllampe vor die Nase; den anderen forderte er auf, zehn Fuß entfernt so Platz zu nehmen, daß sich seine Augen in gleicher Höhe mit der Flamme befanden. Dann hieß er den bei der Lampe sitzenden Jüngling die Flamme mit einem Schirm abzudecken und hart an der Lichtquelle vorbei in die Augen des Gegenübers zu blicken. „Was bemerken Sie?"

Der Gefragte antwortete, daß die Pupille des Beobachteten rot, die Regenbogenhaut grün leuchtete, sobald jener mit weit aufgesperrten Augenlidern, ebenfalls an der Lichtquelle vorbei, ins Dunkle starrte und seine Augen langsam hin und her bewegte.

Helmholtz aber nahm die Antwort nicht mehr wahr. Sein Geist war vorangeeilt; ihm war plötzlich die Idee des Augenspiegels aufgegangen. Alles stehen- und liegenlassend, machte er sich sogleich daran, aus Brillengläsern und Deckgläschen, wie er sie beim Mikroskopieren gebrauchte, das Gerät zusammenzukitten, das ihm vorschwebte. Und wirklich, nach einer Woche etwa durfte er zu seiner Freude als erster Sterblicher

eine lebende menschliche Netzhaut mit all ihren zierlichen Adern und Venen, den Eintritt des Sehnervs ins Auge und viele andere Wunder, zwanzigfach vergrößert, schauen.

Die Augenärzte erkannten die Bedeutung der Helmholtzschen Erfindung rückhaltlos an, wenngleich es ihnen anfänglich schwerfiel, mit dem zunächst noch primitiven „Ding" fertig zu werden. Im Laufe der Zeit mehr und mehr vervollkommnet, ist das Gerät aus der Praxis des modernen Augenarztes nicht mehr fortzudenken, wenn es das innere Auge, speziell den Augenhintergrund, zu untersuchen gilt.

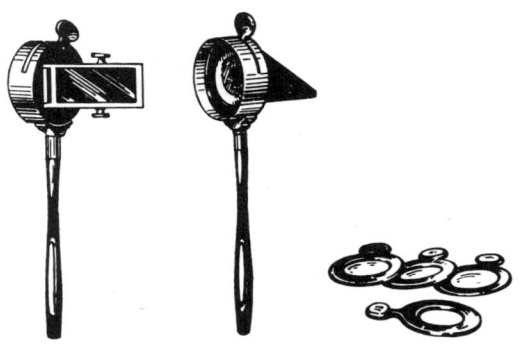

a

Abb. 83a: Zwei Helmholtzsche Augenspiegel mit auswechselbaren Konkavlinsen
Anonyme Zeichnungen nach den im Besitz der Heidelberger Universitäts-Augenklinik befindlichen Originalmodellen
Aus: Bernt Karger-Decker: Mit Skalpell und Augenspiegel, Leipzig 1957.

Abb. 83b: Hermann Helmholtz, der jugendliche Erfinder des Augenspiegels
Detail einer anonymen zeitgenössischen Daguerreotypie

Abb. 83c: Handhabung des Helmholtzschen Augenspiegels
Nach einer Xylographie
Aus: Hans Kraemer: Weltall und Menschheit, Berlin – Leipzig – Wien – Stuttgart o. J.

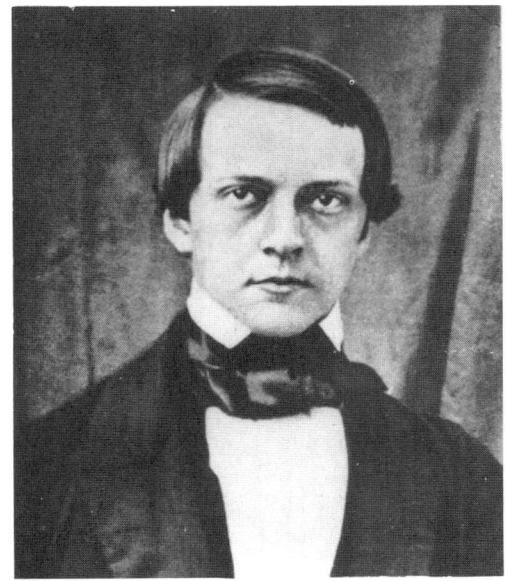

b

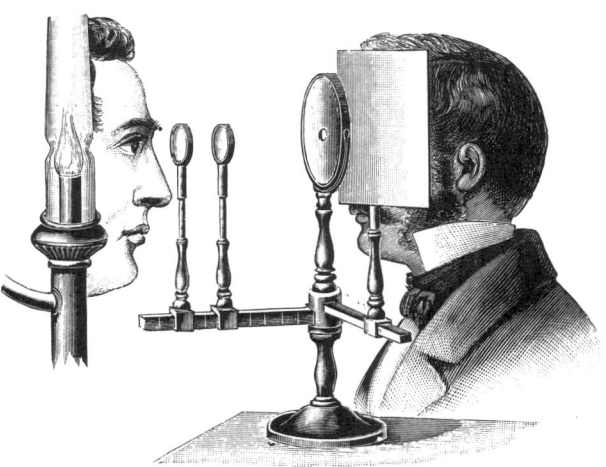

c

Diverse Geräte zur Augenuntersuchung

Aus dem noch heute als Informationsquelle unentbehrlichen „Geschichtswerk" des altgriechischen Historikers *Herodot* (um 484–425 v. Chr.) wissen wir, daß die Heilkunde in Ägypten ausschließlich von „Spezialärzten" versehen wurde. Eine wichtige Rolle spielten hier die Augenärzte, da das Land am Nil von altersher die Brutstätte des Trachoms sowie anderer, vornehmlich durch Wüstenstaub verursachter Augenleiden bildet. Nach der Rezeptsammlung des sogenannten Papyrus Ebers galt ein Absud aus tierischer Leber als ein wirksames Arzneimittel gegen Trachom, Star und Nachtblindheit.

Die Augenuntersuchung freilich beschränkte sich in der Antike wie auch das ganze Mittelalter hindurch, da die Augenheilkunde zu einer Angelegenheit von Barbierchirurgen und wandernden Okulisten herabgesunken war, auf bloße, erfahrungsmäßige Beobachtung. Eine grundlegende Besserung der Augendiagnostik setzte erst in der zweiten Hälfte des 18. Jahrhunderts ein, nachdem der Begründer der wissenschaftlichen Ophthalmologie, der Wiener *Georg Joseph Beer* (1763–1821), die Augenheilkunde zu einem selbständigen Lehrfach der Medizin erhoben und die Verwendung von Vergrößerungsgläsern zur Ermittlung von Augenkrankheiten eingeführt hatte.

Um die Mitte des 19. Jahrhunderts erfuhr die Augenheilkunde ihren eigentlichen Aufschwung durch die Entwicklung neuzeitlicher Diagnoseverfahren. Sie basieren auf zwei prinzipiellen Methoden: der fokalen Beleuchtung und der Augenspiegelung. Bei der fokalen Beleuchtung stellte der Arzt ursprünglich schräg vor dem Patienten eine Lichtquelle auf, deren Strahlen er mittels einer Sammellinse auf das Auge leitete und das beleuchtete Feld mit einem starken Vergrößerungsglas in der anderen Hand betrachtete.

Vollendet wurde diese Methode durch die 1911 von dem schwedischen Augenarzt *Alvar Gullstrand* (1862–1930) konstruierte Spaltlampe. Sie dient zur Untersuchung des vorderen Augenab-

schnittes. Zur ärztlichen Besichtigung des Augeninnern, insbesondere des Augenhintergrundes, schuf um 1850 der Physiologe *Hermann Helmholtz* den Augenspiegel. Bereits 1825 hatte sein tschechischer Kollege *Jan Evangelista Purkyně* (1787–1869) ein ähnliches Untersuchungsschema angegeben, das jedoch unbeachtet blieb. Dem Helmholtzschen Gerät gesellte sich nach der Erfindung der Glühlampe der elektrische Augenspiegel mit der Lichtquelle im Handgriff hinzu. Da hiermit aber die Beobachtung des Augenhintergrundes durch Hornhaut- und Linsenreflexe beeinträchtigt wurde, entwickelte der Schwede Gullstrand 1910 das reflexfreie stereoskopische Ophthalmoskop. Dadurch bereitete sich auch der Weg zur Fotografie des Augenhintergrundes mit dem „Retinoskop".

Abb. 84a: Untersuchung mit dem Augenspiegel zur Zeit der Solaröllampe
Xylographie
Aus: Spamers Illustriertes Conversations-Lexicon, Leipzig (19. Jahrhundert).

Abb. 84b: Fotografie des Augenhintergrundes mit dem Retinoskop (1928)
Aus: „Panorama", 1928.

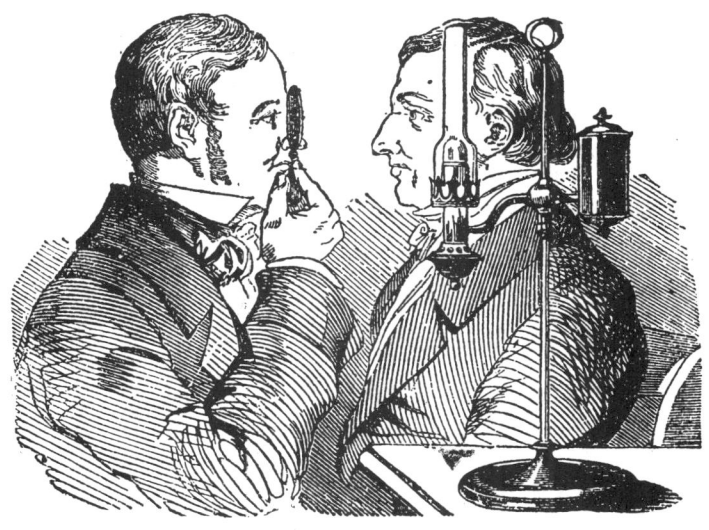

a

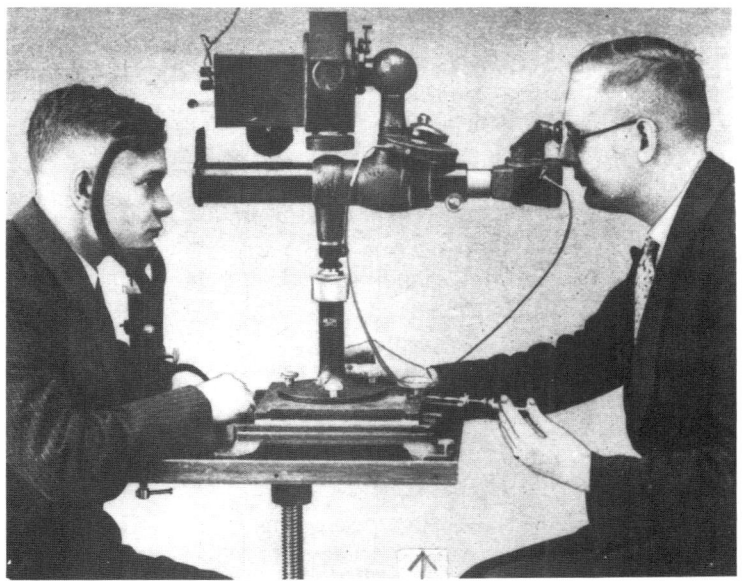

b

Dem Glaukom zu Leibe

Dem Volksmund ist jenes heimtückische Augenleiden unter der Vulgärbezeichnung „Grüner Star" geläufig; doch es hat weder etwas mit Grünfärbung noch mit der Starkrankheit zu tun. Während sich der sogenannte Graue Star in einer Linsentrübung manifestiert, deren Behandlung durch operative Beseitigung der getrübten Linse und ihren Ersatz durch ein Brillenglas gleicher Brechkraft erfolgt, handelt es sich bei dem Glaukom um eine abnorme Steigerung des Augeninnendrucks, der die feinen Gebilde der Netzhaut und des Sehnervs allmählich abtötet, so daß das Sehvermögen letztlich erlischt.

Die erste erfolgreiche Operation des Glaukoms gelang im Jahre 1852 dem erst vierundzwanzigjährigen Berliner Ophthalmologen *Albrecht von Graefe*. Er war der Sohn des berühmten Chirurgen und Wiedererweckers der Nasenplastik *Carl Ferdinand von Graefe* und hatte nach ausgedehnten Studienaufenthalten im Ausland in seiner Vaterstadt, unweit der Charité, eine eigene Augenklinik eröffnet, die im Laufe von anderthalb Jahrzehnten von anfänglich zwei bis auf weit über hundert Betten anwuchs.

Fortwährend mußte Graefe an den resignierenden Ausspruch des in Paris wirkenden Ophthalmologen *Julius Sichel* denken, den dieser einmal während seiner Assistentenzeit bei ihm über die angebliche Unheilbarkeit des Glaukoms getan hatte. Alle Beobachtungen von Glaukomheilungen würden nämlich nur auf „diagnostischen Irrtümern oder auf Begriffsverwirrung" beruhen. Unablässig überlegte Graefe in seiner Privatpraxis, wie er der gefährlichen Erhöhung des intraokularen Druckes operativ beikommen könne. Er löste das Problem, indem er aus der Regenbogenhaut (Iris) ein spitzkuchenförmiges Stück heraustrennte und so den Abfluß des druckerzeugenden Augenkammerwassers erleichterte.

Auf dem Ersten Internationalen Ophthalmologen-Congreß in Brüssel, 1857, gab Graefe das von ihm entwickelte Verfahren der „Iridektomie" der Fachwelt bekannt, nachdem er mehrere derartige Eingriffe mit gleich gutem Ergebnis ausgeführt und deren echte Heilwirksamkeit in regelmäßigen Kontrolluntersuchungen der von ihm operierten Patienten festgestellt hatte. Mit stürmischem Applaus dankten ihm die Kongreßteilnehmer für seine Pioniertat, die um so bedeutsamer war, als damals noch keine medikämentöse Glaukomtherapie zur Verfügung stand.

Abb. 85a: Albrecht von Graefe, der Begründer der modernen Augenheilkunde
Nach einer zeitgenössischen Xylographie
Aus: Spamers Illustriertes Conversations-Lexicon, Leipzig (19. Jahrhundert).

Abb. 85b: Albrecht von Graefe bei einer Augenoperation
Anonyme zeitgenössische Darstellung
Aus: „Gartenlaube", Berlin, Jahrgang 1857.

Abb. 85c: Geheilte Augenkranke, die beglückt die Graefe'sche Klinik verlassen
Anonymer Holzschnitt nach dem Relief von Rudolf Siemering für das Berliner Graefe-Denkmal

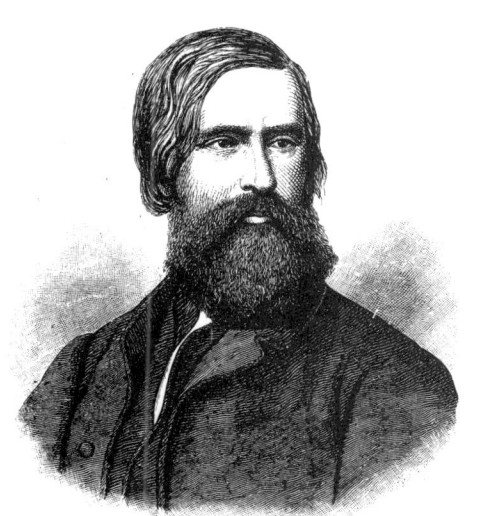

a

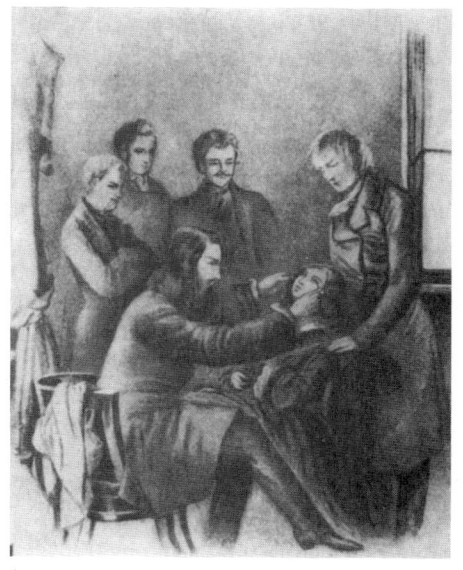

b

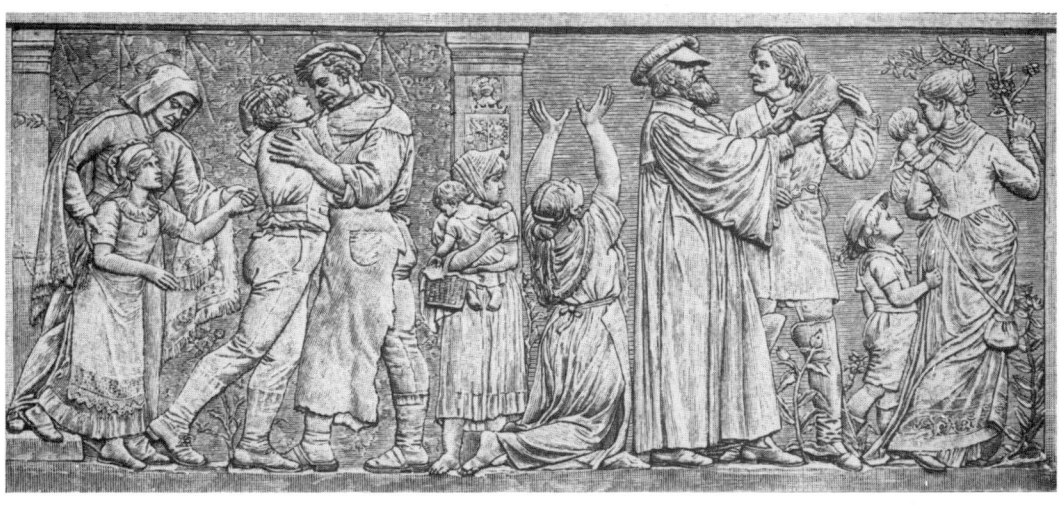

c

Beginn der modernen Blindenbildung

Für den als Dolmetscher im französischen Staatsdienst tätigen *Valentin Haüy* war es ein erschütterndes Erlebnis, als er auf dem traditionellen Pariser Jahrmarkt zum Heiligen Ovid 1771 Zeuge wurde, wie ein abgefeimter, unbarmherziger Gastwirt zur Belustigung seiner Gäste mehrere Insassen eines Blindenheimes in lächerlicher Maskerade unbeholfen musizieren ließ. Damals erwachte in dem zutiefst bestürzten Sohn eines armen Leinewebers erstmalig das Bedürfnis, blinden Menschen durch systematische Bildung und Schulung zu einem sinnvollen Dasein zu verhelfen.

Ihm schwebte dabei die Errichtung einer Lehranstalt vor, wie sie bereits einige Jahre vorher der amtsenthobene französische Geistliche *Charles Michel Abbé de l'Epée* aus ähnlichem Beweggrund auf dem Montmartre speziell für Gehörlose ins Leben gerufen hatte. Eine Begegnung mit der gefeierten blinden Klaviervirtuosin *Maria Theresia von Paradis*, die in jenen Tagen innerhalb einer Europatournee auch in der französischen Hauptstadt mit sensationellem Erfolg gastierte, bestärkte ihn in seiner Überzeugung, daß ihres Augenlichtes beraubte Personen durch praktischen und theoretischen Gruppenunterricht ganz gewiß zu beruflich-wirtschaftlicher Selbständigkeit zu erziehen seien.

Zunächst freilich mangelte es ihm an finanziellen Mitteln, um seine Vorstellungen über eine eigene Blindenschule verwirklichen zu können. Um aber dennoch in dieser Hinsicht nicht müßig zu bleiben, stellte Haüy 1784 in seiner Pariser Wohnung erste Unterrichtsversuche an einem sechzehnjährigen blinden Bettelknaben an, den er unterwegs aufgelesen hatte. Mit verblüffend gutem Ergebnis. Als er seinen wohlausgebildeten ersten Schüler, François Lesueur, der Öffentlichkeit vorstellte, erschlossen sich ihm private und gemeinnützige Geldquellen für die Gründung einer Blindenschule mit Internat.

Haüy unterwies seine Zöglinge im Lesen und Schreiben mittels von ihm entwickelter beweglicher Reliefbuchstaben. In einer angegliederten Blindendruckerei ließ er Bücher in Reliefdruck herstellen. Für den Erdkundeunterricht führte er Relieflandkarten, für den Musikunterricht Reliefnoten ein. Schließlich hatte auch jeder seiner Schüler eine handwerkliche Tätigkeit zu erlernen. Mit seinem Werk erbrachte Haüy erstmals den Beweis für die Bildungsfähigkeit der Blinden und legte er den Grundstein für die schulische Blindenerziehung in aller Welt.

Abb. 86a: Valentin Haüy, der Begründer der modernen Blindenbildung
Anonymes zeitgenössisches Bildnis
Aus: „Deutsches Rotes Kreuz", Dresden, H. 9/1985.

Abb. 86b: Darstellung des „Großen Konzerts auf dem Jahrmarkt von St. Ovid" im September 1771, das Haüy mit dem Ziel anregte, sich der Blindenbildung zu widmen. Haüy (rechts unten) als Zeuge des makabren Vergnügens.
Zeitgenössische Illustration
Aus: Rainer Schmitz: Die groß waren durch ihr Herz. Pioniere der Sozialarbeit für Behinderte, Berlin 1983.

Abb. 86c: Bei seiner persönlichen Begegnung mit der blinden Klaviervirtuosin und Sängerin Maria Theresia von Paradis nach ihrem triumphalen Pariser Gastspiel fühlte sich Haüy zur Verwirklichung seiner Idee der Blindenbildung ermutigt.
Nach einer Zeichnung von Faustine Parmantié
Aus: Carola G. Belmonte: Die Frauen im Leben Mozarts, Zürich – Wien – Leipzig 1924.

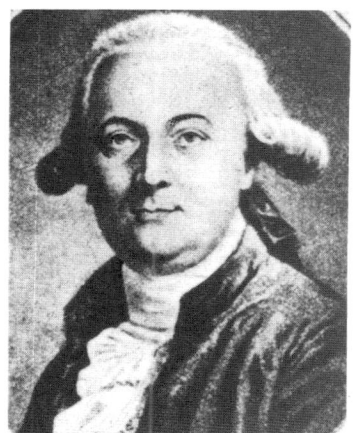

a

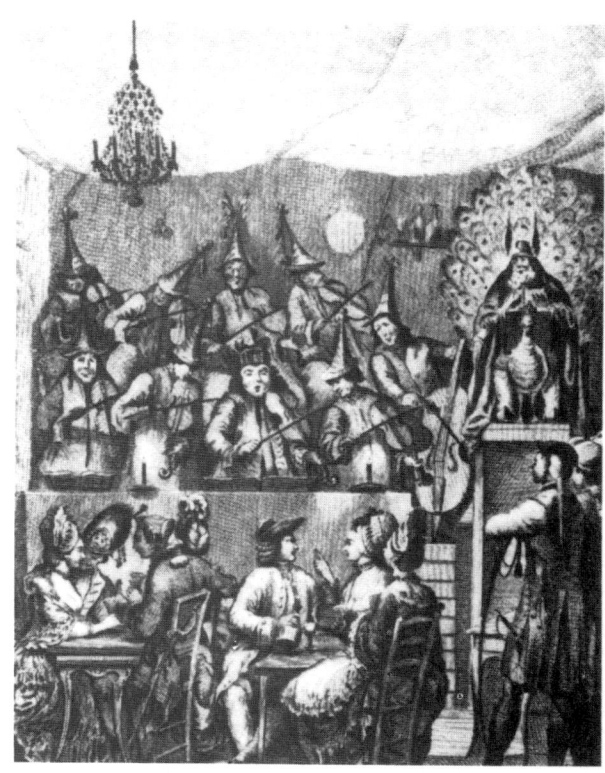

b

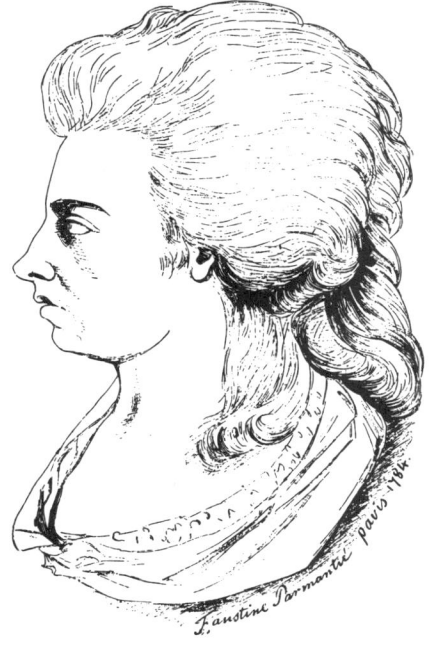

c

Blindenschrift aus 6 Punkten

Die von dem französischen Begründer der modernen Blindenbildung *Valentin Haüy* in Anwendung gebrachte Blindenschrift bestand, wie in der vorhergehenden Folge berichtet, aus reliefartig geprägten gewöhnlichen Buchstaben. Daß Erblindete jene erhaben aus dem Karton ragenden normalen Lettern nur mühsam ertasten konnten, berührte besonders schmerzlich dessen aus Coupvrai, einer Ortschaft im Departement Seine-et-Marne, gebürtigen Landsmann *Louis Braille*, der sich als dreijähriges Kind beim Spielen in der väterlichen Sattlerwerkstatt mit einem scharfen Werkzeug verletzt hatte, so daß er das Augenlicht verlor und seit seinem elften Lebensjahr im Pariser Nationalinstitut für junge Blinde eine Schul- und Berufsausbildung genoß.

Auf Grund seines Fleißes und seines handwerklichen Geschicks erlangte Braille im Alter von neunzehn Jahren an dieser Anstalt eine Beschäftigung als Lehrmeister. Unermüdlich sann er in seiner Funktion auf eine Möglichkeit, den Zöglingen des Hauses eine leichter zu ertastende Blindenschrift zu bieten. Bei seinen Bemühungen darum erfuhr er eines Tages von einer Art Geheimschrift, die der französische Artillerieoffizier *Charles Barbier de la Serre* (1767–1841) für die nächtliche Nachrichtenübermittlung in der Armee geschaffen hatte. Es handelte sich hierbei um ein aus zwölf erhabenen Punkten gebildetes Codesystem, das „mit 6 Punkten in der Höhe und 2 Punkten in der Breite die 36 Grundlaute der französischen Sprache durch verschiedene Gruppierungen dieser Punkte auf phonetischer Grundlage darstellte".

Von Barbiers 12-Punkte-„Nachtschrift" angeregt, begann Braille 1825 seine leicht erlernbare, durch Abtasten mit den Fingerkuppen „lesbare" und auch durch Eindrücken „schreibbare" 6-Punkte-Blindenschrift zu entwickeln. Innerhalb gedachter Rechtecke unterschiedlich angeordnet, gestattete sie insgesamt 64 Kombinationen für sämtliche Buchstaben des Alphabets sowie für die Zahlen und die Satzzeichen. Da sich Brailles Punkt-

schrift auf alle Sprachen der Welt anwenden ließ, war mit ihr ein international brauchbares einheitliches Schriftsystem für Blinde hervorgebracht. Es bürgerte sich allmählich auf dem gesamten Erdkreis ein.

In Leipzig findet Brailles Erbe vorbildliche Pflege durch vielseitige verlegerische Tätigkeit der Deutschen Zentralbücherei für Blinde.

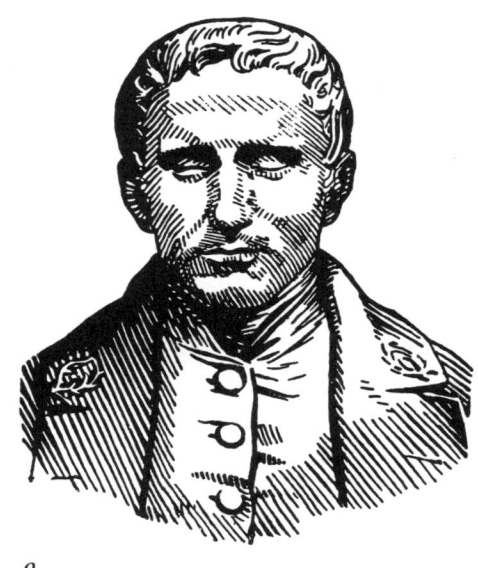

a

Abb. 87a: Louis Braille, der Schöpfer der nach ihm benannten Blindenschrift
Aus: „Deutsches Rotes Kreuz", Dresden, H. 10/1985.

Abb. 87b: Heilung des Blinden durch Jesus
Nach einem Kupferstich von Hoet aus einer niederländischen Bibel des 18. Jahrhunderts
Aus: Oskar Rosenthal: Wunderheilungen und ärztliche Schutzpatrone in der bildenden Kunst. Leipzig 1925.

Abb. 87c: Louis Brailles auf der 6-Punkte-Grundform beruhendes Punktschrift-Alphabet
Aus: „Deutsches Rotes Kreuz", Dresden, H. 10/1985.

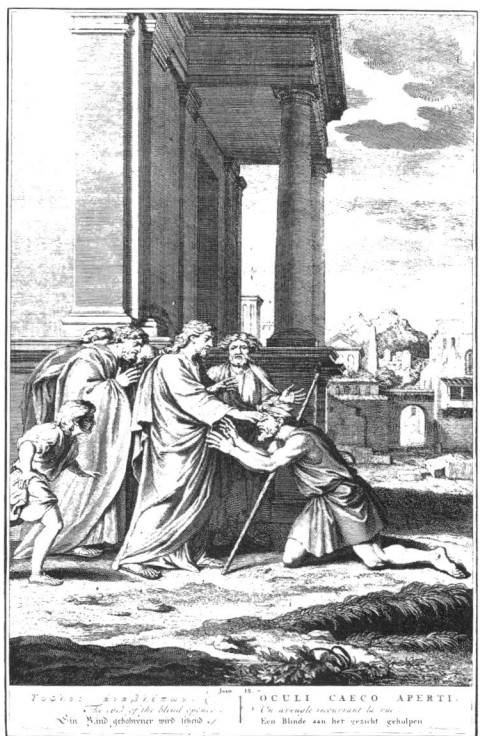

b

Französisches Punktschrift-Alphabet
(ohne Ziffern, Satz- und Hilfszeichen)

I.   A   B   C   D   E   F   G   H   I   J

II. K   L   M   N   O   P   Q   R   S   T

III. U   V   X   Y   Z

IV. Â   Ê   Î   Ô   Û   Ë   Ï   Ü   Œ   W

c

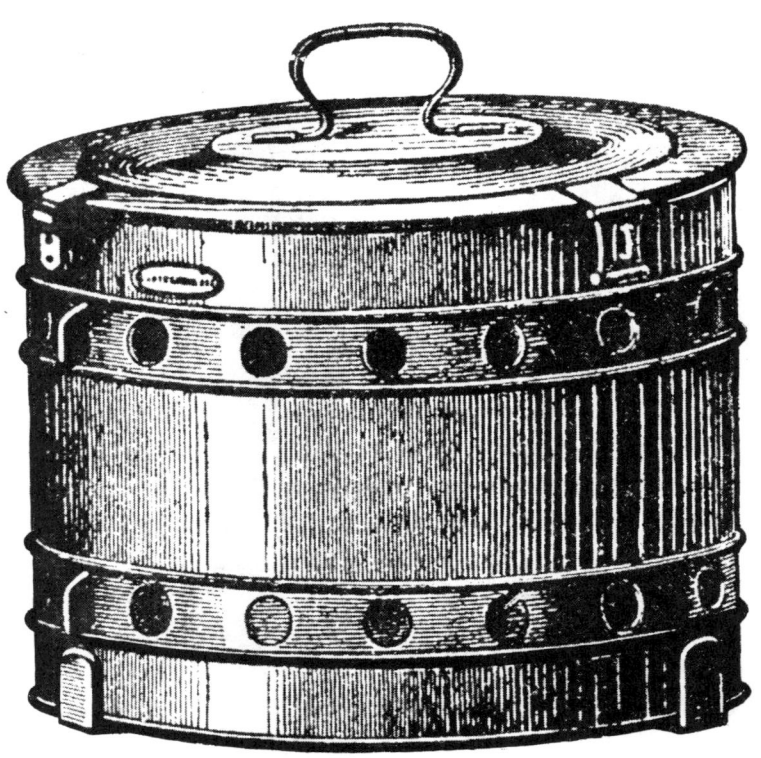

XIII

Feldzug gegen Wundinfektion

Man muß etwas Neues machen,
um etwas Neues zu sehen.

Georg Christoph Lichtenberg (1742–1799)

Enträtselung des Kindbettfiebers

Im Frühjahr 1847 entdeckte der an der Gebärklinik des Wiener Allgemeinen Krankenhauses tätige ungarische Assistenzarzt *Ignaz Philipp Semmelweis* (1818–1865) die infektiöse Ursache des Kindbettfiebers. Seit Menschengedenken war die Entstehung jener lebensbedrohlichen Wochenbetterkrankung den Medizinern verborgen geblieben. Die Heilkundigen des Altertums hielten mangelhaften bzw. ausbleibenden Wochenfluß für den auslösenden Umstand. Daß es sich bei dem Kindbett- oder Puerperalfieber um eine spezifische Krankheit handelt, weiß man jedoch erst seit der zweiten Hälfte des 17. Jahrhunderts.

Anno 1662 nämlich hatte der ruhmreiche englische Anatom und Physiologe *Thomas Willis* (1621–1675) das Krankheitsbild erstmals zuverlässig beschrieben und überdies den klinischen Krankheitsbegriff „Febris puerperarum" (= „Fieber der Wöchnerinnen") formuliert. Über die Krankheitsursache freilich rätselte man auch weiterhin: Gestörte Milchproduktion in der Mutterbrust, Unterleibsentzündungen, namentlich der Gebärmutter, sowie „miasmatische" (seuchenhaft-toxische) Bodenausdünstungen oder Luftverunreinigungen galten als verantwortlich für das verhängnisvolle Befallenwerden. Zu den Anhängern der ominösen Miasmentheorie zählte besonders auch *Professor Johann Klein* (1788–1856), der Chef der I. Wiener Entbindungsstation, an welcher die Mortalität infolge Puerperalsepsis bei annähernd 12 Prozent lag. „Nein! Nein!" ereiferte sich der achtundzwanzigjährige, leicht erregbare Semmelweis. „Das mörderische Kindbettfieber muß eine greifbare Entstehungsursache haben, zumal die von Hebammen betreute Nachbarstation vergleichsweise wenige Opfer aufweise!" Drei Jahre zuvor bereits hatte der nordamerikanische Anatomie- und Physiologieprofessor *Oliver Wendell Holmes* (1809–1894) die Übertragbarkeit eines hypothetischen Anstekkungsstoffes vermutet und vorbeugende Maßnahmen, wie persönliche Sauberkeit des Arztes

und Reinhaltung der Räume und Instrumente, angeregt.

Aber erst Semmelweis vermochte die „pyämische Natur" der Erkrankung nachzuweisen, wobei er zugleich erkannte, daß die blutvergiftenden „Substanzen" durch verunreinigte Hände der untersuchenden Geburtshelfer in den wunden Mutterleib gelangten. Dank der daraufhin von ihm eingeführten strikten Händereinigung und -desinfektion mit Chlorwasser wurde er zum „Retter der Mütter".

Abb. 88a: Ignaz Philipp Semmelweis erkannte die Ursache des Kindbettfiebers und wurde durch die von ihm eingeführte Händedesinfektion zum „Retter der Mütter"
Nach einem zeitgenössischen Kupferstich aus dem Jahre 1860

Abb. 88b: Titelseite der Semmelweisschen epochalen Schrift über die Ursache, den Begriff und die vorbeugende Abwendung des Kindbettfiebers
Nach einer von der C. A. Hartlebens Verlagsexpedition in Pest, Wien und Leipzig 1801 erschienenen Ausgabe (unleserlich bestempeltes Bibliotheksexemplar)

Abb. 88c: „Semmelweis – Retter der Mütter" (1950) Szene aus dem gleichnamigen DEFA-Spielfilm unter der Regie von Georg C. Klaren: Karl Paryla (links) in der Rolle des Ignaz Philipp Semmelweis, die Hebammenschülerinnen auf die Händedesinfektion eidlich verpflichtend
DEFA-Standfoto von Kroiss

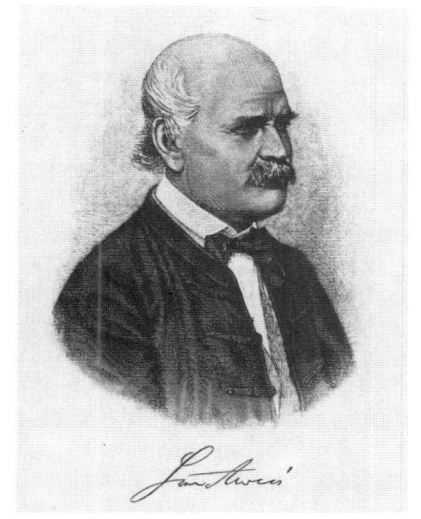

a

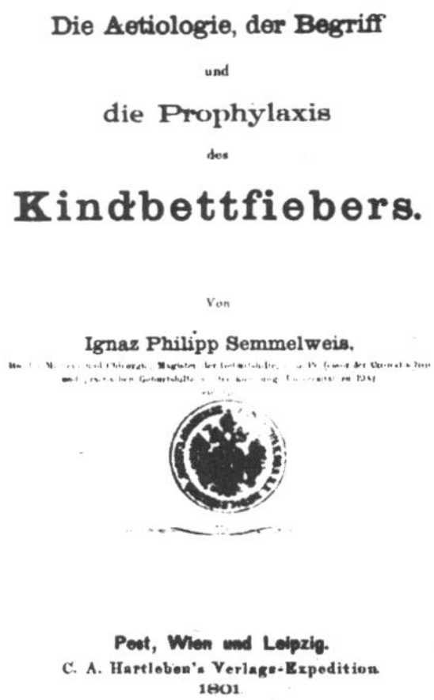

Die Aetiologie, der Begriff

und

die Prophylaxis

des

Kindbettfiebers.

Von

Ignaz Philipp Semmelweis.

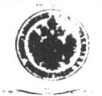

Pest, Wien und Leipzig.
C. A. Hartleben's Verlags-Expedition.
1861

b

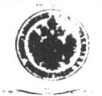

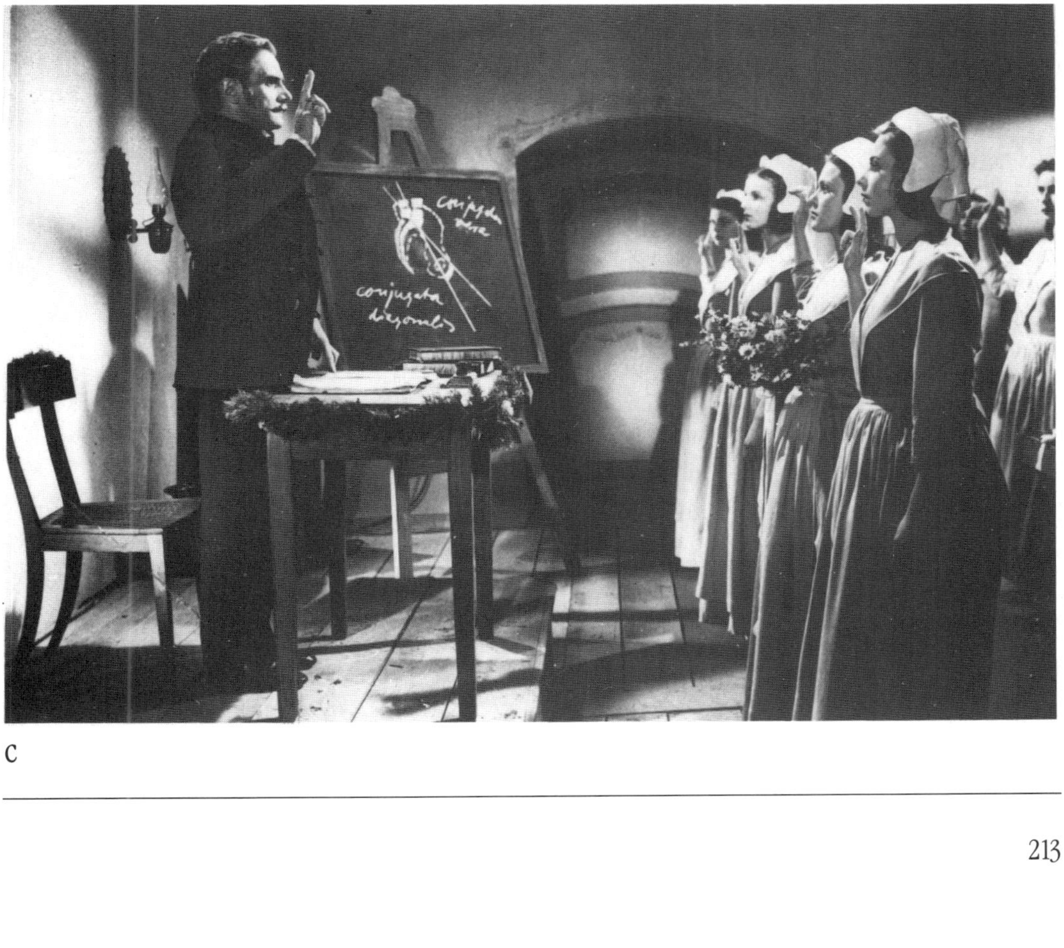

c

Das grausige Geschäft des Eiters

Wie lange noch würde man wehrlos mit ansehen müssen, wie in den chirurgischen Kliniken und den Entbindungsanstalten der Eiter zahllose Menschenleben vernichtet, fragten sich in der ersten Hälfte des neunzehnten Jahrhunderts verzweifelt die Operateure und die Geburtshelfer. Besonders bestürzt über die damalige klägliche Ohnmacht der Ärzte gegenüber dem Massensterben in den Hospitälern zeigte sich der achtundzwanzigjährige Assistent auf der Gebärstation des Wiener Allgemeinen Krankenhauses *Ignaz Philipp Semmelweis*, ein erbitterter Gegner der ominösen Miasmentheorie, mit der die ratlosen Mediziner ihr Gewissen zu beruhigen suchten. Nach ihr nämlich sollten undefinierbare verderbliche Einflüsse der Luft das mörderische Kindbettfieber wie auch den tödlichen Hospitalbrand verursachen.

Der tragische Unfall eines ihm befreundeten Gerichtsmediziners, den ein Student bei einer Obduktion versehentlich mit dem Skalpell am Finger verletzt hatte, brachte Semmelweis im Frühjahr 1847 zu der Erkenntnis, daß es sich bei dem Puerperalfieber der jungen Mütter ähnlich wie bei der Leichengiftinfektion jenes jäh dahingerafften Professors Kolletschka um eine Sepsis handele. Daraus ergab sich für ihn zugleich die bittere Einsicht, daß die lebensgefährliche Intoxikation der Wöchnerinnen bei deren vaginaler Untersuchung durch die Geburtshelfer selbst heraufbeschworen wurde. Nunmehr führte er in seiner Abteilung die vor jeder Berührung der mütterlichen Geschlechtsorgane durchzuführende Chlordesinfektion der ärztlichen Hände und Instrumente ein.

Da Semmelweis aber seine Lehre von der infektiösen Natur des Kindbettfiebers bloß durch Erfahrung, ohne wissenschaftlichen Nachweis, gewonnen hatte, vermochte er seine Reinigungsmaßnahmen trotz seiner großartigen Erfolge – nicht allgemein durchzusetzen.

Erst die unwiderleglichen experimentellen Untersuchungen des französischen Chemikers und Mikrobiologen *Louis Pasteur* über die Entstehung von Fäulnis durch Einwirkung billionenfach sich vermehrender Kleinstlebewesen bewirkten die Anerkennung der Semmelweisschen Postulate.

Um die Herkunft der pathogenen Keime zu ermitteln, tat Pasteur in mehrere Glaskolben mit langen S-förmigen Röhrenhälsen Fleischbrühe, kochte diese, damit Luft aus den Flaschen entwich und beim Abkühlen frische Außenluft einströmte. Die von ihr mitgeführten Fremdkörper blieben in den Halswindungen haften, so daß sich die Bouillon noch nach Tagen keimfrei erwies. Doch nachdem Pasteur die Brühe durch Schütteln zum Mitschwemmen der Partikelchen veranlaßt hatte, erschien sie anderntags trübe und voller Mikroben, indes die unberührten Glaskolben nach wie vor klar und rein waren. Nun endlich hob die Ära der Antisepsis und Asepsis an!

Abb. 89a: Szene aus dem DEFA-Spielfilm „Semmelweis – Retter der Mütter" (1950) mit der Darstellung der von ihm kreierten Händedesinfektion mit Chlorwasser. Karl Paryla (Bildmitte) als Titelfigur DEFA-Standfoto/von Kroiss.

Abb. 89b: Louis Pasteur wies experimentell die Beteiligung von Mikroorganismen an den Gärungs- und Fäulnisvorgängen nach Detail einer Originalfotografie unbekannter Herkunft

Abb. 89c: Pasteurs Versuchskolben mit S-förmigem Hals erbrachte den Nachweis, wie Fäulnisbakterien sich einfinden Aus: Bernt Karger-Decker: Mit Skalpell und Augenspiegel, Leipzig 1957

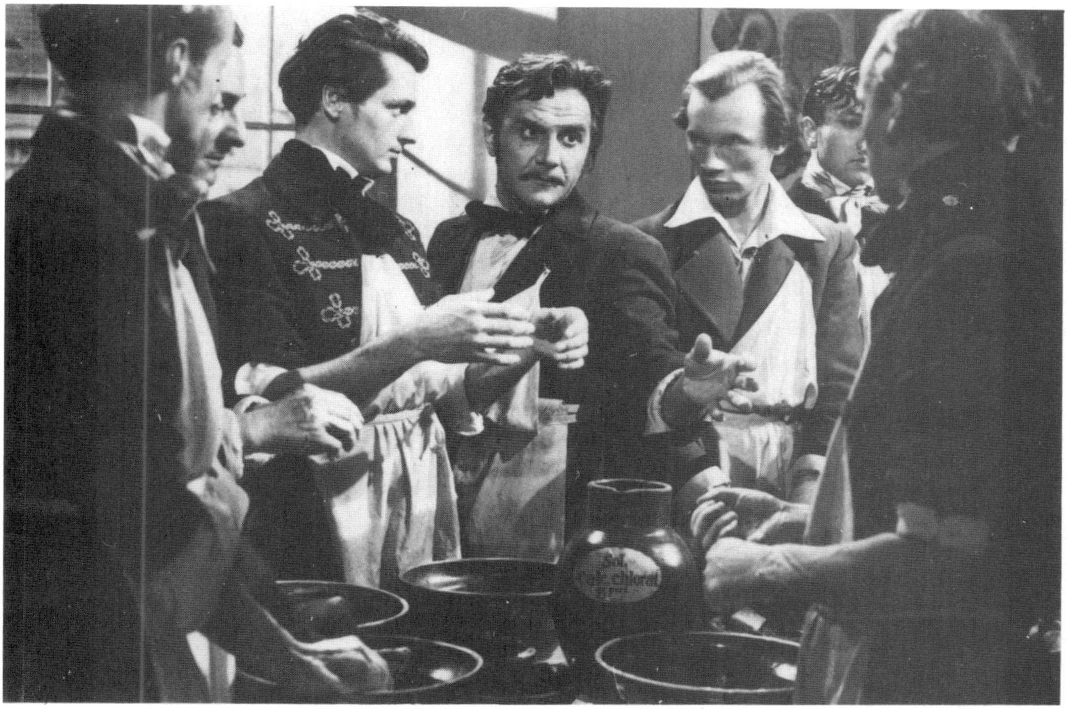

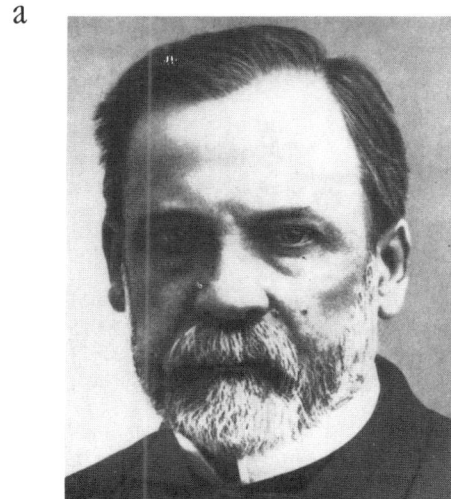

a

b

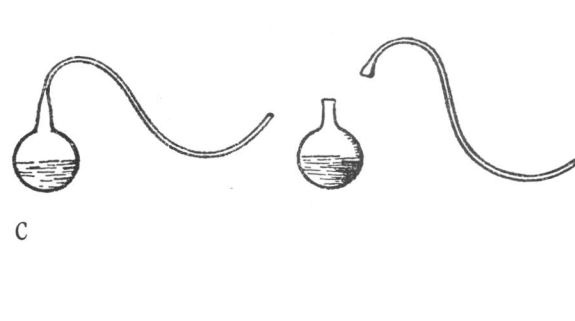

c

Triumph der Antisepsis

„Gestatten Sie mir, Ihnen herzlich dafür zu danken, daß Sie mir durch Ihre glänzenden Forschungen die Wahrheit über die Theorie von Fäulniserregern zeigten und mir dadurch den einzigen Grundgedanken verschafften, der die Lehre von der Asepsis zu einem guten Ende führen konnte." Diese Zeilen der Erkenntlichkeit richtete im Jahre 1874 der namhafte englische Chirurg *Joseph Lister* an den französischen Chemiker und Mikrobiologen *Louis Pasteur*, dessen Auffindung zersetzender Kleinstlebewesen das Problem der Wundinfektion nach operativen Eingriffen enträtseln half.

Begierig hatte der aus der Grafschaft Essex gebürtige Weinhändlerssohn im Herbst 1865 Pasteurs bahnbrechende Untersuchungen über Gärung und Fäulnis zur Kenntnis genommen, zumal ihm bis dahin schmerzlich bewußt war, wie wenig sich dem gefürchteten Hospitalbrand durch strenge Reinlichkeitsmaßnahmen allein beikommen ließ. Nach dem Studium der Pasteurschen Forschungsergebnisse leuchtete ihm ein, daß zur Vermeidung der tödlichen Blutvergiftungen deren Erreger vernichtet werden mußten. Doch womit? Chlorzink und Sulfite, auf die Lister zunächst seine Hoffnung setzte, versagten. Bei seinem verzweifelten Suchen nach einer wirksamen Substanz spielte ihm im Frühjahr 1866 endlich der Zufall die Karbolsäure (Phenol) in die Hand, mit der die Stadtverwaltung von Carlisle die penetranten Abwässergerüche der Rieselfelder zu beseitigen pflegte. Seine therapeutische Bewährungsprobe bestand dieses Desinfektionsmittel an einem bald danach in die von Lister geleitete chirurgische Klinik der Universität Glasgow eingelieferten jungen Gießereiarbeiter, dem ein herabstürzender gefüllter Sandkasten den linken Unterschenkel zerschmettert hatte.

Damals noch sahen die Operateure in der Amputation des schwer beschädigten Gliedes die einzige Maßnahme, um dem bedrohlichen Gasödem auszuweichen. Joseph Lister indes führte auf Grund der Pasteurschen Entdeckungen und der

klugen Carlisler Abwässerentseuchung erstmalig eine wohldurchdachte dreiwöchige keimfreie Wundversorgung offener Knochenbrüche mittels phenolgetränkten Okklusivverbandes durch und begründete damit die nach ihm als „Listern" bezeichnete antiseptische Keimabtötung. Angestachelt durch den Erfolg, führte er bald danach auch die präoperative Hände- und Instrumentenwaschung in Karbolsäure, die Karbol-Umsprühung des Operationsgebietes sowie die Unterbindung blutender Gefäße mit karbolisierten Fäden ein.

Abb. 90 a: Sir Joseph Lister führte 1867 die antiseptische Wundbehandlung mit Karbolsäure ein
Aus: Sir Rickman John Godlee: Lord Lister, Leipzig 1925.

Abb. 90 b: Antiseptische Operation nach Listers antiseptischer Methode: Links vorn der Spray für das Operationsgebiet. Auf dem Operationstisch die in einer mit Karbollösung gefüllten Schale liegenden ärztlichen Instrumente
Nach einer zeitgenössischen Darstellung
Aus: Cheyne: Antiseptic Surgery, London 1882.

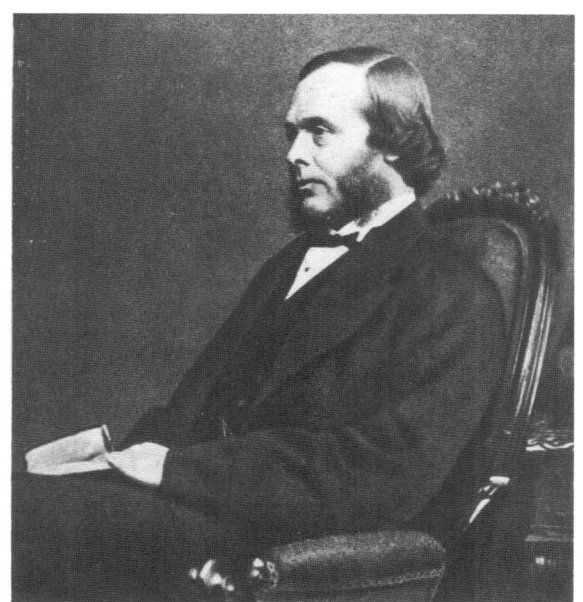

a

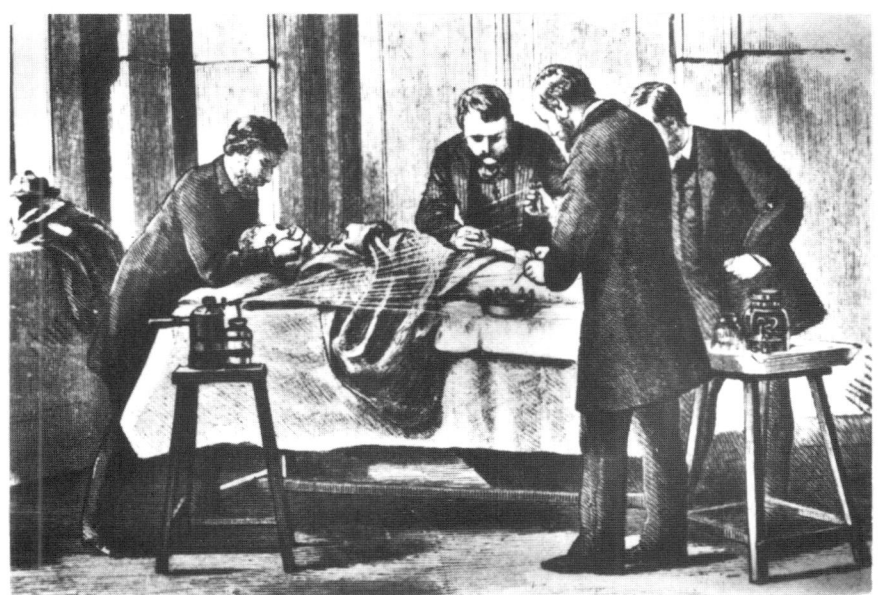

b

Strömender Wasserdampf und weiße Kittel

Drei Jahre nach der Begründung der Antisepsis oder chemischen Abtötung von Infektionskeimen an Wunden und wundenberührenden Gegenständen durch den englischen Operateur *Joseph Lister* im Jahre 1877 ersetzte der Direktor der Berliner chirurgischen Universitätsklinik *Ernst von Bergmann* die häufig zu Hautschäden und inneren Vergiftungen führende Karbolsäure (Phenol) durch Sublimat. Doch dem berühmten Bakteriologen *Robert Koch* blieb der Nachweis vorbehalten, daß weder Karbolsäure noch Sublimat die Dauerformen der Bazillen, die sogenannten Sporen, zu töten vermögen, wohingegen strömender Wasserdampf dazu bereits binnen weniger Minuten imstande ist.

Diese Entdeckung veranlaßte 1882 den damals in Bonn wirkenden Chirurgen *Friedrich Trendelenburg*, in seiner Klinik erstmalig einen Dampfsterilisator zu installieren. Damit nahm die Aseptik oder Keimfreimachung durch physikalische Mittel ihren bescheidenen Anfang. Die allgemeine Einführung der Dampfsterilisation indes erfolgte 1886, und zwar wiederum durch Ernst von Bergmann, nachdem dessen befähigter Assistent *Curt Schimmelbusch* das aseptische Verfahren durch Konstruktion hierfür besonders geeigneter Apparate ausgebaut hatte. Noch heute ist die von Schimmelbusch angegebene Sterilisiertrommel für Verbandstoffe in Gebrauch.

Es handelt sich bei der „Schimmelbusch-Trommel" um einen runden oder würfelförmigen Metallbehälter mit doppelten, gegeneinander verschiebbaren, durchlochten Wänden. Durch deren Öffnungen kann der sterilisierende Dampf hindurchziehen. Die auf diese Weise erzielte Asepsis bleibt nach dem Verschluß der Trommel bestehen. Neben den von Schimmelbusch geschaffenen Sterilisationsapparaten führte Ernst von Bergmann eine zweckmäßige Operationskleidung ein. Den bislang üblichen, oft reichlich verschmutzten schwarzen Talar ersetzte er durch den blütenweißen sterilen Arztkittel. Ihm gesellten sich die gleichfalls weiße, keimfreie Kopf-

haube und Atemmaske sowie die hauchdünnen Gummihandschuhe hinzu.

Der Kieler Chirurg *Gustav Adolf Neuber* bereicherte die Aseptik durch Einführung ganz aus Metall gefertigter Instrumente, die sich, bar der herkömmlichen Holzgriffe, leicht auskochen lassen. Dem Berliner Dermatologen und Internisten *Paul Fürbringer* schließlich ist eine verbesserte Methode der Händedesinfektion (1888) – mit heißem Wasser und Seife (zehn Minuten), danach mit Alkohol (fünf Minuten) und einer Desinfektionslösung (drei bis fünf Minuten) – zu danken.

Abb. 91a: Ernst von Bergmann bei einem chirurgischen Eingriff in der Berliner Charité. Rechts der Narkotiseur mit der Schimmelbusch-Maske beim Kontrollieren der Narkosetiefe, während ein Assistent den Puls des betäubten Patienten überwacht
Idealisierte Darstellung aus dem Jahr 1899
Aus: S. Stefan: Hundert Jahre in Wort und Bild – Eine Kulturgeschichte des XIX. Jahrhunderts, Berlin 1899.

Abb. 91b: Trommel zur Dampfsterilisation
Aus: Curt Schimmelbusch: Manuel d'Aseptic, Paris 1893.

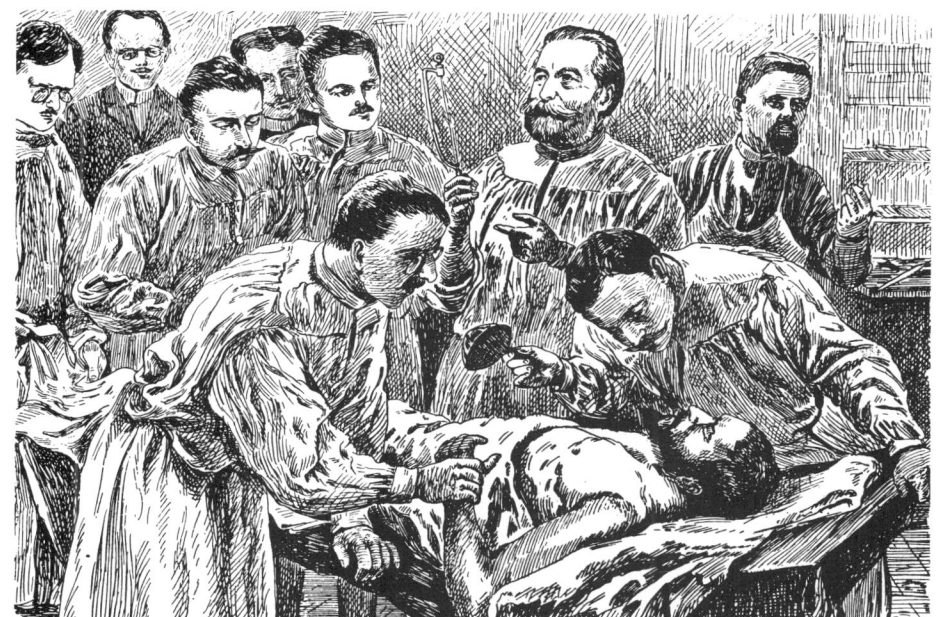

a

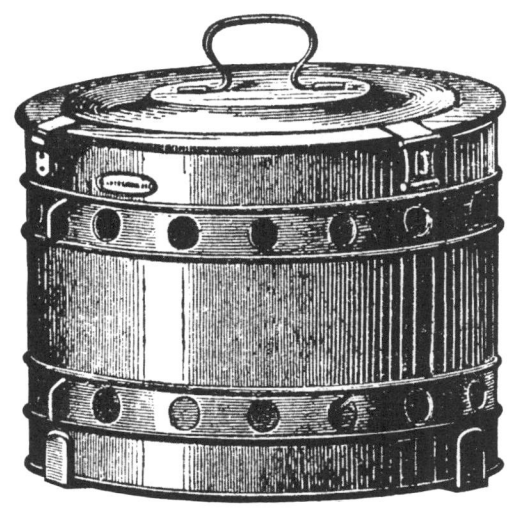

b

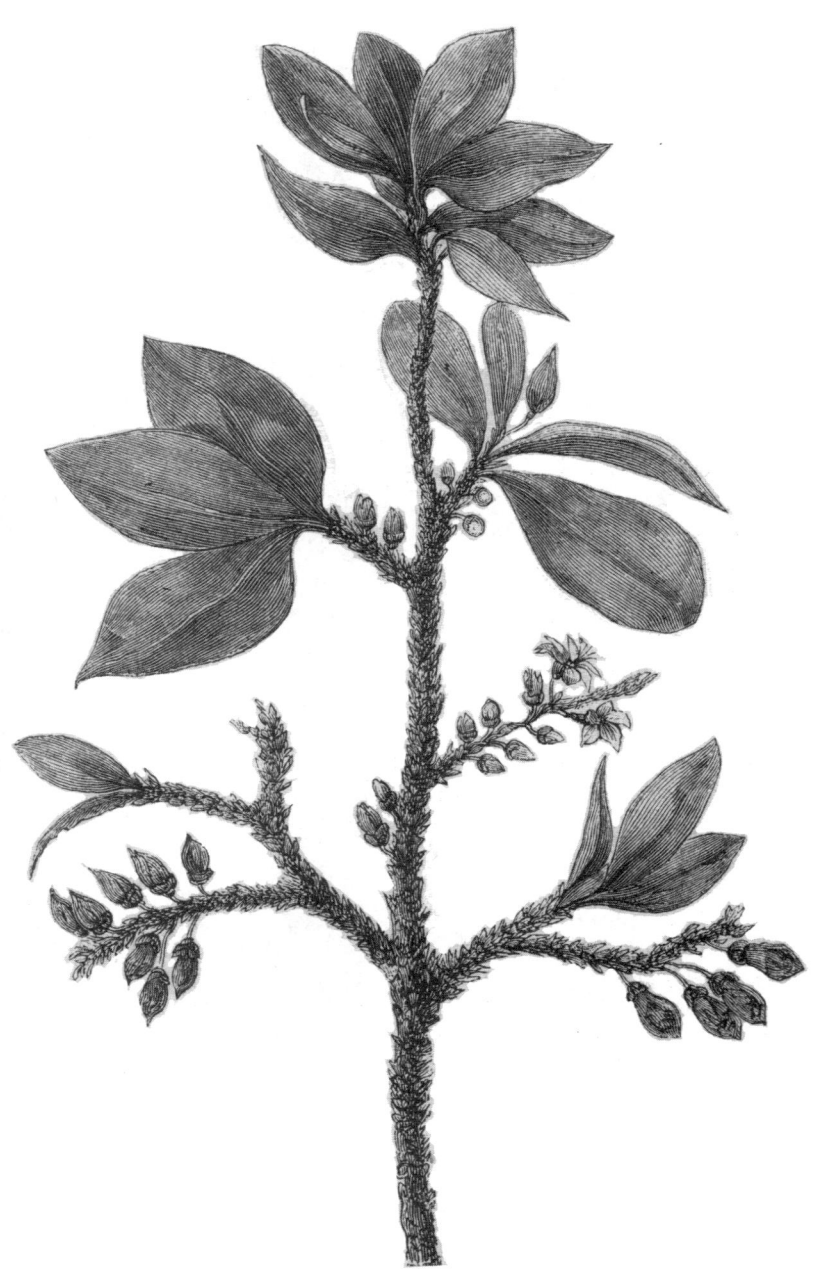

XIV

Operation ohne Schmerzen

Wunden vernarben, aber die Narben wachsen zusammen mit uns.

Stanislaw Jerzy Lec (1909–1966)

Mesmers „tierischer Magnetismus"

Bereits ausgangs des sechzehnten Jahrhunderts hatte der englische Naturforscher und königliche Leibarzt *William Gilbert* in einem seiner Bücher die Verwendung natürlicher Magnete zu Heilzwecken empfohlen und bald allenthalben Interessenten für seine Anregung gefunden. So war es nicht verwunderlich, daß sich der frisch zum Doktor der Medizin promovierte *Franz Anton Mesmer* (1734–1815), zumal er fest an eine Abhängigkeit der Gesundheit wie auch der Krankheit von einem das All durchdringenden feinsten ätherischen Stoff, einem „magnetischen Fluidium", wie er sich ausdrückte, glaubte, sogleich des Verfahrens in seiner neueröffneten Wiener Praxis bediente.

Besonders nervöse Störungen ging Mesmer mit seinem Stahlmagneten an, indem er den Körper des Patienten mit dem Stab bestrich. Anfänglich nahm er ausschließlich Einzelbehandlungen unter eigentümlichem Hin- und Herbewegen des Magneten vor. Später erfand er zur Massentherapie den eigens dafür konstruierten, zunächst mit Eisenfeilspänen, sodann mit magnetischem Wasser gefüllten großen Zuber, den die Leidenden in geschlossener Kette umsaßen, um sich von dem fliederfarben bekleideten, magnetschwingenden „Wunderdoktor" kurieren zu lassen.

Zu den mannigfaltigen körperlichen Gebrechen, die Mesmer neben neurotischen Beschwerden der magnetischen Therapie unterzog, zählten namentlich Wassersucht, Gliederlähmung, Gicht, Skorbut, geschwächtes Sehvermögen und Harthörigkeit. Als er im Verlauf seiner Heilbemühungen feststellte, daß er manche Krankheitserscheinungen durch bloße, beruhigende Handbewegungen ähnlich wohltuend beeinflussen konnte, wähnte er den Menschen selbst im Besitz magnetischer Kräfte, die er als „tierischen" oder „animalischen Magnetismus" mißdeutete.

Von seinen leichtgläubigen Anhängern angehimmelt, von den Schulmedizinern jedoch verschrien, mußte Mesmer endlich als „lästiger Ausländer" die österreichische Hauptstadt verlassen.

In Paris, wohin er übersiedelte, erregte seine Doktrin (Mesmerismus) gleichfalls nur vorübergehend Aufsehen. Doch ungeachtet seiner unwissenschaftlichen Spekulationen gilt Mesmer, seit der schottische Neurologe *James Braid* seine Beobachtungen 1841 richtig als Suggestiveffekte erkannt sowie deren therapeutische Nutzung gefördert hatte, als Vorläufer des modernen Hypnotismus.

Abb. 92a: Titelseite von Franz Anton Mesmers 1779 in Paris erschienener „Denkschrift über die Entdeckung des tierischen (animalischen) Magnetismus" Aus: Bernt Karger-Decker: Besiegter Schmerz, Leipzig 1984.

Abb. 92b: Magnetische Heilmethode bei den Skythen Anonyme Zeichnung nach einer Malerei auf einer in der Petersburger Eremitage befindlichen Amphora Aus: „Deutsches Rotes Kreuz", Dresden, H. 10/1976.

Abb. 92c: Das „Magnetische Bad" in der Sprechstunde Franz Anton Mesmers Nach einer zeitgenössischen Darstellung des französischen Grafikers Hervat Aus: Bernt Karger-Decker, ebenda.

MÉMOIRE
SUR LA DÉCOUVERTE
DU
MAGNÉTISME
ANIMAL;

Par M. MESMER, *Docteur en Médecine*
de la Faculté de Vienne.

✤ ❯ ❮✤

A GENEVE;
Et se trouve
A PARIS,

Chez P. Fr. Didot le jeune, Libraire-
Imprimeu de MONSIEUR, quai
des Augustins.

M. DCC. LXXIX.

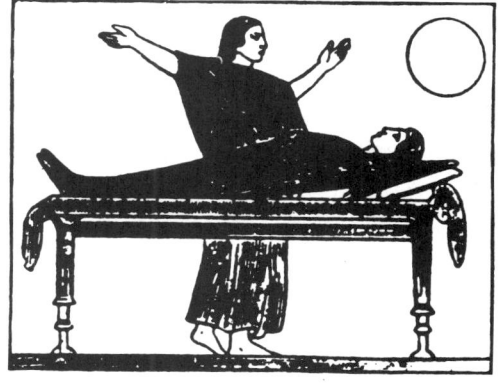

a

b

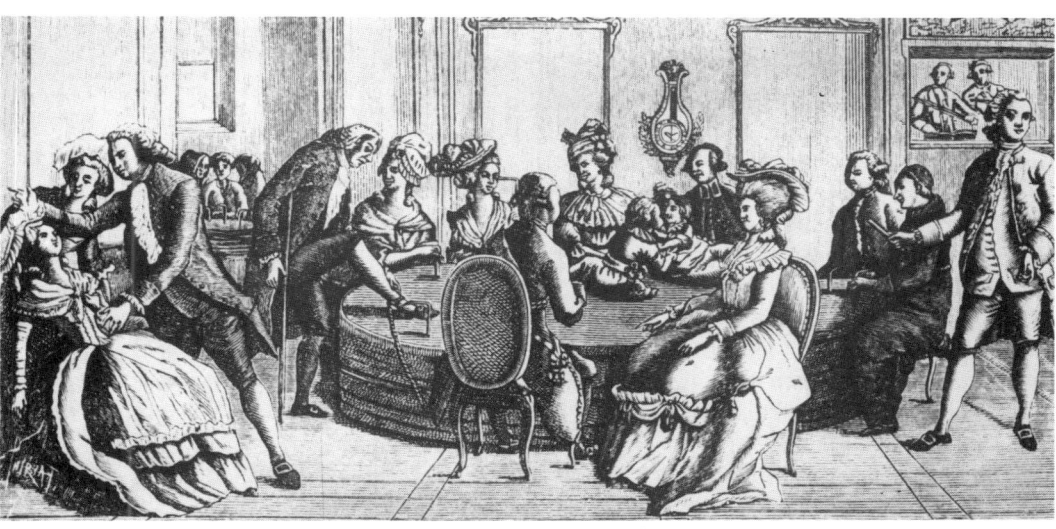

c

Mister Priestleys wundersamer Stoff

Um 1776 stellte der englische Chemiker *Joseph Priestley* das Stickoxydul dar, ein farbloses, angenehm süßlich riechendes Gas, das jedoch von der Fachwelt jahrzehntelang als ein tödliches Gift gefürchtet wurde, weil es ein amerikanischer Mediziner namens Mitchell mit verheerender Wirkung an Tieren erprobt hatte. Erst 1799 wagte es der als Assistent am Pneumatischen Institut in Clifton tätige englische Forscher *Humphrey Davy*, den Stoff einzuatmen, um dessen Einfluß auf den Menschen zu studieren. Dabei stellte er überrascht fest, daß er nach dessen beherzter Inhalation keinerlei Unbehagen verspürte, sondern sich im Gegenteil stark euphorisiert fühlte, so daß er das Stickoxydul spontan als „Lachgas" bezeichnete und es wegen seiner schmerzlindernden Kraft sogar als Betäubungsmittel bei chirurgischen Eingriffen empfahl.

Doch Davys Hinweis auf die Brauchbarkeit der Substanz zu Narkosezwecken wurde von den Ärzten nicht beachtet. Statt dessen bedienten sich wandernde Schausteller des Stickoxyduls zur Veranstaltung sogenannter Lachgasparties. Der Kalender zeigte das Jahr 1844 an, als einer jener geschäftstüchtigen Komödianten, welche sich marktschreierisch als „Professoren der Chemie" ausgaben, mit seinem Experimentiertheater just in dem Augenblick in Hartford, der Hauptstadt des US-Staates Connecticut, eintraf, als der dort praktizierende neunundzwanzigjährige Zahnarzt *Horace Wells* verzweifelt darüber grübelte, wie er den von ihm entwickelten neuartigen, kiefergerechten Zahnersatz an die Kunden bringen könnte, da selbst die Eitelsten lieber auf das verschönende künstliche Gebiß verzichteten, als daß sie sich der vorherigen peinigenden Extraktion ihrer Zahnstümpfe unterzogen.

Um sich von seinen trüben Gedanken zu lösen, besuchte Wells eines Dezemberabends mit seiner Frau *Elizabeth* eine Vorführung im Coltonschen Lachgaszirkus, bei der sich die freiwilligen Versuchspersonen laut Ankündigung des Besitzers nach Aufnahme des wundersamen Stoffes unge-

heuer komisch gebärden würden. Höchst erstaunt beobachtete er, wie ein Proband sein ausgelassenes Treiben auch nach heftigem Anprall seines Schienbeins gegen eine Bank vollführte. Als der vom Podium kommende, intensiv blutende Verletzte auf Befragen beteuerte, völlig schmerzfrei zu sein, erbat sich Wells von dem Veranstalter eine Dosis Lachgas und ließ sich am anderen Morgen unter deren Einwirkung von seinem Mitarbeiter Riggs einen festsitzenden gesunden Backenzahn ziehen. Ganz schmerzlos geschah dies. Damit war die Inhalationsanalgesie ins Leben gerufen.

Abb. 93a: Anonyme zeitgenössische Karikatur auf den englischen Naturforscher Joseph Priestley, den Entdecker des Stickoxyduls oder Lachgases
Aus: Gordon Rattray Taylor: Het wondere Leven – De Beeldende Geschiedenis der Biologie, London 1963.

Abb. 93b: „Lachgas statt Sekt"
Zeitgenössische Karikatur von James Gillray auf Humphry Davys gesellige Veranstaltungen mit dem in seiner narkotischen Eigenschaft noch nicht erkannten Stickoxydul
Aus: „Paris und London", H. 10/1802; nach: Lothar Dunsch: Humphry Davy, Leipzig 1982.

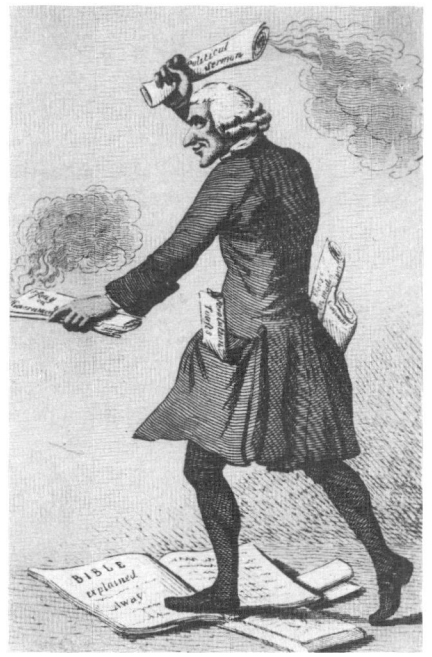

a

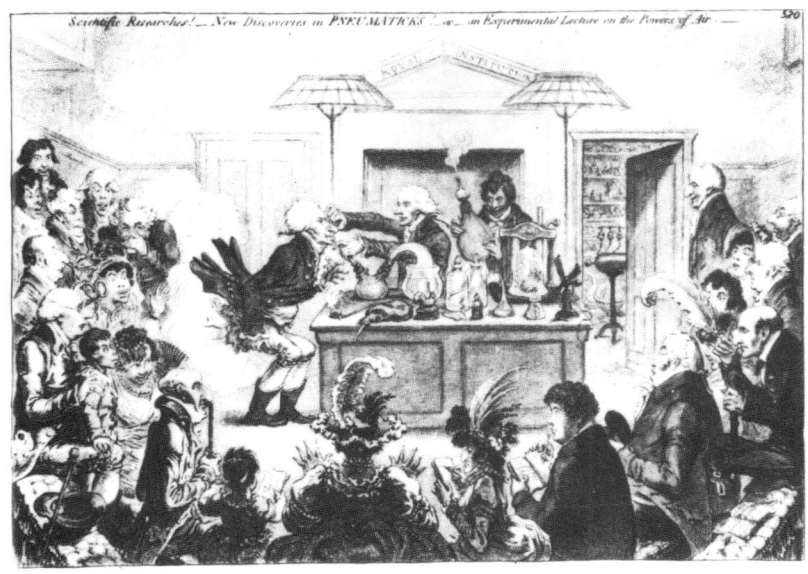

b

Beginn der Äthernarkose

Zwei Jahre nach *Horace Wells'* Entdeckung der Lachgasanalgesie, über die in der vorigen Folge berichtet wurde, kreierte dessen Kollege *William Thomas Green Morton* die Äthernarkose. Er betrieb in Boston, der Hauptstadt des US-Staates Massachusetts, eine zahnärztliche Praxis und hatte eines Septembertags 1846 eine vermögende Dame in seiner Sprechstunde, die sich von ihm ein Gebiß anfertigen lassen wollte, vorausgesetzt, daß er ihre künmerlichen Zahnreste schmerzlos extrahieren würde. Das Lachgas oder Stickoxydul indessen wagte er zur Schmerzbetäubung nicht anzuwenden, da er inzwischen erfahren hatte, daß das Wellssche Mittel nicht in jedem Fall befriedigte.

Um sich aber das in Aussicht stehende gute Geschäft nicht entgehen zu lassen, beabsichtigte Morton, seiner Patientin eine Scheinanästhesie in Verbindung mit Hypnose zu verabfolgen und dabei deren Zahnstümpfe rasch zu entfernen. Dieses Überrumpelungsvorhaben mit dem ihm bekannten Mediziner und Chemiker *Charles Jackson* besprechend und ihn zu diesem Zweck um eine Gummiblase bittend, erhielt er von ihm die Anregung, statt seines abenteuerlichen Unterfangens die berauschende Wirkung des Äthers zu versuchen, die er, Jackson, einmal zufällig beim Experimentieren erfahren habe. Allerdings bezweifle er, daß jener bereits im 13. Jahrhundert von dem spanischen Alchimisten Raymundus Lullus erzeugte Stoff schmerzunempfindlich mache.

Nach einem erfolgverheißenden Vorversuch an seinem Hund erprobte Morton den von einem Apotheker beschafften reinen Schwefeläther noch in der darauffolgenden Nacht mit gutem Ergebnis an einem von starkem Zahnweh gepeinigten Musiker namens *Frost*. Im Gegensatz zu Horace Wells, dessen erste öffentliche Demonstration der Lachgasnarkose in der von *Professor John Collins Warren* geleiteten Chirurgischen Klinik des Bostoner Massachusetts General Hospital ungeachtet mehrerer vorangegangener positiver

Resultate unglücklicherweise scheiterte, so daß Wells darüber trübsinnig wurde und seine Methode einstweilen in Verruf geriet, vermochte er, Morton, die Brauchbarkeit seines Verfahrens unter Beweis zu stellen. Auf dem Operationstisch lag am fraglichen 16. Oktober ein junger Mann, dem eine Halsgeschwulst entfernt werden sollte. Morton persönlich betäubte ihn mittels eines von ihm entwickelten Narkosegerätes. Es bestand aus einer Glaskugel, in der sich ein mit Äther getränkter Schwamm befand und welche zwei zylindrische Öffnungen, zum Nachfüllen der Ätherflüssigkeit sowie zur Inhalation, aufwies. Tatsächlich überstand der Patient den schwierigen Eingriff zu Warrens großer Freude ohne Schmerzen!

Abb. 94a: Von Morton ersonnene und zur ersten Äthernarkose verwendete gläserne Inhalationskugel. Sie befindet sich heute im Archiv des Massachusetts General Hospital Boston
Nachzeichnung einer Fotoreproduktion von Armin Wohlgemuth, Berlin, für Bernt Karger-Decker: Ärzte im Selbstversuch, Leipzig 1965.

Abb. 94b: Erste öffentliche Demonstration einer Äthernarkose durch William T. G. Morton (Bildmitte) im Bostoner Massachusetts General Hospital am 16. Oktober 1846
Nach einer Gravur von H. B. Hall
Aus: N. P. Rice: Verhandlungen gegen einen Wohltäter der Allgemeinheit, New York 1858 (Fotoreproduktion Dr. Manfred Kögel, Chemnitz).

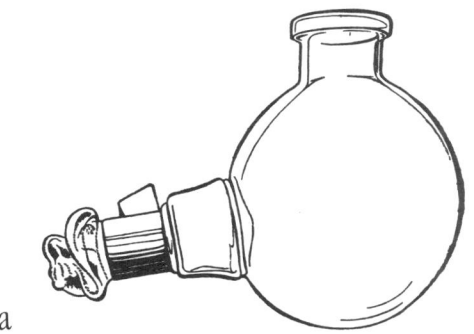

a

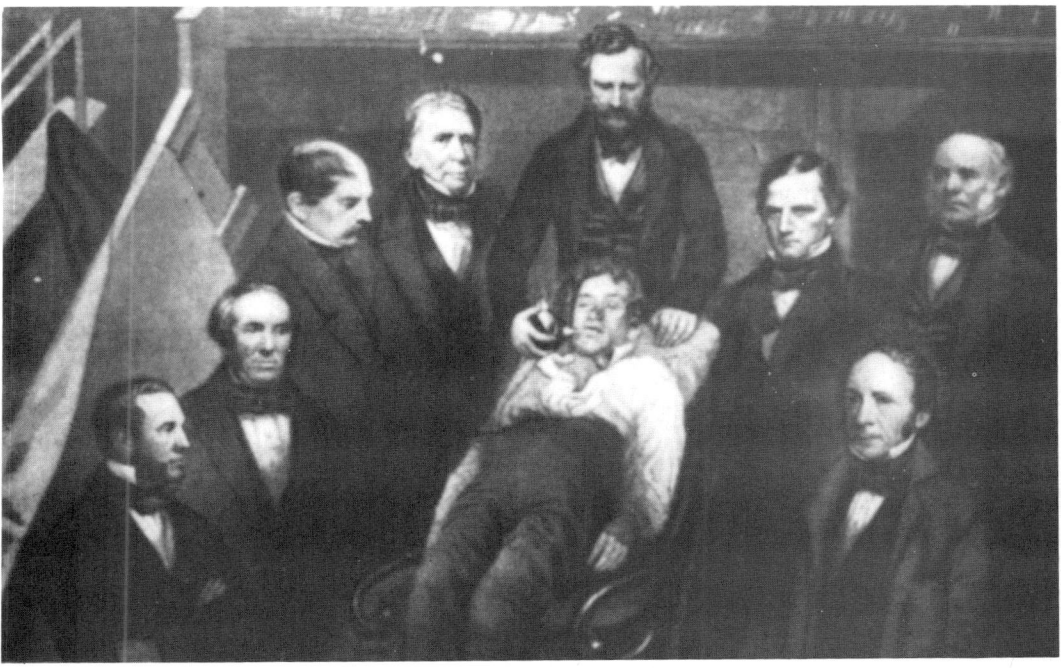

b

James Simpson und das Chloroform

Wie ein Lauffeuer verbreitete sich im Herbst 1846 die Kunde von der Entdeckung der Äthernarkose durch den amerikanischen Zahnarzt *William Thomas Green Morton* nach Europa. Gleich vielen Chirurgen zeigte sich der berühmte schottische Frauenarzt und Direktor der Edinburgher Universitätsklinik für Geburtshilfe *Professor Sir James Simpson* freudig erregt über die neue Errungenschaft, die es ihm ermöglichen würde, Frauen im Falle schwieriger Niederkunft schmerzlos zu entbinden. „Dies ist eine wunderbare Aussicht", sagte er wiederholt zu seiner Operationsschwester; er könne „überhaupt nichts anderes mehr denken!"

Doch Simpsons anfängliche Begeisterung wich bald vor der enttäuschenden Feststellung, daß sich das enthusiastisch begrüßte Mortonsche Betäubungsmittel zur Anwendung bei Kreißenden kaum eignete, da es zu stark die Lunge angreift und zu Hustenanfällen reizt. Deshalb richtete sich der fünfunddreißigjährige Forscher in seinem Haus ein „Gaslaboratorium" ein, in dem er alle möglichen dampfförmigen Substanzen einatmete, um ein für seine Praxis brauchbares Narkotikum ausfindig zu machen. Die meisten Stoffe erwiesen sich bei seinen mutigen Selbstversuchen als untauglich, zahlreiche andere als giftig.

Ein zufriedenstellendes Ergebnis stellte sich erst nach mehrmonatigem vergeblichem Bemühen ein, als Simpson zufällig auf das bereits anderthalb Jahrzehnte zuvor von dem deutschen Chemiker *Justus Liebig* und dem französischen Apotheker *Eugène Soubeiran* dargestellte, aber bislang von der naturwissenschaftlichen Welt unbeachtete Chloroform aufmerksam wurde. Nachdem er sich gemäß den Angaben der Erzeuger aus Chlorkalk und Äthanol von einem Fachmann eine ausreichende Dosis jener süßlich riechenden, farblosen Flüssigkeit hatte herstellen lassen, erprobte er sie am 4. November 1847 während eines geselligen Zusammenseins mit seinen engsten Mitarbeitern.

Mit einem Assistenten die flüchtige Verbindung beherzt inhalierend, spürte Simpson, wie ihn das Bewußtsein allmählich verließ. Aus der Besinnungslosigkeit wieder erwachend, sah er sich und seinen Famulus am Erdboden liegen. Die Nadelstiche, mit denen die Probanden, wie vorher verabredet, attackiert worden waren, hatten sie überhaupt nicht wahrgenommen. Nach positivem Verlauf weiterer Eigenversuche sowie nach dutzendfacher Bewährung des Chloroforms bei Entbindungen und operativen Eingriffen unterbreitete Simpson schließlich seine Methode der Edinburgher Medizinisch-Chirurgischen Gesellschaft zur allgemeinen Einführung.

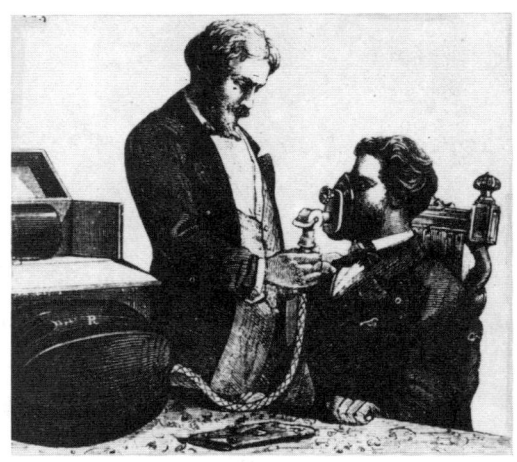

a

Abb. 95 a: Narkoseapparat aus der 2. Hälfte des 19. Jahrhunderts
Anonyme zeitgenössische Darstellung
Aus: „La Nature", Paris 1885

Abb. 95 b: James Young Simpsons Selbstversuch mit Chloroform
Nach einer unbezeichneten zeitgenössischen Darstellung
Aus: Sternstunden der Medizin - Operation ohne Schmerzen (Bildserie), Reichenbach (Vogtl.) 1975.

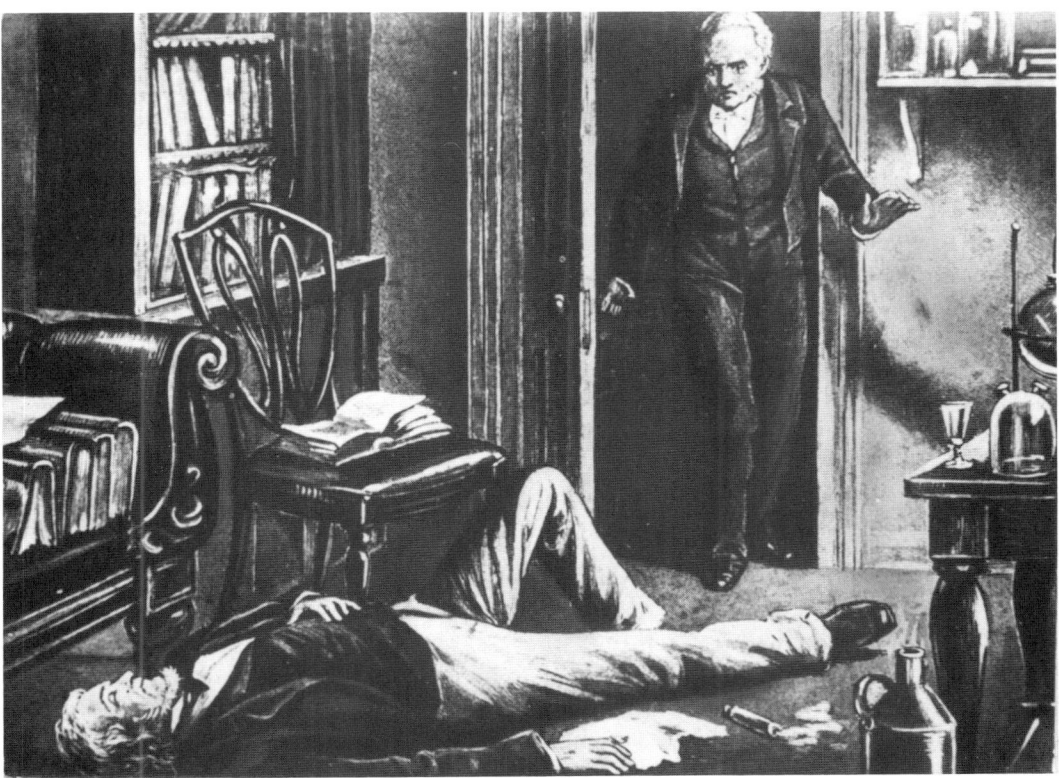

b

Humor um den Narkoserausch

Seit ihren Anfängen ist die Medizin bemüht, den Operationsschmerz auszuschalten. Doch jahrtausendelang vermochten die Wundärzte nur, das Bewußtsein der Patienten leicht einzutrüben. Noch im Jahre 1839 lautete deshalb die Prognose des berühmten Pariser Chirurgen *Alfred-Armand Velpeau:* die Vermeidung von Schmerzen bei Operationen wäre eine unerfüllbare, märchenhafte Vorstellung. Um so beglückter nahm er ein Jahrzehnt später die Nachricht über die unerwartete Entdeckung der Narkose durch zwei amerikanische Zahnärzte nicht nur zur Kenntnis, sondern nutzte sie auch sogleich in seiner Praxis.

Vorüber war endlich die Zeit, da die Patienten auf dem Operationsstuhl festgebunden werden mußten, damit sie nicht während des Eingriffs vor wahnsinniger Pein um sich schlugen und dadurch den Chirurgen bei der Arbeit behinderten. Zahllose Karikaturen und groteske Gemälde künden von der Verzweiflung und den Qualen der in der vornarkotischen Ära dem Skalpell Ausgelieferten. Daher empfahl der bissigste französische Spottzeichner des neunzehnten Jahrhunderts, *Honoré Daumier,* den ratlosen Wundärzten seiner Zeit, die Patienten vor der Operation durch einen kräftigen Schlag mit dem Holzhammer in Bewußtlosigkeit zu versetzen.

Dabei hatte bereits um 1776 der englische Naturforscher *Joseph Priestley* auf das von ihm entdeckte Stickoxydul (Lachgas) als ein mögliches Betäubungsmittel hingewiesen. Doch man hörte nicht auf ihn. Dem amerikanischen Zahnarzt *Horace Wells* endlich gebührt der Ruhm, das „laughing gas", wie die englische Bezeichnung lautete, im Jahre 1844 erstmalig zur Narkose angewandt zu haben. Zwei Jahre nach ihm kreierte dessen Kollege *William Thomas Green Morton* die Äthernarkose und im darauffolgenden Jahr der schottische Geburtshelfer *Sir James Simpson* die Chloroformnarkose.

Mit welcher Dankbarkeit die leidende Menschheit den Sieg der Chirurgie über den Operationsschmerz begrüßte, dokumentierten wiederum auf ihre Weise die Karikaturisten. So widmete die satirische Tageszeitung „Le Charivari" namentlich der Einführung der Äthernarkose einen witzigen Bilderbogen. Auf einer dieser ergötzlichen Darstellungen schnüffelt ein Lausbub genüßlich an einer Ätherflasche, um die Rutenhiebe seines zornigen Vaters nicht zu spüren. In einer anderen humorigen Szene jener Reihe durchstoßen zwei unter Äthereinwirkung stehende Fechter einander mit ihrem Degen, ohne Schmerzen zu empfinden.

Abb. 96a: Festbinden eines Patienten auf dem Operationsstuhl in der vornarkotischen Ära
Xylographie
Aus: Victor Bruns: Handbuch der chirurgischen Praxis, Tübingen 1873.

Abb. 96b: Karikaturistische Lithographie über die Wohltat der Äthernarkose: Schöne Träume beim schmerzlosen Zahnziehen
Zeichnung von CHAM
Aus: „Charivari", Paris, Jahrgang 1847.

Abb. 96c: Karikaturistische Lithographie über die Wohltat der Äthernarkose: Der an der Ätherflasche genüßlich schnüffelnde Lausbub spürt die väterliche Prügelstrafe nicht mehr
Zeichnung von CHAM
Aus: „Charivari", Paris, Jahrgang 1847.

Abb. 96d: Karikaturistische Lithographie über die Wohltat der Äthernarkose: Schmerzloses Durchstoßen des Fechtdegens im Ätherrausch
Zeichnung von CHAM
Aus: „Charivari", Paris, Jahrgang 1847.

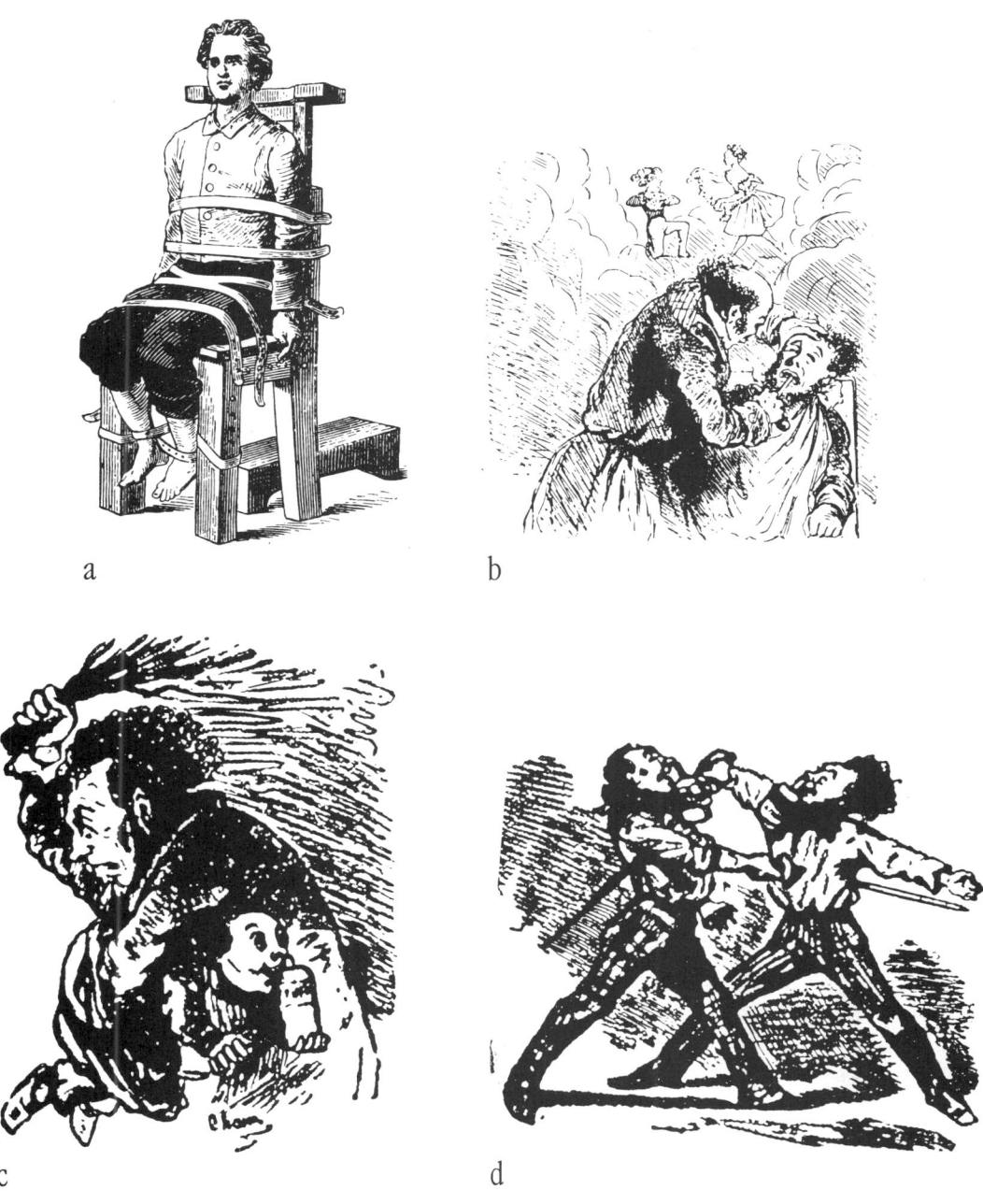

a

b

c

d

Alexander von Humboldt lüftet das Kuraregeheimnis

„Cururu" nannten die südamerikanischen Indianer ihr unheimliches Pflanzengift, mit dem sie ihre Pfeile bestrichen, welche sie beim Jagen oder im Kampf gegen feindliche Krieger gebrauchten. Es wirkte bei der unscheinbarsten Streifwunde tödlich, indem es die Atemmuskulatur des Opfers sehr rasch lähmte. Als der portugiesische Seefahrer *Magellan* während seiner dreijährigen Erdumsegelung im Juni 1520 an der Küste Patagoniens landete, wurde einer seiner Begleiter durch ein derartiges Geschoß getötet.

Streng hüteten die Ureinwohner das Geheimnis der Herkunft und der Bereitung des Giftes. Erst dem deutschen Naturforscher *Alexander von Humboldt* gelang es durch eine List, es zu lüften. Auf seiner Studienreise durch das Orinoco-Gebiet im Mai 1800 das Makuschi-Dorf Esmeralda besuchend, traf er die Bevölkerung gerade beim Fest der Strychnosernte an. Wie der bereits angetrunkene Stammeszauberer ihm auf seine Frage bedeutete, würde er am nächsten Morgen aus jenen lianenartigen Schlinggewächsen die mörderische Substanz für die bevorstehende Gemeinschaftsjagd herstellen.

Durch hartnäckiges Drängen gelang es Humboldt, in der Giftküche des Indianers der Herstellungszeremonie beiwohnen zu dürfen. Nach seinem Bericht übergoß der Alte zunächst die faserig zerstoßenen Pflanzenrinden mit Kaltwasser, ließ dann die gelbliche Flüssigkeit mit dem toxischen Inhaltsstoff mehrere Stunden aus einem trichterförmig aufgerollten Bananenblatt abtropfen und dickte sie schließlich durch Verdampfen ein. Doch da der ausgedünstete Saft noch immer nicht fest an den Pfeilspitzen haften blieb, setzte er ihm einen zweiten, stark klebrigen Pflanzensirup hinzu, woraufhin das brodelnde „Cururu" zu einer zähen schwärzlichen Masse gerann. Unbeschadet verkostete Humboldt die Substanz, da sie nach indianischer Erfahrung nur über den Blutweg wirkte. Seine Erlebnisschilderung leitete im

ausgehenden neunzehnten Jahrhundert die wissenschaftliche Erforschung des hochaktiven Alkaloids ein. Um 1900 erstmalig isoliert, zeigte das Kurare im Tierversuch eine erstaunliche muskelrelaxierende Kraft. Seit die pharmazeutische Industrie imstande ist, es auch synthetisch zu erzeugen, dient es in geeigneter Dosierung zur Muskelentspannung bei chirurgischen Eingriffen. Dadurch ermöglicht es zugleich eine Verringerung der Narkotikagaben und trägt somit wesentlich zur Herabminderung des Narkoserisikos bei.

Abb. 97a: Alexander von Humboldt in seinem Berliner Arbeitszimmer (1848)
Anonymer Holzschnitt nach einer Lithographie von Bardtenschlager und einem Aquarell von Eduard Hildebrandt
Aus: Die Eroberung des Erdballs – Humboldt in Mittel- und Südamerika (Bildserie), Reichenbach (Vogtl.) 1974

Abb. 97b: Bereitung des Kuraregiftes bei den Indianern Guayanas und des Orinokogebiets
Nach einer anonymen Darstellung aus dem 19. Jahrhundert
Aus: Bernt Karger-Decker: Kräuter, Pillen, Präparate, Leipzig 1970

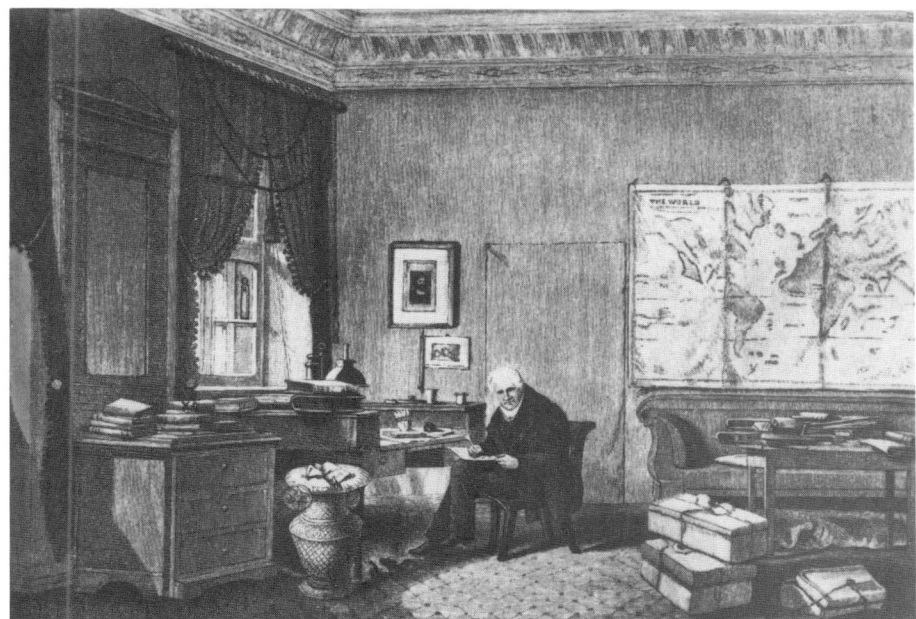

a

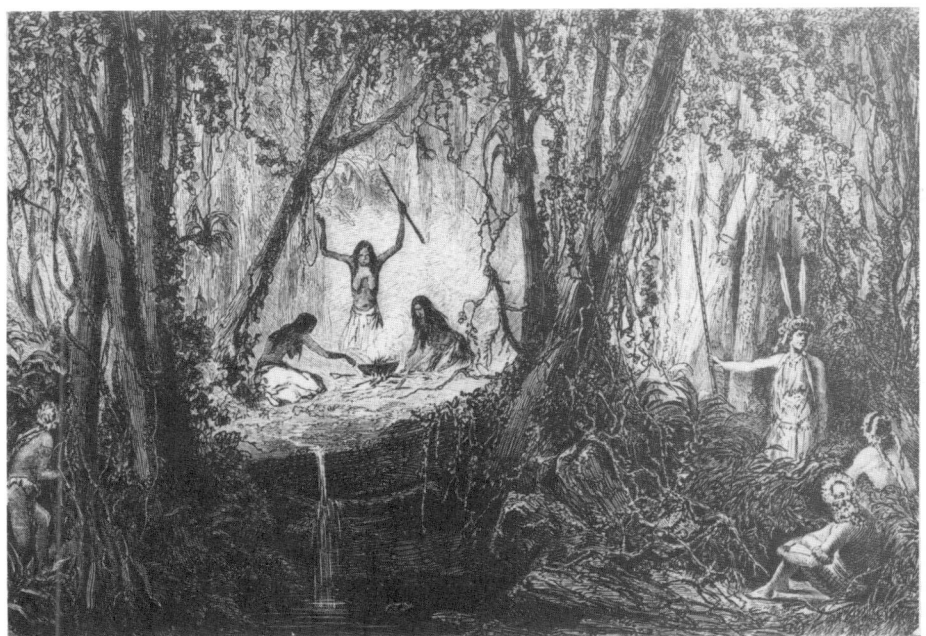

b

Sauerbruch baut die Unterdruckkammer

Ein Stier hatte den in die Klinik eingelieferten jungen Mann auf die Hörner genommen und fortgeschleudert. Als der siebenundzwanzigjährige Assistenzarzt *Ferdinand Sauerbruch* fliegenden Schrittes herbeikam, traf er den Schwerverletzten nicht mehr lebend an, so daß er nichts anderes mehr tun konnte, als die Leiche zur Feststellung der Todesursache zu obduzieren. Hierbei fand er zwar kein versehrtes Organ vor, entdeckte aber „eine kleine Öffnung im Brustkorb", woraus er ersah, daß der Verstorbene „am Pneumothorax zugrunde gegangen war". Den Ausdruck „Pneumothorax" für die lebensbedrohliche Ansammlung von Luft im Brustfellraum hatte bereits um 1770 der Londoner Arzt *William Hewson* erstmalig angewandt.

Für den Nichtchirurgen zur Erläuterung: Auf Grund unterschiedlicher Druckverhältnisse im Brustraum liegen die beiden Lungenflügel schön ausgebreitet in ihrem Bett; und zwar obwaltet in den über die Luftröhre mit der atmosphärischen Luft in Verbindung stehenden Lungen ein Überdruck, während in dem sie umgebenden Brustfellspalt, der sogenannten Pleurahöhle, ein Unterdruck besteht. Sobald durch eine Verletzung der Brustwand oder durch einen ärztlichen Eingriff atmosphärische Luft in den Pleuraspalt gelangt, kollabiert die Lunge, das heißt, sie schnurrt auf Grund ihrer Eigenelastizität zu einem etwa faustdicken Knäuel zusammen und beteiligt sich nicht mehr an der Atmung.

Eben diese Gefahr verbot auch noch immer die operative Eröffnung des Brustkorbes. Wochenlang grübelte Sauerbruch, wie sich der Lungenkollaps beim chirurgischen Vordringen in das Brustinnere verhüten ließe. Am und im Menschen selbst sei das Problem nicht zu lösen, sagte er sich, da sich der Bau des menschlichen Leibes nicht verändern lasse. Er mußte mit technischen Hilfsmitteln die Natur überlisten! Seine fieberhaften experimentellen Untersuchungen führten ihn letztlich zur Konstruktion einer geräumigen gläsernen pneumatischen Kammer, in der der Operationstisch mit dem Patienten sowie der Arzt mit seinem Assistenten Platz fanden, und in der überdies durch Absaugen ein Luftdruck wie im Thoraxraum hergestellt werden konnte, indessen der aus dem durch Gummiverschluß hermetisch abgedichteten Gehäuse herausragende Kopf des Patienten und somit die Lungen unter dem Druck der normalen Außenluft atmeten.

Nach wiederholten zermürbenden Fehlschlägen erst, die jeweils eine Neu- bzw. Umkonstruktion der Unterdruckkammer erforderten, kam im Frühjahr 1904 endlich der Tag des Triumphes. Es galt damals, mit Hilfe des Sauerbruchschen „Druckdifferenzverfahrens" eine Frau von einer unter dem Brustbein wuchernden Geschwulst zu befreien, wobei ihre Brusthöhle weit eröffnet werden mußte.

Dies war die Geburt der Thoraxchirurgie.

Abb. 98a: Ferdinand Sauerbruch beim Operieren
Ausschnitt eines Gemäldes von H. O. Hoyer (1922), nach einem unbezeichneten Loseblattdruck
Aus: „Deutsches Rotes Kreuz", Dresden, H. 8/1981. (Standort des Originals unbekannt)

Abb. 98b: Vorbereitung zur ersten Operation in der Unterdruckkammer
Ferdinand Sauerbruchs eigenhändige Darstellung in einer Nachzeichnung von Armin Wohlgemuth, Berlin, für Bernt Karger-Decker: Besiegter Schmerz, Leipzig 1984.

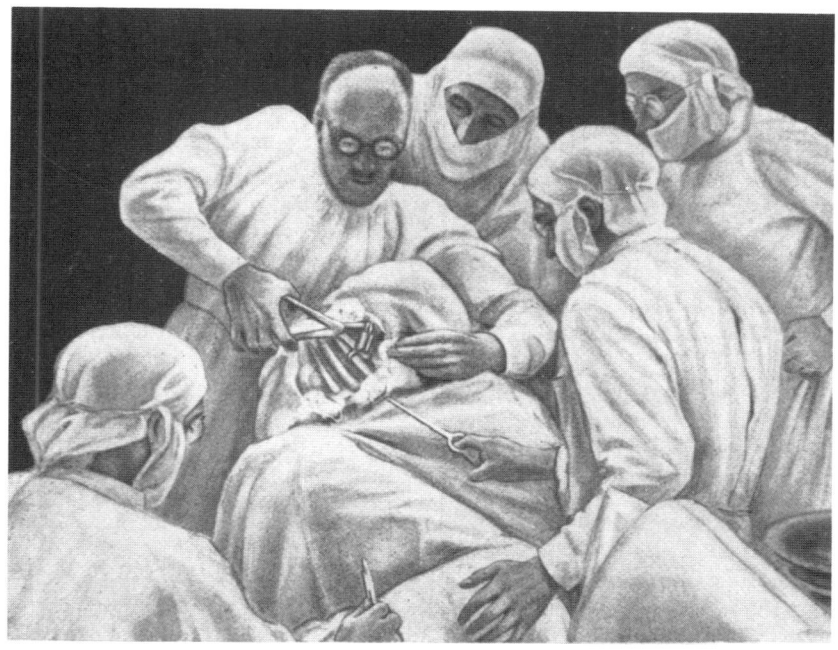

a

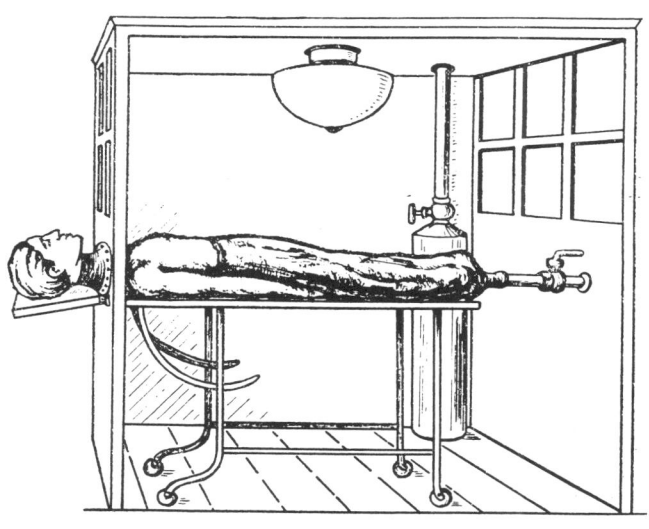

b

Karl Koller und das Kokain

Mit der Einführung der Inhalationsnarkose zur Allgemeinbetäubung, deren Entdeckungsgeschichte in früheren Folgen des Werkes dargelegt wurden, war endlich der jahrtausendealte Traum der Chirurgen von schmerzloser Operation in Erfüllung gegangen. Allerdings bargen alle drei Methoden auch ihre Gefahren: Das Lachgas versagte häufig oder bewirkte den Tod durch Ersticken; die Äthernarkose verursachte bisweilen Lungenkomplikationen und andere unliebsame Zwischenfälle; die Chloroformnarkose führte mitunter zu Todesfällen durch Herzlähmung.

Besonders den Augenärzten bereitete die Inhalationsnarkose Kummer, da die mühsam geschlossenen Wunden in operierten Augen wieder aufplatzten, sobald die Patienten nach dem Erwachen husteten oder erbrachen. Deshalb entwickelte der Wiener Arzt *Karl Koller* 1884 die örtliche Kokainbetäubung an Schleimhautpartien. Bereits im Jahre 1859 hatte der Göttinger Chemiker *Albert Niemann* aus Blättern des peruanischen Kokastrauches das Alkaloid Kokain isoliert und, wie er in seiner Doktorarbeit hierüber mitteilte, beim Verkosten dieser Substanz festgestellt, daß sie auf der Zunge Taubheitsgefühle auslöst.

Nachdem Koller in wiederholten Selbstversuchen ebenfalls den fühllos machenden Effekt des Kokains auf die Zungenschleimhaut bemerkt und überdies dessen rasche lähmende Wirkung auf die sensiblen Nervenendigungen ermittelt hatte, unternahm er eine Reihe von Tierexperimenten in der Hoffnung, für die Augenärzte ein Verfahren örtlicher Schmerzausschaltung auffinden zu können. Im Laboratorium des Physiologen *Salomon Stricker* am Wiener Allgemeinen Krankenhaus verfertigte er eine zweiprozentige Kokainlösung, träufelte sie zunächst in Frosch-, danach in Meerschweinchenaugen und erreichte dadurch tatsächlich, daß sowohl die Augenhornhaut wie auch die Augenbindehaut der Versuchstiere unempfindlich gegen mechanische, thermische, chemische und faradische Reize wurden. Sogar

Einschnitte mit dem Skalpell ließen die vierbeinigen Probanden unberührt über sich ergehen. Dies wiederum bewog Koller zu ähnlichen Versuchen an seinen eigenen Augen. Da diese bei ihm ein gleich zufriedenstellendes Ergebnis zeitigten, wagte er am 11. September 1884 guten Gewissens einen Betäubungsversuch an einem Starleidenden, der sich vor der Operation sehr fürchtete. Jubelnden Beifall erntete er, als er im darauffolgenden Monat vor der Gesellschaft der Ärzte in Wien über seinen Anästhesieerfolg berichtete. Alsbald bürgerte sich die Kokainbetäubung auch bei chirurgischen und diagnostischen Eingriffen an anderen Schleimhautpartien ein.

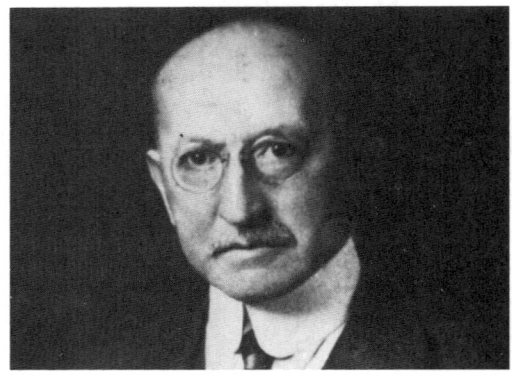

a

Abb. 99a: Karl (Carl) Koller – Entdecker der Schleimhautanästhesie mit Kokainlösung
Fotoreproduktion: Curt Kuntze (†), Rostock.

Abb. 99b: Inka, dem Sonnengott ein Gefäß mit Koka darbringend
Nach Bernard Picard: Cérémonies et coutumes réligieuses des peuples idolâtres (Amsterdam 1723)
Aus: Hans Kraemer: Weltall und Menschheit, Leipzig – Stuttgart o. J.

Abb. 99c: Zweig des Coca-Strauches (Erythroxilon Coca)
Xylographie
Aus: Spamers Illustriertes Conversations-Lexicon, Leipzig (19. Jahrhundert).

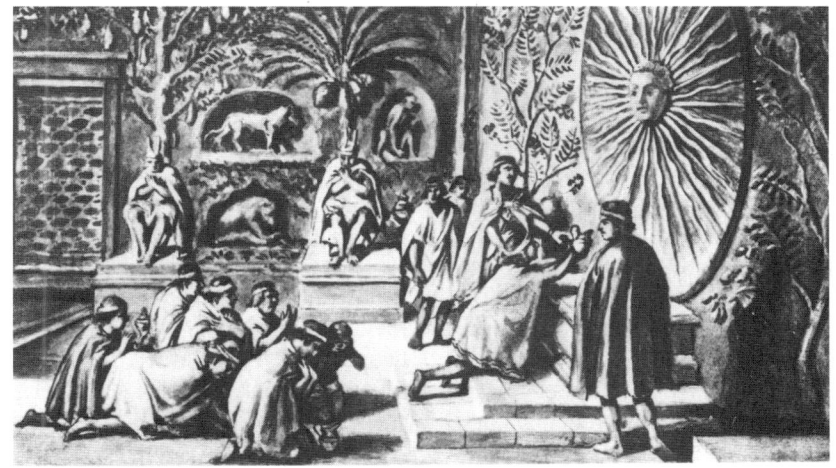

b

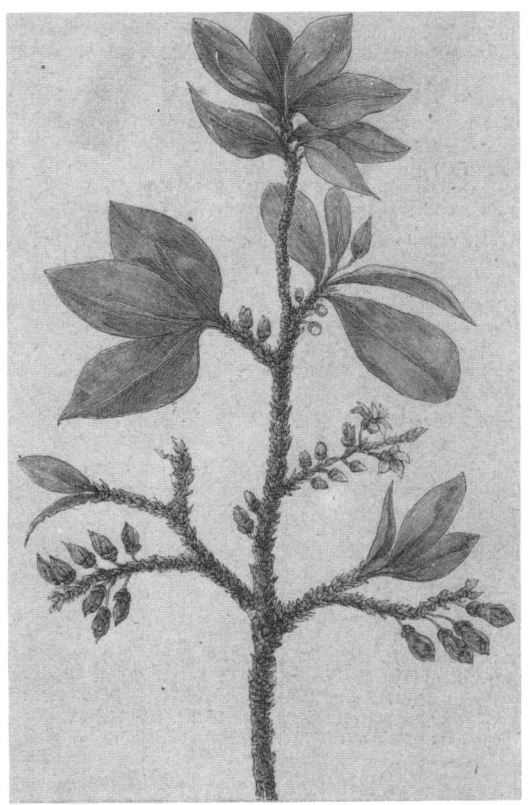

c

Leitungsanästhesie und Operationshandschuhe

Die Nachricht von der Entdeckung der lokalen Oberflächenanästhesie durch den Wiener Arzt *Karl Koller*, die den Gegenstand der letzten Folge bildete, drang in Windeseile nach Amerika, wo sie in dem am New Yorker Roosevelt-Hospital tätigen jungen Chirurgen *William Stewart Halsted* einen begeisterten Anhänger fand. Nach mehrfacher erfolgreicher Anwendung der Methode, durch Beträufeln oder Bestreichen von Schleimhautpartien mit Kokainlösung örtliche Gefühlslosigkeit zu erzeugen, kam ihm der Gedanke, durch Kokaininjektionen die Leitfähigkeit gewisser Nervenbahnen zu blockieren, um auf diese Weise auch den Operationsschmerz in inneren Körperbereichen auszuschalten.

Nachdem Halsted eine derartige Möglichkeit mit gutem Ergebnis an sich selbst und tierexperimentell erprobt hatte, wandte er seine sogenannte Leitungsanästhesie 1885 an einem von heftigem Zahnweh gepeinigten Freund erstmals klinisch an. Von der Zahnextraktion aus dem durch Kokaineinspritzung betäubten Kiefer verspürte der Patient nicht mehr als das mit dem Ziehen verbundene Knirschen und Knacken. Somit war die Chirurgie um ein weiteres Anästhesieverfahren reicher.

Fünf Jahre später machte Halsted durch eine weitere Neuerung von sich reden. Inzwischen war er an die Universitätsklinik zu Baltimore berufen worden. In den Operationssälen bedienten sich die Ärzte und die Schwestern nach wie vor der Karbolsäure zur Händedesinfektion, um blutige Eingriffe keimfrei durchführen zu können, während die chirurgischen Instrumente bereits in strömendem Wasserdampf sterilisiert wurden. Die Karbolsäure hatte jedoch den Nachteil, daß sie häufig empfindliche Hautschäden verursachte. Eines Tages – man schrieb das Jahr 1890 – bekam die gleichfalls am Baltimorer Johns-Hopkins-Hospital angestellte Operationsschwester *Caroline Hampton* an den Händen lauter kleine Ekzeme, die sich allmählich bis auf die Arme ausbreiteten.

Der zweiunddreißigjährige Chirurgieprofessor Halsted war darüber zutiefst bestürzt, denn er liebte die Schwester insgeheim und befürchtete, sie zu verlieren, da alle Bemühungen, die quälenden Hautentzündungen zu heilen, fehlschlugen.

Der stille Liebhaber grübelte Tag und Nacht, wie er seiner Angebeteten helfen könnte. Als sie sich schon anschickte, den Dienst bei ihm zu quittieren, legte er ihr ein Paar hauchdünne Gummihandschuhe vor, die ihre Hände wie eine zweite Haut umhüllten. Sie behinderten Caroline überhaupt nicht bei der Arbeit. Außerdem schützten sie wirksam vor Bakterien, da sie sich gut auskochen ließen. Diese „Handschuhe der Liebe" bürgerten sich rasch in sämtlichen Operationssälen des Erdballs ein. Noch im selben Jahr heirateten die beiden Glücklichen.

Abb. 100: William Stewart Halsted, der Begründer der Leitungsanästhesie. Neben ihm seine Krankenschwester Caroline Hampton, für die er die inzwischen allgemein gebräuchlichen aseptischen Gummihandschuhe erfand
Fotomontage nach J. T. C. McCallum: Halsted, Baltimore – London 1930
Aus: Bernt Karger-Decker: Besiegter Schmerz, Leipzig 1984.

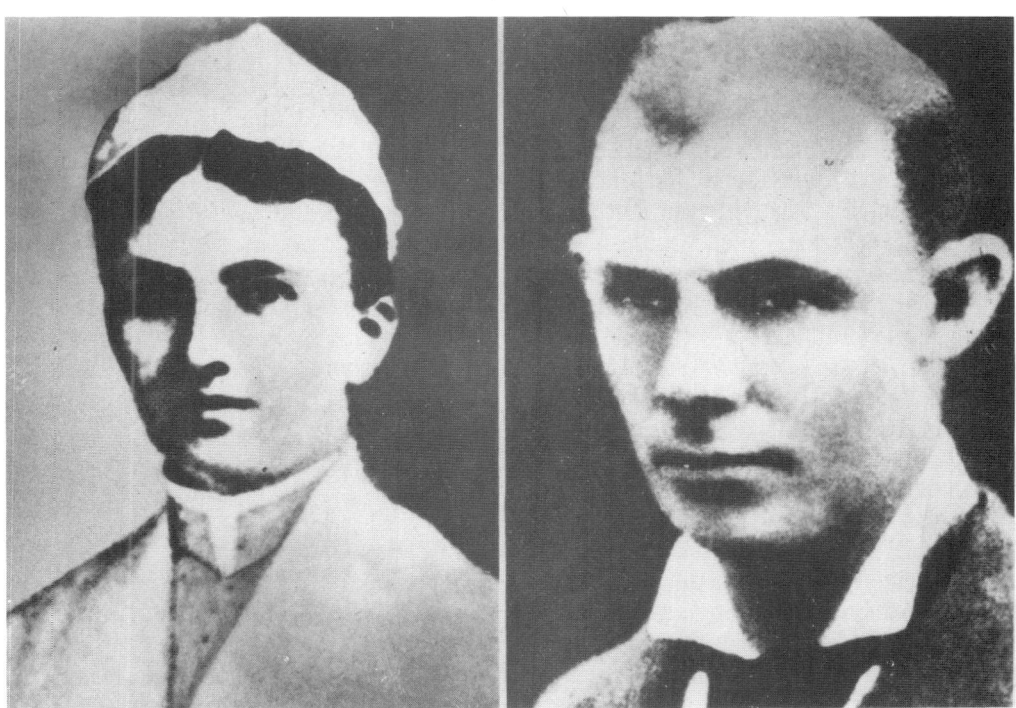

Genieblitz im „Schwarzen Ferkel"

Der Kalender zeigt das Jahr 1890 an. Im Berliner Weinlokal „Schwarzes Ferkel" amüsierte sich eine Runde trinkfreudiger Bohemiens: Dichter, Maler, Musiker, Philosophen sowie der musisch interessierte einunddreißigjährige Chirurg *Carl Ludwig Schleich:* Man spaßte, diskutierte, fachsimpelte und zwischendurch spielte einer von ihnen, der junge polnische Architektur- und Medizinstudent *Stanislaw Przybyszewski,* der damals bei Professor Waldeyer-Hartz neuroanatomische Vorlesungen hörte, Klavier. Während der Darbietung eines Stückes von *Fryderyk Chopin* durchblätterte Schleich das Kollegheft seines Freundes. Mächtig fesselten ihn die darin befindlichen meisterlichen Detailzeichnungen von Ganglienstrukturen des Zentralnervensystems. Plötzlich durchzuckte ihn ein Genieblitz. „Stanislaus! Mensch!" platzte er mitten ins Spiel. „Die Neuroglia ist ein Klaviersaitendämpfer, ein elektrisches Sordino, ein Registrierschaltapparat, ein Hemmungsregulator!"
Ohne sich groß zu verabschieden, stob Schleich trotz vorgerückter Nachtzeit davon. Nach seiner Klinik. Seinen Assistenten Wittkowsky, den er unsanft aus dem Schlaf klingelte, nahm er gleich mit. Beide befaßten sich nämlich seit längerem mit dem Problem, wie sich die von dem Amerikaner *William Stewart Halsted* entwickelte und von dem Hallenser *Maximilian Oberst* erweiterte Leitungsanästhesie verbessern ließe, da das zur Injektion verwendete giftige Kokain schädliche Nebenwirkungen zeigte. Zwar hatte inzwischen der französische Arzt *Paul Reclus* nachgewiesen, daß die anfänglich eingespritzten fünfprozentigen Kokainlösungen weitestgehend verringert werden könnten, um ausreichende örtliche Betäubung zu gewährleisten. Bis auf ein Prozent hatte er den Kokainanteil schon herabgedrückt, und später sollte er kurzfristige Operationen mit gar nur einhalbprozentiger Kokainlösung schmerzfrei bewerkstelligen.
Doch selbst Minimaldosen schlossen Vergiftungserscheinungen nicht aus. Nach seinem Spontanerlebnis im „Schwarzen Ferkel" setzte Schleich

seinem Mitarbeiter auseinander, daß sich Nerven möglicherweise nach Art der Klaviersaiten durch Druck dämpfen ließen. Er dachte dabei, wie er sich ausdrückte, an eine „Einschaltung feuchter Ströme", die das Gewebe aufschwemmen und dadurch die Weiterleitung von Empfindungen hemmen sollten. Durch Selbstinjektionen ermittelte er, daß allein eine ½ Promille Kochsalzlösung einen Schmerz beträchtlich mindert. Zu völliger Schmerzausschaltung benötigte er nur noch einen Zusatz von 0,01 Prozent Kokain. Sein Verfahren nannte er gemäß seiner Wirkweise „Infiltrationsanästhesie".

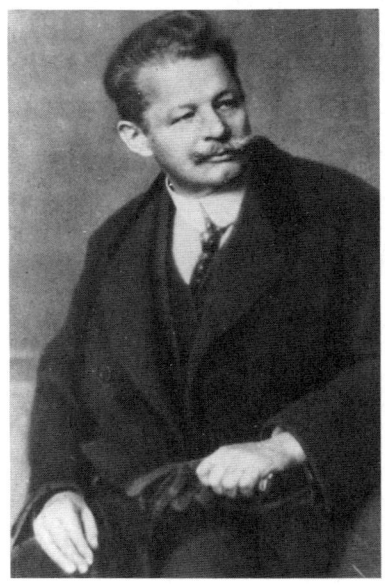

a

Abb. 101a: Carl Ludwig Schleich, der Schöpfer der Infiltrationsanästhesie
Aus seinen Lebenserinnerungen „Besonnte Vergangenheit", Berlin 1920.

Abb. 101b: Schleichs Hand mit dem Operationsmesser
Aus Schleichs Lebenserinnerungen „Besonnte Vergangenheit", Berlin 1920.

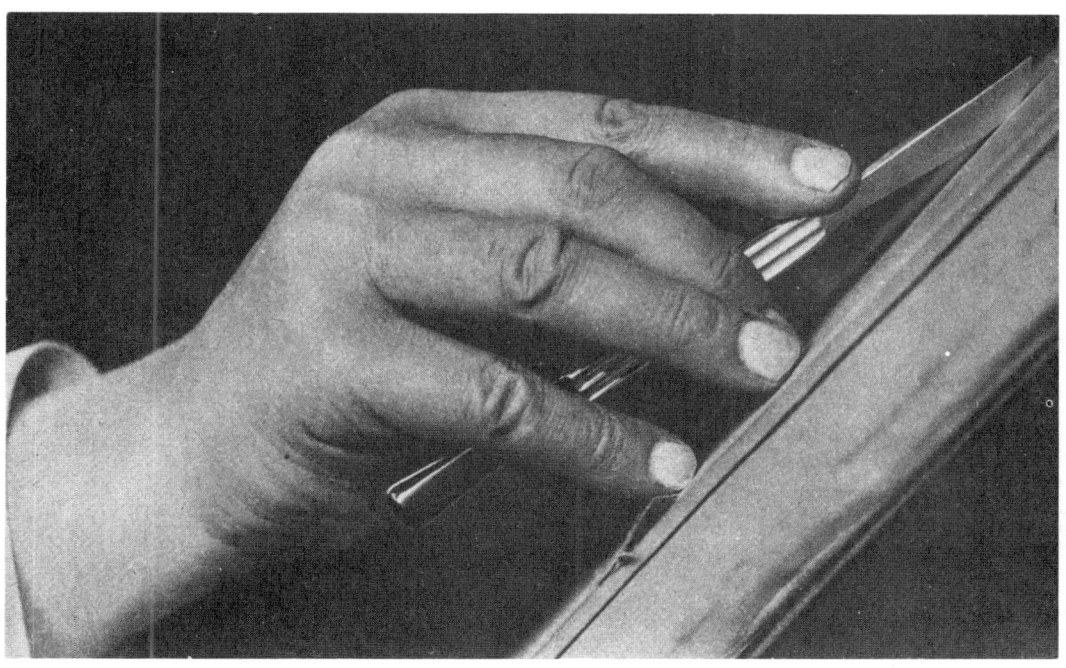

b

Kreation der Rückenmarkbetäubung

Als einer der ersten Chirurgen bediente sich der damalige Kieler Oberarzt *August Bier* der um 1890 von *Carl Ludwig Schleich* entwickelten „Infiltrationsanästhesie", bei der der Operationsschmerz anfänglich durch intrakutane Injektion von Kochsalzlösung unter geringem Zusatz von Kokain ausgeschaltet wurde, worüber wir in der letzten Folge ausführlicher berichteten. Zu seinem Bedauern stellte er aber fest, daß das Schleichsche lokale Betäubungsverfahren für große Eingriffe nicht ausreichte. Deshalb unternahm er im Frühjahr 1898 den Versuch, durch „Kokainisierung des Rückenmarks", wie er sich ausdrückte, den Hauptnervenstrang im Wirbelkanal zu blockieren und dadurch Gefühllosigkeit des gesamten Unterkörpers zu erzielen.

Bier knüpfte dabei an die sieben Jahre vorher von dem Kieler Internisten Heinrich Quincke eingeführte Lumbalpunktion an, die zur diagnostischen Entnahme von Hirn-Rückenmarkflüssigkeit oder zu therapeutischen Zwecken, wie Druckentlastung oder Beibringung von Medikamenten, ausgeführt wird. Daß bereits Mitte der achtziger Jahre der New Yorker Nervenarzt James Leonard Corning eine Spinalanästhesie durch Injektion eines Anästhetikums zwischen den beiden Dornfortsätzen der letzten Brustwirbel vornahm, wobei eine Schmerzunempfindlichkeit der Beine und des Geschlechtsapparates erfolgte, wußte Bier nicht, so daß er dessen späteren Plagiatsvorwurf entschieden zurückweisen konnte.

Die Wirksamkeit der Bierschen „Lumbalanästhesie" stand außer Frage; doch andererseits stellten sich bei der Mehrzahl der unter ihrem Einfluß operierten Patienten erhebliche Beschwerden, wie tagelange rasende Kopfschmerzen und würgendes Erbrechen, ein. Dies veranlaßte Bier, seine Methode an sich selbst zu erproben. Von seinem Mitarbeiter August Hildebrandt ließ er sich eine Hohlnadel in den Lumbalsack stechen, bis Rückenmarkliquor abtropfte, und anschließend Kokainlösung injizieren. Die unangeneh-

men Nachwirkungen seines an sich brauchbaren Verfahrens fand er bestätigt. Er führte sie auf Gehirnstörungen durch Kokaineinwirkung zurück.

Die Schädlichkeit des Alkaloids ließ Bier fortan auf die von ihm ersonnene Rückenmarkbetäubung verzichten, bis das Kokain durch weniger gefährliche Ausweichmittel ersetzt wäre. Als erstes dieser Art stellte der deutsche Chemiker *Alfred Einhorn* 1905 das Präparat Novokain her. Dieses wie auch mehrere weitere synthetische Mittel verhalfen schließlich der Bierschen Kreation zum Durchbruch.

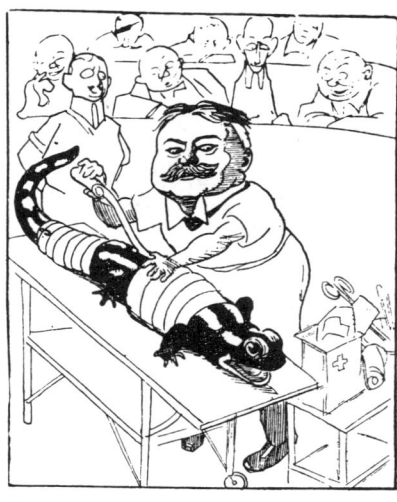

a

Abb. 102 a: August Bier verbindet den beim Festkommers durchgeriebenen Riesensalamander
Anonyme Karikatur
Aus: Gustav Hochstetter und Georg Zehden: Mit Hörrohr und Spritze, Berlin 1921.

Abb. 102 b: August Bier, Schöpfer der Hyperämiebehandlung und der Lumbalanästhesie, bei seiner letzten Vorlesung an der Berliner Charité (1932)
Aufnahme aus dem ehemaligen Scherl Bilderdienst Berlin
Aus: Karl Vogeler: August Bier – Leben und Werk, München – Berlin 1942.

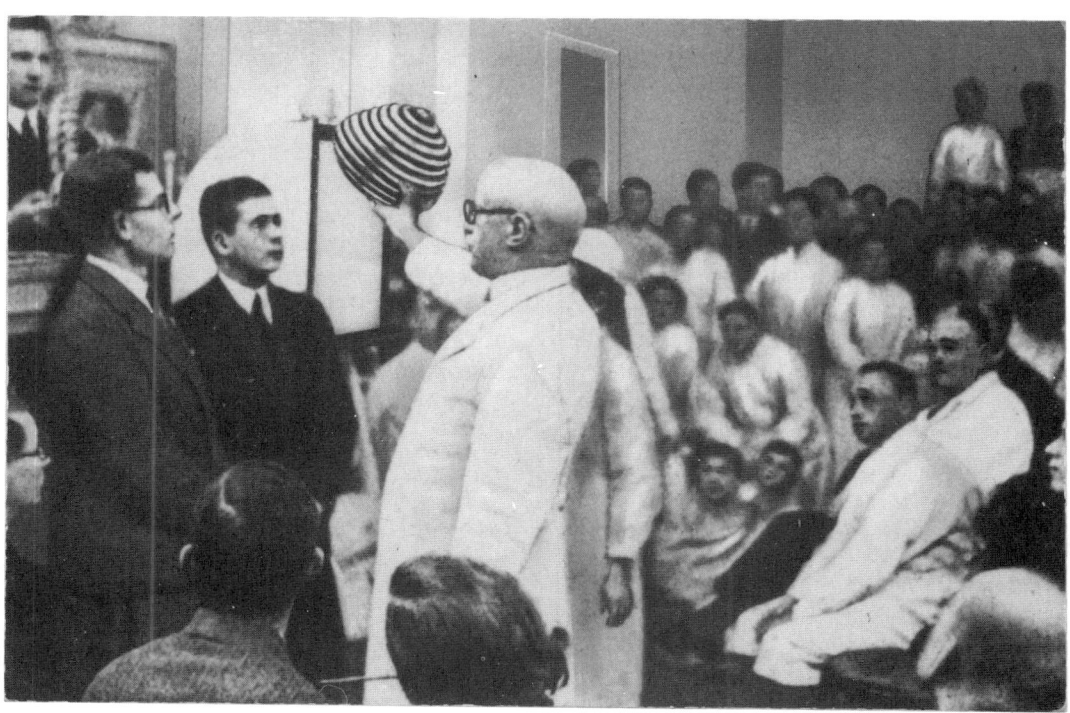

b

Das Narkoseprotokoll

Sobald der Anästhesist mit einem Patienten zusammentrifft, um ihn auf die Narkose vorzubereiten, wird ein Protokoll zur lückenlosen Dokumentation des vorgesehenen Anästhesieverfahrens angelegt. Es informiert über den chirurgischen Eingriff unter Namensnennung der verantwortlichen Ärzte, die klinischen und die Labor-Befunde des Kranken, seine Blutgruppe, seine Vorkrankheiten einschließlich davongetragener Dauerschäden, seine bisherigen Arzneimitteleinnahmen, die medikamentöse Operationsvorbereitung, ferner über den Anästhesieverlauf, von der Art der Narkose über technische Besonderheiten, Infusionen, Transfusionen, möglichen Komplikationen bis hin zu postoperativen Verordnungen.

Als Schöpfer des sogenannten Narkose- oder Anästhesieprotokolls gilt der amerikanische Neurochirurg *Harvey Cushing* (1869–1939). Während seiner Gehilfenzeit am Massachusetts General Hospital zu Boston im US-Staat Massachusetts waren zwei Patienten trotz sparsamer Verabreichung von Betäubungsmitteln noch vor dem chirurgischen Eingriff gestorben. Dies veranlaßte ihn, nach Möglichkeiten zur Verringerung von Narkosezwischenfällen zu suchen. Er begann um 1895, über jede Ätherbetäubung einen handschriftlichen Beleg auszufertigen, der neben der Art der jeweiligen Operation und dem Namen des Operateurs präzise Daten der Ätheranwendung mit individueller Äthermenge sowie graphische Darstellungen über Temperatur, Puls und Atemfrequenz des Patienten während der Applikation enthielt. Später zeichnete er auch auftretende Reizerscheinungen, wie Sekretion, Erbrechen, Verlangsamung der Herzschläge und andere Sensationen, auf.

Nachdem Cushing als Gast des italienischen Mediziners *Scipione Riva-Rocci* (1863–1937) dessen neuentwickelten Apparat zur Blutdruckmessung kennengelernt hatte, führte er jene Untersuchungsmethode ebenfalls in seine chirurgische Praxis und die Eintragung der in regelmäßigen Abständen ermittelten Blutdruck- und Kreislaufparameter in das Narkoseprotokoll ein. Rasch verbreitete sich die Anästhesiedokumentation weltweit.

Letztlich durch vorgedruckte Formblätter genormt, hilft sie dem Anästhesisten, den Zustand des Patienten während der Operation genau zu beurteilen und eventuellen Zwischenfällen zügig zu begegnen. Mit dem Krankenblatt sorgfältig aufbewahrt, ist sie überdies für klinische wie auch möglichenfalls juristische Auswertung von großer Wichtigkeit.

Abb. 103a: Anästhesieschwester Dagmar beim Überwachen des Kreislaufs eines Patienten in Intubationsnarkose
Aufnahme von Wolfgang Schwadten (Städtisches Krankenhaus Berlin-Weißensee).

Abb. 103b: Dokumentation eines Narkoseverlaufs durch die Anästhesieschwester
Aufnahme von Wolfgang Schwadten (Städtisches Krankenhaus Berlin-Weißensee).

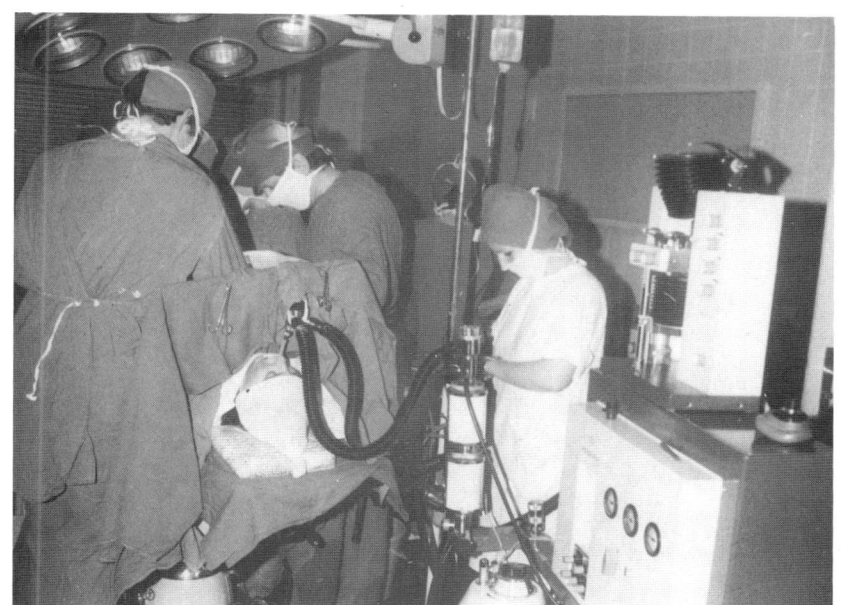

a

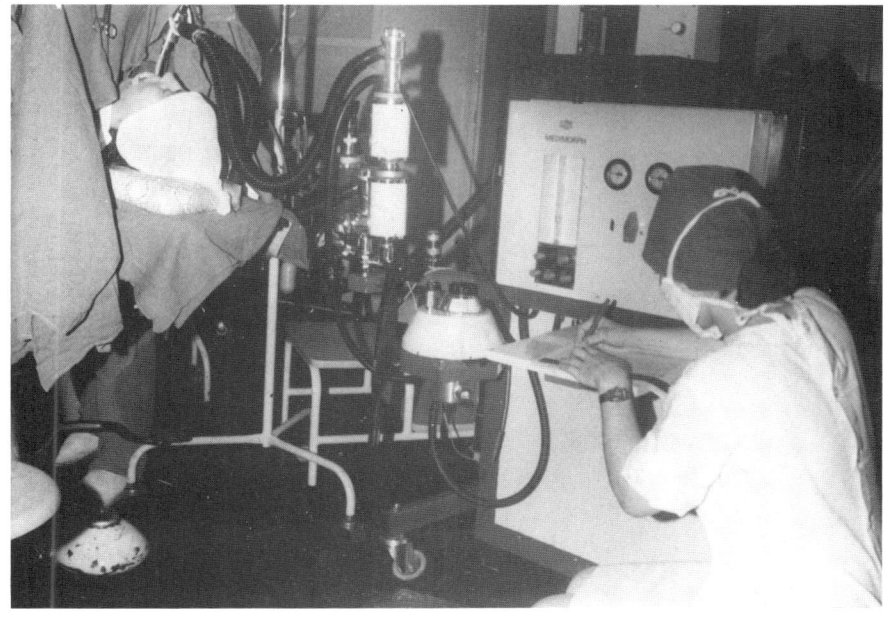

b

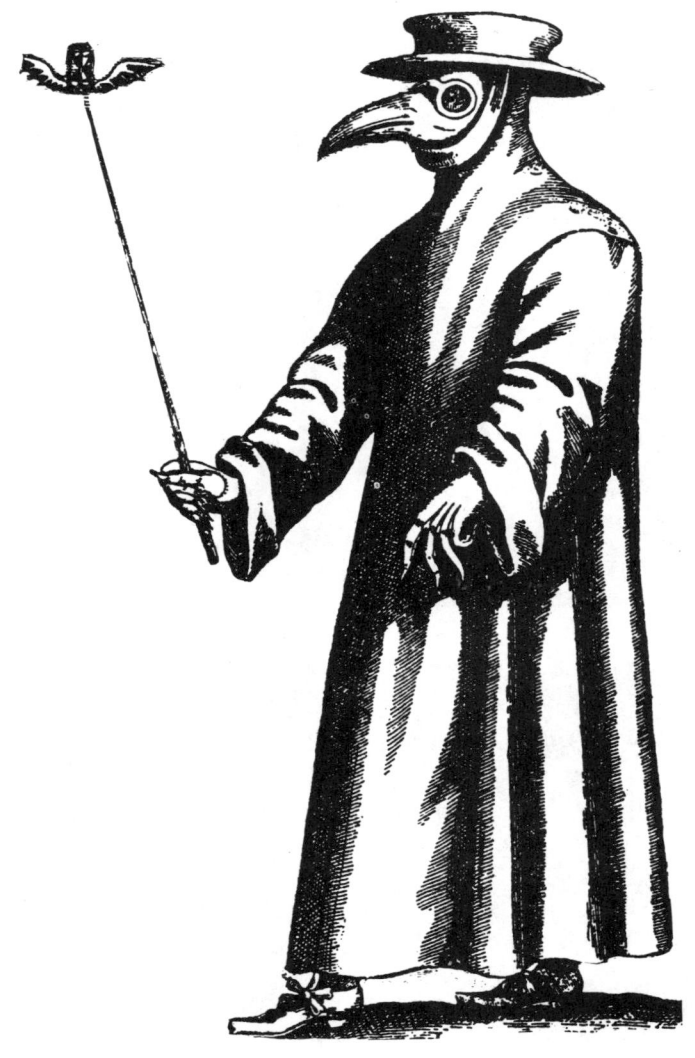

XV

Kampf gegen Seuchen und Mikroben

Aber ach, jeder Zoll, den die
Menschheit weiterrückt, kostet
Ströme Blutes ...

Heinrich Heine (1797–1856)

Mannigfache „elende Biestchen"

Während das Gros der Menschheit (einschließlich der Heilkundigen) jahrtausendelang die Seuchen als Gewaltakte übernatürlicher Mächte oder als Naturkatastrophen infolge ungünstiger Sternkonstellationen wie auch ganz besonders auf Grund pestilenzialischer Boden-, Wasser- und Luftausdünstungen, sogenannter miasmatischer Substanzen, betrachtete, traten seit der Antike bis in die Neuzeit Ärzte und Naturforscher vereinzelt schon mit (freilich nur erst nebelhaften) Vorstellungen über belebte Ansteckungsstoffe vor die Öffentlichkeit.

So äußerte bereits der altrömische Universalgelehrte *Marcus Terentius Varro*, ein Zeitgenosse *Cäsars*, in seinem umfassenden landwirtschaftlichen Lehrbuch „Rerum rusticarum" Gedanken über das Vorhandensein lebender Krankheitserreger in Gestalt unsichtbarer winziger Tierchen, die er in seiner lateinischen Muttersprache als „Contagium animatum" bezeichnete. Diese würden, wie er meinte, „mit der Luft durch Mund und Nase in den Organismus gelangen und dort schwere Infekte erzeugen".

Bis in die erste Hälfte des sechzehnten Jahrhunderts blieb es still um Varros unbewiesene Behauptung. Dann aber legte der von fortschrittlichem Renaissancegeist erfüllte italienische Mediziner *Girolamo Fracastoro* in seinem 1546 zu Venedig erschienenen Buch „De contagione et contagiosis morbis eorumque curatione" („Über Ansteckung, ansteckende Krankheiten und ihre Heilung") seine reichen ärztlichen Erfahrungen über die Entstehung der Infektionskrankheiten nicht nur durch keimgeschwängerte Luft, sondern auch durch direkte Berührung von Mensch zu Mensch sowie durch Benutzung verseuchter Kleidungsstücke und Gebrauchsgegenstände Erkrankter dar.

Erstmals zu Gesicht bekam jedoch der niederländische Laienforscher *Antony van Leeuwenhoek* verschiedenartige Bakterien, als er im September 1697 den Schleim und Belag eines kranken Zahnes, mit Regenwasser verdünnt, unter dem von ihm verbesserten Mikroskop observierte. Brieflich teilte er der Londoner Royal Society auf Anraten eines ihrer Mitglieder, mit dem er befreundet war, seine sensationelle Beobachtung mannigfacher „elender Biestchen" in stäbchenförmiger, kugliger, spiraliger und kommaähnlicher Form mit. Eine eigenhändige Zeichnung über deren Aussehen legte er zur Veranschaulichung gleich bei. Ohne es zu ahnen, war Leeuwenhoek mit seinen eigentlich nur zum Zeitvertreib vorgenommenen mikroskopischen Untersuchungen in das Gebiet des Mikroparasitismus vorgestoßen.

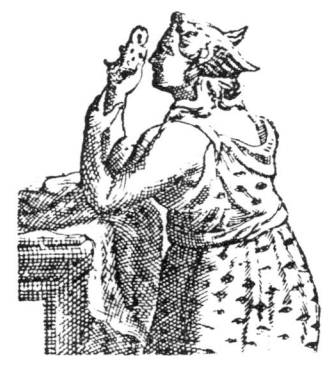

a

Abb. 104a: Allegorische Darstellung über die Handhabung der Leeuwenhoekschen Mikroskope
Aus: Bernt Karger-Decker: Unsichtbare Feinde, Leipzig 1980.

Abb. 104b: Antony van Leeuwenhoek sah erstmals im Mikroskop Bakterien
Leeuwenhoek-Medaille der Königlichen Akademie der Wissenschaften Amsterdam
Nach einer Zeichnung von J. P. Menger
Aus: „Deutsches Rotes Kreuz", Dresden, H. 2/1983.

Abb. 104c: Leeuwenhoeks berühmte erste Zeichnung der von ihm im Mundspeichel gesichteten Bakterien
Nach Leeuwenhoeks „Arcana naturae detecta" (Delft 1695)
Aus: Bernt Karger-Decker, ebenda.

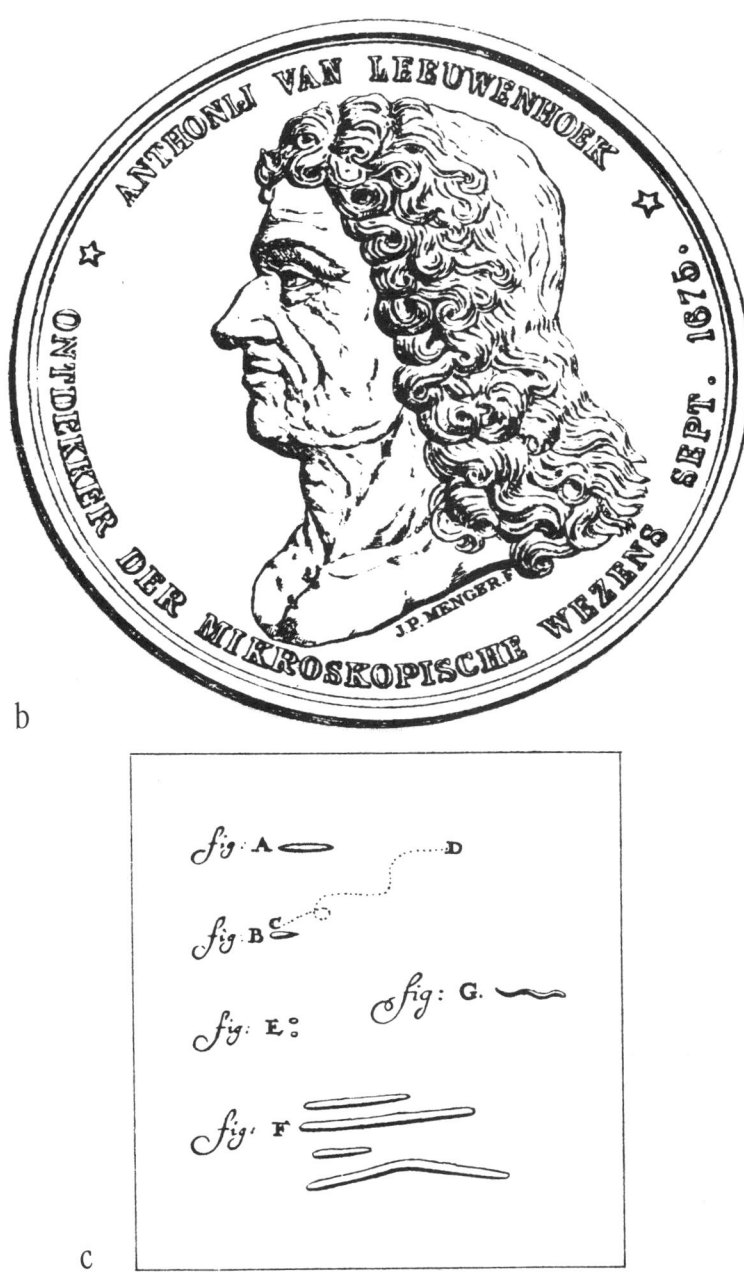

b

c

Das Pulver der Gräfin Chinchon

Noch heute leben auf der Erde Hunderte von Millionen Menschen unter ständiger Bedrohung durch die Malaria. Deshalb gehört die Ausrottung jener von der Anopheles-Mücke übertragenen gemeingefährlichen Wechselfieber-Seuche zu den Hauptaufgaben der Weltgesundheitsorganisation. Schon seit der Antike fürchteten vornehmlich die Bewohner ihrer Verbreitungsgebiete, von dem verhängnisvollen Leiden, dessen Ursache man bis zur Entdeckung des Krankheitserregers nicht kannte, ergriffen zu werden. Von *Albrecht Dürer* beispielsweise ist überliefert, daß er sich die Ansteckung während seiner niederländischen Reise, 1520/21, geholt hatte. Für seinen Arzt fertigte er eine Federzeichnung mit der Darstellung seiner Schmerzempfindung in der Milzgegend an. Um die Mitte des siebzehnten Jahrhunderts brachte erstmals ein holländischer Südamerikareisender die Kunde nach Europa, daß in der Umgegend der peruanischen Stadt Loxa ein Baum wachse, dessen grobfasrige, sehr bitter schmeckende Rinde in pulverisierter und verflüssigter Form eine wunderbare Heilkraft gegen das gräßliche Fieber besäße. Durch solchen Trank soll auch die sterbenskranke Gemahlin des damaligen spanischen Vizekönigs von Peru, die *Gräfin Ana Chinchon*, genesen sein. Hochbeglückt darüber habe sie bei ihrer Rückkehr nach Spanien einen Sack „peruanischer Rinde" mitgenommen und mittels der Droge fieberkranke Bauern auf den Besitzungen ihres Mannes kuriert.

Zwar hatte die Gräfin in Wahrheit ihre Heimat niemals wiedergesehen; doch die rührselige Geschichte erhielt sich jahrhundertelang hartnäckig. Man bezeichnete sogar das Pulver der Rinde vielfach als „Gräfinnenpulver". Und als der berühmte schwedische Naturforscher *Carl von Linné* den „Fieberrindenbaum" in sein epochales botanisches Gesamtverzeichnis „Systema naturae" (1735) aufnahm, verlieh er ihm nach der Gräfin Chinchon den wissenschaftlichen Gattungsnamen „Cinchona". Durch Wortverdrehung

bürgerte sich überdies die zum „Land der Mitte" völlig beziehungslose Benennung „Chinarinde" ein.

Im ersten Viertel des neunzehnten Jahrhunderts schließlich gelang es dem Pariser Pharmazieprofessor *Pierre Joseph Pelletier* und dem Pariser Apotheker *Joseph-Bienaimé Caventou*, aus der Fieberrinde das Hauptalkaloid Chinin zu isolieren, das sich bei seiner klinischen Erprobung ausgezeichnet bewährte und fortan lange das einzige wirksame Antimalariamittel bildete.

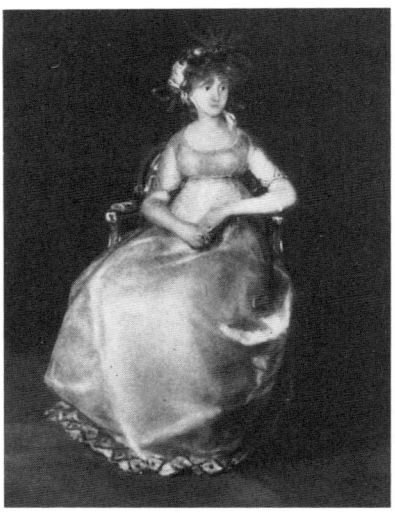

a

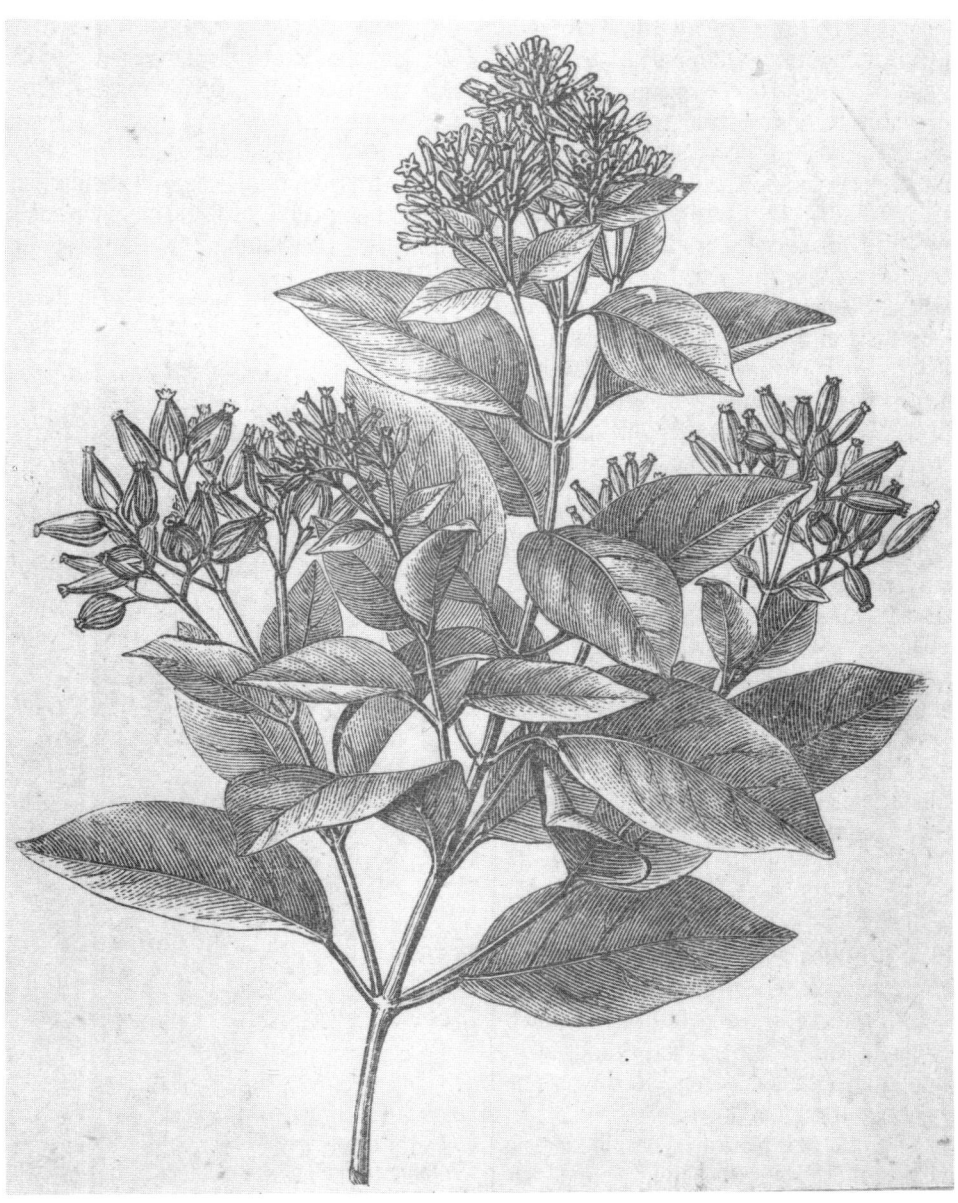

b

Neuer Vorstoß der Malaria

Bereits die antiken Ärzte *Hippokrates* (um 460–377 v. Chr.) und *Galenos* (129–199) hatten beobachtet, daß die Seuche überwiegend in feuchten Gegenden auftritt, und deshalb empfohlen, sich nicht in Sumpfgebieten anzusiedeln und, wenn es dennoch notwendig wäre, die Sümpfe zu entwässern.

Obschon der bedeutende altrömische Universalgelehrte *Marcus Terentius Varro* (116–27 v. Chr.) in sumpfigen Regionen heimische kleinste Lebewesen als Auslöser der gefürchteten Fieberanfälle vermutete, hielten die Heilkundigen bis weit in die Neuzeit hinein verhängnisvolle Luftvergiftungen für die Ursache der Krankheit, die daher im Jahre 1753 ein italienischer Mediziner namens *Torti* als „male aria" (= „böse Luft", = „Malaria") bezeichnete.

Erst 1880 entdeckte der französische Parasitologe *Alphonse Laveran* (1845–1922) in Blutpräparaten malariakranker Fremdenlegionäre einzellige Plasmodien als schmarotzerhafte Erreger des sogenannten Wechselfiebers.

Während der italienische Zoologe *Giovanni Battista Grassi* (1854–1925) ausgangs des 19. Jahrhunderts die Übertragung der Malariaparasiten durch die Anophelesmücke nachwies, klärte der englische Tropenmediziner *Sir Ronald Ross* (1857–1932) die Entwicklung des Erregers in Magen und Leibeshöhle der übertragenden Moskitos wie auch den Infektionsweg im menschlichen Blut lückenlos auf. Daraufhin führte man seit 1904 grandiose Vernichtungsfeldzüge gegen die Anophelesmücke in deren Brutstätten durch Trockenlegung von Sümpfen und Standgewässern und später auch durch hochwirksame Insektenvertilgungsmittel durch.

Hand in Hand mit der Moskitobekämpfung ging die medikamentöse Massenbehandlung und -prophylaxe der Bevölkerung, anfangs mittels Chinin, sodann mit einer Vielzahl neuartiger synthetischer Heil- und Vorbeugungsmittel. Nach großartigen Erfolgen, fast bis zur Ausrottung, begannen die Malariamücken, gegen Insektenvertilgungsmittel, wie auch die Plasmodien, gegen gängige Medikamente zunehmend resistent, unempfindlich, zu werden. Die WHO betrachtet die Suche nach neuen Antimalaria- und Mückenbekämpfungsmitteln, nicht zuletzt nach einem effektiven Impfstoff als vordringliche Aufgabe der einschlägigen chemischen, pharmakologischen und medizinischen Forschung.

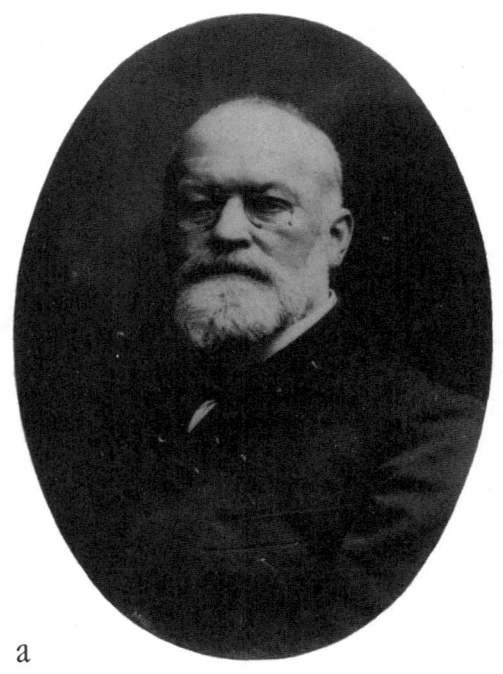

a

Abb. 106a: Alphonse Laveran, der Entdecker des Malariaerregers
Fotoreproduktion: Karl-Sudhoff-Institut der Universität Leipzig

Abb. 106b: Die „Herrschaftsgebiete" der Malaria-Mücke (Anopheles)
Illustration aus: Gerhard Venzmer: Wissenschaft besiegt Mikroben, München 1939.

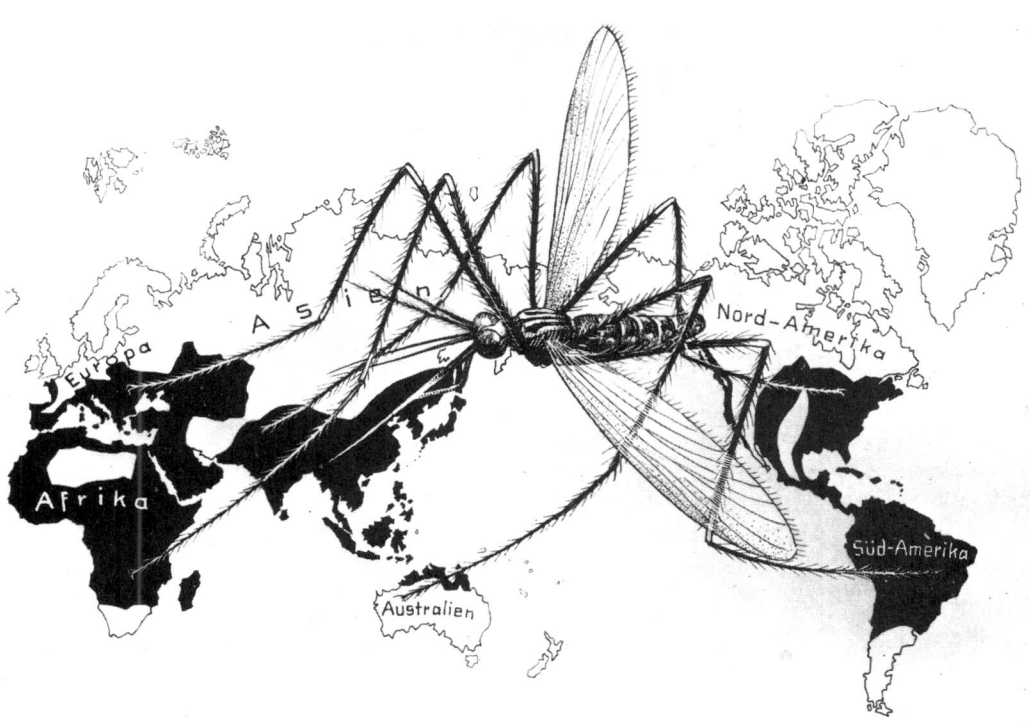

b

Flucht vor der Seuche

Lepra und Pest waren die gefürchtetsten Seuchen des Mittelalters. Sobald sie auftraten, setzte eine heillose Verwirrung unter der Bevölkerung ein. Zahllose Menschen flohen vor ihnen aus den Städten, da man ihre Ursachen noch nicht kannte und auch nicht wußte, wie man sich anders vor der Ansteckung retten konnte. Seit der zweiten Hälfte des achten Jahrhunderts bemühten sich die Behörden auf Grund kaiserlicher Erlasse, die Allgemeinheit durch Quarantänemaßnahmen vor den mörderischen Epidemien zu schützen. Auf *Pippin den Kurzen* und *Karl den Großen* gehen die ersten Anordnungen über strenge Absonderung aller Aussätzigen in sogenannten Leprosorien zurück. Diese lagen außerhalb der Wohngebiete. Die Kranken, die von einer Ärzte- und Geistlichenkommission zur Ausweisung dorthin bestimmt wurden, mußten für den Rest ihres Lebens ein weithin kenntliches Lazarushemd, lange Handschuhe und einen großen Hut mit weißem Band tragen. Ihrer Verbannung aus der menschlichen Gesellschaft gingen eine schauerliche kirchliche Fürtoterklärung und Ausweisung voraus. Zur weiteren Ausstattung der durch auffällige Kleidung gebrandmarkten Aussätzigen zählten ein Fäßchen für Wasser, welches sie freilich nicht aus öffentlichen Brunnen schöpfen durften, eine Tasche oder ein Korb zur Aufnahme von Lebensmitteln, die ihnen mitleidige Passanten zuwarfen, sowie ein Signalhorn oder eine Rassel, durch deren Warngeräusch sie Vorübergehende von sich fernzuhalten hatten. Diese Maßnahmen dürften, so unbarmherzig sie uns Heutigen erscheinen, nicht unwesentlich zum allmählichen Erlöschen der Lepra beigetragen haben.

Ihre Erfolge ermutigten die Stadtverwaltungen zu ähnlichem Vorgehen im Falle des „Schwarzen Todes", der zumeist aus Übersee eingeschleppt wurde. Als erste Weltstädte verweigerten Genua und Venedig allen aus Pestgebieten kommenden Schiffen, in ihre Häfen einzulaufen. Seuchenverdächtige Besatzungsmitglieder und Passagiere nahmen sie in eine zehntägige Quarantäne. Desgleichen verfügten Landstädte und Landesherren bereits im vierzehnten Jahrhundert eine Kontrolle zureisender Personen und sperrten Pestverdächtigen den Zutritt. Ärzte hüllten sich vor Antritt ihrer Besuche bei Pestkranken gänzlich in ein sonderbares Kleid und verbargen ihr Gesicht hinter einer mit Duftstoffen gefüllten Maske, um sich gegen Ansteckung zu feien.

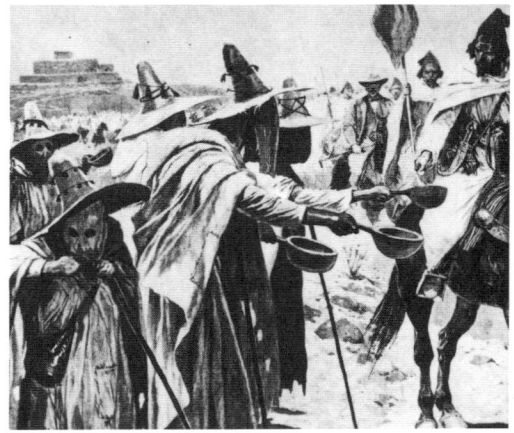

a

Abb. 107a: Bettelnde Aussätzige in Warnkleidung auf einer Karawanenstraße in Marokko
Aus: E. Ackerknecht: Medizinische Dokumente aus Großmutters Mappe, in: „IMAGE ROCHE", H. 17/1966.

Abb. 107b: Flucht begüterter Bürger aus der pestverseuchten Stadt im 17. Jahrhundert
Anonyme zeitgenössische Darstellung
Aus: „Deutsches Rotes Kreuz", Dresden, H. 7/1976.

Abb. 107c: Die Cholera in der medizinischen Karikatur: Besuch der Autoritäten im Cholerahospital
Spottzeichnung von J. Blaß aus dem Jahre 1884
Aus: Bernt Karger-Decker: Unsichtbare Feinde, Leipzig 1968.

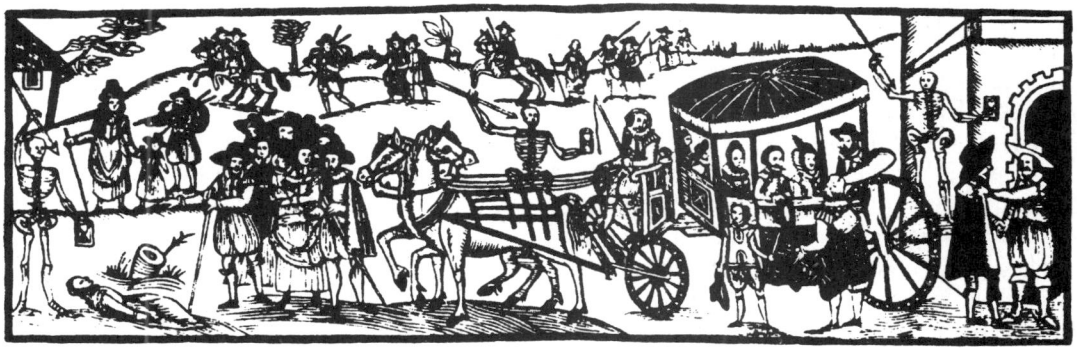

b

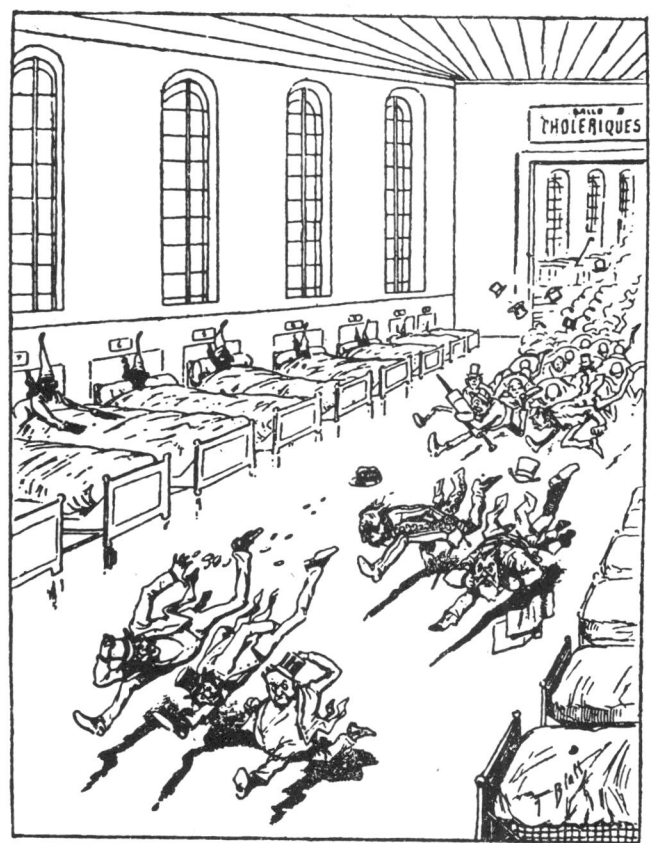

c

Seine Tollität: der Schnabeldoktor

Man sollte kein Geflügel, keine Wasservögel, kein Spanferkel, kein altes Ochsenfleisch, überhaupt kein fettes Fleisch essen, solle bei Tage nicht schlafen, des Nachts bis drei Uhr morgens wegen des Taues nicht ausgehen, solle sich nicht von der Sonne bescheinen lassen, sich nicht baden, solle sich vor Durchfällen schützen. Solche und ähnliche unsinnige Vorsichtsmaßnahmen empfahlen Pariser Schulmediziner im Herbst 1348 ihren Landsleuten zur Vorbeugung gegen die von Italien nach Frankreich herandrängende Pest. Da man die wahre Ursache der tödlichen Seuche noch nicht kannte, schrieb man ihre Entstehung dem Zorn Gottes über die sündige Welt, einer ungünstigen Sternkonstellation, einer vermeintlichen Brunnenvergiftung durch Hexen oder durch Juden sowie einer weiträumigen miasmatischen Luftverunreinigung zu. Um letztere zu bekämpfen, ließen die besorgten Stadtväter auf freien Plätzen Holzfeuer entfachen und in engen Straßen wie auch in öffentlichen Gebäuden aromatische Räucherungen vornehmen.

Trotz Unkenntnis der Bakterien blieb aufmerksamen Zeitgenossen nicht der ansteckende Charakter des „Schwarzen Todes", wie die Krankheit wegen der durch Hautblutungen entstandenen schwarzblauen Flecken am Körper ihrer Opfer grimmig genannt wurde, verborgen. Begreiflich, daß sich Ärzte vor dem Gang zu Pestpatienten scheuten! Selbst einer ihrer renommiertesten Vertreter damals, der päpstliche Leibarzt *Guy de Chauliac*, der als Begründer der französischen wissenschaftlichen Chirurgie gilt, gestand freimütig, sich nur um des Berufsethos willen dem Dienst am Pestkranken nicht entzogen zu haben. Gleich vielen verantwortungsbewußten Kollegen infizierte er sich 1367/68 und erlag der Pest.

Um sich gegen das mörderische „Kontagium" zu wappnen, legten zahlreiche Ärzte seit dem fünfzehnten Jahrhundert vor ihrem Gang ins Pestlazarett eine gespenstisch anmutende Schutzkleidung an: Von Kopf bis Fuß hüllten sie sich in ein aus Wachstuch gefertigtes füllig herabwallendes Gewand. Ihr Gesicht verbargen sie unter einer mit desinfizierenden Duftstoffen angereicherten schnabelförmigen Maske. Ihre Augen schirmte eine mit großen kristallenen Gläsern ausgestattete Brille gegen den „Pesthauch" ab. Ihre Hände steckten in riesigen Handschuhen. Ein langer Zeigestab diente zum Berühren der Kranken beziehungsweise zu Therapieanweisungen. Heulend nahmen die Kinder auf den Straßen vor den schaudererregenden „Schnabeldoktoren" Reißaus.

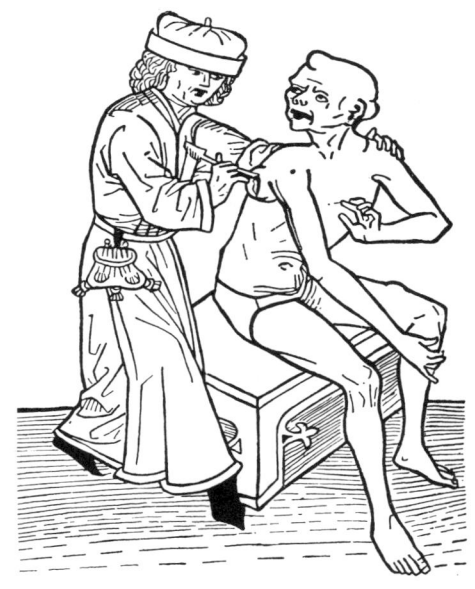

a

Abb. 108a: Pestarzt des 15. Jahrhunderts beim Beulenschneiden
Zeitgenössischer Titelholzschnitt
Aus: Hans Folz: Spruch von der Pestilenz, Nürnberg 1482.

Abb. 108b: Kleidung eines Pestarztes, genannt „Schnabeldoktor"
Nach einem Kupferstich von Paulus Fürst (1656)
Aus: Bernt Karger-Decker: Sternstunden der Medizin – Männer gegen Bakterien (Bildserie), Reichenbach (Vogtl.) 1977.

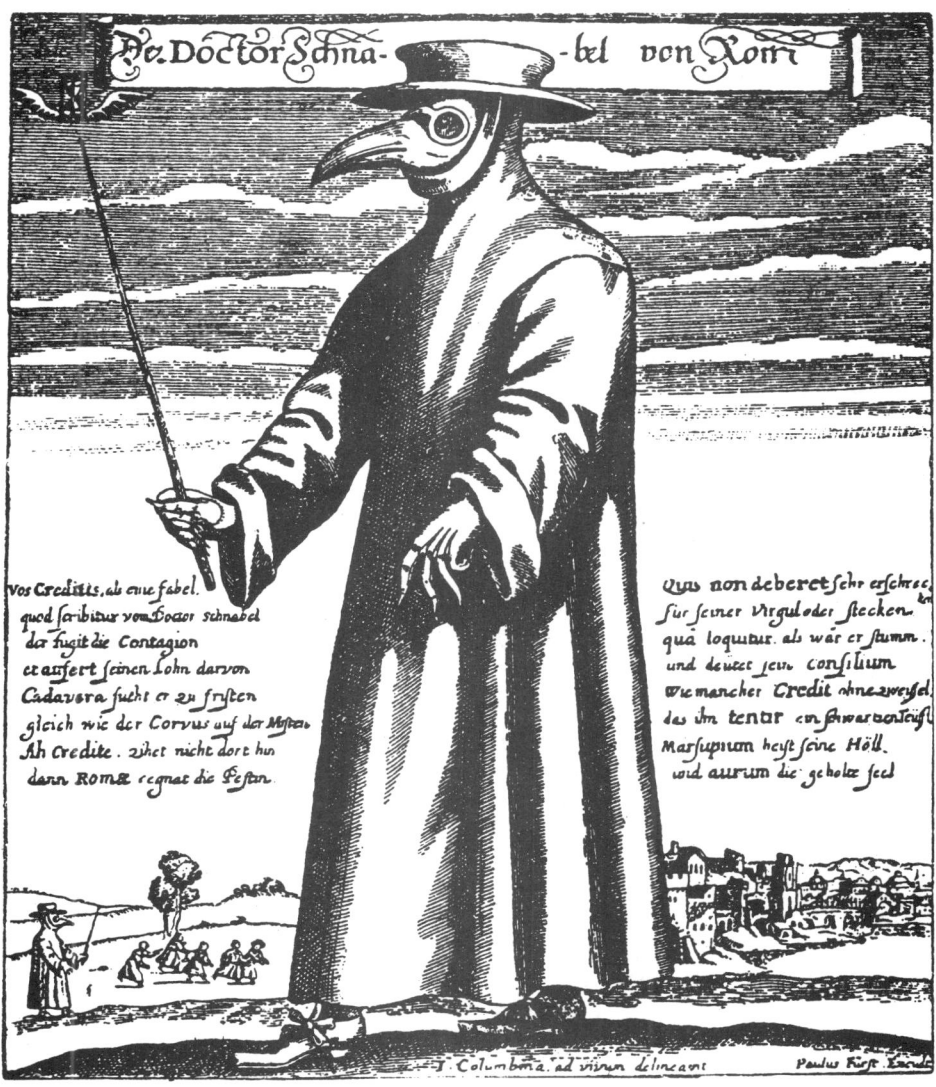

b

Entlarvung des „Antoniusfeuers"

Nächst der Lepra und der Pest grassierte in früheren Jahrhunderten eine mit der schleierhaften Bezeichnung „Antoniusfeuer" belegte schreckliche „Seuche". Sie trat epidemisch auf wie jene, ohne jedoch eine Infektionskrankheit zu sein, und manifestierte sich durch zwei unterschiedliche Verlaufsformen. Bei der einen bekam nach der Beschreibung des Medizinhistorikers *Hermann Peters* die Haut Blasen und „wurde kohlschwarz, geschwürig, brandig und faul, so daß sich zuletzt ganze Glieder, vornehmlich Hände und Füße, vom Körper ablösten und wegfielen". Die zweite Erkrankungsform zeitigte lang andauernde, sehr schmerzhafte Muskelkontraktionen.

In Unkenntnis der Entstehungsursache charakterisierten die Zeitgenossen die beiden Krankheitstypen als „Brand"- oder als „Krampfseuche". Mangels eines Heilmittels dagegen flehten sie den heiligen Antonius um Hilfe an und suchten ihre Zuflucht in den Spitälern des eigens dafür gestifteten Antoniterordens. Außer barmherziger Pflege und seelischem Trost konnten die Mönche ihren „Patienten" nur kräftigende beziehungsweise schmerzlindernde Arzneimittel verabfolgen, die freilich keine Gesundung herbeiführten. Dem aufmerksamen Beobachter entging nicht, daß ausschließlich Arme von der Epidemie erfaßt wurden, indessen die Reichen ungeschoren blieben.

Der Grund hierfür offenbarte sich, als im siebzehnten Jahrhundert mancher Arzt bemerkte, daß der Genuß von mutterkornhaltigem Roggenbrot und -mehl die Krankheit erzeugte. Die Wohlhabenden, die sich Backwaren und Nahrungsmittel aus mutterkornfreiem Weizenmehl leisten konnten, verschonte die Seuche allein deshalb. Verächtlich rümpften jene die Nase über das Korn der Mittellosen, das sie hohnlächelnd zum „Hungerkorn" oder „Totenkorn" degradierten. Dem hannoverschen Kreisarzt und Naturforscher *Johann Taube* gebührt das Verdienst, in seinem 1782 erschienenen Buch „Die Geschichte der Kriebelkrankheit" die Seuche erstmalig als eine Mutterkornvergiftung nachgewiesen zu haben.

Beim Mutterkorn handelt es sich um schwarzviolette, leicht gekrümmte, vergrößerte kornartige Gebilde in reifenden Roggenähren, die unsere Vorväter für lediglich mißgestaltete echte Getreidekörner hielten. In Wirklichkeit aber sind es, wie die moderne Medizin weiß, pflanzliche Fremdkörper, deren zahlreiche, vielfältige Inhaltsstoffe in den letzten Jahrzehnten als toxische Lysergsäureabkömmlinge erkannt wurden.

Abb. 109a: St. Antonius als Schutzpatron gegen die Kriebelkrankheit (Mutterkornvergiftung alias „Antoniusfeuer")
Nach einem Holzschnitt von Hans Wechtlin in Hanns von Gersdorff: „Feldtbuch der Wundartzney" (Straßburg 1540)
Aus: Oskar Rosenthal: Wunderheilungen und ärztliche Schutzpatrone in der bildenden Kunst, Leipzig 1925.

Abb. 109b: Titelseite von Johann Taubes „Geschichte der Kriebel-Krankheit"
Erschienen bei Johann Christian Dieterich, Göttingen 1782
Aus: Bernt Karger-Decker: Kräuter, Pillen, Präparate, Leipzig 1970.

Abb. 109c: Krankheitszeichen der Mutterkornvergiftung (Kriebelkrankheit oder „Antoniusfeuer")
Nach Heusinger (1856)
Aus: Barger: Ergot and Ergotism, London 1931.

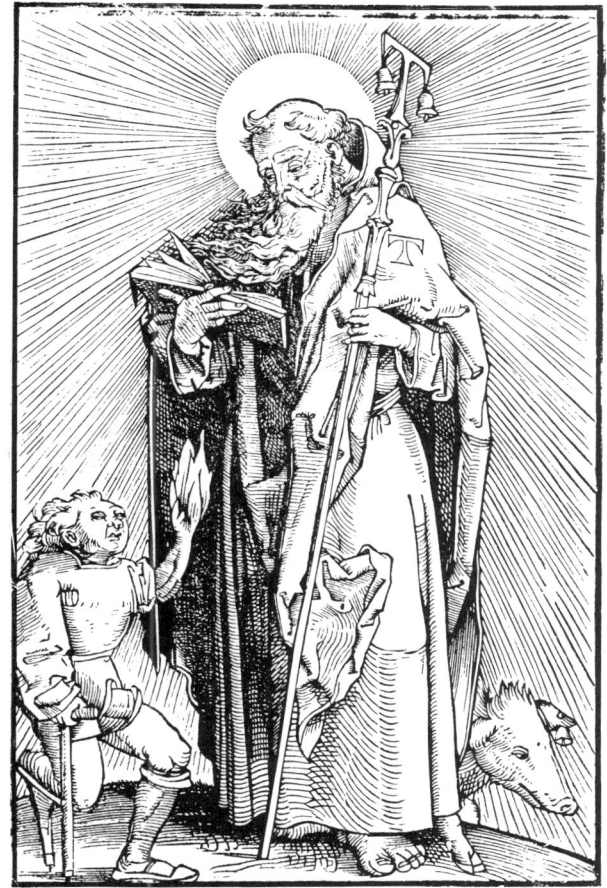

a

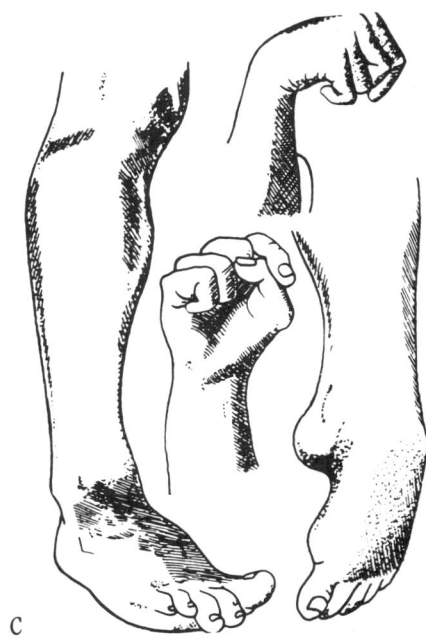

Die
Geſchichte
der
Kriebel-Krankheit
beſonders derjenigen
welche
in den Jahren 1770 und 1771
in
den Zelliſchen Gegenden
gewütet hat
beſchrieben
von

Johann Taube
Hofmedicus, Mitglied der Königlichen Landwirthſchaft Geſellſchaft zu Celle und Correſpondent der Königlichen Geſellſchaft
der Wiſſenſchaften zu Göttingen.

Göttingen,
bey Johann Chriſtian Dieterich, 1782.

b

c

Kuhpocken gegen Menschenblattern

Hunderttausende starben einst alljährlich an den Pocken, die die alten Griechen nach ihrem Aussehen phantasievoll als „Töchter des Feuers" bezeichneten. Dem rührigen englischen Landarzt *Edward Jenner* kam es ausgangs des achtzehnten Jahrhunderts erstmalig in den Sinn, den für den Menschen harmlosen Kuhpockeninhalt zur Schutzimpfung gegen die gefährlichen Menschenpocken zu verwenden. Bereits als Lehrling bei einem Wundarzt und Apotheker in der Ortschaft Sodbury bei Bristol hatte der Pfarrerssohn eines Tages ein Gespräch seines Lehrherrn *Mister Ludlow* mit einer Melkerin über die damals häufigen Pockenepidemien mit angehört, in dessen Verlauf die Frau die auf dem Lande verbreitete Meinung äußerte, daß jemand, der die Kuhpocken gehabt, von den Menschenpocken verschont bliebe. Dieser Gedanke prägte sich dem aufmerksamen Jüngling fest ein. Nachdem Jenner eine eigene Praxis in dem Marktflecken Berkeley (Gloucester) eröffnet hatte, erforschte er zwanzig Jahre lang den von den Landleuten erfahrungsgemäß gewonnenen Sachverhalt. Am 14. Mai 1796 waren seine Einsichten endlich soweit gediehen, daß er einen Impfversuch mit Kuhpockenlymphe wagen durfte. Alle Dorfbewohner hatten sich auf dem Hof des Großbauern Phipps eingefunden, um zuzusehen, wie Jenner der Hand einer mit Kuhpocken infizierten Viehmagd, *Sarah Nelmes*, etwas Pockenflüssigkeit entnahm,und sie dem achtjährigen Sohn des Hauses, *James Phipps*, operativ übertrug. Der Knabe machte daraufhin eine leichte, gutartige Kuhpockenerkrankung durch. Sechs Wochen später brachte Jenner – wiederum unter Zeugenschaft der gesamten Dorfbevölkerung – dem Jungen zur entscheidenden Gegenprobe Menschenpockenlymphe bei. Das Kind erkrankte nicht.

Damit war unsere heutige Pockenschutzimpfung erfunden, wenngleich Jenner zu seiner Zeit noch nicht den Wirkungsmechanismus erkannte. Doch weder die stockkonservativen Mitglieder der Londoner Royal Society noch das Gros der gebildeten wie ungebildeten Laien zeigten Verständnis für die Entdeckung. Im In- und Ausland löste Jenners fünfundsiebzig Seiten starker, mit Versuchsabbildungen belegter Bericht leidenschaftliche Diskussionen aus, da man gemeinhin befürchtete, daß sich die Menschen mit der Kuhpockenlymphe „eine Art Brutalität und Tierheit" einimpfen könnten. Nach sukzessiver Einführung staatlichen Impfzwanges im Laufe des neunzehnten Jahrhunderts begann die gefürchtete Seuche in jenen Ländern alsbald zu erlöschen.

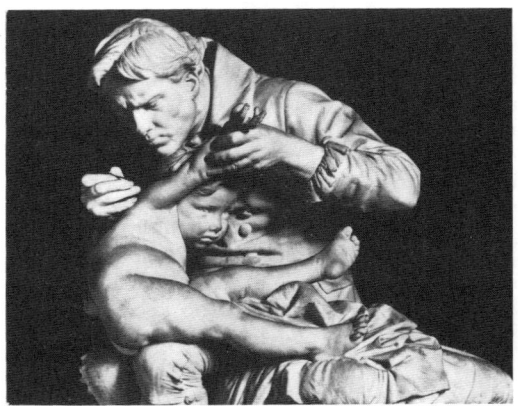

a

Abb. 110a: Edward Jenner, der Schöpfer der Pockenschutzimpfung, beim Probeimpfen seines Sohnes
Ausschnitt einer Originalfotografie des im Hospital zu Genua befindlichen Jenner-Denkmals von Giuliu Monteverde (1872).

Abb. 110b: Satirisches Zeitbild auf die Jennersche Kuhpockenimpfung
Anonyme Darstellung
Aus: Gustav Hochstetter und Georg Zehden: Mit Hörrohr und Spritze, Berlin 1921.

Abb. 110c: Pockenimpfung auf einer Pariser Straße während der großen Epidemie von 1867
Zeitgenössischer Holzschnitt
Aus: E. Ackerknecht: Medizinische Dokumente aus Großmutters Mappe, in „IMAGE ROCHE", H. 17/1966.

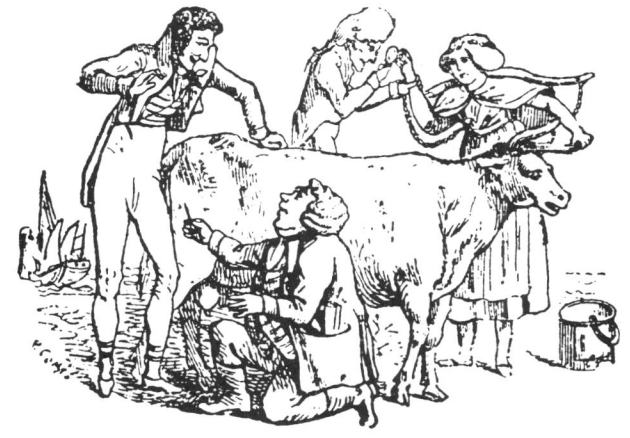

b

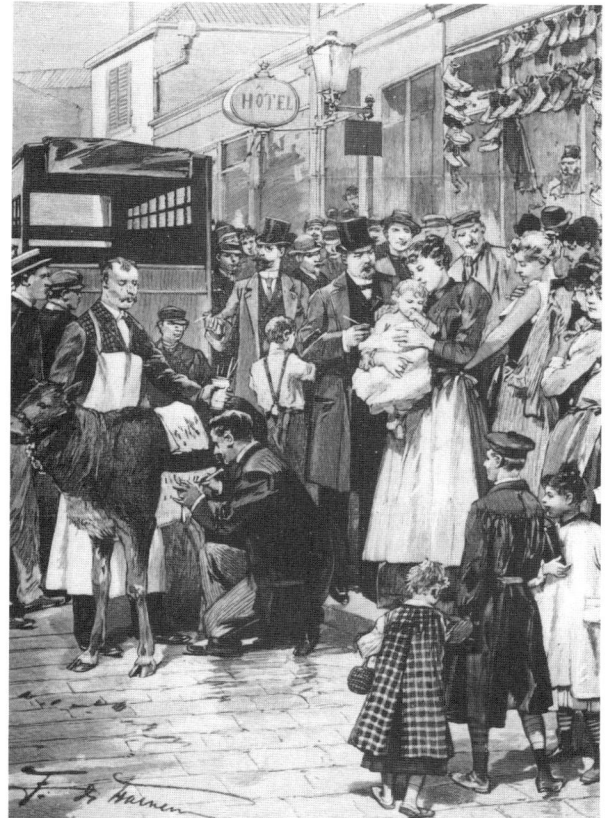

c

Segensreiche Polio-Schluckimpfung

Als eine ausgesprochene Zivilisationskrankheit grassierte die spinale Kinderlähmung seit der zweiten Hälfte des neunzehnten Jahrhunderts in Ländern mit hohem Lebensstandard und guter Allgemeinhygiene. Ihr gefürchtetes Hauptsymptom bilden nach einer Phase uncharakteristischer katarrhalischer Beschwerden schlaffe Muskellähmungen namentlich der Beine und des Rumpfes.

Da die USA die weitaus höchste Befallsziffer der Welt aufwiesen, nahm der Feldzug gegen die zumeist in Spätsommer und Herbst auftretende „Seuche" dort ihren Anfang.

In Ermangelung einer spezifischen Therapie bemühte sich zunächst der Pittsburger Serologe *Jonas Edward Salk* um die Entwicklung eines Impfschutzes. Ihm war bekannt, daß der deutsche Orthopäde Jacob Heine im Jahre 1840 das Erscheinungsbild der Krankheit erstmals beschrieben und es als paralytisch dargestellt hatte. Ihren epidemischen Charakter erkannte 1887 der schwedische Kinderarzt *Oskar Medin*. Nach diesen beiden Forschern erhielt die spinale Kinderlähmung, die auch Erwachsene befallen kann, die Benennung „Heine-Medinsche Krankheit".

Den infektiösen Charakter der auch als „Poliomyelitis epidemica" bezeichneten „Seuche" wies 1908 der österreichische Serologe *Karl Landsteiner* experimentell nach. Doch erst nach 1943 gelang es dem schwedischen Biochemiker *Arne Tiselius*, einen dreitypigen Picornavirus als Krankheitserreger aufzuspüren. Durch orale Kot- oder Tröpfcheninfektion in den Verdauungstrakt gelangend, bewirken die im Darm sich vermehrenden und anschließend eine Zeitlang in der Blutbahn verweilenden Keime nach Eindringen in das Zentralnervensystem den Ausbruch des Leidens.

Auf Grund dieser Einsichten schuf Jonas Edward Salk einen Impfstoff aus „abgetöteten", durch Formalin und Wärme inaktivierten injizierbaren Polioviren aller drei Typen. Sein Landsmann *Albert Bruce Sabin*, damaliger Professor für Kinderheilkunde an der Universität Cincinnati (Ohio), indessen kreierte eine gelinder applizierbare und umfassendere Schluckvakzine mit abgeschwächten lebenden Polioviren I bis III. Nach deren erster erfolgreicher Erprobung am Menschen leitete der sowjetische Virologe *Michail Tschumakow* die Großproduktion des neuen Aktivstoffs aus Sabin-Stämmen. Seitdem in zahlreichen Staaten der Erde angewandt, erwies sich die Sabin-Tschumakowsche Schluckimpfung als eine sichere, gut verträgliche Vorbeugungsmaßnahme gegen die unheilvolle ansteckende Krankheit.

Abb. 111a: Ein Leben im Rollstuhl bildete einst oftmals das Schicksal der von schlaffen Dauerlähmungen der Rumpf- und Beinmuskulatur befallenen Poliomyelitiskranken
Nach einem unleserlich signierten Gemälde (Standort unbekannt)
Aus: R. Koßmann und Julius Weiß: Mann und Weib, Stuttgart, Berlin, Leipzig 1890

Abb. 111b: Der amerikanische Virologe Albert Bruce Sabin entwickelte die Schluckimpfung gegen Spinale Kinderlähmung (Poliomyelitis)
Zeichnung nach einer Fotografie von Armin Wohlgemuth, Berlin

Abb. 111c: Gemeinsam mit Sabin schuf der sowjetische Virologe Michail P. Tschumakow die Grundlagen für die Großproduktion des Poliomyelitis-Schluckimpfstoffes. Unser Bild zeigt ihn bei der Untersuchung eines Menschenaffen im Tierversuchszentrum des Moskauer Forschungsintituts für Poliomyelitis
Nach einer Aufnahme ungenannter Herkunft
Aus: Bernt Karger-Decker: Der Griff nach dem Gehirn, Leipzig 1977.

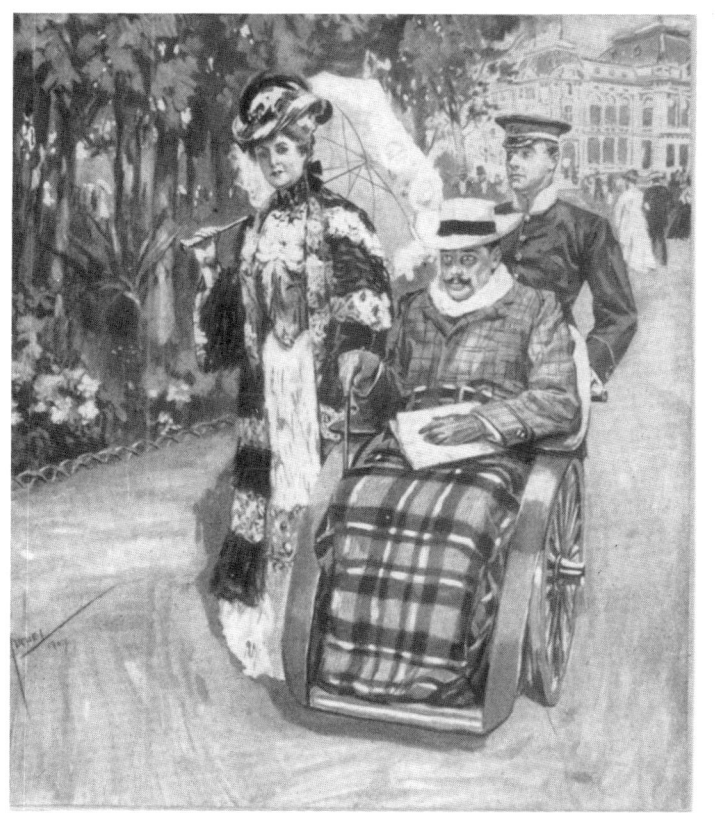

a

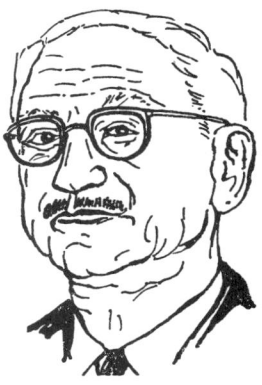

b

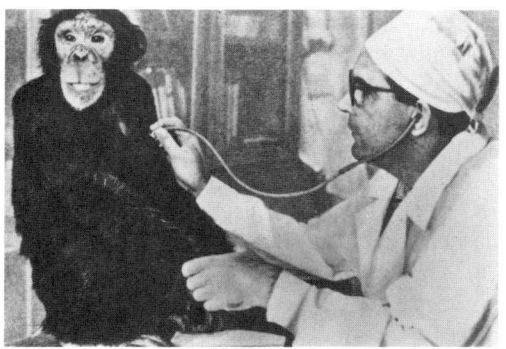

c

Im Kampf gegen die Tsetse

Grauenhaft sind die Symptome der bei Nichtbehandlung tödlich verlaufenden afrikanischen Schlafkrankheit. Noch heutzutage erliegen der vornehmlich in Äquatorialafrika beheimateten, durch zunehmende Apathie und Schlafsucht sich manifestierenden schrecklichen Seuche alljährlich etwa zwanzigtausend Menschen. Rund 35 Millionen Bewohner des Erdteils zählen zu den von ihr Meistbedrohten. Bereits 1901 hatte der in Gambia zur Erforschung des Leidens eingesetzte englische Tropenmediziner *John Everett Dutton* (1874-1905) im Blute eines Patienten erstmalig den Krankheitserreger in Gestalt schlängelnder Geißeltierchen (Trypanosomen) mikroskopisch gesichtet. Nach dem Ort seiner Entdeckung nannte er ihn „Trypanosoma gambiense". Zwei Jahre danach hatte der italienische Bakteriologe *Aldo Castellani* (1878-1963) die gleiche Mikrobe überdies in der Hirn-Rückenmarkflüssigkeit Infizierter vorgefunden.

Schon vorher war es dem australisch-englischen Kolonialarzt *Sir David Bruce* (1855-1931) durch emsiges Beobachten geglückt, die einheimische Stechfliege „Glossina palpalis" alias „Tsetse" als Überträgerin der pathogenen Schmarotzer zu entlarven. In weiterem Verfolg jener Ermittlungen klärte der deutsche Tropenmediziner *Friedrich Karl Kleine* (1869-1951), ein Mitarbeiter *Robert Kochs* auf dessen Schlafkrankheitsexpedition in Ostafrika (1906/07), den Infektionsmechanismus auf.

Während Kleine ermittelte, daß die von der Tsetse durch Absaugen des verseuchten Blutes aufgenommenen Krankheitskeime im Darm der Fliege erst eine bestimmte dreiwöchige Entwicklung durchlaufen, ehe das Insekt ansteckungstüchtig wird, studierte Koch (1843-1910) die Biologie und die Lebensgewohnheiten der Glossinen und empfahl ihre krankheitsvorbeugende Ausrottung in den menschlichen Siedlungsgebieten durch Abholzen oder Abbrennen der ihr Unterschlupf und Brutstatt gewährenden Uferbewachsungen. Um bestwirksame Prophylaxe zu erzielen, haben sich die betroffenen Anliegerstaaten mit Unterstützung der Weltgesundheitsorganisation (WHO) und der Organisation für afrikanische Einheit (OAU) zu einem gemeinsamen, internationalen Ausrottungsfeldzug gegen die todbringende Tsetse durch Rodung ihrer Vermehrungsgebiete, Anwendung von Insektiziden sowie durch Einsatz sterilisierter, zeugungsunfähig gemachter Männchen vereinigt.

Abb. 112 a: Einlieferung eines schlafkranken Negers in Robert Kochs ostafrikanisches Sanitätslager am Victoriasee (1906/07)
Nach einer Originalaufnahme im Robert-Koch-Museum, Berlin.

Abb. 112 b: Kinematographische Vorführung des Schlafkrankheitserregers in der Londoner Medizinischen Gesellschaft
Nach einem unbezeichneten Illustriertendruck vor dem ersten Weltkrieg
Aus: Bernt Karger-Decker: Kräuter, Pillen, Präparate, Leipzig 1970.

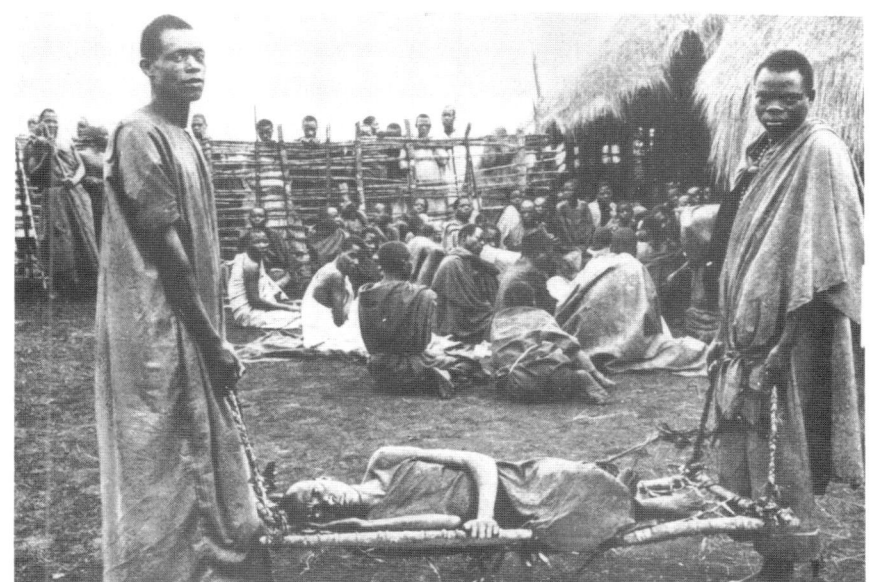

a

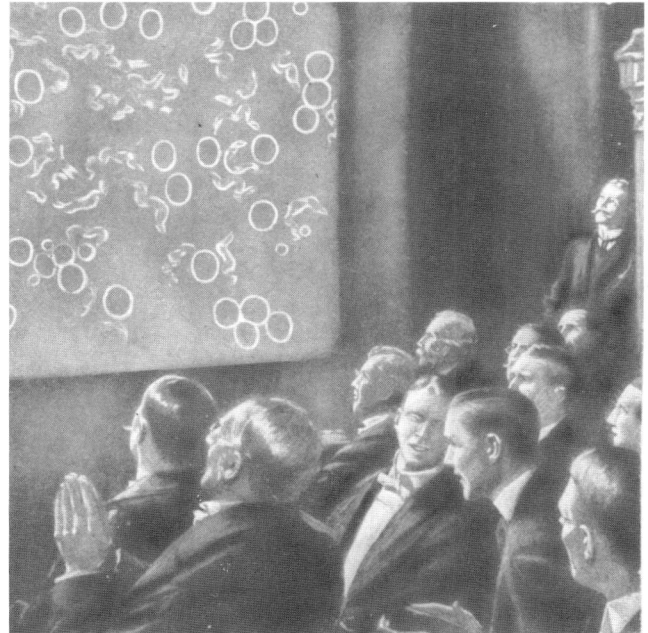

b

Guajakholz gegen Lustseuche

Schlagartig breitete sich ausgangs des fünfzehnten Jahrhunderts in Europa eine Seuche aus, die den gesamten Körper befiel und ihn gräßlich verunstaltete. Sie begann mit einem hartknotigen Geschwür an den Geschlechtsteilen. Einige Wochen später erschienen am ganzen Leib unangenehme, vielgestaltige Ausschläge, an manchen Stellen auch nässende Papeln. Nach Jahren schließlich machten sich fatale Gewebsveränderungen bemerkbar, die allmählich zum körperlich-geistigen Verfall der Betroffenen führten. Wie sehr das Leiden grassierte, bezeugt ein Reisebrief *Albrecht Dürers*, in dem der Maler einem seiner Freunde schilderte, daß „schier jedermann" von ihm befallen sei.

Der Volksmund bezeichnete das Übel, das man sich nach dessen rätselhafter Einschleppung auf unseren Kontinent in den öffentlichen Badestuben, den zahllosen Freudenhäusern, deren Besuch zu den selbstverständlichsten Amüsements zählte, und in übelbeleumdeten Gastwirtschaften holen konnte, als „Lustseuche". Um 1530 belegte der hervorragende Veroneser Arzt *Girolamo Fracastoro* die Krankheit mit dem heute noch üblichen Namen „Syphilis". In Unkenntnis ihrer unmittelbaren Entstehungsursache gingen die damaligen Heilkundigen sie mit Hunger- und Schwitzkuren sowie Aderlässen und Abführmitteln an.

Da diese Behandlungsformen – gleich den daneben verabfolgten angeblichen giftwidrigen Substanzen – wirkungslos blieben, wandten namentlich Kurpfuscher äußerlich und innerlich Quecksilberprozeduren an. Diese indes verursachten wegen ihrer außerordentlichen Toxizität häufig Hautentzündungen wie auch schwere Organschäden, so daß gewissenhafte Mediziner die Quecksilbertherapie bald als verabscheuungswürdig brandmarkten.

Um so größer die Freude der Zeitgenossen über die Kunde, daß ein spanisches Schiff (um 1514) aus Haiti eine Ladung Guajakholz als sichere Droge gegen die „Lustseuche" nach Europa gebracht habe. Die Indianer würden Abkochungen davon gegen verschiedene Hautkrankheiten mit Erfolg einnehmen, hieß es. Möglicherweise rührt daher die irrige Auffassung, daß die von *Kolumbus* entdeckten „Westindischen Inseln" die Heimat der Syphilis wären. Auf Grund einer das „wundertätige" Holz geradezu vergötzenden Massensuggestion führten die mächtigen Handelshäuser Unmengen davon ein und erzielten durch den Verkauf Riesengewinne – bis auch die Gloriole dieses in langwierigen „Holzkuren" gefährlich mißbrauchten Arzneistoffes verlosch.

Abb. 113 a: Arzneiliche Zubereitung (rechts) und therapeutische Anwendung (links) des Guajak-Holzes gegen die „Franzosenkrankheit" (Syphilis) im 16. Jahrhundert
Zeitgenössischer Kupferstich von Ph. Galle nach Johann Stradanus (1570)
Aus: Hermann Peters: Aus pharmazeutischer Vorzeit in Bild und Wort, Berlin 1889.

Abb. 113 b: Gebet zu St. Minus gegen die „Franzosenkrankheit" mit Darstellung des Heiligen
Holzschnitt von W. Hamer auf einem Flugblatt von 1475
Aus: Gustav Freytag: Bilder aus der deutschen Vergangenheit, Leipzig o. J.

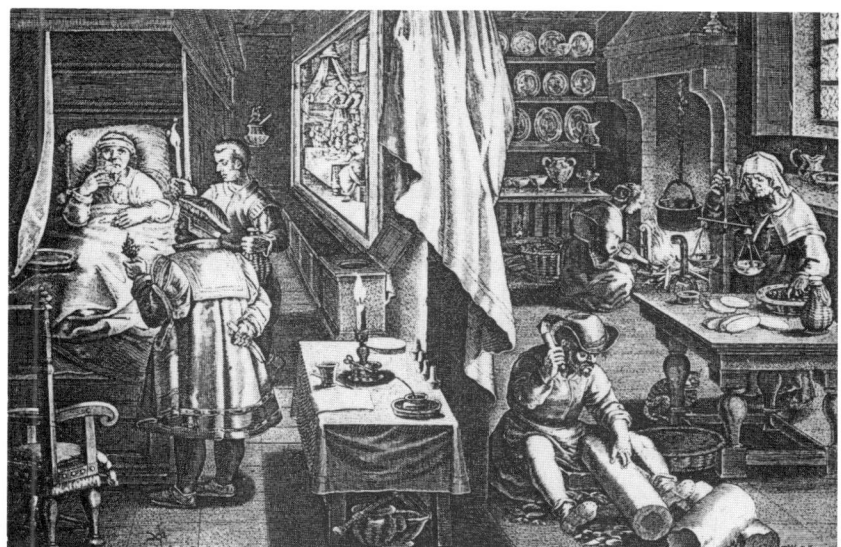

a

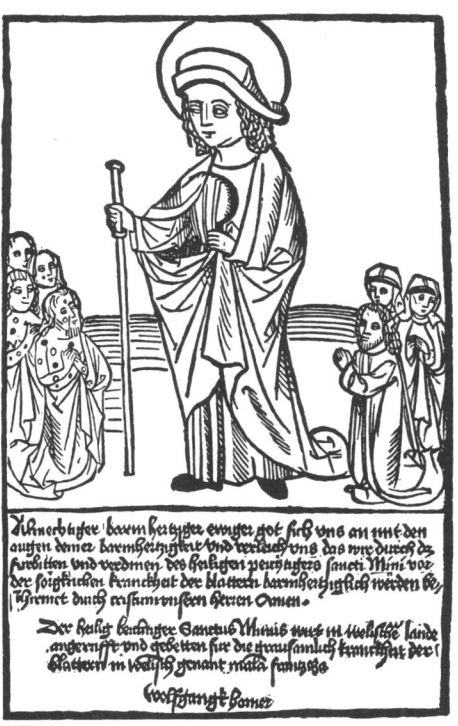

b

Einstige Quecksilber-Syphilistherapie

Ausgangs des 15. Jahrhunderts trat erstmals in Europa die Syphilis in großer Verbreitung auf. Wie gemeinhin verlautete, hätten die heimgekehrten Matrosen des *Kolumbus* die Seuche nach leichtfertigem Umgang mit den gefälligen Indianerinnen Haitis nach Spanien gebracht und von dort, durch Kriegsereignisse begünstigt, weitergetragen.

Wie heftig die Krankheit auch in deutschen Landen wütete, bezeugt ein Brief *Albrecht Dürers*, in dem der Maler klagte: „Schier jedermann hat sie." Die Zeitgenossen holten sie sich in öffentlichen Badstuben, Frauenhäusern und übelbeleumundeten Schenken.

Während die damaligen Wundärzte dem ekelerregenden Leiden durch Fasten- und Schwitzkuren, Aderlässe und Abführmittel den Garaus zu machen suchten, rückten ihm Scharlatane und auch Mediziner vor allem mit Quecksilberpräparaten zu Leibe, ohne dadurch sonderliche Heilerfolge zu erzielen. Im Gegenteil, die maßlose innere und äußere Anwendung der Substanz führte zu chronischer Vergiftung. Bereits der altgriechische Arzt *Dioskurides* warnte in seiner berühmten Arzneimittellehre vor übermäßigem Gebrauch des Quecksilbers zu Heilzwecken. Übrigens soll die niederländische Bezeichnung „Qacksalber" vom einstigen Quecksilbermißbrauch herrühren.

Kein Geringerer als der wortgewaltige Humanist und Zeitkritiker *Ulrich von Hutten* (1488–1523), der nach eigener Syphiliserkrankung elf Quecksilber-Schmierbehandlungen durchzustehen hatte, beschrieb eindringlich und minuziös die Qualen und Folgen derartiger Therapie: die mit starkem Speichelfluß und Sprachstörungen einhergehende Mundentzündung, das Zittern der Finger, der Augenlider, der Zunge, den rasenden Kopfschmerz, die Harnverhaltung sowie die von Wesensveränderung begleitete nervöse Erregbarkeit.

Anstatt den Speichelfluß als ein Alarmsymptom akuter Quecksilbervergiftung zu betrachten, werteten die Kurpfuscher ihn als ein Zeichen des Heilungsprozesses und traktierten ihre Opfer mit immer weiteren Quecksilbergaben. Andererseits erwuchsen der Quecksilbertherapie erbitterte Gegner. Diese erhofften sich vom Guajakholz und von der Sarsaparillawurzel Heilwirkung, erzielten damit jedoch kaum spürbare Erfolge. So beherrschte das Quecksilber in reiner oder oxydierter Form wie auch als Kalomel, Sublimat und Salbe – neben später noch hinzugekommenen Wismut- und Jodpräparaten – die Syphilisbehandlung, bis nach der Entdeckung des Krankheitserregers (1905) der deutsche Internist und Serumforscher *Paul Ehrlich* (1854–1915) mit dem Japaner *Sahachiro Hata* (1873–1938) das „rettende, heilende Arsenpräparat" SALVARSAN entwickelte.

Abb. 114 a: Der syphilisleidende Ulrich von Hutten auf dem Krankenbett
Nach einer anonymen zeitgenössischen Darstellung
Aus: E. Jeanselme: Histoire de la syphilis, Paris 1931.

Abb. 114 b: Quecksilber-Schmierkur gegen die Lustseuche ausgangs des 15. Jahrhunderts. Es handelt sich bei den beiden Patienten offensichtlich um ein Ehepaar. Beide sind über und über mit Papeln (Pusteln) bedeckt. Der Arzt besieht den Urin der Frau, indessen sein Gehilfe den Ehemann mit Quecksilbersalbe bestreicht
Titelbild der Schrift des Wiener Arztes Bartholomeus Steber: „A Malafranzos morbo Gallico preservatio ab cura" (1497/98)
Aus: Gustav Freytag: Bilder aus der deutschen Vergangenheit, Leipzig o. J.

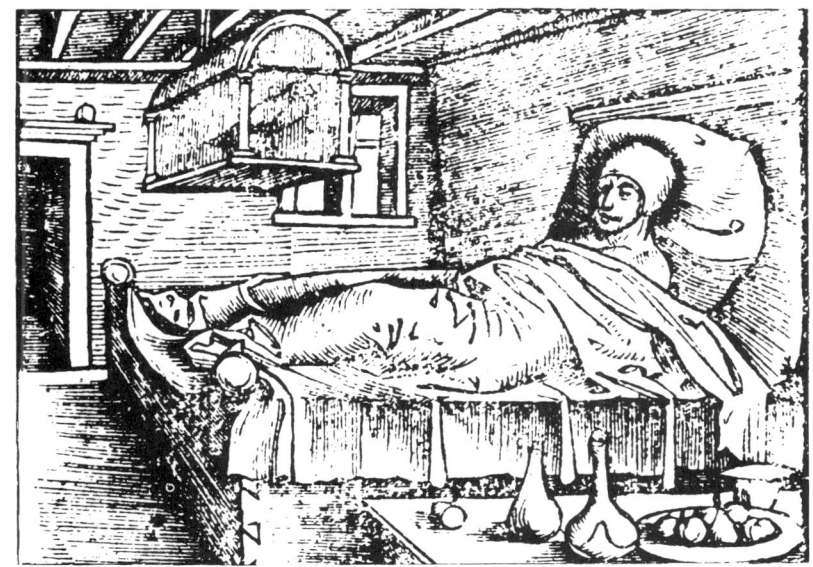

a

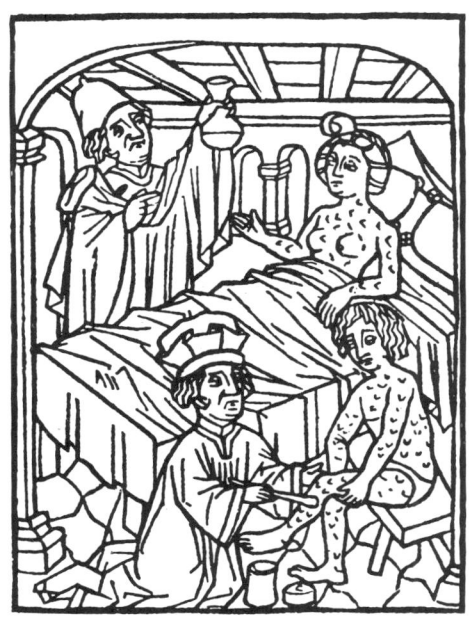

b

Entwicklung der Tollwutschutzimpfung

„Wenn ich dich eines Tages als Professor sehe, werde ich der glücklichste Mann auf der Welt sein", sagte der französische Lohgerber *Jean-Joseph Pasteur* zu seinem 13jährigen Sohn *Louis*. Der Wunschtraum des Vaters erfüllte sich rasch, denn schon wenige Jahre nach seinem Studium der Naturwissenschaften erhielt der Sproß sein erstes Lehramt am Gymnasium in Dijon. Es folgten Berufungen auf den Lehrstuhl für Chemie an verschiedene Universitäten, zuletzt in Paris. Die Akademie der Wissenschaften und die Medizinische Akademie Frankreichs wählten ihn zu ihrem Mitglied, und der Staat gewährte ihm als einem der hervorragendsten Wohltäter der Menschheit im Alter eine Ehrenpension.

Mit der Entwicklung der Tollwutschutzimpfung krönte der Forscher sein Lebenswerk. Hierzu züchtete er den natürlichen Tollwut- oder „Straßen"virus auf Kaninchenrückenmark und schwächte dessen Infektiosität durch keimfreie Trocknungsprozesse fortschreitend ab. Nach jahrelangen erfolgreichen Tierversuchen erprobte er seinen Impfstoff Anfang Juli 1885 erstmalig auch am Menschen. Der 9jährige Sohn eines elsässischen Bäckers war auf dem Schulweg von einem tollwütigen Hund angefallen, umgeworfen und durch 14 Bisse an Händen, Unter- und Oberschenkeln verletzt worden.

Die Mutter hatte den Knaben zwölf Stunden nach dem Unfall zu einem Arzt gebracht, der die ärgsten Bißwunden mit Phenol ausbrannte, aber der Frau zugleich dringend anriet, mit dem kleinen Joseph sofort zu Pasteur zu fahren, der allein helfen könne. Doch erst nachdem der Gelehrte sich mit zwei Medizinern beraten hatte, die ihm versicherten, daß ihnen der Tod des Jungen unausbleiblich erschiene, wenn er nicht unverzüglich eingreifen würde, willigte er notgedrungen in die noch nicht klinisch abgesicherte Anwendung seiner Methode ein.

Unter Pasteurs Kontrolle nahm einer der beiden Ärzte die Impfung vor. Durch eine zehntägige „Wutschutzkur" entging der während dieser Zeit mehrfach geimpfte Joseph Meister dem sonst sicheren Exitus. Seitdem korrespondierte das Kind in treuer Anhänglichkeit mit seinem Lebensretter. Beglückt las der Forscher auf jedem Briefumschlag die von rührender Dankbarkeit zeugende Aufschrift: „An meinen lieben Herrn Pasteur.." Da die ausgebrochene Infektion auch heute noch stets tödlich endet, hängt noch immer alles von einer rechtzeitigen guten Wundversorgung und Behandlung mit abgetötetem Tollwutimpfstoff ab.

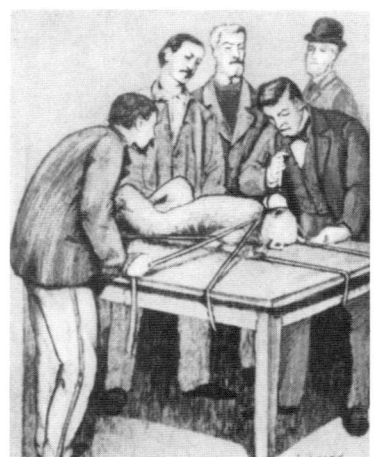

a

Abb. 115 a: Louis Pasteur entnimmt einem tollwütigen Hund zu Versuchszwecken Speichel
Nach einer zeitgenössischen Zeichnung (1884)
Aus: René Fülöp-Miller: Kulturgeschichte der Heilkunde, Hamburg 1937.

Abb. 115 b: Louis Pasteur beobachtet die erste Tollwutschutzimpfung am neunjährigen Joseph Meister mit dem von ihm entwickelten Tollwutserum
Zeitgenössische Darstellung
Aus: „L'Illustration", Paris, Jahrgang 1885.

Abb. 115 c: Tollwutschutzimpfung an infizierten russischen Bauern in der Ecole Normale Supérieure, Paris. Rechts stehend: Louis Pasteur als Beobachter und Überwacher der Aktion
Xylographie aus einem zeitgenössischen französischen Geschichtsbuch

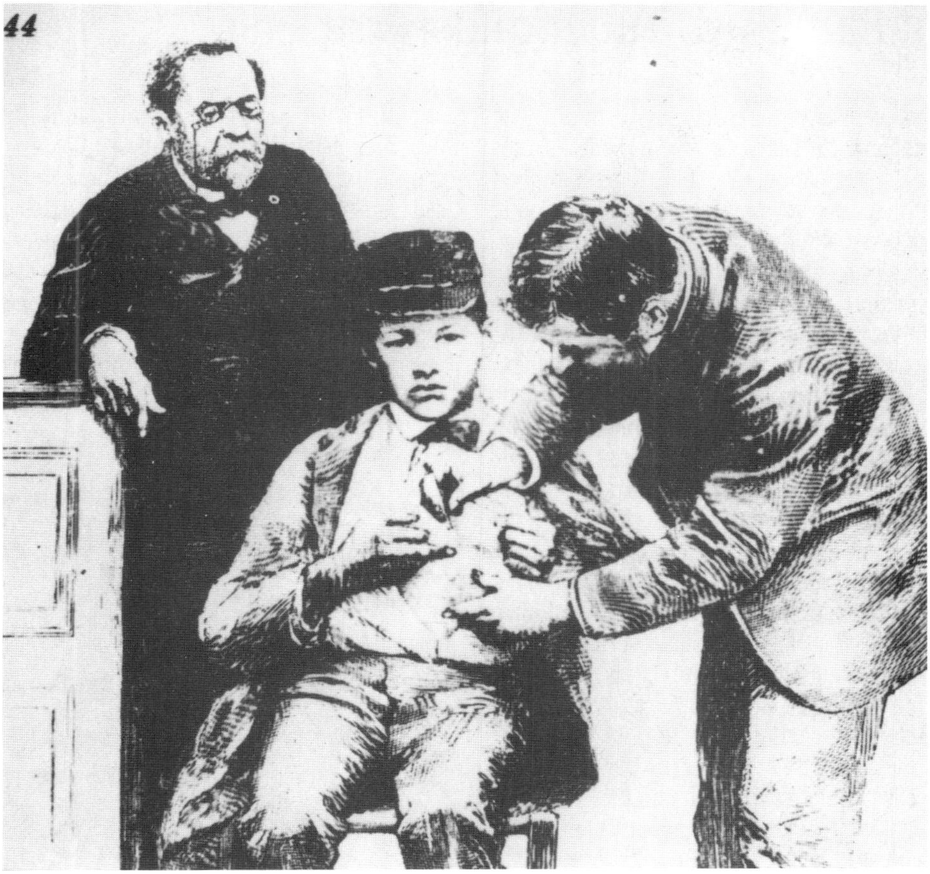

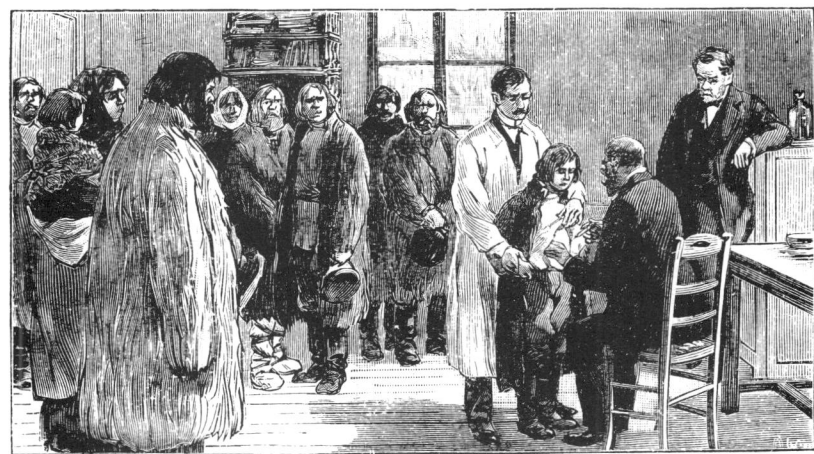

b

c

Enthüllung des Tuberkuloseerregers

Die Physiologische Gesellschaft zu Berlin verzeichnete am 24. März 1882 ein bedeutsames Ereignis. *Robert Koch*, ein ehemaliger Landarzt aus Wollstein, der zwei Jahre zuvor wegen seiner erfolgreichen bakteriologischen Untersuchungen über die Ätiologie des Milzbrandes und der Wundinfektion zum Mitglied des Kaiserlichen Gesundheitsamtes in der Reichshauptstadt ernannt worden war, hatte für diesen Tag zu einem Vortrag über Tuberkulose eingeladen. Zahlreiche Interessenten hatten sich im Bibliotheksraum des Instituts eingefunden, da sie wohl instinktiv von dem renommierten Forscher eine Sensation erwarteten. Bereits seit Wochen vernahm man gerüchtweise, daß er die mikrobielle Ursache jener unheimlichen Krankheit entdeckt habe, der damals noch jeder siebente Mensch, namentlich der proletarischen Volksschichten, zum Opfer fiel. Die Ärzte führten die gemeinhin als „Schwindsucht" gebrandmarkte Seuche ratlos auf eine „chronische Ernährungsstörung" zurück oder hielten sie überliefertermaßen für ein durch körperliche Gesamtveranlagung bedingtes, vererbbares Leiden und zuckten verlegen mit den Schultern, wenn sie am Bett eines Betroffenen standen. Atemlose Stille erfüllte den Versammlungssaal, als der noch nicht vierzigjährige Robert Koch diese Auffassungen mit schlichten, aber bestimmten Einführungsworten in Abrede stellte und die Tuberkulose als eine Infektionskrankheit deklarierte. Sie steigerte sich zu spürbarer Erregung, da er den Anwesenden zum Beweis für seine Ausführungen eine Reihe von Präparaten vorwies, an Hand derer sie sich durch das Mikroskop von der Existenz winziger stäbchenförmiger Tuberkelbakterien selbst überzeugen konnten. Kochs erster Assistent, *Dr. Friedrich Loeffler*, der spätere Entdecker des Diphtherieerregers, erinnerte sich während der Demonstration lebhaft der Mühen, die die Auffindung des Tuberkulosekeimes bereitete. „Nie werde ich vergessen", berichtete er, „wie wir, dem leuchtenden Beispiel unseres Chefs folgend, vom Morgen bis zum Abend an der Arbeit saßen und kaum Zeit fanden, den leiblichen Bedürfnissen Rechnung zu tragen." Denn sooft und soviel tuberkulöses Material Koch und seine Mitarbeiter zerrieben, zerquetscht und dünn verstrichen unter dem Mikroskop betrachteten, die Mikrobe verbarg sich hartnäckig vor ihren Blicken – bis es nach ausgeklügelten, zeitraubenden Färbemethoden endlich gelang, sie selbst für ungeübte Augen sichtbar zu machen.

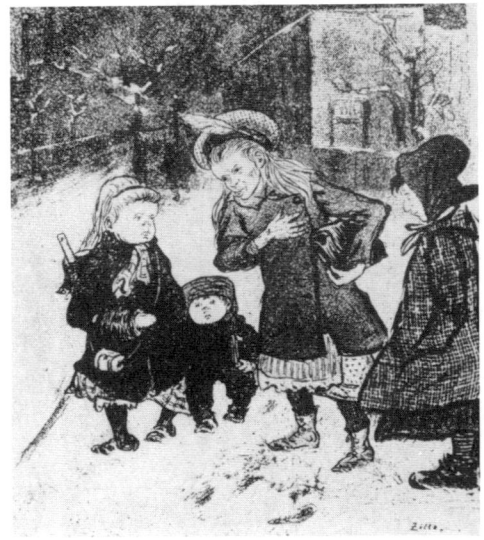

a

Abb. 116a: „Wenn ick will, kann ick Blut in den Schnee spucken"
Satirische Zeichnung von Heinrich Zille
Aus: H. Zille: Kinder der Straße. 100 Berliner Bilder, Berlin 1908.

Abb. 116b: Robert Koch, der Entdecker des Tuberkuloseerregers, beim Mikroskopieren. Neben ihm stehend: sein Mitarbeiter Richard Pfeiffer
Nach einer Vorlage des Robert-Koch-Museums, Berlin

Abb. 116c: Tuberkelbakterien, wie Robert Koch sie sah: feine, oft leicht gekrümmte Stäbchen
Nach des Entdeckers eigenhändiger Zeichnung
Aus: Bernt Karger-Decker: Schach der Tuberkulose, Berlin 1966.

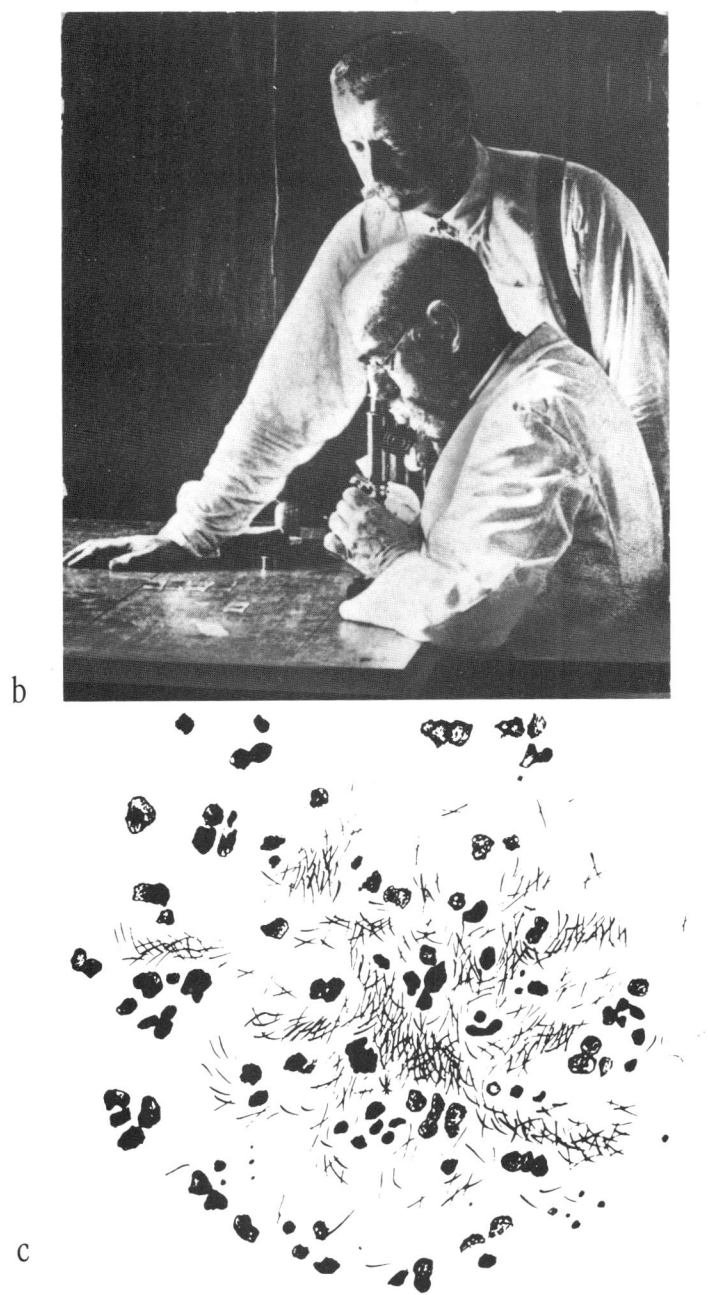

b

c

Tuberkulin im Rampenlicht

Mit hoffnungsfreudiger Begeisterung nahm die Weltöffentlichkeit *Robert Kochs* Mitteilung über seine Entdeckung des Tuberkuloseerregers, Gegenstand der letzten Folge, auf. Der Forscher hatte das unheilvolle winzige, oft leichtgekrümmte Stäbchenbakterium als säurefest und überaus widerstandsfähig gegen Wärme, Kälte, Austrocknung, Feuchtigkeit, Dunkelheit sowie Desinfektionsmittel charakterisiert und hatte dessen Übertragung von Mensch zu Mensch durch Tröpfchen- wie auch durch Staubinfektion angegeben.

Abgesehen davon, daß Koch sich zur Bekämpfung der Seuche für die Verbesserung sanitärer Einrichtungen, für Spezialkrankenhäuser und die Beseitigung des sozialen Elends aussprach, das nachweislich das massenhafte Auftreten der „Schwindsucht" begünstigte, suchte er mit der ihm eigenen Zielstrebigkeit ein Heilmittel ausfindig zu machen. In mehrjährigem hartem Experimentieren gelang es dem inzwischen auf einen eigens für ihn geschaffenen Lehrstuhl für Hygiene an der Berliner Universität berufenen und zugleich mit der Leitung eines angegliederten Hygiene-Instituts betrauten „Bazillenvater", wie Millionen Menschen ihn fortan ehrfurchtsvoll nannten, das „Tuberkulin", einen auf zehn Prozent seines Volumens eingedampften Glyzerinextrakt aus einer Bouillonkultur von Tuberkelbakterien, zu entwickeln. Bei Tierversuchen zeigten sich gewisse Erfolge; doch ob diese sich auch beim Menschen einstellen würden, war noch mühsam zu prüfen. Zu diesem Zeitpunkt liefen fieberhafte Vorbereitungen für den X. Internationalen Medizinischen Kongreß, der am 4. August 1890 in dem Gebäude des damaligen Zirkus Renz in Berlin stattfand.

Da diese gewaltige wissenschaftliche Tagung von der Reichsregierung für eine Angelegenheit des Prestiges erachtet wurde, drängte ihr Kultusminister *von Goßler* Robert Koch ungebührlicherweise zu vorzeitiger Bekanntgabe seines „Mittels" und pries es in seiner Eröffnungsansprache eigenmächtig als ein bereits vorhandenes Glanzstück an. Obwohl sich Koch in seinem anschließenden Vortrag „Über bakteriologische Forschung" über das „Tuberkulin" sehr vorsichtig als noch im Erprobungsstadium befindlich äußerte und eindringlich vor hochgespannten Erwartungen warnte, bauschte die Sensationspresse es als schon vollendet auf. In der Tat blieb letztlich die Heilwirkung aus.

Statt dessen erlangte das Präparat später große diagnostische Bedeutung zur Tuberkulose-Früherkennung.

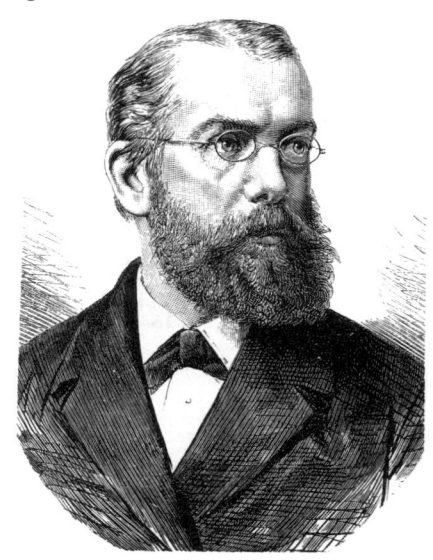

a

Abb. 117a: Robert Koch, Mitbegründer der modernen Bakteriologie
Anonyme Xylographie
Aus: „Gartenlaube", Berlin, 1884.

Abb. 117b: Demonstration einer Kochschen Impfung vor ausländischen Ärzten in der Berliner Charité
Anonyme Xylographie
Aus: „Gartenlaube", Berlin, 1891.

Abb. 117c: Die ersten nach Robert Koch hergestellten Mittel zur Bekämpfung der Tuberkulose, darunter das Tuberkulin (zweite Flasche von rechts)
Nach einer Vorlage des Robert-Koch-Museums, Berlin

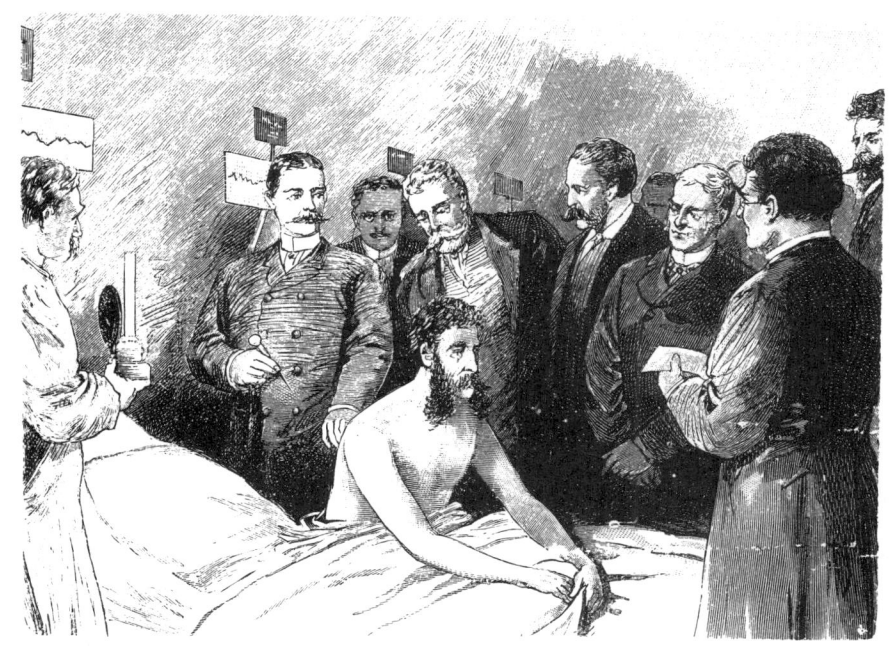

b

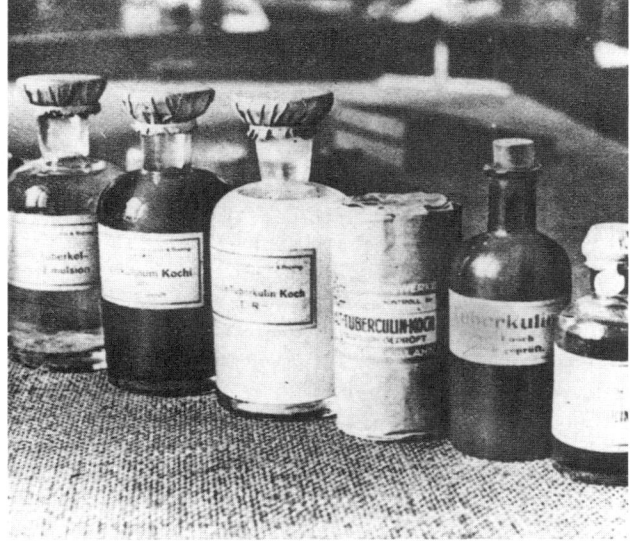

c

Erschaffung des BCG-Impfstoffes

Wie *Robert Koch* in Deutschland, so machte sich in Frankreich *Albert Calmette* um die Aufklärung und Bekämpfung der Tuberkulose verdient. Mitte der neunziger Jahre war er vom Pariser Pasteur-Institut mit der Bildung und Leitung einer Zweigniederlassung in Lille betraut worden und hatte sich schon bald nach der Amtsübernahme energisch für die Einführung hygienischer sowie sozialer Vorbeugung gegen die weitverbreitete Volksseuche eingesetzt. Überdies rief er in Lille die erste französische Tuberkulosefürsorgestelle ins Leben.

Kurz vor Ausbruch des ersten Weltkrieges wandte sich Calmette mit seinem Institutskollegen *Camille Guérin* auch dem Problem einer Tuberkuloseschutzimpfung zu. Die Forscher gingen bei ihren Überlegungen von dem Pasteurschen Grundsatz aus, den Krankheitserreger so weit zu entgiften, daß er dem Organismus des Impflings nicht mehr zu schaden, wohl aber dessen Abwehrkräfte zu mobilisieren und ihn dadurch gegen eine Ansteckung zu sichern vermöchte. Nahezu anderthalb Jahrzehnte züchteten sie den sogenannten Typus bovinus, einen vom Rind herrührenden Stamm des Tuberkelbakteriums auf Kartoffelscheiben unter Zusatz von Ochsengalle und Glyzerin bei gleichbleibender Temperatur von achtunddreißig Grad.

Alle drei Wochen überimpften Calmette und Guérin die Kulturen auf neue Nährböden. Nach zweihundertdreißig derartigen Passagen gelangten sie endlich zu Keimen, die ihre Virulenz, das heißt ihre Infektionsfähigkeit und Giftigkeit, hinreichend eingebüßt hatten. Diese Gewißheit erbrachten ihnen zahllose damit behandelte Meerschweinchen, Kaninchen, Pferde, Rinder und Affen, welche ausnahmslos nicht nur nicht erkrankten, sondern überdies eine hohe Widerstandsfähigkeit gegen Tuberkulose erworben hatten. Im Mai 1921 unternahm Calmette die erste erfolgreiche Immunisierung eines höchst gefährdeten Säuglings, dessen Mutter im Wochenbett an Tuberkulose verstorben war und der nunmehr von seiner schwer tuberkulösen Großmutter aufgezogen werden sollte.

Der 1926 der Fachwelt unterbreitete ungefährliche Bakterienstamm bildete die Ausgangsbasis für die noch heute überall weitergezüchteten Impfkulturen. Die Vakzine erhielt zu Ehren ihrer Schöpfer die Bezeichnung „BCG", die Kurzform für „Bacillus Calmette Guérin".

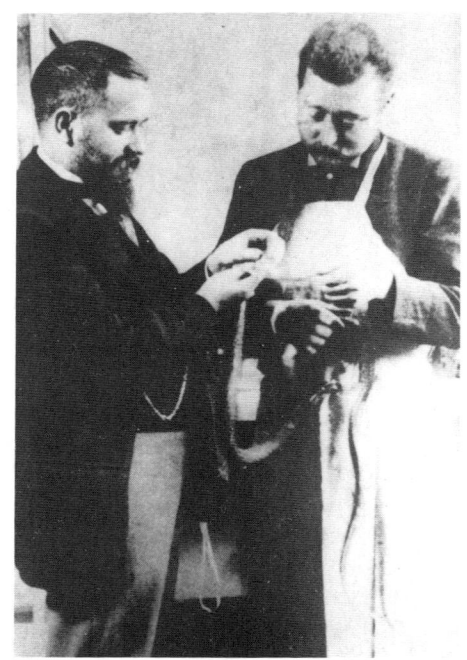

a

Abb. 118a: Albert Calmette und Camille Guérin, die Schöpfer des BCG-Schutzimpfstoffes gegen Tuberkulose
Reproduktion nach „World Health", London, März 1964
Aus: Bildarchiv der „Freien Welt", Berlin (Aufnahme gekontert).

Abb. 118b: BCG-Schutzimpfung in einer Berliner Dauerimpfstelle
Institutsaufnahme von E. Dellus

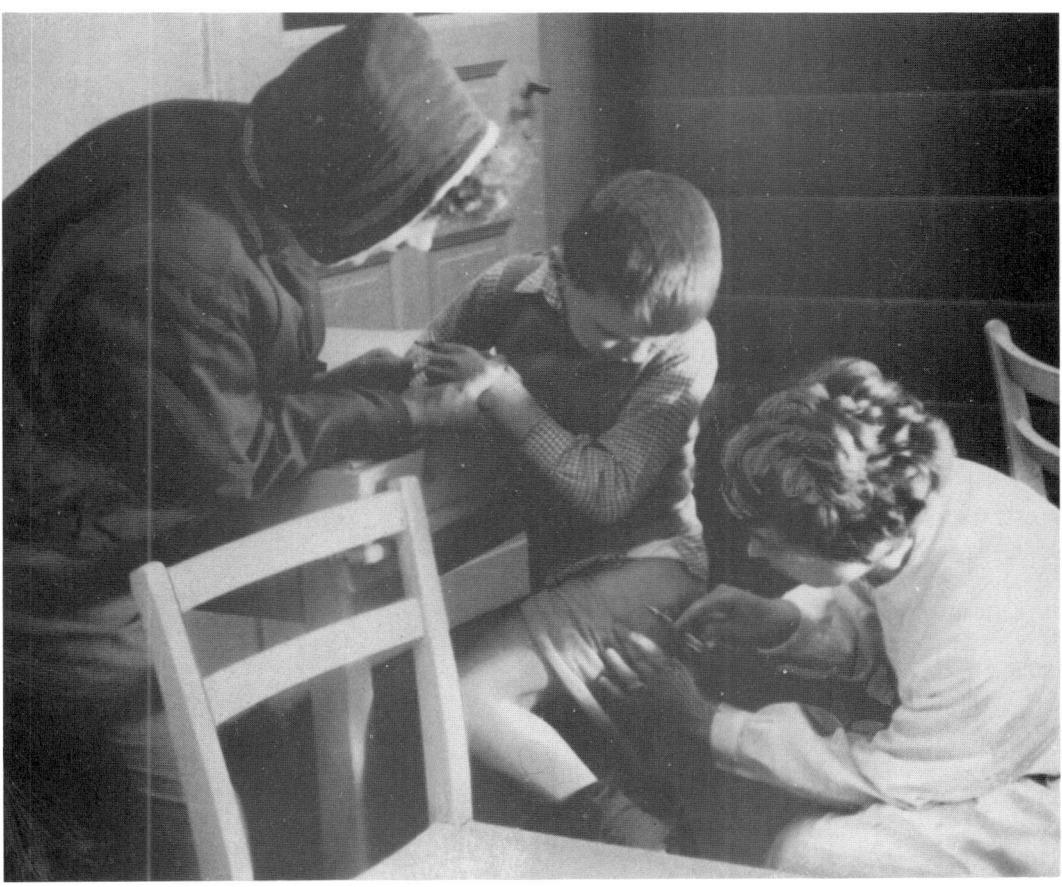

b

Lübecker Impfskandal 1930/31

Der von den französischen Bakteriologen *Albert Calmette* und *Camille Guérin* in jahrelanger Arbeit entwickelte parenterale BCG-Irnpfstoff gegen Tuberkulose fand nach mehrfacher erfolgreicher Erprobung durch die Schöpfer selbst bald weltweite Anerkennung.

Als erste deutsche Institution entschloß sich im Spätherbst 1929 das Gesundheitsamt der Freien Stadt Lübeck zu einer auf freiwilliger Basis durchzuführenden systematischen „Schutzfütterung" an Neugeborenen. Bereits ein halbes Jahr zuvor hatte der amtierende Leiter des Gremiums, *Obermedizinalrat Dr. Altstädt*, das Pariser Pasteur-Institut um Übersendung einer BCG-Kultur gebeten, damit *Professor Dr. Deycke*, der Direktor des Lübecker Allgemeinen Krankenhauses, sie weiterzüchten konnte. Dessen bakteriologisch ausgebildete Laborantin *Anna Schütze* hatte anschließend die BCG-Aufschwemmung zur Verteilung an die unter Aufsicht des Staatlichen Kinderarztes *Professor Dr. Klotz* stehenden Entbindungsanstalten bereitet.

Nach schriftlicher Einverständniserklärung der Eltern wurde Ende Februar 1930 die Impfaktion an deren Säuglingen unter strenger Beachtung der von Calmette angegebenen Verfahrensvorschrift gestartet. Von den insgesamt 251 Impflingen erkrankten wenig später 240 an „Fütterungstuberkulose". Zweiundsiebzig der Infizierten starben schließlich. Empört und zutiefst erregt forderte die Elternschaft in einer Protestversammlung wie auch in einer machtvollen Straßenkundgebung ein Ermittlungsverfahren gegen die für die Katastrophe verantwortlichen Ärzte sowie deren Bestrafung. Überdies mischte sich in die Verzweiflung und den Zorn der Lübecker Bevölkerung eine zügellose chauvinistische Hetze gegen die beiden französischen Schöpfer der Tuberkuloseschutzimpfung.

Mitte Oktober 1931 standen die unmittelbar nach dem Unglück ihrer Ämter enthobenen vorerwähnten Mediziner und die Laboratoriumsschwester Anna Schütze vor dem Richter. In dem viermonatigen Prozeß konnte nachgewiesen werden, daß das tragische Ereignis keineswegs der BCG-Immunisierung anzulasten war, sondern einer Verunreinigung der Kulturen, wenn nicht gar einer Verwechslung mit infektiösem Material. Daraufhin wurden Professor Deycke und der Lübecker Amtsarzt Dr. Altstädt wegen fahrlässiger Tötung und Körperverletzung zu zwei- bzw. anderthalbjähriger Freiheitsstrafe verurteilt, Professor Klotz und die Schwester Anna Schütze „mangels Beweises" aber freigesprochen.

Abb. 119a: Lübecker Tuberkuloseprozeß: In der ersten Reihe die Angeklagten und ihre Verteidiger
Fotoreproduktion
Aus: Bernt Karger-Decker: Schach der Tuberkulose, Berlin 1966.

Abb. 119b: Presseberichte über den Tuberkuloseprozeß in Lübeck
Aus verschiedenen zeitgenössischen Zeitungen

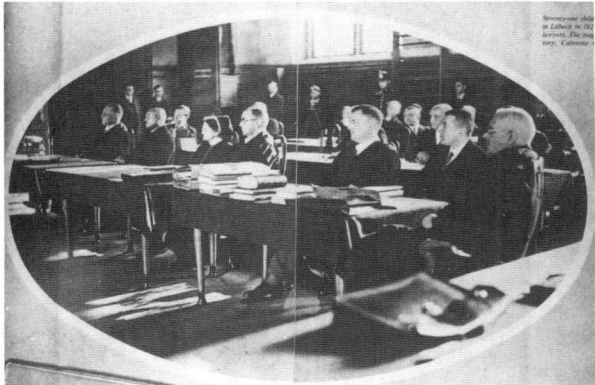

a

Tuberkulose-Skandal

Staatsanwalt untersucht die Lübecker Todesfälle.

(Telegramm unseres Korrespondenten.)

∞ HAMBURG, 15. Mai.

Wie sich jetzt herausstellt, ist in Lübeck in den letzten zwei Monaten etwa die Hälfte der neugeborenen Kinder mit dem Colmetteschen Tuberkulose-Schutzmittel gefüttert worden. Leider muss, da die den Körpern zugeführten Rinder-Tuberkeln etwa zehn Tage bis zur Entwicklung brauchen,

noch mit weiteren Erkrankungsfällen

gerechnet werden. Es verstärkt sich der öffentliche Vorwurf gegen die Lübecker Behörden, dass sie zu sehr auf die Erfahrungen in anderen Ländern stützten und sich nicht zur Vorsicht vorerst auf einige wenige Anwendungsfälle beschränkt haben. Auch wird unwidersprochen behauptet, dass in der städtischen Entbindungsanstalt die Kinder ohne das Wissen der Mütter nach diesem Verfahren behandelt worden sind. Auch sind sämtlichen Hebammen in Lübeck Kulturen dieser Rindertuberkel-Bazillen ausgehändigt worden, ein Verfahren, das ohne Zweifel schärfste Bedenken hervorrufen muss, da hierbei

jede ärztliche Kontrolle fehlt

über die Gutskäufe Berlins im Untersuchungsausschuss.

vom 17. November 1927 an Oberbaurat Zangemeister wird mitgeteilt, dass für seine Freunde die Angelegenheit nur bei möglichst schneller Förderung des Projektes durch die Stadt Berlin Interesse habe. Gerade im Augenblick seien die Eigentümer des Grundstücks Nr. 1 in der Lage, mit ausländischem Geld den

und somit bei der Dosierung sehr leicht Fehler vorkommen können, die hinterher nicht mehr festzustellen sind. Es scheint, dass der Uebereifer einzelner behördlicher Stellen die Anwendung von Vorsichtsmassregeln hat vergessen lassen. Neben den zuständigen gesundheitlichen Aufsichtsbehörden ist im übrigen auch die Staatsanwaltschaft mit der Untersuchung der Vorfälle beschäftigt, da der Verdacht grober Fahrlässigkeit nicht von der Hand zu weisen ist.

★ ★

Schadenersatzklage gegen Calmette?

m. Wie hier vorausgesagt wurde, versuchen einige der im Lübecker Prozess sichtbar und unsichtbar mitwirkenden Personen, die Spitze der Anklage gegen Calmette zu richten. Nach den persönlichen Verunglimpfungen des französischen Forschers kündigt man jetzt prozessuale Mittel an; und zwar will man Calmette auf Schadenersatz in Höhe von 400 000 Mark verklagen.

Wie man sich die praktische Durchführung eines solchen Verfahrens denkt, ist unklar; wie es aber vorauszusehen. Denn am 8. Juli 1930 gab das Reichsministerium des Innern folgende Erklärung ab:

„Die von dem Pasteur-Institut nach Lübeck eingesandte, dort seit dem Eintreffen auf flüssigem Nährboden weitergezüchtete, für die Herstellung von Impfstoffen nicht verwendete Kultur erwies sich nach den bisherigen Feststellungen als reiner B C G-Stamm ohne Virulenz (Giftigkeit) für Meerschweinchen." (Meerschweinchen sind ganz besonders empfindlich gegen Tuberkelbazillen.)

Mit dieser Erklärung — sie beruht auf der Feststellung im Reichsgesundheitsamt — würde ohne weiteres ein Verfahren gegen Calmette hinfällig sein. Ueberdies hat der Präsident des

Gefängnisstrafen im Calmette-Prozess.

Das Lübecker Gericht hat gestern abend 6 Uhr im Calmette-Prozess folgendes Urteil verkündet:

Professor Deycke wird wegen fahrlässiger Tötung in Tateinheit mit Körperverletzung zu einer Gefängnisstrafe

von zwei Jahren, Dr. Altstedt wegen Vergehens der fahrlässigen Tötung in Tateinheit mit fahrlässiger Körperverletzung zu einer Gefängnisstrafe von einem Jahr und drei Monaten verurteilt.

Die Angeklagten, Professor Klotz und Schwester Anna Schütze, wurden freigesprochen.

Die Kosten des Verfahrens werden den Angeklagten, soweit sie verurteilt sind, auferlegt, soweit Freispruch erfolgt ist, der Staatskasse. (Urteilsbegründung im 1. Beibl.)

b

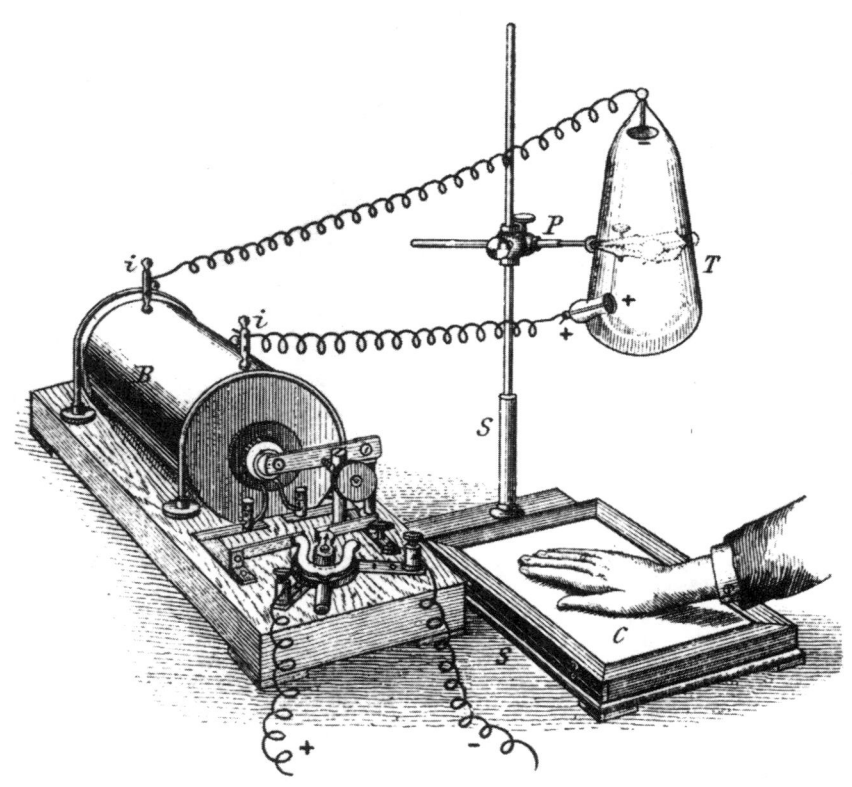

XVI

Medizintechnik und Diagnostik

Wer den Anfang einer Tat nicht scheut,
darf auch ihr Ende nicht scheuen, ohne
für eine kleine Seele gehalten zu werden.

Wilhelm Hauff (1802–1827)

Das Mikroskop als Helfer

Schon im Altertum kannte man Vergrößerungsgläser. Sie bestanden nach der Beschreibung des römischen Staatsmannes und Philosophen *Seneca* in einer „mit Wasser gefüllten Glaskugel", durch die, wie der berühmte Lehrer Neros in seinen „Naturwissenschaftlichen Betrachtungen" weiter mitteilt, „kleine und undeutliche Handschriften größer und deutlicher erscheinen".

Diese Erkenntnis machten sich im vierzehnten Jahrhundert die Brillenschleifer zunutze, indem sie zur Anfertigung von Augengläsern für Weitsichtige plankonvexe Linsen herstellten. Doch erst ausgangs des sechzehnten Jahrhunderts erfanden die holländischen Brillenmacher *Johannes* und *Zacharias Janssen* das Mikroskop zur Untersuchung winziger Objekte. Allerdings konnte man mit jenem noch primitiven Gerät lediglich Präparate und Organismen von wenigstens der Größe einer Milbe wahrnehmen. Als „Flohgläser" bezeichnete der Volksmund die frühen Mikroskope, weil sich die Käufer angewöhnt hatten, deren Güte an der Darstellung solcher Schmarotzer zu prüfen.

Selbst die ein Halbjahrhundert später etwa erzielte Möglichkeit 180facher Vergrößerung, die dem italienischen Arzt Marcello Malpighi bereits gestattete, den bis dahin dem menschlichen Auge verborgenen Kapillarkreislauf zu erspähen, ließ noch viele Beobachtungswünsche der Naturforscher offen. Deshalb bemühte sich der von der Linsenschleifkunst stark beeindruckte niederländische Rathausportier *Antony van Leeuwenhoek*, nachdem er an den Verkaufsständen der Brillenmacher die Erzeugung optischer Gläser erlernt hatte, in seiner Freizeit hobbymäßig immer neue und bessere Linsen zu produzieren.

Tatsächlich gelang es ihm zu seiner eigenen Überraschung, Mikroskope von 250facher Vergrößerungskraft zu konstruieren. Mit ihnen vermochte er unter anderem erstmalig niedere Lebewesen, vornehmlich Rädertierchen und Infusorien, zu schauen. Seitdem wurde das Mikroskop zu einem unentbehrlichen Instrument mikrobiologischer wie auch anatomischer und physiologischer Forschung.

Als um die Mitte des neunzehnten Jahrhunderts sogar Mikroskope mit 500facher Vergrößerung aufkamen, konnte *Rudolf Virchow* mit deren Hilfe seine Zelltheorie entwickeln und die Anatomie zur Grundlage seiner Zellularpathologie machen. Weitere Fortschritte in der Mikroskopiertechnik erbrachten die Vervollkommnung der Lichtquelle, die mannigfachen Färbemethoden, die Erfindung des Mikrotoms zur Anfertigung sehr dünner Schnitte sowie die Einführung etlicher Spezialmikroskope. Zu Beginn unseres Jahrhunderts schuf der deutsche Physiker *Henry Siedentopf* zusammen mit dem Chemiker *Richard Zsygmondy* das Ultramikroskop. Um 1930 setzte die Entwicklung der Elektronenmikroskope mit mehr als hunderttausendfacher Vergrößerung ein.

Abb. 120a: Verkaufsstände holländischer Brillen- und Lupenhändler im 16. Jahrhundert
Nach einem zeitgenössischen Kupferstich von Jan Collaert nach einem Gemälde von Giovanni Stradano
Aus: Hans Kraemer: Weltall und Menschheit, Berlin - Leipzig - Wien - Stuttgart o. J.

Abb. 120b: Verschiedene Mikroskope des Gaspar Schott vom Jahre 1658
Nach einem anonymen zeitgenössischen Tableau (ohne bibliographische Herkunftsangaben)

Abb. 120c: Zwei Gelehrte des 18. Jahrhunderts beim Mikroskopieren
Nach einem Kupferstich von Daniel Chodowiecki (1726-1801)
Aus: Otto Henne am Rhyn: Kulturgeschichte des deutschen Volkes, Berlin 1886.

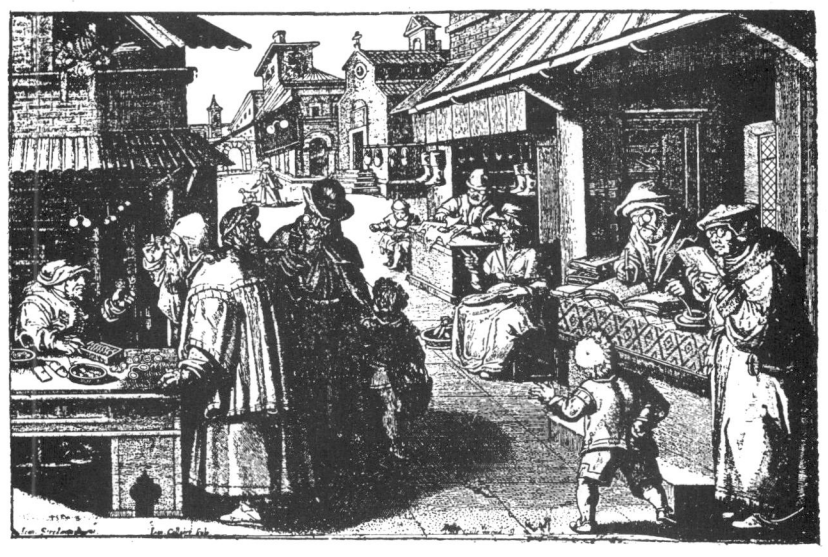

a

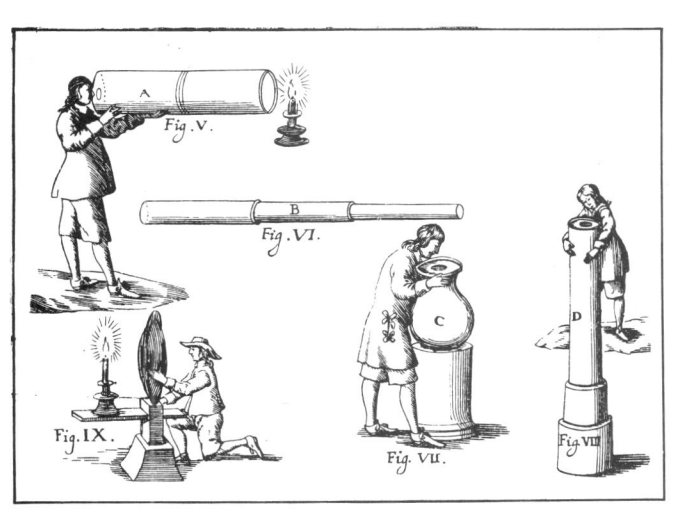

b

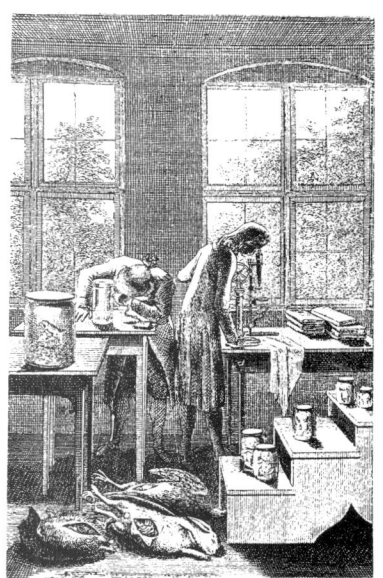

c

Krankheit erkennen durch Palpation

Die der lateinischen Sprache entlehnte Bezeichnung „Palpation" für eine der frühesten medizinischen Untersuchungsmethoden beinhaltet das Abtasten und Befühlen des Patienten durch die Hand des Arztes. Dieses Verfahren zum Erkennen einer Krankheit datiert bereits seit dem Altertum und bildet neben der „Inspektion" oder Besichtigung des leidenden Körpers wie auch seiner Ausscheidungen und Absonderungen das hauptsächlichste diagnostische Mittel. Es sollte über die verschiedensten krankhaften Verhältnisse des Organismus Aufschluß geben.

Namentlich im Zeitalter des Hippokratismus diente die Leibesbetastung zur Feststellung der Druckempfindlichkeit sowie zur Erkundung von Form- und Lageveränderungen insbesondere der Unterleibsorgane, ferner zum Aufspüren von Geschwülsten, Wurmknäueln im Darm und anderer abnormer Widerstände. Eine nicht minder wichtige Rolle spielt die Palpation in der antiken und mittelalterlichen Medizin bei der Untersuchung von Knochenbrüchen und Verrenkungen. Aus Vertiefungen, die der Fingerdruck in teigig geschwollenem Gewebe hinterläßt, schlossen bereits die damaligen Ärzte auf das Vorhandensein einer „Wassersucht".

In dem 1528 zu Straßburg erschienenen „Feldtbuch der Wundartzney" von dem als Erfinder der ersten Streckapparate zur Einrichtung von Knochenbrüchen in die Annalen der Heilkunde eingegangenen Chirurgen *Hanns von Gersdorff* befindet sich ein aufschlußreicher Holzschnitt, der die Untersuchung eines Aussätzigen durch eine mehrköpfige Kommission zeigt. Während einer der Ärzte den Urin des Lepraverdächtigen beschaut, befühlt ein anderer dessen Kopf auf verräterische Hautaffektionen. Bei positivem Befund nämlich wurden die von der Seuche Befallenen in kirchlicher Amtshandlung für bürgerlich tot erklärt und aus der menschlichen Gemeinschaft verwiesen.

Palpiert wurden nicht zuletzt die Körperhöhlen. Der in den After (Anus) eingeführte Finger des Arztes sollte beispielsweise einen möglichen Blasenstein ausfindig machen. Die Fingersondierung der weiblichen Geschlechtsorgane blieb vorerst ausnahmslos den Hebammen vorbehalten.

Schließlich verbanden sich einst mit der Palpation noch das Pulsfühlen und das Auflegen der flachen Hand auf die Brust des Kranken zur Prüfung seiner Körpertemperatur und zur Fieberdiagnostik.

Abb. 121: Palpierender Arzt bei der Untersuchung eines Aussätzigen
Holzschnitt in der Weise Wechtlins in Hanns von Gersdorff: Feldtbuch der Wundartzney (Straßburg 1528)
Aus: Hermann Peters: Der Arzt und die Heilkunst in der deutschen Vergangenheit, Jena 1924.

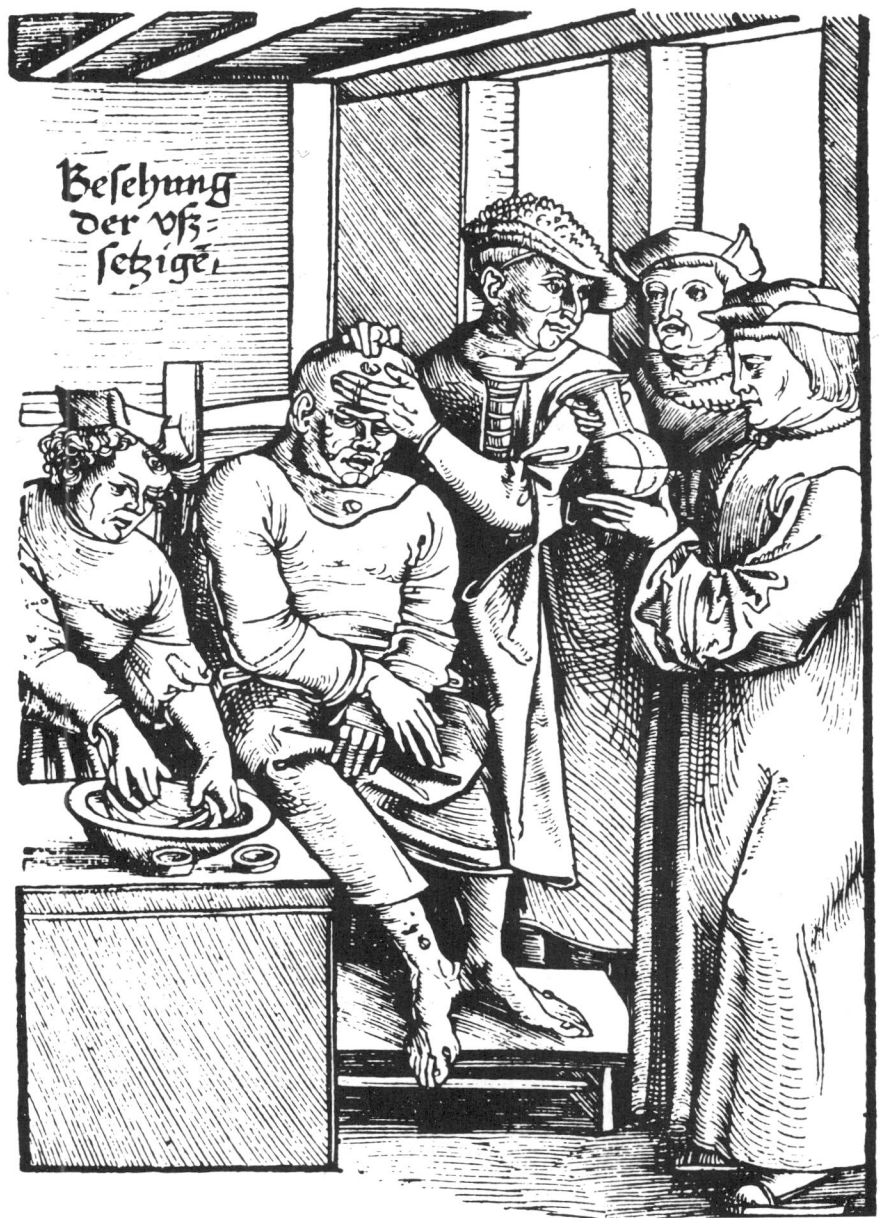

Widerhall aus dem Brustkorb

Trotz seiner Jugend – er war immerhin erst einunddreißig – zählte *Leopold Auenbrugger* zu den gesuchtesten Ärzten der Kaiserstadt Wien. Später sollte er sogar Hofarzt Maria Theresias werden. Ausgezeichnet verstand er sich auf den „Bruststich", wie es heißt; im übrigen befaßte er sich viel mit der „Behandlung der männlichen Manie, Tollheit, mittels Kampfers", worüber er auch eine Schrift verfaßte, die ihm 1783 den Adelstitel eintrug.

Zum Bahnbrecher der Medizin aber wurde der aus Graz gebürtige Gastwirtssohn durch die Erfindung der Perkussion, des noch heute in jeder Arztpraxis und in jeder Klinik angewendeten Abklopfens der Körperoberfläche zur Feststellung innerer Krankheitsherde. Die Anregung zu diesem eminent wichtigen Diagnoseverfahren empfing er nach eigener Schilderung durch ein trauriges Mißgeschick. Ihm war ein Patient gestorben, weil er dessen Leiden nicht richtig durchschaute. Als er den Toten obduzierte, fand er den Brustkorb voll eitriger Flüssigkeit vor.

Bei seiner Erschütterung darüber, daß es bislang für den Arzt keine Möglichkeit gab, gefährliche Flüssigkeitsansammlungen im Körperinnern noch zu Lebzeiten des Patienten zu erkennen, mußte Auenbrugger unwillkürlich an seinen Vater, den Inhaber eines Gasthauses „Zum schwarzen Mohren", denken. Wie oft war er als kleiner Bub mit ihm in den Keller gestiegen, um ihm beim Weinzapfen zuzuschauen! Was hatte der Vater denn getan, um zu ermitteln, ob und wieviel Wein ein Faß noch enthielt? Er hatte es von oben nach unten mit der Hand beklopft. Oben, wo sich kein „edler Tropfen" mehr befand, sondern nur Luft, so hatte der Gastwirt seinem Jungen erklärt, ließen sich tiefe Klopftöne vernehmen, wo aber Wein sei, klängen sie höher.

Daß Leopold Auenbrugger an dieses Kindheitserlebnis erst jetzt, angesichts der auf dem Seziertisch liegenden geöffneten Leiche, denken mußte! Fortan beklopfte er alle seine Patienten, zunächst freilich versuchsweise, um sein Gehör für die verschiedenartigen Geräusche zu schärfen und bestimmte, charakteristische Krankheitsbilder aus dem unterschiedlichen Widerhall der hervorgebrachten Töne zu erfassen. Auch an Leichen nahm er ausgiebig Klopfstudien vor. Sieben Jahre lang probierte, verglich, lernte er, bis er von der Richtigkeit seiner Methode vollends überzeugt war.

Erst danach, 1761, legte Auenbrugger in einem 95 Seiten umfassenden, lateinisch abgefaßten Büchlein „Inventum novum . . .", „Neue Erfindung, mittelst des Anschlagens an den Brustkorb, als eines Zeichens, verborgene Brustkrankheiten zu entdecken", der Fachwelt seine bahnbrechende Kreation zu allgemeinem diagnostischem Gebrauch dar. Doch fast fünfzig Jahre verstrichen, bis sich seine Methode gegen Totschweigen, Widerspruch, ja Spott von seiten der Ärzteschaft durchzusetzen vermochte.

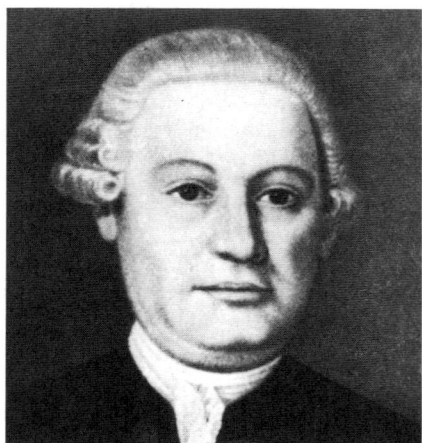

a

Abb. 122 a: Leopold Auenbrugger, der Erfinder der Perkussion (Beklopfdiagnostik)
Aus: Vom Wirken berühmter Ärzte aus vier Jahrhunderten; Knoll A. G., Chemische Fabriken, Ludwigshafen a. Rh. 1936.

Abb. 122 b: Titelseite der Auenbruggerschen Schrift „Inventum Novum . . ." (1761)
Aus: Vom Wirken berühmter Ärzte aus vier Jahrhunderten, ebenda.

LEOPOLDI AUENBRUGGER

MEDICINÆ DOCTORIS
IN CÆSAREO REGIO NOSOCOMIO NATIONUM
HISPANICO MEDICI ORDINARII.

INVENTUM NOVUM

EX

PERCUSSIONE THORACIS HUMANI
UT SIGNO

ABSTRUSOS INTERNI
PECTORIS MORBOS
DETEGENDI

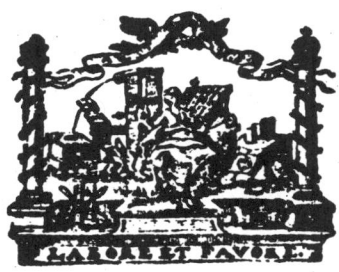 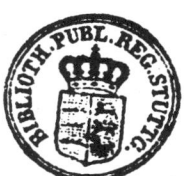

VINDOBONÆ,

TYPIS JOANNIS THOMÆ TRATTNER, CÆS. REG.
MAJEST. AULÆ TYPOGRAPHI.

MDCCLXI.

b

Das älteste Fieberthermometer

Schon die Ärzte der Antike beobachteten am Krankenbett das Symptom erhöhter Körperwärme, die sich im Fieber äußert. Sie vermochten diese mangels spezifischer Meßgeräte jedoch nur durch Handauflegen auf die Haut der Patienten zu ermitteln. Der altgriechische Arzt und Begründer der wissenschaftlichen Heilkunde, *Hippokrates von Kos* (um 460–377 v. Chr.), unterschied auf diese Weise rein empfindungsmäßig zwischen „gelindem" und „brennendem" Fieber. Dem späteren griechisch-römischen Systematiker der Medizin *Galenos* (129–199), dessen umfassendes Lehrgebäude anderthalb Jahrtausende das ärztliche Denken und Handeln stärkstens bestimmte, genügte jene subjektive Methode nicht, so daß er überdies die Qualität und Quantität des Pulses als zuverlässigere Fieberprüfzeichen heranzog.

Um fiebrigen Puls möglichst klar zu erkennen, bediente sich der eigentliche Urheber der Pulslehre, *Herophilos* in Alexandria, um 300 vor unserer Zeitrechnung einer eigens dafür konstruierten Wasseruhr (Klepsydra). Doch erst die Erfindung des Fieberthermometers ermöglichte eine echte, objektive Fieberfeststellung. Sie geht ursprünglich auf den italienischen Mediziner *Santorio* (1561–1636) zurück, der sich als messender und wägender Experimentalphysiologe und somit als erster hervorragender Vertreter der iatrophysikalischen Fachrichtung einen Namen machte. Sein Instrument, das lediglich Unterschiede der Körpertemperatur sichtbar machte, aber noch nicht zahlenmäßig darstellte, erhielt die Bezeichnung „Thermoskop" nach den griechischen Wörtern „thermos" (= „warm") und „skopein" (=„beobachten").

Eine ausführliche Beschreibung und Gebrauchsanweisung gab Santorio in seinen Kommentaren zu *Avicennas* fünfbändigem „Kanon der Heilkunde". Es handelte sich bei seiner verständlicherweise noch primitiven Konstruktion um einen Glasball mit einer in Grade unterteilten gewundenen Röhre, die in ein mit Wasser gefüll-tes Gefäß mündete. Der Patient umfaßte den Glasball mit der Hand oder nahm ihn in den Mund, oder atmete dagegen aus. Die Ausdehnung der erwärmten Luft ließ die Wärmegrade des Fieberkranken ersehen. – Zur Messung der Pulsfrequenz erfand Santorio sein „Pulsilogium", einen Pendelapparat, bei dem eine Bleikugel an einem Faden hing. Der Faden wurde jeweils verlängert oder verkürzt, bis Übereinstimmung zwischen Pendelschwingung und Pulsschlag erzielt war. Von einer aufgesetzten kreisrunden Skala konnte man dessen Anzahl ablesen.

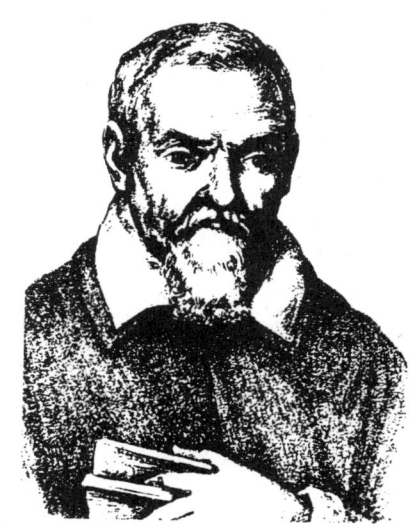

a

Abb. 123 a: Der italienische Mediziner und Naturforscher Santorio erfand verschiedene Thermoskope zur Kontrolle der Körpertemperatur
Nach einem anonymen Bildnis (ohne bibliographische Herkunftsangaben)

Abb. 23 b: Anwendung (links) und Aussehen (Mitte) des Fieberthermometers von Santorio sowie dessen „Pulsilogium" zur Messung der Pulsfrequenz
Abbildungen in Santorios Kommentar zu Avicennas „Kanon der Heilkunde"
Aus: „Deutsches Rotes Kreuz", Dresden, H. 11/1984.

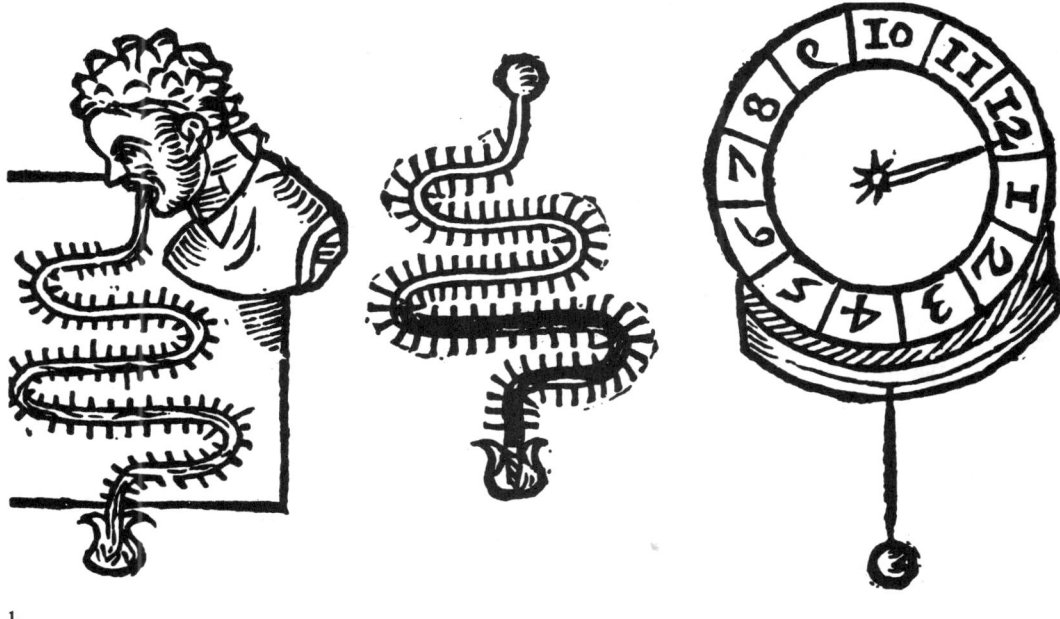

b

Zeugnisse früherer Prothesenmacherkunst

Als früheste literarische Quelle über die Anwendung künstlicher Gliedmaßen betrachten die Medizinhistoriker eine Textstelle in dem aus dem 2. Jahrtausend vor unserer Zeitrechnung stammenden altindischen religiösen Hymnenbuch „Rigweda". Dort ist von erfahrenen Heilkundigen die Rede, die es nicht nur verstanden, an Schwerverwundeten Arm- und Beinamputationen vorzunehmen, sondern auch die operativ abgetrennten Körperteile durch selbstgefertigte fachgerechte Prothesen zu ersetzen. Aus verschiedenen späteren Bilddarstellungen ersehen wir, daß nicht minder die antiken Kulturvölker des Mittelmeerraumes jenes Verfahren beherrschten. So stellten zum Beispiel die Ägypter Stelzbeine aus Baumstrünken her, indem sie diese aushöhlten und mittels Bastfasern am Beinstumpf befestigten.

Im ersten Jahrhundert unserer Zeitrechnung berichtete der römische Schriftsteller *Plinius* von einem Soldaten namens *Marcus Sergius*, der auf einem Feldzug die rechte Hand verloren und dafür eine metallene erhalten hatte. Leider unterließ der Autor jegliche Angabe über deren Anbringung und Arbeitsweise. Dagegen ist die Nachwelt gut unterrichtet über den Mechanismus der legendären „eisernen Hand" des fränkischen Ritters *Götz von Berlichingen*, die dieser sich von einem befreundeten Waffenschmied als Ersatz für seine im Landshuter Erbfolgekrieg 1504 eingebüßte Rechte herstellen ließ. Eine im Handteller verborgene Knopfdruckvorrichtung ermöglichte es ihm, wie überliefert, jeden Finger in jedem seiner Gelenke beliebig zu beugen, festzuhalten und wieder zu strecken. Ein Halbjahrhundert danach etwa entwarf als erster Chirurg der bedeutende französische Feldscher *Ambroise Paré* panzerartige Ersatzglieder für Arm- und Beinamputierte. Je eine Druck- und eine Zugfeder besorgten das Strecken beziehungsweise Beugen der Finger oder Zehen. Mitte des neunzehnten Jahrhunderts endlich schuf der inzwischen in Vergessenheit geratene Berliner Zahnarzt und Chirurgietechniker *Ballif* die erste willkürlich bewegbare Handprothese. Deren Fingerbewegungen erfolgten freilich umständlich mittels Riemen, Saiten sowie einer starken Feder durch kräftige Schulter- und Rumpfbewegungen. Zwar hatte lange vor ihm der napoleonische Feldchirurg *Jean Dominique Larrey* empfohlen, für die Bewegung künstlicher Gliedmaßen die in den Amputationsstümpfen verbliebenen Muskelkräfte auszunutzen; doch die Verwirklichung seiner Idee nahm erst 1916 *Ferdinand Sauerbruch* in Angriff.

Abb. 124a: Götz von Berlichingen (1480-1562) – „Ritter mit der eisernen Hand"
Spätere anonyme Phantasiedarstellung
Aus: Mathieu Schwann: Illustrierte Geschichte von Bayern, Stuttgart 1890f.

Abb. 124b: Krücken als Hilfsmittel beim Gehen
Anonymer Holzschnitt in „Spiegel menschlicher Behaltniß" (Basel 1476)
Aus: Theodor Hampe: Die fahrenden Leute in der deutschen Vergangenheit, Leipzig 1902.

Abb. 124c: Panzerartige Bein- und Armprothese von Ambroise Paré
Illustration nach Gurlt
Aus: W. von Brunn: Kurze Geschichte der Chirurgie, Berlin 1928.

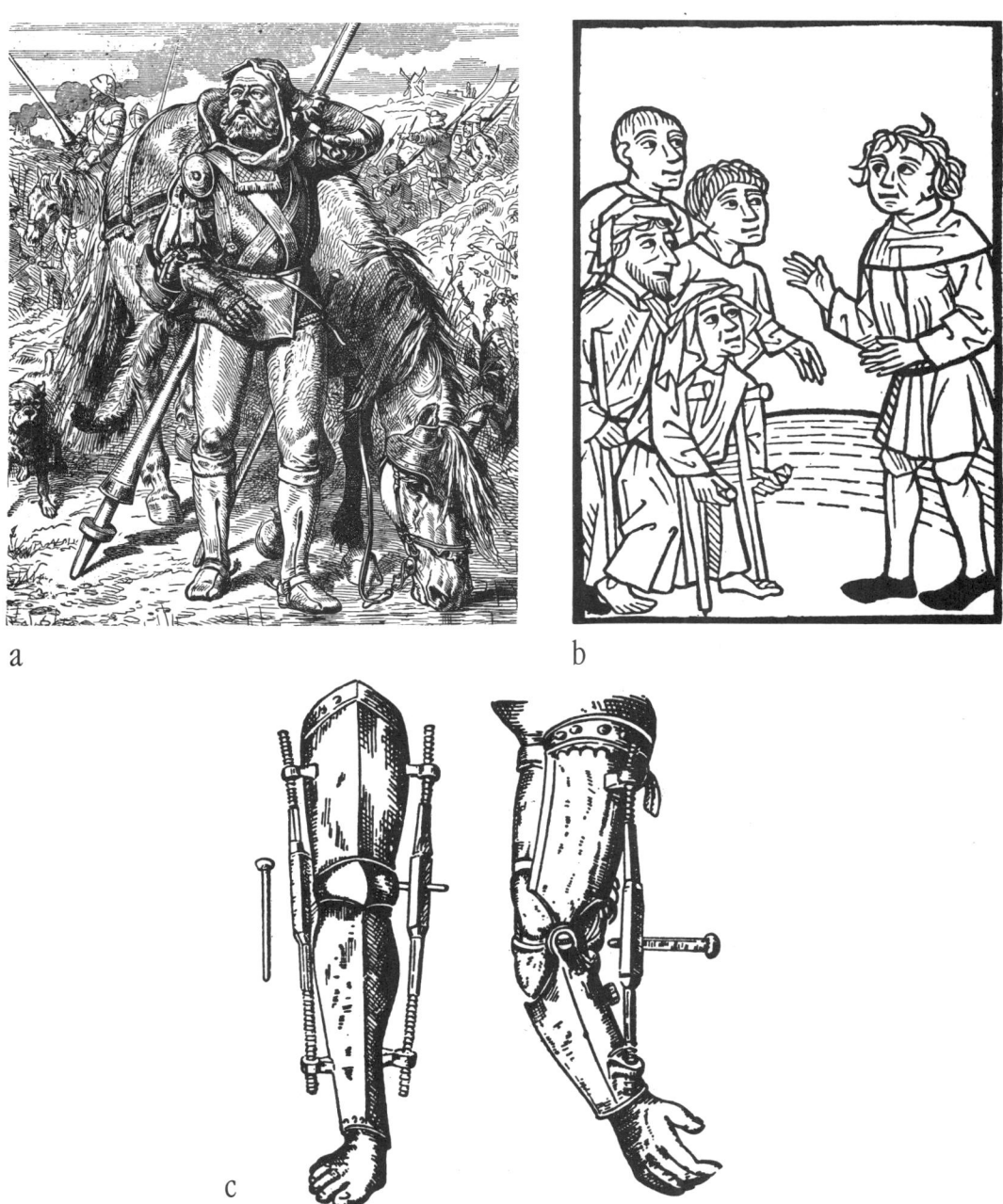

a

b

c

Begründung der Orthopädie

Die Bezeichnung „Orthopädie" wurde im Jahre 1741 von dem französischen Arzt *Nicolas Andry* aus den griechischen Vokabeln „orthos" (= „gerade") und „pais" (= „Kind") geprägt. Mit seiner Wortschöpfung wollte der Autor seine Absicht bekunden, „die verschiedenen Mittel zu lehren, um den körperlichen Deformitäten bei Kindern vorzubeugen oder diese zu verbessern". Doch die frühesten orthopädischen Behandlungsmaßnahmen gehen auf den altgriechischen Arzt *Hippokrates* zurück. Sie erstreckten sich auf angeborene Hüftgelenksverrenkung, Wirbelsäulenverkrümmung und Klumpfuß.

Später freilich entbehrten Mißgebildete ärztlicher Aufmerksamkeit. Sie gerieten in den Geruch der Lästigkeit, wenn nicht gar Fluchbeladenheit und wurden namentlich im kirchenfrommen Mittelalter in Krüppelheimen untergebracht.

Dem eingangs erwähnten Pädiater Andry gebührt das Verdienst, durch sein in Brüssel publiziertes Buch über die Behandlungsmöglichkeit orthopädischer Leiden eine Sinnesänderung eingeleitet zu haben. So eröffnete um 1780 der Schweizer Arzt *Jean-André Venel* im Kanton Waadt die erste orthopädische Heilanstalt der Welt. Hier wurden hauptsächlich Kinder betreut und unterrichtet. Eine anstaltseigene Werkstatt stellte für sie orthopädische Geräte her.

Hatte Nicolas Andry seinen orthopädischen Leitfaden noch vornehmlich für Eltern und Erzieher geschrieben, so veröffentlichte der Leipziger Professsor für Geburtshilfe *Johann Christian Jörg* 1810 ein orthopädisches Lehrbuch für Ärzte. Sechs Jahre danach errichtete der württembergische Instrumentenmacher und Bandagist *Johann Georg Heine* in Würzburg die erste deutsche orthopädische Heilanstalt.

Weitreichende Berühmtheit erlangte die seit 1844 von *Moritz Schreber* geleitete Leipziger Heilanstalt für Haltungs- und Bewegungsbehinderte. Dieses Institut wurde zur Keimzelle der heutigen Orthopädischen Leipziger Universitätsklinik. Schreber bemühte sich vor allem um die Ausbildung und Förderung der orthopädischen Heilgymnastik.

Lange blieb die Orthopädie in Europa ein Nebenfach der Chirurgie. Als Initiator ihrer Verselbständigung gilt Albert Hoffa, der Verfasser des ersten deutschen „Lehrbuches der orthopädischen Chirurgie" (1891) und spätere Direktor der „Universitäts-Poliklinik für Orthopädische Chirurgie" an der Berliner Charité. Sein Nachfolger im Amt, *Professor Georg Joachimsthal*, gründete die Berliner Orthopädische Gesellschaft.

Abb. 125a: Bettler, der seine körperbehinderte Frau in einem Schubkarren fortbewegt
Kupferstich des etwa 1470 tätigen Monogrammisten bx8
Aus: Theodor Hampe: Die fahrenden Leute in der deutschen Vergangenheit, Leipzig 1902.

Abb. 125b: Bewegungsspiele Körperbehinderter in einem Krüppelheim der Rokokozeit
Anonyme zeitgenössische Darstellung
Aus: Hans Würtz: Sieghafte Lebenskämpfer, München – Leipzig 1919.

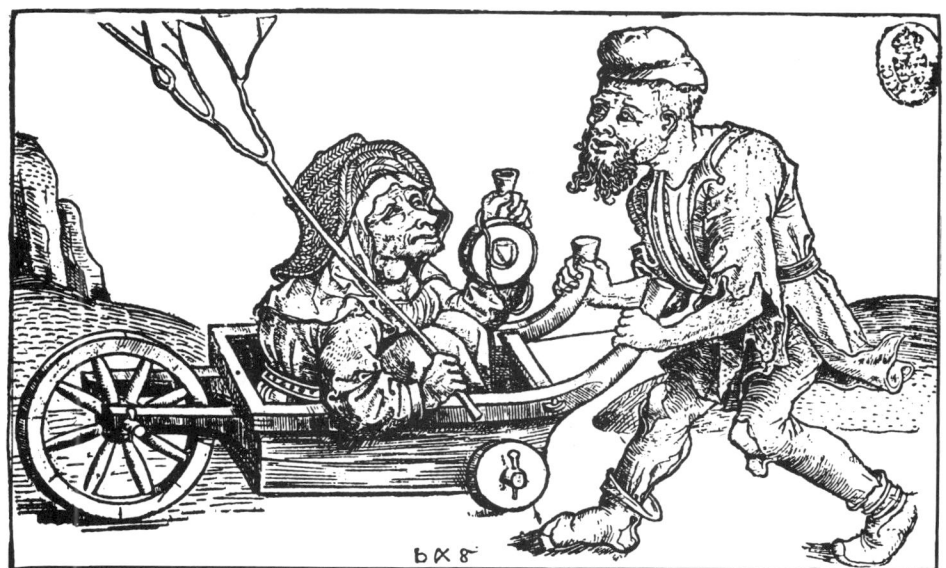

a

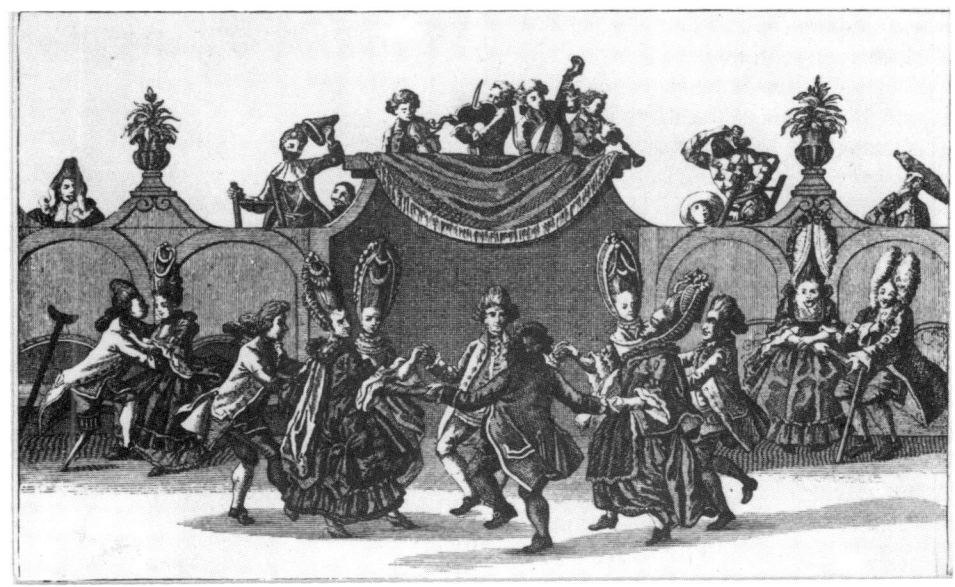

b

Insufflation und Intubation

Infolge unterschiedlicher Druckverhältnisse im Brustraum liegen die beiden Lungenflügel ausgebreitet in ihrem Bett. In den über die Luftröhre mit der atmosphärischen Luft verbundenen Lungen waltet ein Überdruck, während in dem sie umgebenden Brustfellspalt, der sogenannten Pleurahöhle, ein Unterdruck besteht. Gelangt durch traumatische Einwirkung Außenluft in die Pleurahöhle, fällt die elastische Lunge zusammen und beteiligt sich nicht mehr an der Atmung. Es hat sich eine „Luftbrust", ein „Pneumothorax", ergeben. Vor solche Situation sah sich 1541 der deutsch-belgische Anatom *Andreas Vesalius* bei der Vivisektion eines Schweines gestellt. Um die bei Eröffnung des Brustkorbes kollabierenden Lungen seiner Versuchstiere zu weiterer Tätigkeit anzuregen, ersann er eine Methode künstlicher „Belüftung". Nach eigener Mitteilung präparierte er am Hauptteil der Luftröhre eine Öffnung, versah diese mit einem Schilfrohr und blies rhythmisch dahinein. Alsbald begann sich die Lunge des Schweines wieder voll aufzublähen und das Herz sich zu reaktivieren, so daß das Tier überlebte. Weit über ein Jahrhundert blieb Vesals Verfahren als wahnwitziges Abenteuer eines Tolldreisten verpönt. Der englische Naturforscher *Robert Hooke* erst wagte eine systematische Wiederholung jener Tierexperimente und legte die Lufteinblasung (Insufflation) in die Luftröhre (Trachea) in der Zeitschrift der Londoner Royal Society (Akademie der Wissenschaften) empfehlend dar. Im 18. Jahrhundert wurde die „endotracheale Insufflation" verschiedentlich bei Erstickungsgefahr oder zur Wiederbelebung Ertrunkener angewandt. Zur Behebung eines asphyktischen Zustandes führte man damals den Lungen Betroffener Luft mittels eines möglichst tief in den Rachenraum eingebrachten Handblasebalgs zu. Da hierbei innere Verletzungen nicht ausblieben, ging man im 19. Jahrhundert zur Anwendung von Tuben über. Ihre Bezeichnung leitet sich von dem lateinischen Wort „tubus" (= „Rohr") ab. So bedienten sich die Kinderärzte des um 1885 von

dem New Yorker Laryngologen *Joseph O'Dwyer* entworfenen Tubus zur Verhütung des Erstickens bei Kehlkopfdiphtherie. Neben der über den Mund (orotracheal) geübten Intubation entwickelte man die durch die Nase (nasotracheal) zu praktizierende. Von hier aus führte der Weg in neuester Zeit auch zur Ausbildung der Endotracheal- oder Intubationsnarkose mit gleichzeitiger Ausschaltung reflektorischer Abwehrbewegungen und künstlicher Beatmung des Patienten.

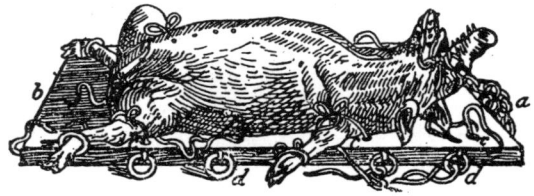

a

Abb. 126a: Vesalius' zur Insufflation (künstliche Lufteinblasung) vorbereitete lebende Sau
Nach einem Holzschnitt in dem Werk „De Humani corporis fabrica" des Experimentators (1543)
Aus: „Deutsches Rotes Kreuz", Dresden, H. 6/1985.

Abb. 126b: Intubation bei einem diphtheriekranken Kind im Pariser Kinderhospital ausgangs des 19. Jahrhunderts
Zeitgenössischer Kupferstich von Reymond nach einer Zeichnung von Laurent-Gsell
Aus: E. Ackerknecht: Medizinische Dokumente aus Großmutters Mappe, in „IMAGE ROCHE" H. 17/1966.

Abb. 126c: Anästhesist des Städtischen Krankenhauses Berlin-Weißensee bei der Intubation eines zu operierenden Patienten
Foto von Wolfgang Schwadten

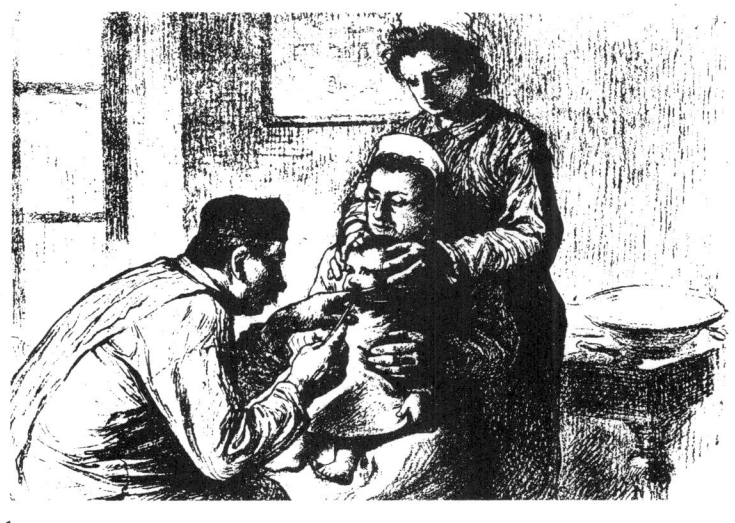

b

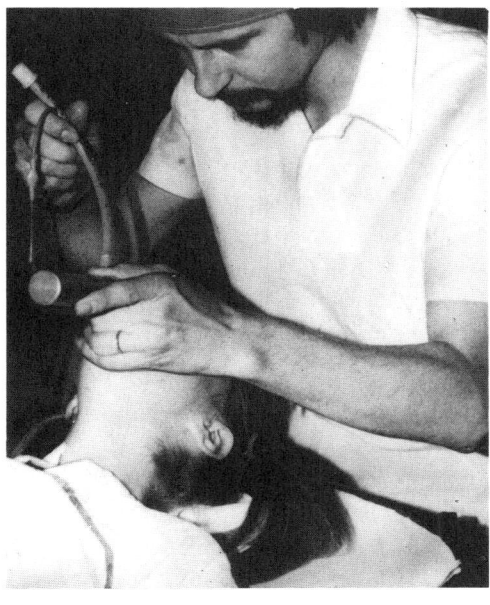

c

Werdegang der Ohrspiegelung

Zu den wichtigsten diagnostischen Hilfsmitteln der Hals-, Nasen- und Ohrenheilkunde zählt der Ohrenspiegel. Es handelt sich bei diesem auch als „Reflektor" bezeichneten Instrument um einen zentral durchlochten Hohlspiegel mit Stirnreif, der durch einen in den äußeren Gehörgang eingeführten Metalltrichter einen Lichtstrahl wirft und somit die Betrachtung des Ohrraumes bis zum Trommelfell sowie gewisse ärztliche Manipulationen bzw. Eingriffe ermöglicht. Die Bedeutung dieser Erfindung wird einem so recht bewußt, wenn man sich die einstigen behelfsmäßigen Bemühungen zur Einsichtnahme in den Gehörgang wie auch in die Nasenhöhle vergegenwärtigt. Sowohl zu Zeiten des altgriechischen Begründers der wissenschaftlichen Medizin, *Hippokrates*, als auch des renommiertesten mittelalterlichen Klinikers, des persischen Arztes *Rhazes*, geschah die Ohruntersuchung mittels des einfallenden Sonnenlichtes.

In der Renaissance suchte der italienische Anatom und Chirurg *Fabricius ab Aquapendente* die Methode dadurch zu verbessern, daß er das Sonnenlicht durch eine mit Wasser gefüllte Flasche in das Ohr dringen ließ, die den Effekt einer Sammellinse hatte. Bis weit ins achtzehnte Jahrhundert sahen sich die HNO-Ärzte auf die alleinige Verwendung des Sonnenlichtes angewiesen. An regnerischen oder an trüben Tagen war freilich guter Rat teuer.

Im Jahre 1841 beschrieb der westfälische Landarzt *Friedrich Hofmann* den von ihm konstruierten perforierten Ohrenspiegel. Mit einem Griff versehen, wurde dieser mit der linken Hand gehalten. Er gestattete mittels Kerzen- oder Petroleumlichtes eine bequemere Sicht bei zudem geringerem Abstand; außerdem blieb die rechte Hand des Arztes für erforderliche Verrichtungen frei. Die Erfindung wurde kaum beachtet, bis der Würzburger Ohrenarzt *Anton von Tröltsch* sie anderthalb Jahrzehnte später nachvollzog und zu allgemeiner Einführung brachte. Aus dem Handgerät entwickelte sich der eingangs dargestellte

moderne Stirnreflektor, der schließlich auch zum Symbol des Hals-Nasen-Ohren-Arztes wurde.

Friedrich Hofmann stammte aus der hessischen Burggrafschaft Friedberg. Er studierte in Gießen und in Berlin. Nach seiner Promotion betrieb er bis an sein Lebensende eine Praxis in Burgsteinfurt. Daneben versah er das Amt eines Kreisphysikus. Er war der zwölf Jahre ältere Bruder des berühmten Chemikers und Schöpfers der Teerfarbenchemie *August Wilhelm von Hofmann*.

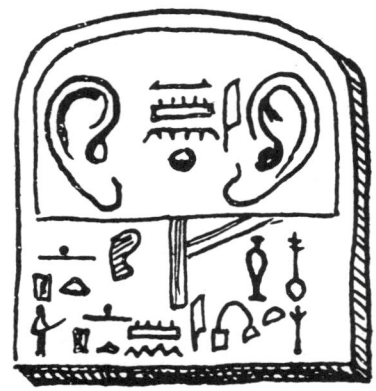

a

Abb. 127 a: Altägyptisches Votivbild eines Ohrkranken
Darstellung nach Adolf Erman: Ägypten und ägyptisches Leben im Altertum (1923)
Aus: Th. Meyer-Steineg und Karl Sudhoff: Geschichte der Medizin, Jena 1950.

Abb. 127 b: Friedrich Hofmann (1806–1886), Landarzt in Burgsteinfurt. Er gilt als Erfinder des zentral durchlochten Hohlspiegels zur Beleuchtung bei der Ohrendoskopie
Archivbild

Abb. 127 c: Von Friedrich Hofmann 1845 erfundener Ohrspiegel
Archivbild

Abb. 127 d: Moderne Methode der Ohrspiegelung mittels Stirnreflektors und Ohrtrichters
Schemazeichnung
Aus: Der Große Brockhaus, Leipzig 1932.

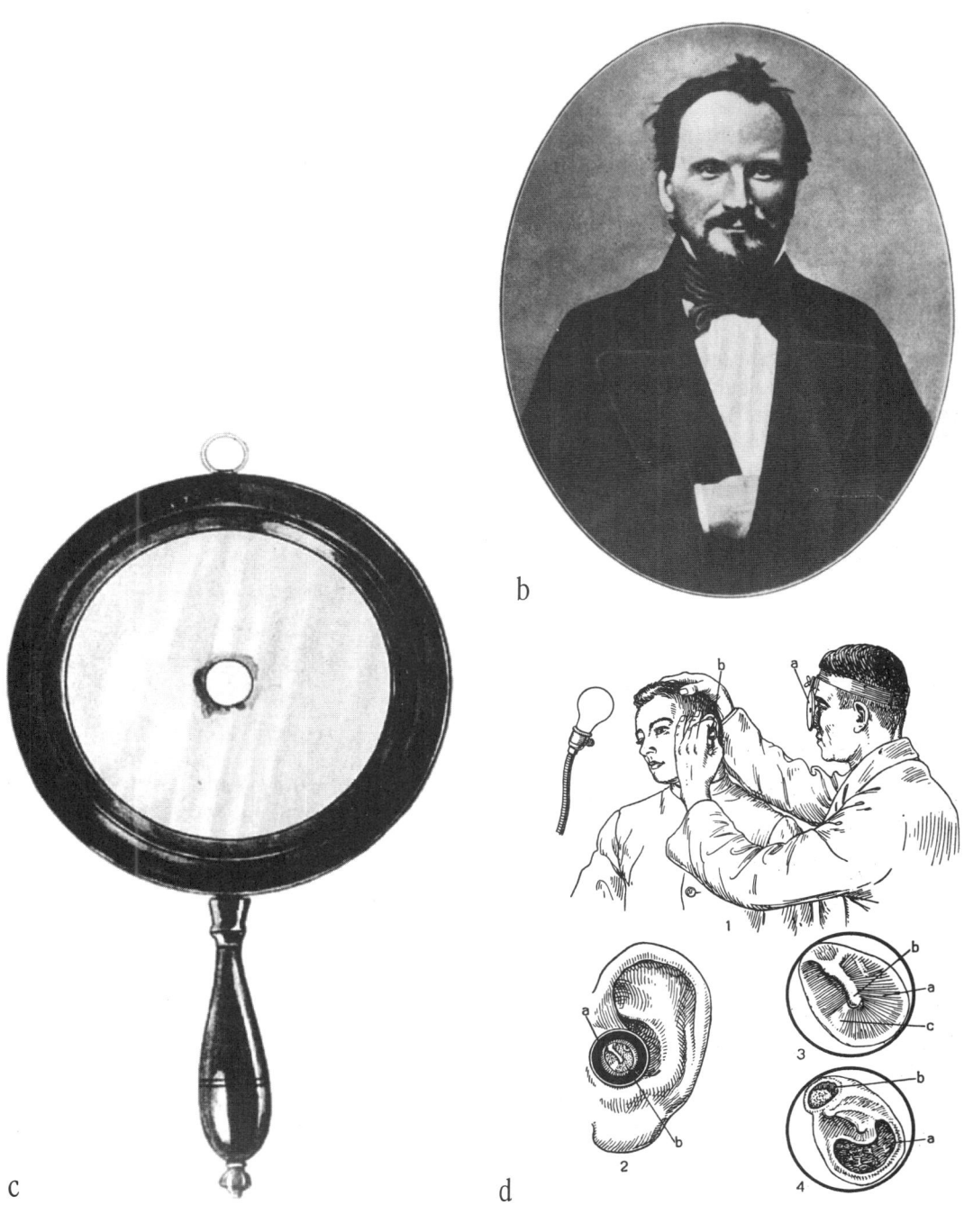

b

c

d

Der Traum vom Zystoskop

Am 3. März 1879 führte der damals in Wien tätige, knapp dreißigjährige deutsche Urologe *Maximilian Nitze* vor der Kaiserlich-Königlichen Gesellschaft der Ärzte in der Donaumetropole seinen in mehrjähriger Arbeit entwickelten Blasenspiegel am Patienten vor und leitete damit die moderne Endoskopie ein. Die bei der Demonstration anwesenden Koryphäen der Medizin zeigten sich sehr angetan von der Wirksamkeit der neuen Untersuchungsmethode und beglückwünschten den Initiator auf das herzlichste.

An Bemühungen, mittels gespiegelten Lichtes von außen erreichbare Körperhöhlen und Hohlorgane zu betrachten, hatte es vordem nicht gemangelt. Bereits um 1805 konstruierte der Frankfurter Stadtphysikus *Philipp Bozzini* seinen sogenannten Lichtleiter, eine mit einer Wachskerze bestückte, vasenartige Blechlaterne, mit deren Hilfe er durch eine mit einem Spiegel versehene Röhre Strahlenbündel in den Körper sandte. Doch wegen seiner Plumpheit und schwierigen Handhabung setzte sich das Gerät nicht durch. Zwanzig Jahre später versuchte der französische Urologe *Pierre Ségalas* mit genausowenig Glück, die Harnblase durch zwei trichterförmige Rohre mit einer dazwischengelagerten Lichtquelle zu beschauen. Auch dieses Instrument erwies sich als unhandlich. Außerdem war das Blickfeld zu begrenzt. Nicht minder unhandlich war der um die Mitte des neunzehnten Jahrbunderts von dem Pariser Chirurgen *Antoine Désormeaux* angegebene Apparat. Aus einer Gasogenlampe bestehend, deren Lichtstrahlung durch einen Kondensor auf eine schräggestellte, mitten durchbohrte Reflektorscheibe fiel und gesammelt durch ein Sichtrohr in das zu untersuchende Organ gelangte, gestattete er aber immerhin, Blasensteine und Schleimhautveränderungen einigermaßen zu diagnostizieren.

Alle drei Blasenleuchter krankten vor allem daran, daß sie mit offener Flamme betrieben wurden und die Lichtquelle sich außerhalb des Körpers befand. Die Erfindung der Glühfaden-lampe nahm schließlich *Max Nitze* als junger Hilfsarzt am Dresdener Stadtkrankenhaus zum Anlaß, die nunmehr elektrische Lichtquelle in den Hohlraum selbst zu verlegen. Rätselhaft blieb ihm nur die Lösung des Problems. Erst nachdem ihm eine Zufallsbeobachtung den Gedanken eines das Gesichtsfeld erweiternden optischen Systems nahegelegt hatte, schuf er mit handwerklicher Unterstützung eines Instrumentenmachers ein langes dünnes Rohr mit einer der Harnröhre entsprechenden Krümmung. Während er in den Schaft Kühlwasserkanäle, Lichtkabel und den Kanal für die Linsen installierte, brachte er im Schnabel des von ihm als „Zystoskop" bezeichneten Gerätes das vom Kühlwasser umspülte Platindraht-Glühlämpchen unter. Schon die Vorerprobung an einer Leiche beeindruckte tief.

Abb. 128a: Maximilian Nitze (1848–1906), deutscher Urologe, Erfinder des Zystoskops (Blasenspiegel)
Archivbild aus dem Städtischen Krankenhaus Berlin-Weißensee

Abb. 128b: Die alte pathologische Anstalt im Krankenhaus Friedrichstadt, wo Max Nitze das von ihm erfundene Zystoskop erstmalig demonstrierte
Archivbild aus dem Städtischen Krankenhaus Berlin-Weißensee

Abb. 128c: Max Nitzes „elektrischer Blasenleuchter" (Zystoskop)
Nach der Zeichnung zu seiner Patentschrift von 1879
Aus: Bernt Karger-Decker: Mit Skalpell und Augenspiegel, Leipzig 1957.

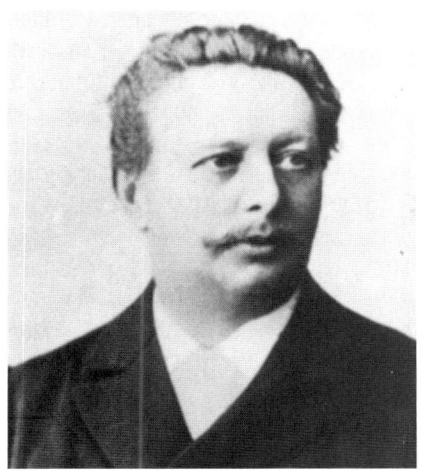

a

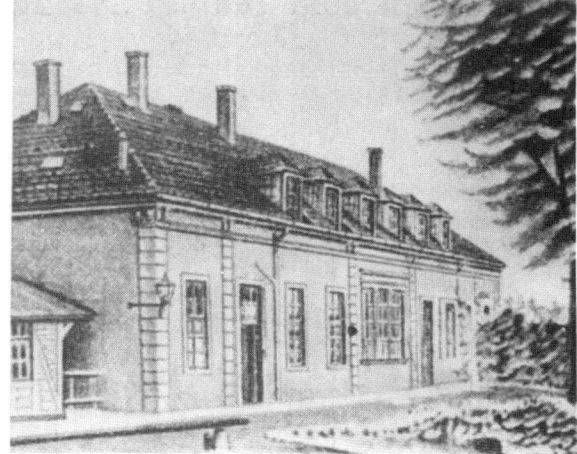

b

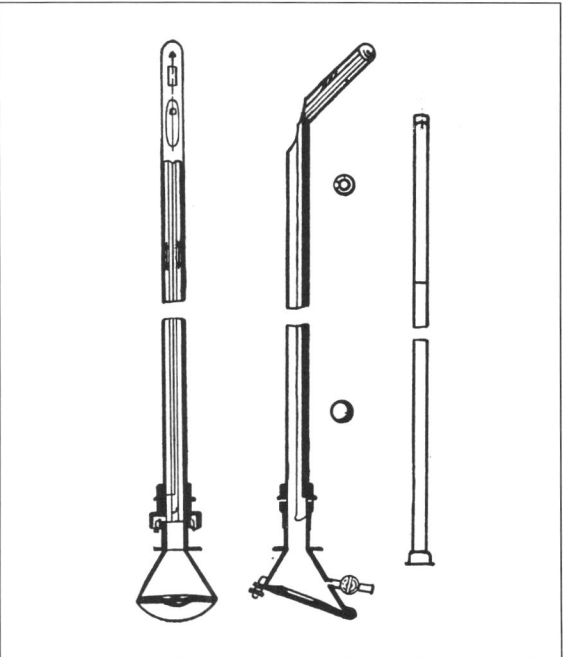

c

Eine neue Art von Strahlen

Über seine sensationelle Entdeckung einer „neuen Art von Strahlen" berichtete am 23. Januar 1896 der fünfzigjährige Physikprofessor *Wilhelm Conrad Röntgen* vor der Würzburger Physikalisch-Medizinischen Gesellschaft. Er hatte sie einige Wochen zuvor gemacht, als er mit Kathodenstrahlen experimentierte, um gewisse Fluoreszenzerscheinungen zu beobachten. Er arbeitete zu diesem Zweck mit einer Hittorf-Crookesschen Röhre, welche er ganz mit schwarzem Papier umkleidet hatte, sagte er. Einen Strom durch das Entladungsgerät schickend, bemerkte er zu seiner Verwunderung, daß ein etwa zwei Meter entfernter, mit Bariumplatinzyanür bestrichener Schirm gelbgrün aufleuchtete.

Unmöglich konnten die in der Röhre befindlichen Kathodenstrahlen jene Erscheinung durch die Hülle hindurch bewirkt haben. Andererseits mußte die geheimnisvolle Strahlung der Röhre entstammen, da der Schein auf dem Leuchtschirm entschwand, sobald Röntgen den Apparat ausschaltete, und wieder auftauchte, wenn er ihn in Funktion setzte. Wochenlang bemühte sich der Forscher, das Phänomen zu verhindern, indem er bald ein Holzbrett, eine Hartgummiplatte, ein dikkes Buch, ein doppeltes Kartenspiel oder eine Metallscheibe zwischen die Entladungsröhre und den Fluoreszenzschirm schaltete. Stets bildeten sich die Schatten der Gegenstände ab.

Eine beinahe erschreckende Überraschung erlebte Röntgen, als er die Röhre mit seiner Hand umfaßte: Auf dem Schirm erblickte er deren von zarter Gewebssilhouette umschlossenes Skelett. Bald gelangen dem Forscher auch photographische Aufnahmen von dem „Knochenschatten". Mit der Entdeckung der Röntgenstrahlen hob ein neues Zeitalter der medizinischen Diagnostik und Therapie an.. Bei Bekanntwerden der Pioniertat brach auf dem gesamten Erdball ein wahrer Begeisterungstaumel los. Zahllose in- und ausländische Zeitungen und Zeitschriften ehrten Röntgen nicht nur durch Lobes- und Dankartikel, sondern auch durch liebenswürdige Karikaturen.

Eine von ihnen zeigte den bescheidenen, stillen Gelehrten als eine „Durch-Leuchte der Wissenschaft", durch deren Anzug und mächtigen Vollbart an überdimensionalem Kopf sein Gerippe erscheint. Eine Zeichnung des Londoner Witzblattes „Punch" indessen ließ ihre Leser vermittels der Röntgenstrahlen durch das Falstaffkostüm schauen.

Bei der erstmaligen Verleihung des Nobelpreises im Jahres 1901 gehörte der Physiker Wilhelm Conrad Röntgen neben dem Chemiker *van't Hoff* und dem Mediziner *Emil von Behring* zu den Ausgezeichneten.

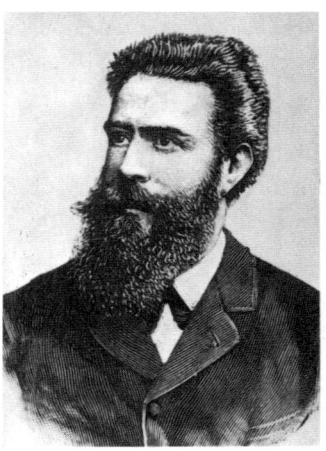

a

Abb. 129a: Wilhelm Conrad Röntgen – Entdecker der (später nach ihm benannten) X-Strahlen
Nach einer anonymen Xylographie des 19. Jahrhunderts

Abb. 129b: Röntgenbild des Knochengerüsts einer Hand
Aufnahme vom Gießener Physiker Otto Heinrich Wiener (1862-1927) ausgangs des 19. Jahrhunderts (Loseblattvorlage ohne bibliographische Herkunftsangabe)

Abb. 129c: Eine der ersten Apparaturen zur Aufnahme von Röntgenbildern
Nach einer anonymen Druckvorlage

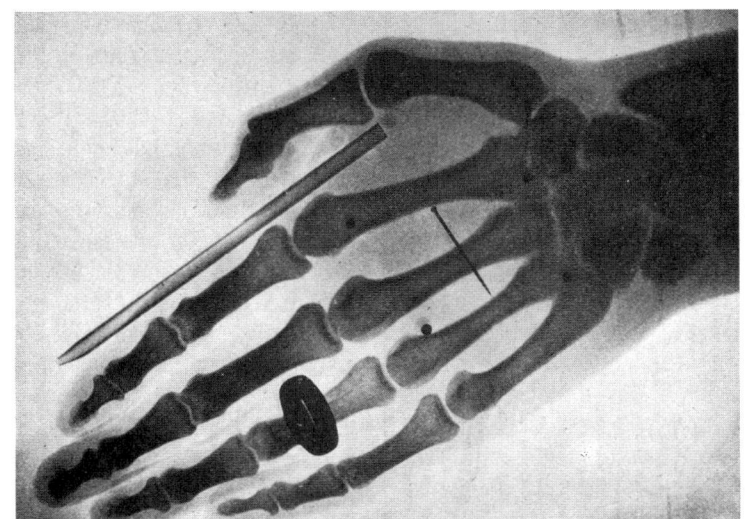

b

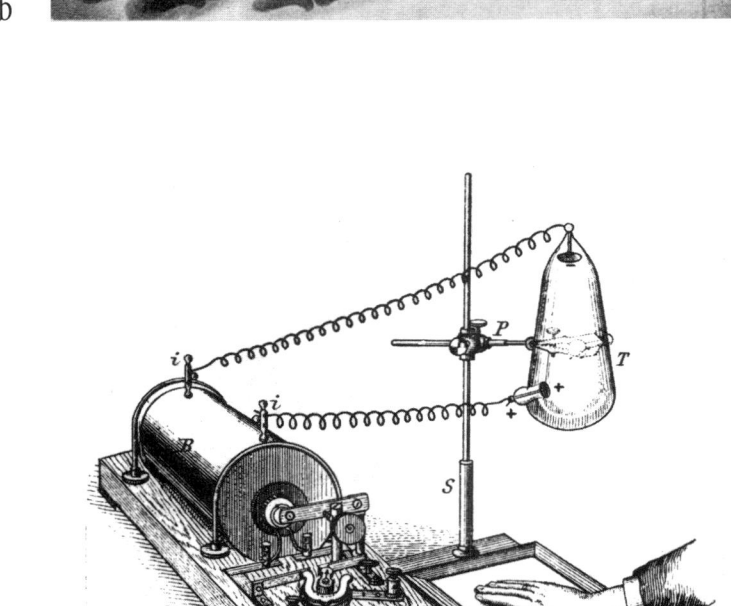

c

Werner Forssmanns Herzkatheter

Erst fünfundzwanzig Jahre zählte der aus Berlin gebürtige Juristensohn *Werner Forssmann*, als er den Herzkatheterismus erfand. Er war damals, 1929, Assistent am Eberswalder Auguste-Viktoria-Krankenhaus, das von einem Freund seiner Eltern, *Sanitätsrat Schneider*, geleitet wurde. Ihm hatte er sich eines Vormittags anvertraut: die herkömmlichen Herzuntersuchungsmethoden, vom Beklopfen und Abhorchen des Patienten über die Röntgenaufnahme und Röntgendurchleuchtung bis hin zur Elektrokardiographie, fände er für die Diagnostik und die Indikation in der Herzchirurgie nicht ausreichend. Was dringend benötigt würde, wäre ein Verfahren zur Abtastung des Herzinnern, zur Druckmessung, zur unmittelbaren Blutentnahme zwecks Prüfung des Sauerstoff- und Kohlendioxidgehaltes, ferner zur direkten Applikation rasch wirkender Medikamente bei bedrohlichen Zwischenfällen sowie zur Verabfolgung strahlenundurchlässiger Röntgenkontrastmittel, um dadurch zu einem Einblick in die anatomischen Verhältnisse des Organs wie auch dessen Blutströmung zu gelangen.

Dazu hatte sich der von kühnem Geistesflug beseelte Jüngling etwas Verwegenes ausgedacht, nämlich einen dünnen, biegsamen Gummischlauch von der Ellenbeuge aus nach dem Herzen zu lancieren. Der Sanitätsrat erschrak über Forssmanns zwar einleuchtende, aber dennoch „frevlerische" Idee, da Eingriffe am Herzen in jenen Tagen noch immer gemeinhin als unstatthaft galten, und versagte dem Bittsteller die Erlaubnis zu einem Selbstversuch. So sah sich der Abgewiesene zu heimlichem Handeln genötigt. Auf sein Drängen punktierte ihm sein Freund und Kollege *Doktor Romeis* die linke Ellenbogenvene, durch die dann der mit sterilem Olivenöl eingefettete, etwa stricknadeldünne Katheter behutsam herzwärts geschoben wurde. In der Schlüsselbeingegend anlangend, verursachte er bei dem Probanden Hustenreiz – woraufhin Doktor Romeis ihn gegen Forssmanns Willen aus dem Kanal wieder herauszog.

Wenige Tage später wagte Forssmann den Versuch allein. Ungeachtet des erneuten Hustenreizes brachte er den Katheter von der Schlüsselbeingegend bis in die rechte Herzkammer. Das Röntgenleuchtbild bestätigte ihm, daß er das für uneinnehmbar gehaltene Lebenszentrum tatsächlich ohne nachteilige Folgen erreicht hatte. In einer weiteren – diesmal hauptsächlich tierexperimentellen – Versuchsreihe wies er überdies nach, daß das Herz auch ein Kontrastmittel verträgt. Für seine Pioniertat erhielt er 1956 mit zwei amerikanischen Chirurgen, die seine im Vaterland verkannte Erfindung inzwischen zu einem in der modernen Herzchirurgie unentbehrlichen Verfahren ausgebaut hatten, den Nobelpreis.

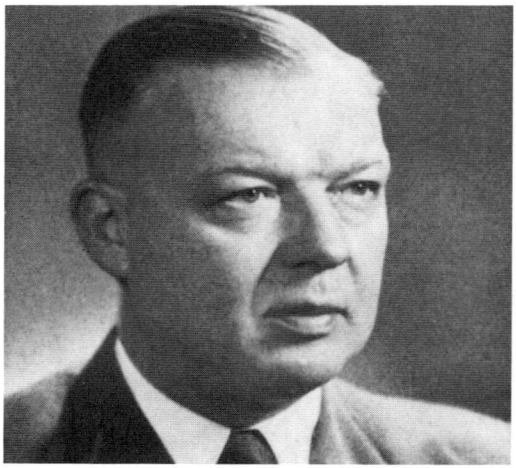

a

Abb. 130 a: Werner Forssmann, deutscher Chirurg und Urologe, Erfinder des Herzkatheterismus
Reproduktion nach einer Leihgabe des 1979 gestorbenen Forschers für: Bernt Karger-Decker: Mit Skalpell und Augenspiegel, Leipzig 1957.

Abb. 130 b: Die Sonde in Forssmanns Brust (1929)
Nach einer Leihgabe des Forschers
Aus: Bernt Karger-Decker: Mit Skalpell und Augenspiegel, Leipzig 1957.

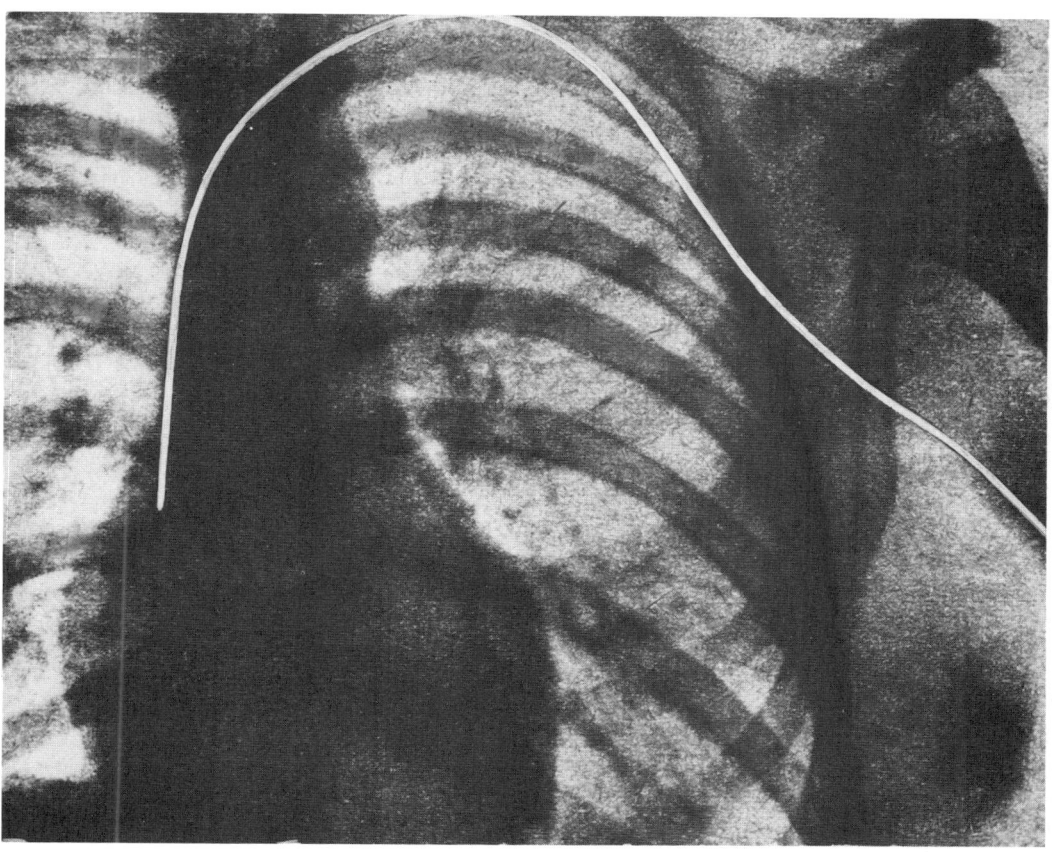

b

Aktionsströme vom Gehirn

„Bitte die Augen schließen, den Körper entspannen!" fordert der Arzt den Patienten auf. Der Apparat wird eingeschaltet; die Ableitung der Hirnströme beginnt. Von Elektroden durch Schädeldach und Kopfhaut hindurch aufgefangen und weitergeleitet, gelangen die an sich sehr schwachen bio-elektrischen Impulse des Gehirns über eine elektronische Verstärkeranlage zum Registriergerät. Es ist bekannt, daß für jeden Zustand des Gehirns eine bestimmte Wellenfolge und damit ein bestimmtes Wellenbild charakteristisch sind. Wie es einen typischen Wellenrhythmus für den Schlaf- und den Wachzustand gibt, so auch für krankhafte Veränderungen mannigfacher Art.

Als Entdecker der Aktionsströme des menschlichen Gehirns und Begründer der Elektroenzephalographie gilt der Jenaer Neurologe und Psychiater *Hans Berger* (1873–1941). Seine ersten Versuche zur Hirnstromableitung unternahm er während des Ersten Weltkriegs an Patienten mit Schädelverletzungen, bei denen sogenannte Entlastungstrepanationen zur Herabsetzung des Innendruckes vorgenommen worden waren. Hierbei führte er die feinen Elektroden seines EEG-Gerätes in die Weichteile unter der Knochenlücke ein und beobachtete am Saitengalvanometer Schwingungen als elektrischen Ausdruck einer Hirnzellentätigkeit.

Später ging Berger auch dazu über, jene elektrischen Potentialschwankungen vom uneröffneten Schädel, also völlig unblutig, abzuleiten. Ein Student wie auch sein eigener *Sohn Klaus*, beide gesunde, junge Burschen, stellten sich ihm dazu als freiwillige Versuchspersonen zur Verfügung. Bei den Experimenten an ihnen wie auch weiterhin an Hirnversehrten ergründete der Forscher Aktionsströme unterschiedlicher Wellenschwankungen. Dadurch, daß das Elektroenzephalogramm oder Hirnstrombild in etwa zweimillionenfacher Verstärkung sichtbar macht, in welcher Weise und in welchem Bezirk der Hirnrinde krankhaft verlangsamte oder beschleunigte Wellen den normalen Alpha- bzw. Beta-Rhythmus unterdrücken, lassen sich Abszesse, Blutungen, Geschwülste, Verletzungen und andere Defekte des Gehirns aufdecken sowie auf Grund eigentümlicher Krampfwellen und -spitzen, die sich von bestimmten Herden darbieten, Epilepsie und weitere Anfallsleiden lokalisieren.

Ende der zwanziger Jahre gab Berger seine hochbedeutsame Entdeckung und diagnostische Erfindung in seiner ersten Mitteilung „Über das Elektro-Enzephalogramm des Menschen" der Fachwelt bekannt.

Abb. 131a: Hans Berger (1873–1941), deutscher Neurologe und Psychiater, Entdecker der elektrischen Hirnwellen. Führte 1929 die Elektroenzephalographie (EEG) in die Medizin ein
Fotoreproduktion
Aus: Roland Werner: Jenenser EEG-Symposion „30 Jahre Elektroenzephalographie", 17.–19. Oktober 1959, Berlin 1963.

Abb. 131b: Blatt aus Hans Bergers Notizbuch mit Skizze über Hirnwellenprozesse bei normalen und pathologischen Bewußtseinsänderungen (1931)
Archiv Curt Kuntze (†), Rostock
Aus: Bernt Karger-Decker: Der Griff nach dem Gehirn, Leipzig 1977.

Abb. 131c: Hirnstromableitung im Städtischen Klinikum Berlin-Buch
Institutsaufnahme 1970 von Kurt Quitschau, Berlin

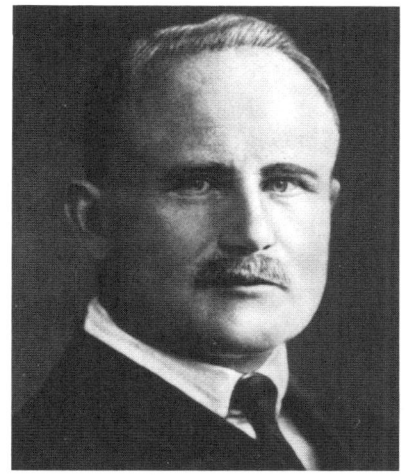

a

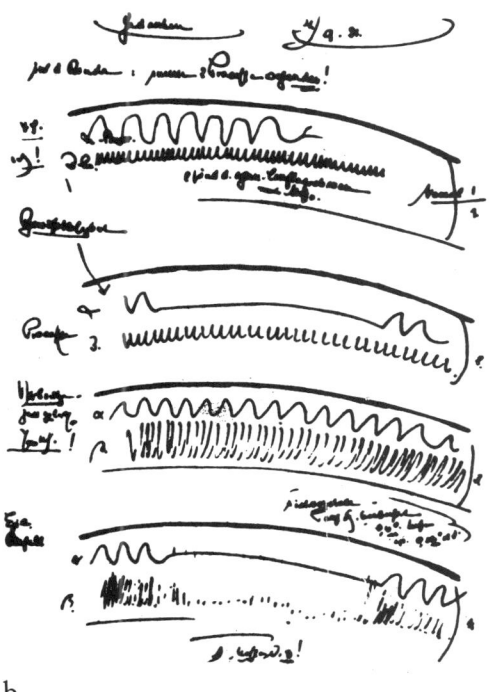

b

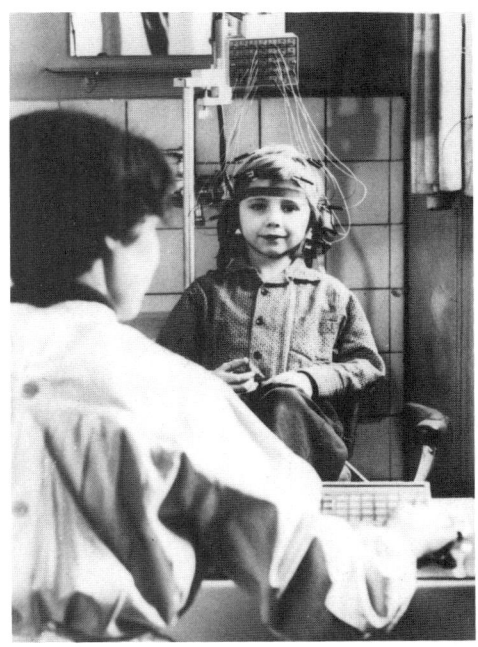

c

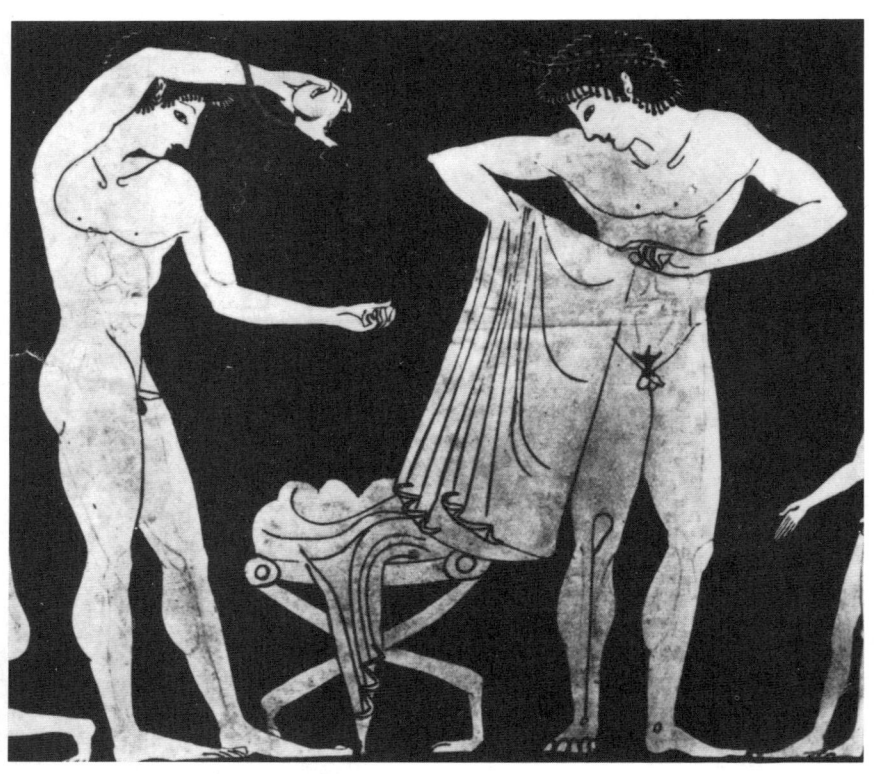

XVII
Physiotherapie

Denn diejenigen, die in gesunden Tagen
ihren Körper durch Anstrengungen stählen,
können in den meisten nicht sehr bösartigen
Krankheiten durch bloße Diät und Pflege
geheilt werden.

Francis Bacon (1561-1626)

Blutegeltherapie einst und heute

Neben Aderlaß und Schröpfen war einst der medizinische Blutegel ein häufig angewandtes Hilfsmittel zum örtlichen Blutentzug. Das bis zu 15 cm lange, blaue bis olivgrüne, in versumpften oder pflanzenreichen Teichen und Tümpeln lebende Tier zählt zu den Ringelwürmern. Es ernährt sich vom Blut der Säugetiere, die zur Tränke ins Wasser kommen. An seinen Opfern sich festsaugend, spritzt es in die winzigen Bißwunden aus seinen Schlunddrüsen ein die Blutgerinnung hemmendes Sekret: das Hirudin. Daher auch sein wissenschaftlicher Name „Hirudo medicinalis".

Sein therapeutischer Gebrauch geht auf den altgriechischen Arzt *Nikandros aus Kolophon* (200–130 v. Chr.) zurück, der in seinen beiden erhaltenen medizinischen Lehrgedichten „Theriaka" und „Alexipharmaka" erstmals von einer antidotischen Kraft des Blutegels bei Bissen oder Stichen giftiger Tiere wie auch bei andersgearteten Vergiftungen schrieb. In der Spätantike und im Mittelalter nutzte man diese auch bei Angina, Leberleiden, Augenentzündungen und Kopfweh. Der führende mittelalterliche Arzt *Arnald von Villanova* (um 1238 – zwischen 1311/13) empfahl sie überdies gegen Tollwut, der berühmte *Paracelsus* (1493–1541) gegen Gelbsucht. Die Wundärzte pflegten die Blutegel vor deren Ansatz einige Stunden in einer „truckenen Schachtel" zu halten, damit sie „durstig" würden und somit „besser saugten". Die zur Behandlung vorgesehene Hautpartie des Patienten wurde vorher warm gerieben und, um notfalls die Sauglust des Egels anzuregen, mit einem Tropfen Hühner- oder Taubenblut benetzt. Trotz damaliger vielseitiger Indikation hielt sich die Blutegeltherapie in Maßen. Überspannt wurde sie durch den napoleonischen Armeechirurgen *François Broussais* (1772–1838), der die von seinen Gegnern als Vampirismus verspottete Doktrin aufstellte, daß sämtliche fieberhaften sowie entzündlichen Erkrankungen schematisch durch Blutentziehungen zu bekämpfen seien.

Der Bedarf an medizinischen Blutegeln stieg in die Abermillionen jährlich, so daß das Tier teilweise fast ausgerottet wurde und man künstliche Zuchten einrichten mußte. Mit dem Zurückdrängen humoralpathologischer Krankheitsauffassungen wandte man sich von jener unsinnigen Übertreibung allmählich wieder ab.

Neuerdings gilt die ambulante Blutegeltherapie nur noch etwa bei Thrombo- und Varikophlebitis, Furunkeln und Arthritis deformans mit entzündlichen Reizzuständen für angebracht.

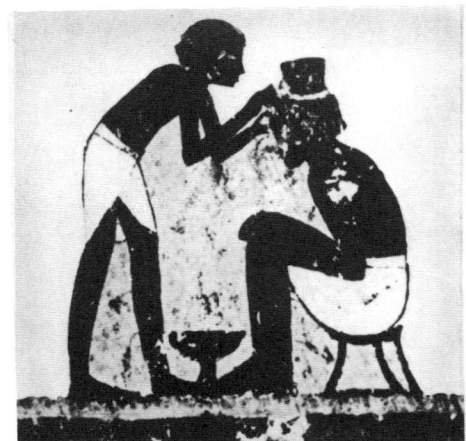

a

Abb. 132 a: Altägyptischer Bader setzt einem Patienten Blutegel an.
Detail eines Wandgemäldes im Grab des Userhat in Theben
Aus: W. Wreszinski: Der Londoner medizinische Papyrus und der Papyrus Hearst in Transkription, Leipzig 1912.

Abb. 132 b: Historische Darstellung des Blutentzugs bei einem Fettsüchtigen durch medizinische Blutegel
Nach einer anonymen Zeichnung
Aus: „Heilberufe", Berlin, H. 10/1983.

Abb. 132 c: Medizinischer Blutegel (Hirudo medicinalis)
Nach einer Xylographie
Aus: Spamers Illustriertes Conversations-Lexicon, Leipzig (19. Jahrhundert).

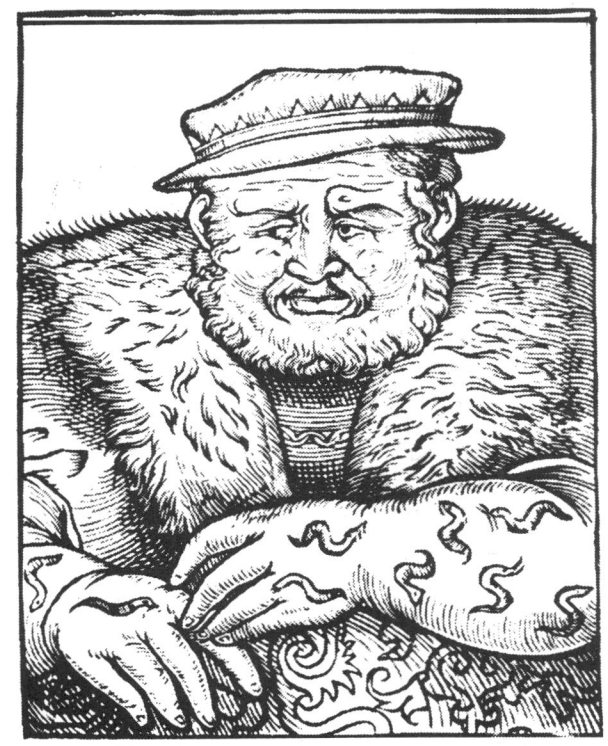

b

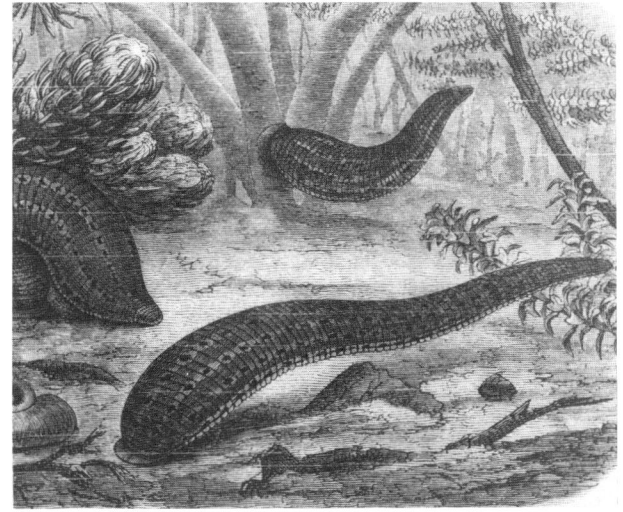

c

Elektrische Ströme zu Heilzwecken

In seinem um die Mitte des ersten Jahrhunderts verfaßten Rezeptbuch empfahl der römische Arzt *Scribonius Largus* seinen Landsleuten, bei langwierigem Kopfweh oder bei Fußgicht einen Zitterrochen so lange an die schmerzende Stelle zu halten, bis diese durch dessen Schläge empfindungslos geworden sei. Allerdings vermochten sich die antiken wie auch die mittelalterlichen Mediziner, welche sich jener Methode ebenfalls bedienten, die dem Fisch innewohnende heilsame Kraft nicht zu erklären.

Neuzeitliche anatomische und physiologische Untersuchungen erst ließen erkennen, daß der Zitterrochen beiderseits des Kopfes elektrische Organe besitzt, durch die er Beutetieren bzw. einem Angreifer lähmende Stromstöße versetzt. Somit hatten die Alten unwissentlich eine Art elektrischer Heilbehandlung ausgeübt. Der erste Anstoß zu eigentlicher Elektrotherapie indes erfolgte nach Verbesserung der Elektrisiermaschine durch Einführung eines Reibkissens anstelle der bislang reibenden Hand und des Konduktors. Damals, 1744, publizierte der hallische Medizinprofessor *Johann Gottlob Krüger* eine werbewirksame Monographie über die medizinische Nutzung der Reibungselektrizität. Nach Entdeckung des Galvanismus ausgangs des 18. Jahrhunderts, der sogenannten Kontakt- oder Berührungselektrizität, konnte die therapeutische Anwendung konstanten, fließenden Gleichstromes (Galvanisation) entwickelt werden. Die Entdeckung der elektromagnetischen Induktion durch *Michael Faraday* um 1830 ermöglichte überdies die medizinische Nutzung niederfrequenter Wechselströme (Faradisation).

Angeregt durch die grundlegenden Forschungen des Berliner Physiologen *Emil Du Bois-Reymond* über die bioelektrischen Erscheinungen im Muskel- und Nervengewebe, seit 1842, führte der Pariser Arzt *Guillaume Duchenne* 1855 die örtliche Verabreichung faradischen Stromes in die neurologische und psychiatrische Praxis ein. Die deutschen Mediziner *Robert Remak* und *Hugo*

Ziemssen verhalfen im darauffolgenden Jahrfünft dem seit längerem abgelehnten galvanischen Strom zu erneuter therapeutischer Geltung. Um die Wende des 19. Jahrhunderts begann die allmähliche Ausbildung der Heilbehandlung mittels elektrischer Wasserbäder (Hydroelektrotherapie), elektrostatischer Luftbäder (Franklinisation) und mit Hochfrequenzströmen in Gestalt der Thermopenetration (Wärmedurchdringung mittels Lang- oder Kurzwellen), heute Diathermie genannt.

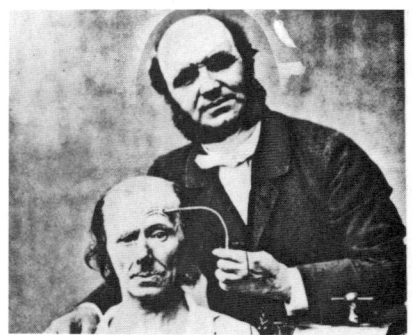

a

Abb. 133a: Medizinische Anwendung von Elektrizität durch Guillaume Duchenne (1862)
Fotoreproduktion
Aus: Bernt Karger-Decker: Der Griff nach dem Gehirn, Leipzig 1977.

Abb. 133b: Krankenbehandlung in dem elektrotherapeutischen Kabinett des französischen Neurologen Jean Martin Charcot (1825–1893) in der Pariser Irrenanstalt Salpêtrière
Nach einer Xylographie von G. E. Danz
Aus: „Gartenlaube", Berlin, Jahrgang 1886.

Abb. 133c: Elektrisches Bad ausgangs des 19. Jahrhunderts in der Einrichtung der Berliner Firma W. A. Hirschmann
Anonyme Xylographie
Aus: S. Stefan: Hundert Jahre in Wort und Bild – Eine Kulturgeschichte des XIX. Jahrhunderts, Berlin 1899.

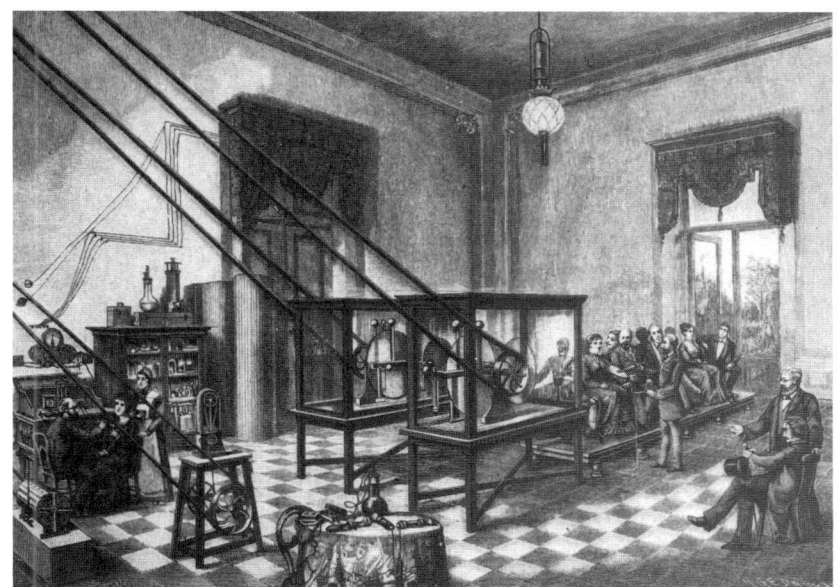

b

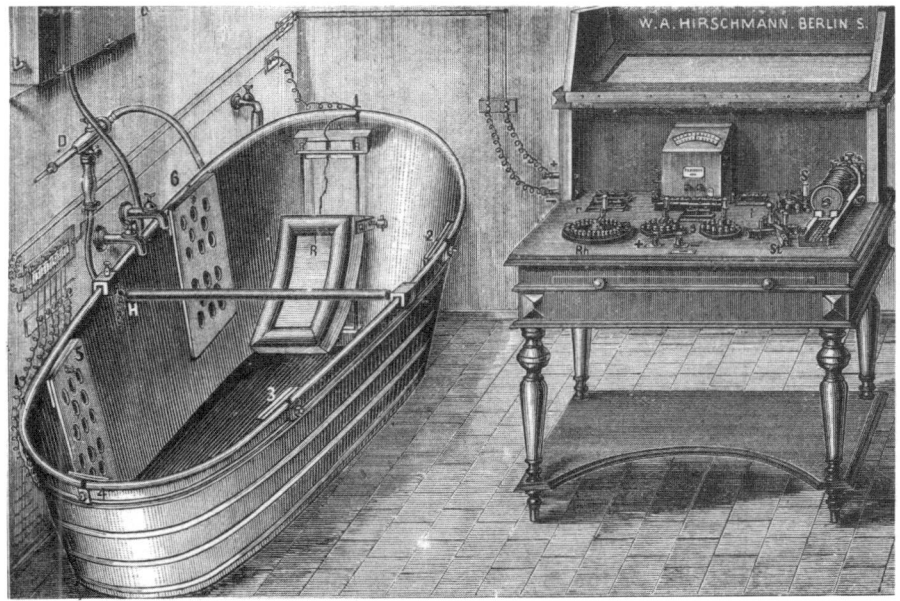

c

Körpererziehung gegen Krankheit

Obwohl die Sportmedizin im eigentlichen Sinn ein Kind unserer Zeit ist, gehen ihre Vorläufer bis in die Antike zurück. Bereits *Hippokrates* erkannte den gesundheiterhaltenden und -fördernden Wert der Leibeserziehung. Seine Schriften regten im ersten Jahrhundert vor unserer Zeitrechnung den bythinischen Arzt *Asklepiades* an, ein gymnastisches Heilsystem zu schaffen, das auch Massage, Bewegung im Wasser sowie diätetische Maßnahmen einbezog. Der aus Pergamon in Kleinasien gebürtige griechisch-römische Arzt Galenos entwickelte spezifische Körperübungen zur Therapie gewisser Krankheiten.

Im Mittelalter, da die abendländische Medizin – gleich allen Wissenschaften – zugunsten der Theologie stagnierte, ragte auf dem Gebiet der Heilgymnastik vor allem der iranisch-tadshikische Arzt *Avicenna* hervor. In seinem „Buch der Genesung" (Kitabaschi schifa) legte er eigene Übungen zur Rekonvaleszenz von Schwächezuständen, nervösen Fußschmerzen, Nierenerkrankungen, Wassersucht und fiebrigen Affektionen dar.

Erst mit dem Humanismus begann die europäische Heilkunde allmählich über die Erkenntnisse des Altertums hinauszuwachsen. So erteilte der Bologneser Medizinprofessor *Hieronymus Mercurialis*, der bedeutendste „Sportarzt" der Renaissance, erstmalig beachtenswerte Ratschläge für eine Altersgymnastik und warnte andererseits ebenfalls erstmalig – die Athleten vor Übertreibungen im sportlichen Training wie auch beim Wettkampf. Sein 1569 in Venedig erschienenes Werk „De arte gymnastica" leitete die Sportmedizin der Neuzeit ein, indem es die Ärzte eindringlich auf die gesundheitspflegerische Wichtigkeit des Sportes hinwies.

Doch erst seit dem achtzehnten Jahrhundert fanden Mercurialis' Forderungen weithin Gehör. Während in England vornehmlich *Francis Fuller* für eine zielgerichtete Körpererziehung schon der Schuljugend wirkte, ersann der Franzose *Simon André Tissot* die orthopädische, sein Verwandter

Clément Tissot die chirurgische Gymnastik. In Skandinavien kreierte *Henrik Pehr Ling* die berühmt gewordene „Schwedische Gymnastik" nach anatomisch-physiologischen Gesichtspunkten, während sich der deutsche Turn- und Sportphysiologe *Ferdinand August Schmidt* zu Beginn unseres Jahrhunderts für Leibesübungen namentlich auch in Frauenschulen einsetzte.

Auf der Internationalen Hygiene-Ausstellung 1911 in Dresden wurde erstmalig ein sportmedizinisches Laboratorium in Aktion gezeigt. Seitdem gibt es eine offizielle medizinische Erforschung des Sports und der Leibesübungen.

a

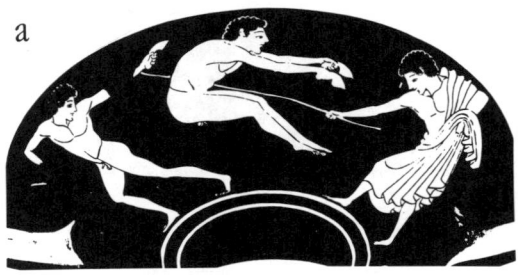

Abb. 134a: Altgriechische Athleten beim Training: Der mittlere Jüngling springt mit Gewichten, sogenannten Halteren, während ihn der rechte mit der Zwieselrute korrigiert
Detail einer Außenmalerei auf der im Bostoner Museum aufbewahrten Beazleyschale
Aus: Ernst Langlotz: Griechische Vasenbilder, Heidelberg 1922.

Abb. 134b: Griechische Athleten bei der Körperpflege: Während der links dargestellte Jüngling Salböl auf seine Hand gießt, legt sein Kamerad das Gewand zur Massage ab
Detail einer altgriechischen Vasenmalerei
Aus: Carl Blümel: Sport der Hellenen, Berlin 1936.

Abb. 134c: Besucherandrang zum Pavillon „Der Mensch" auf der I. Internationalen Hygiene-Ausstellung zu Dresden (1911)
Originalfoto aus dem Archiv des Deutschen Hygiene-Museums Dresden
Aus: Bernt Karger-Decker: Wunderwerke von Menschenhand, Leipzig und Darmstadt 1963.

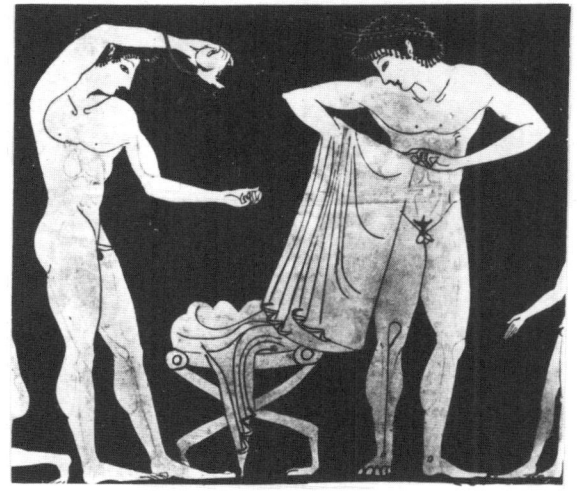

b

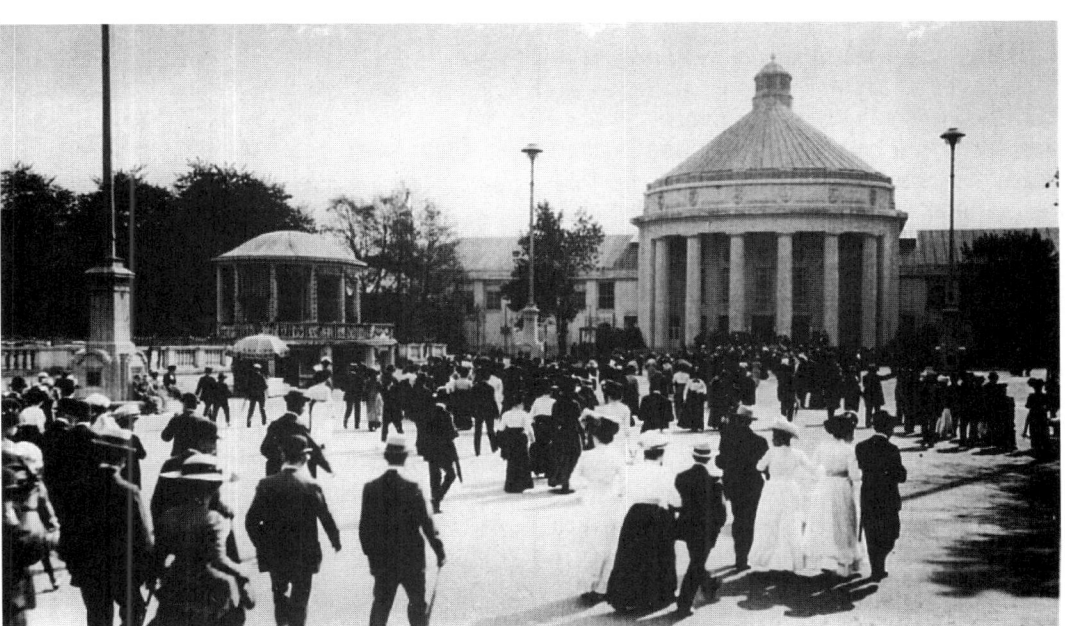

c

313

Erstes Lehrbuch der Schwimmkunst

Im Jahre 1784 hatte der sächsische Pädagoge *Christian Gotthilf Salzmann* auf dem Landgut Schnepfenthal bei Gotha eine eigene Erziehungsanstalt gegründet, in der er nach den Grundsätzen des „Philanthropismus", einer neu ins Dasein getretenen antifeudal-absolutistischen, fortschrittlichen Bildungspraxis für die Kinder des Bürgertums, wirkte. Als sein Bestreben gab er persönlich an, „gesunde, verständige, gute und frohe Menschen" zu formen und sie „dadurch in sich selbst glücklich zu machen und zu befähigen, zur Förderung des Wohles ihrer Mitmenschen mitzuwirken".

Neben modernen Fremdsprachen, naturwissenschaftlichen und kaufmännischen Fächern sowie der Unterweisung in der deutschen Sprache und Nationalliteratur bildete die körperliche Ertüchtigung einen wesentlichen Bestandteil des Unterrichts. Für dessen Durchführung berief Salzmann bald den von ihm als besonders geeignet empfundenen *Johann Christoph Friedrich Guts-Muths* an sein Institut.

Der aus Quedlinburg gebürtige Sohn wohlhabender Bürgersleute hatte nach vielseitigem Studium an der Universität Halle erfolgreich als Hauslehrer gearbeitet, bevor er nach Schnepfenthal übersiedelte. Der damals siebenundzwanzigjährige leidenschaftliche Gegner des feudalen Bildungsprivilegs widmete sich seiner Aufgabe als Sportlehrer mit glühendem Eifer. Erstmalig entwickelte er in täglichen wohlüberlegten gymnastischen und turnerischen Übungen ein auf die Volksgesundheit ausgerichtetes System der Körperkultur als unabdingbares Element menschlicher Gesamterziehung. In einem nahegelegenen Teich lehrte GutsMuths seine Zöglinge auch schwimmen. Zur Durchführung des Schwimmunterrichts erfand er die als „Angel" bekannte Haltevorrichtung für Nichtschwimmer, die im Wasser die Schwimmbewegungen lernen, sowie den Schwimmgürtel. Ferner trainierte er die Schüler im Brust-, Rücken-, Dauer- und regulären Wettschwimmen, letzteres sogar in Kleidern.

Er kreierte den Trockenschwimmunterricht und ersann dafür den Trockenschwimmbock. Außer Büchern über Gymnastik, Sportspiele und Turnen verfaßte Gutsmuths schließlich ein aus der Praxis entstandenes „Kleines Lehrbuch der Schwimmkunst", das nach seinem Erscheinen, 1798, mit dem Postulat „Das Schwimmen muß ein Hauptstück der Erziehung werden!" die gesundheitsfördernde Bedeutung des bereits in der Antike gepflegten, doch unter dem Einfluß der körperfeindlichen klerikalen Denkweise des Mittelalters arg vernachlässigten Schwimmens wieder bewußt machte.

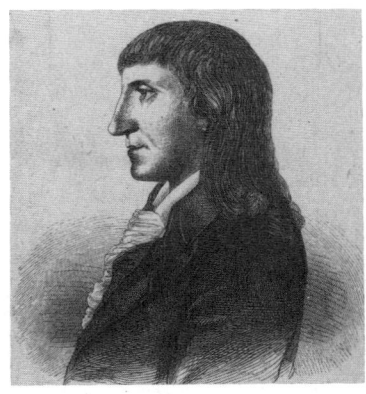

a

Abb. 135a: Johann Christoph Friedrich GutsMuths (1759–1839), deutscher Pädagoge, Wegbereiter der modernen Körpererziehung
Anonyme Xylographie
Aus: Spamers Illustriertes Conversations-Lexicon, Leipzig (19. Jahrhundert).

Abb. 135 b: Baden und Schwimmen
Nach einem Kupferstich in GutsMuths Buch „Gymnastik für die Jugend" (1793)
Aus: „Deutsches Rotes Kreuz", Dresden, H. 3/1983.

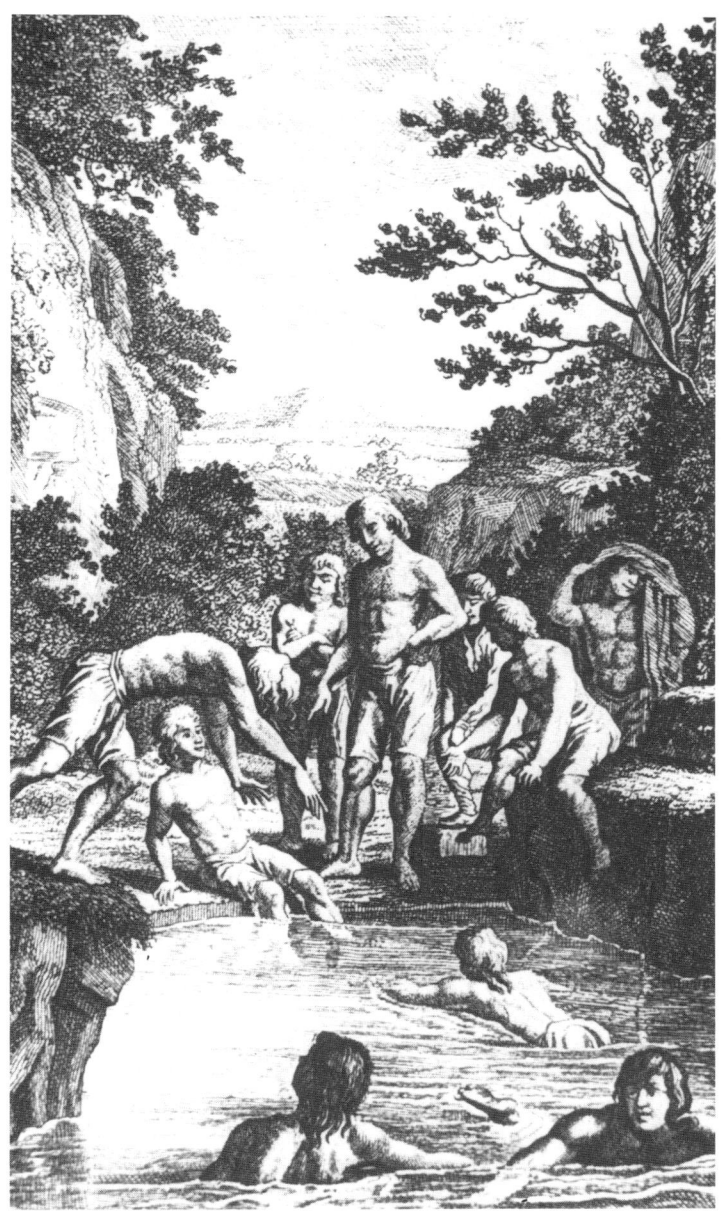

b

Heilsame Schwitzbäder

Bereits die alten Griechen benutzten Heißbäder nicht allein zur Körperpflege, sondern auch zur Vorbeugung und Heilung von Krankheiten. Hierzu dienten ihnen vor allem Thermalquellen. Diese hatten nichts mit den pompösen römischen Thermen gemein, welchen häufig auch ein runder Schwitzraum, das sogenannte Laconicum oder Sudatorium, angegliedert war. Das dort verwendete Wasser wurde durch eine unterirdische Heizung auf den gewünschten Hitzegrad gebracht.

Kaiser Konstantin der Große führt um 330 n. Chr. die römische Badekultur in Byzanz ein. Doch nach der Eroberung Konstantinopels durch die Türken, 1453, wandelten die neuen Machthaber die römischen Warmwasser- und Dampfbäder in Heißluftbäder um. Die Badenden warteten nackt im Heißraum, bis der Schweiß ausbrach. Dann ließen sie sich massieren, mit Wolltüchern frottieren und schließlich in einem anderen Gemach wiederholt mit immer kühlerem Wasser übergießen.

Auch bei den Völkern Mittel- und Nordeuropas erfreuten sich Schwitzbäder früh größter Beliebtheit als Schönheitsmittel wie auch als Therapeutikum bei Rheumaleiden, Erkältungskrankheiten und Seuchen, deren Ursache man noch nicht kannte. Anfänglich verfügten nur Klöster und Häuser von Adligen über derartige Einrichtungen; erst Ende des zwölften Jahrhunderts kamen öffentliche Schwitzbadestuben auf. Den benötigten Dampf erzeugten Badknechte durch Überschütten heißer Ofensteine mit Kaltwasser, ähnlich wie bei der uns bekannten Sauna. Unsere Vorfahren leiteten aber auch Dampf aus einem außerhalb des Raums stehenden Kessel in die Badstube. Bei medizinischen Schwitzbädern verwandten sie neben Kräuterabkochungen gern Mineralwässer, wie beispielsweise Rastenberger Wasser gegen Gicht.

Bauern, Handwerker, Kleinbürger, die sich keine gemauerte Badstube in ihrem Hause leisten konnten, schafften sich seit dem siebzehnten

Jahrhundert kisten-, schrank- oder faßförmige hölzerne „Badstüblein" an, die sich „hin und wider tragen und durch dunst oder dämpf siedens wassers haitzen" ließen. Man setzte sich hinein, so daß nur der Kopf herausschaute, während aus dem heizbaren Doppelboden Heißluft aufstieg. Erforderlichenfalls schleuste man auch hier Kräuterdämpfe ein. Bettlägerige Kranke bekamen Heißbäder in einem am Hals zugebundenen Ledersack. Wassersüchtige und Kinder mit Krätze mußten mancherorts im Backofen schwitzen.

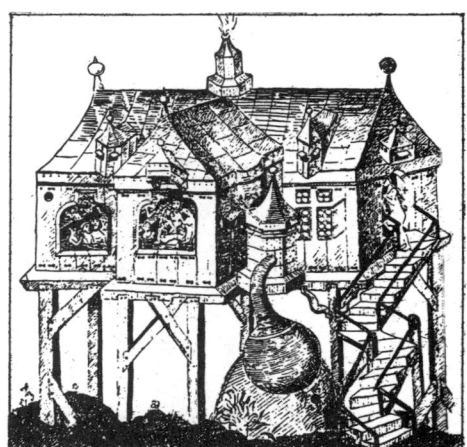

a

Abb. 136a: Mittelalterliches Dampfbad auf Stelzen mit Außenheizung
Nach einer farbigen Zeichnung im Göttinger „Bellifortis" des Konrad Kieser (1405)
Aus: „Deutsches Rotes Kreuz, Dresden", H. 4/1976.

Abb. 136b: Schwitzbad im 16. Jahrhundert: Glocke zu Dampfeinatmungen mit dem darunter befindlichen Kranken
Nach einem Holzschnitt in Hieronymus Brunschwig: Destillierbuch (Straßburg 1512)
Aus: Hermann Peters: Der Arzt und die Heilkunst in der deutschen Vergangenheit, Jena 1924.

Abb. 136c: Inneres einer finnischen Sauna im 19. Jahrhundert
Nach einem anonymen zeitgenössischen Holzschnitt
Aus: Gustav Retzius: Finland, Stockholm 1881.

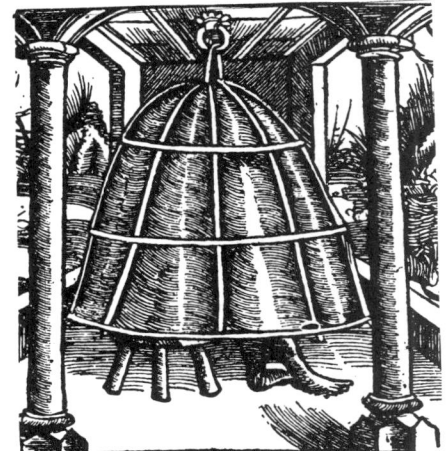

b

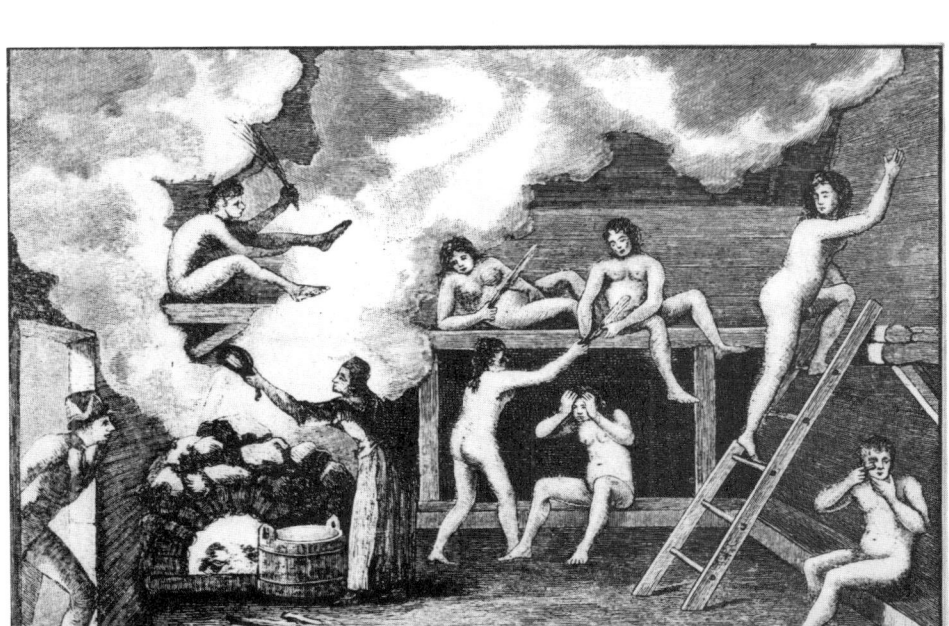

c

Kneipp-Kur

Nach dem „Neuen Meyer" handelt es sich bei der Kneipp-Kur um eine „unspezifische Wasserbehandlung zur Abhärtung und Wiederherstellung bei funktionellen Störungen, besonders der Atmung, sowie des Herz-, Kreislauf- und Nervensystems". Sie trägt ihren Namen nach dem aus Stefansried bei Ottobeuren gebürtigen katholischen Pfarrer *Sebastian Kneipp* (1821–1897). Wie überliefert, hatte sich der Sohn eines armen Webers, der als Theologiestudent an einem mit Bluthusten einhergehenden schweren Lungenleiden erkrankt war, im Zustand physischer und psychischer Erschöpfung nach der Lektüre des Buches von *Johann Sigmund Hahn* über die „wunderbare Heilkraft des frischen Wassers" (1740) mit eiskalten Bädern in der Donau wirkungsvoll selbst behandelt.

Nach seiner erfolgreichen radikalen Kaltwasseranwendung am eigenen Körper, wie auch danach an einem gleichermaßen erkrankten Mitstudenten, und später an unbemittelten Mitgliedern seiner Kirchengemeinde Wörishofen, die sich keinen Arzt leisten konnten, begann Kneipp aus rein humanitärer Gesinnung, neben seiner seelsorgerischen Tätigkeit eine uneigennützige „Heilpraxis" zu betreiben. In seinem 1896 erschienenen und seitdem immer wieder aufgelegten Buch „Meine Wasserkur" stellte er sein in eine Art Lehrsystem gebrachtes Wasserheilverfahren zu allgemeiner Nutzanwendung dar. Aus bescheidenen Anfängen entwickelte sich seine „Waschküchenpraxis" zu einem weitbekannten Kurbetrieb.

Kalt-, Warm- sowie Heißwasseranwendung in Form von Ganz- und Teilwaschungen, Aufschlägen, Flach- und Strahlgüssen, Wassertreten, Barfußlaufen in Tau und Schnee, Duschen, Wickeln, Packungen, Abreibungen, Bädern jedweder Art, mit oder ohne Kräuterzusätzen, vielerlei wechselwarmen Nässereizen, stets individuell verabfolgt, bildeten den Hauptinhalt der Kneippschen „Therapie". In den Sprechstunden bediente sich der ehrenwerte Pfarrer des Rates durch den Arzt, wie er auch immer wieder die Ärzteschaft aufforderte, sich mit seiner Wasserbehandlung auseinanderzusetzen und sie fachmännisch zu untermauern.

Mehrfach wurde Kneipp der Kurpfuscherei bezichtigt, nicht grundlos, weil er, bar medizinischer Qualifikation, die Grenzen seiner Heiltätigkeit aus frommer Nächstenliebe unzulässigerweise weit überschritt. Erst später exakt wissenschaftlich begründet und in die Befugnis medizinischer Fachkräfte gelegt, konnte sich die Hydrotherapie als eine hilfreiche Behandlungsmethode sachgerecht entfalten.

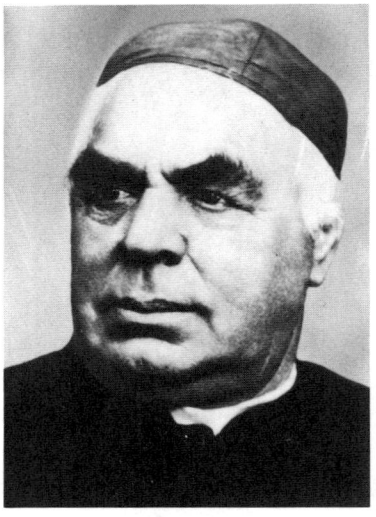

a

Abb. 137a: Sebastian Kneipp (1821–1897), katholischer Pfarrer, Begründer des nach ihm benannten Wasserheilverfahrens
Reproduktion einer Originalfotografie

Abb. 137b: Kneippsche Güsse in Bad Wörishofen
Nach einer zeitgenössischen Darstellung
Aus: „Gartenlaube", Berlin; Jahrgang 1890.

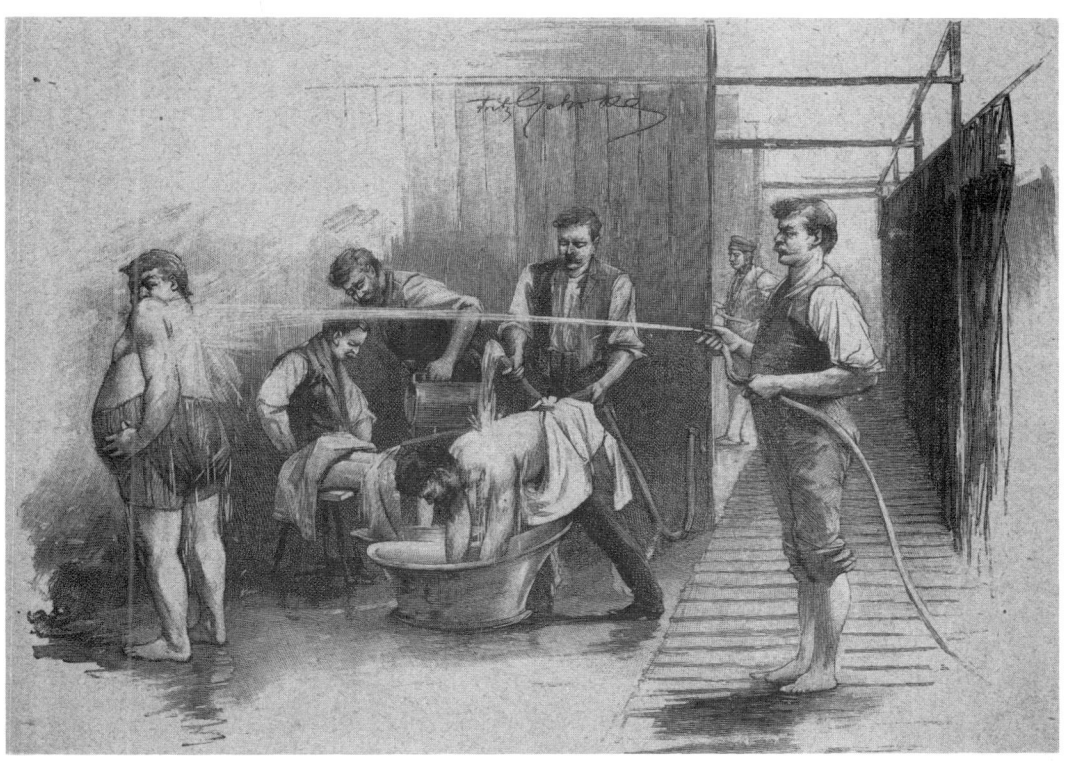

b

Niels Ryberg Finsens künstliche Sonne

Zwei scheinbar belanglose Naturbeobachtungen regten den Kopenhagener Medizinstudenten *Niels Ryberg Finsen* ausgangs des vorigen Jahrhunderts zur Erfindung der künstlichen Sonne an. Einmal sah der damals Achtundzwanzigjährige an einem strahlenden Sommertag von seinem Studierzimmer aus, wie eine auf einem sonnenbeschienenen Dach ruhende Katze jedesmal, wenn der Schatten des Nachbarhauses sie traf, diesem auswich, und wenig später erlebte er am Kanal der Stadt einen daherschnellenden Wasserkäfer, der sich unablässig bemühte, nicht in den Schlagschatten einer Brücke zu geraten.

Weshalb, so überlegte Finsen, hatten die Katze und das Insekt instinktiv die Sonne gesucht, obwohl es doch gar nicht kühl war, um Schatten meiden zu müssen? Noch von der Schule her wußte der Studiosus, daß Sonnenlicht, sobald es durch ein Prisma zerlegt wird, auf einem Schirm als ein in den Regenbogenfarben schillerndes Strahlenband erscheint. Ferner wußte er, daß die gelben Strahlen leuchten und die roten wärmen, wohingegen die blauen und violetten chemische Wirkungen haben.

Um dies tierexperimentell zu untersuchen, ließ Finsen das mittels eines Hohlspiegels auf Molche geworfene Sonnenlicht nacheinander verschiedenfarbene Glasscheiben passieren: zuerst eine rote, um allein die Wärmestrahlen, sodann je eine gelbe und grüne, um die leuchtenden, und endlich eine blaue, um die chemischen Strahlen zu erproben. Lediglich auf die letzte reagierten die Tiere.

Fortan wollte der Forscher die chemischen Strahlen des Sonnenlichts zur Bekämpfung bakterieller Erkrankungen, vornehmlich des Lupus, einer durch fürchterliche Gesichtsverstümmelungen sich manifestierenden Hauttuberkulose, anwenden. Dazu entwickelte er ein Bestrahlungsgerät in Form einer hohlen, zwecks Aufsaugung der Wärmestrahlen mit Wasser gefüllten Sammellinse. Um sein Heilverfahren aber auch an sonnenlosen Tagen praktizieren zu können, schaltete

er die Elektrizität ein, die ebenfalls chemische Strahlen enthält, wie der russische Arzt *Maklakow* nachgewiesen hatte.

Finsens künstliche Sonne bestand aus einer äußerst hellen, äußerst starken Kohlenbogenlampe mit zwei Linsensystemen, die die divergierenden Lichtstrahlen parallelisierten und anschließend konvergieren ließen. Eine Wasserschicht und ein Filter mit ammoniakalischer Kupfervitriollösung absorbierten die Wärmestrahlen, damit nur die chemischen wirksam wurden. Für seine segensreiche Erfindung erhielt der Forscher 1903 den Nobelpreis für Medizin.

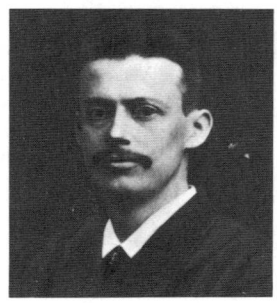

a

Abb. 138a: Niels Ryberg Finsen (1860–1904), dänischer Mediziner, Entdecker der Heilwirkung künstlicher Sonnen, Konstrukteur einer nach ihm benannten Kohlenbogenlampe
Fotoreproduktion
Aus: Bernt Karger-Decker: Ärzte im Selbstversuch, Leipzig 1965.

Abb. 138b: Behandlungssaal des von Finsen gegründeten Lichtinstitutes zu Kopenhagen. Links mit weißem Pfeil: Finsen im Gespräch mit auswärtigen Besuchern
Nach einer Originalfotografie aus dem Jahre 1901
Aus: Paul de Kruif: Kämpfer für das Leben, Berlin 1932.

Abb. 138c: Lupuskranke unter der Finsenlampe im Kopenhagener Lichtinstitut
Reproduktion nach einer Fotografie aus dem Jahre 1901
Aus: Paul de Kruif, ebenda.

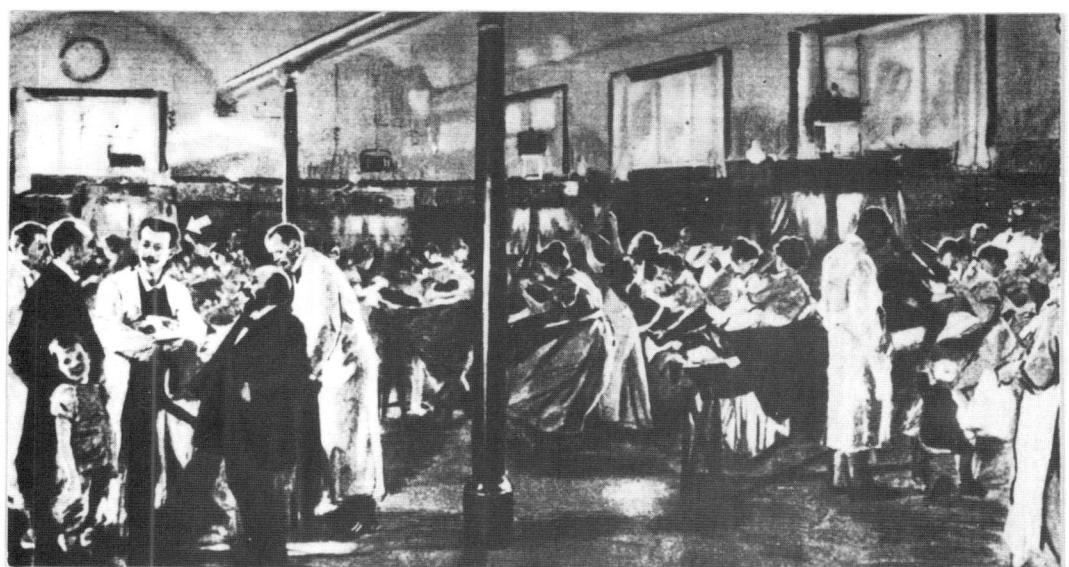

b

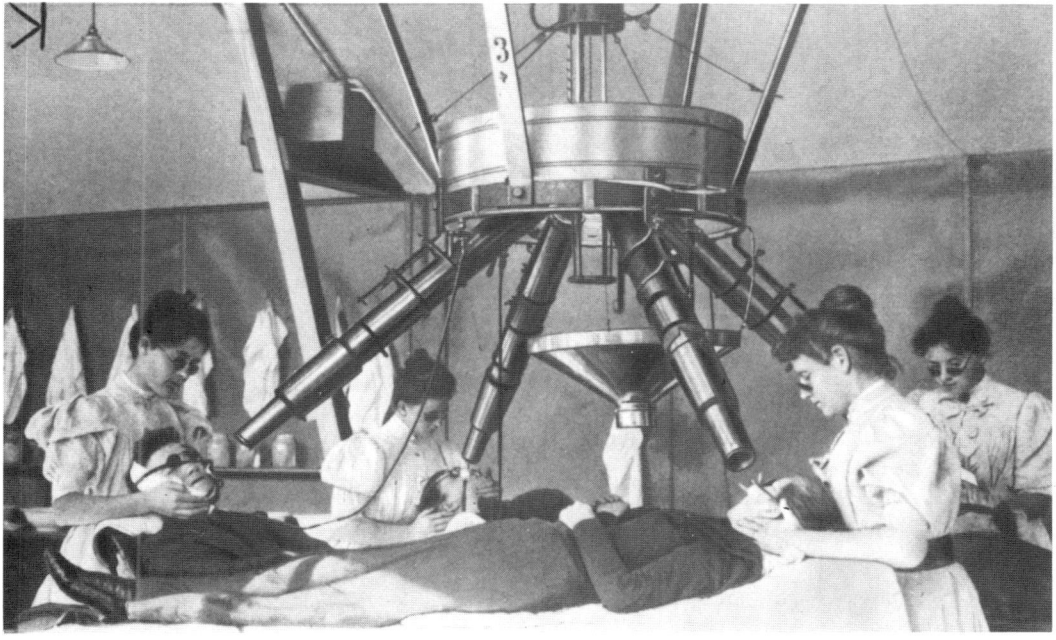

c

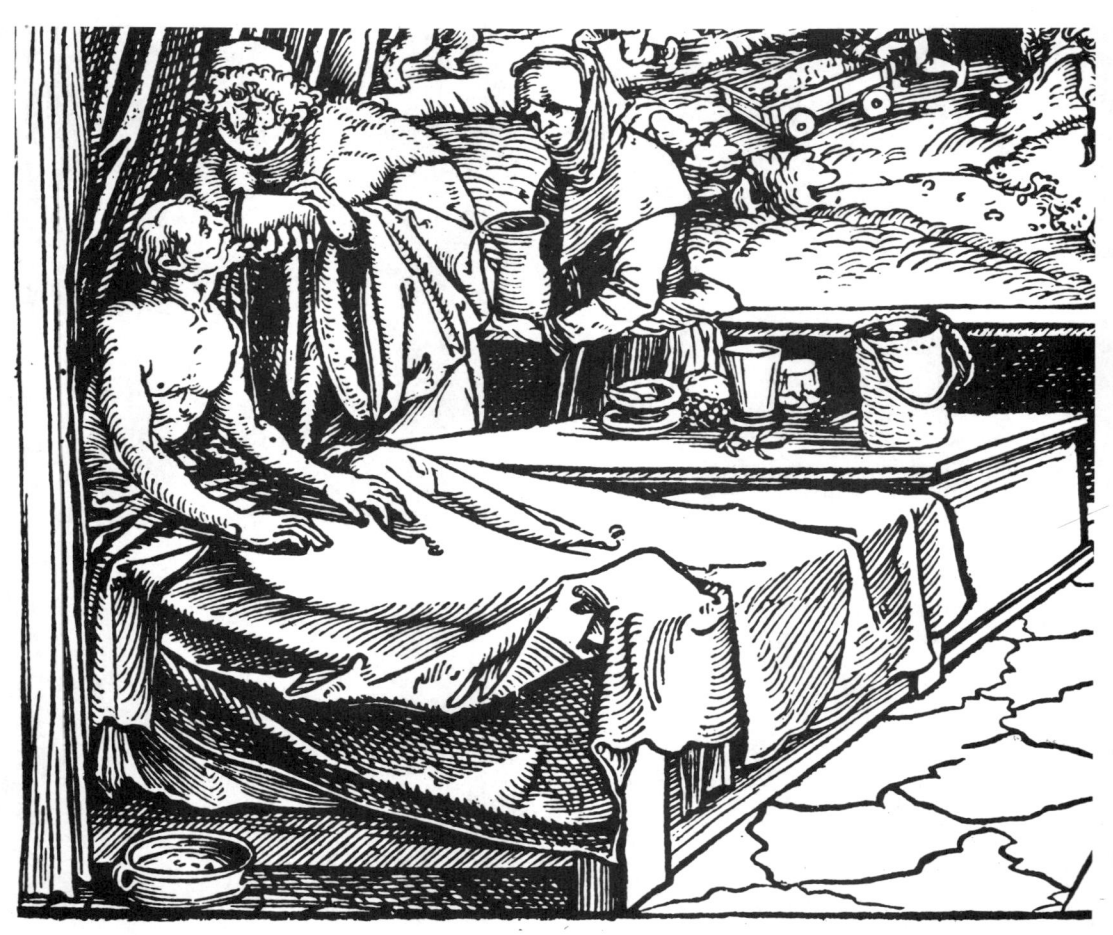

XVIII
Häusliche Krankenpflege

Tun, was man tun soll, heißt nicht:
tun, was Freude macht.

Honoré de Balzac (1799–1850)

Krankenpflege im Mittelalter

Als nach dem Verfall des römischen Weltreichs das Christentum dessen Erbe antrat und die Kirche sich zum Machtfaktor wie auch zum Kulturträger aufschwang, nahmen die Geistlichen, insbesondere die Mönche, die Heilkunde in ihre Hände. Gemäß dem Verhalten Christi gegen Kranke und Mühseligbeladene betrachteten sie das Leiden jedweder Art als eine zur Läuterung der Seele sowie zum eigenen Heil führende Gnade. Demzufolge rückte auch die Krankenpflege zu einem gottwohlgefälligen Liebeswerk empor.

Orden traten ins Leben, die sich in klostereigenen Krankenstuben der Betreuung von Patienten widmeten. Zur Zeit der Kreuzzüge gründeten namentlich die geistlichen Ritterorden, aber auch andere Brüderschaften, wie die Benediktiner oder die Franziskaner, Klosterkrankenhäuser, wohlausgestattete, mit getrennten Räumen für Leicht- und Schwerkranke, doch vielfach auch elende Notunterkünfte, in denen die armen Patienten dicht zusammengepfercht lagen, „nackt, zu zweit in einem Bett, mit kaum genügend Raum, um zwischen den Betten hindurchgehen zu können" (Leff).

Nächst den Mönchsorden folgten die Bürgerschaften der Städte dem Aufruf der Kirche zum Krankendienst. Handwerkerinnungen, auch begüterte Familien stifteten häufig das Geld dafür, in der Hoffnung, sich so die ewige Glückseligkeit erkaufen zu können. Zugleich erwarben sie sich dadurch das Recht zur Unterkunft bei Krankheit oder Siechtum. Solche weltlichen Spitäler errichtete man zumeist außerhalb der Stadtmauer, damit die mit ansteckenden Krankheiten Behafteten ihre Mitbürger möglichst wenig gefährdeten. Die Aufsicht über die städtischen Krankenanstalten führte ein vom Rat ernannter Spitalmeister. Er sorgte dafür, daß die Hausordnung eingehalten wurde, daß die Insassen eine ihrer Krankheit entsprechende Kost erhielten, und entschied zusammen mit dem Arzt über die Aufnahme eines Patienten. Die Ärzte standen den mittelalterlichen

Spitälern nicht ständig zur Verfügung, wie wir es in unseren Krankenhäusern gewohnt sind, sondern nur stundenweise, je nach dem mit der Stadtobrigkeit geschlossenen Vertrag. Erstmalig wurde in Nürnberg ausgangs des fünfzehnten Jahrhunderts ein besonderer Spitalarzt – für siebzig Goldgulden, einschließlich Kost und Logis – angestellt.

Abb. 139a: Mittelalterlicher Arzt, dem der Patient davonläuft
Federzeichnung nach der Originaldarstellung zur französischen Abschrift der „Chirurgia" des Salernitanischen Schulmediziners Roger Frugardi aus dem 13. Jahrhundert. Das Manuskript befindet sich in der Trinity College Library in Cambridge/GB.

Abb. 139b: Ärztliche Behandlung eines kranken Beines
Nach einem Holzschnitt in Rodericus Zamorensis: Spiegel des menschlichen Lebens (Augsburg 1479)
Aus: Gustav Freytag: Bilder aus der deutschen Vergangenheit, Leipzig o. J.

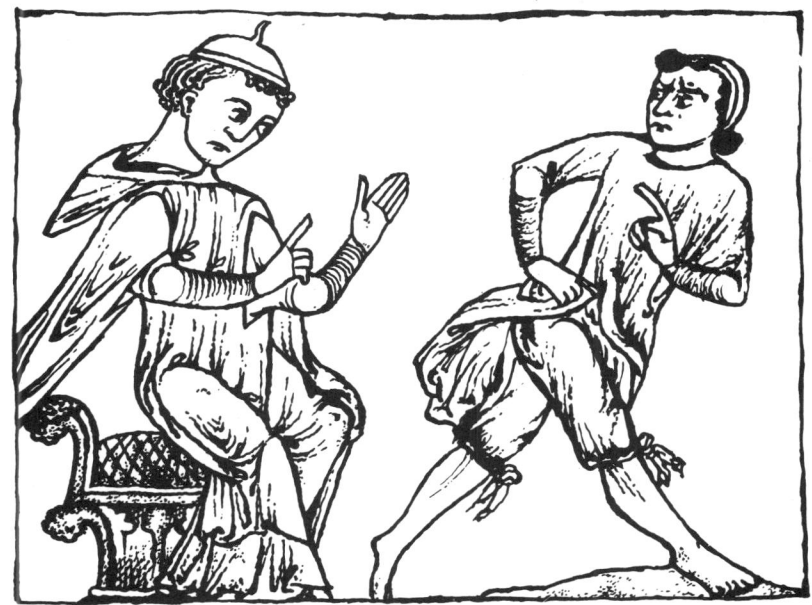

a

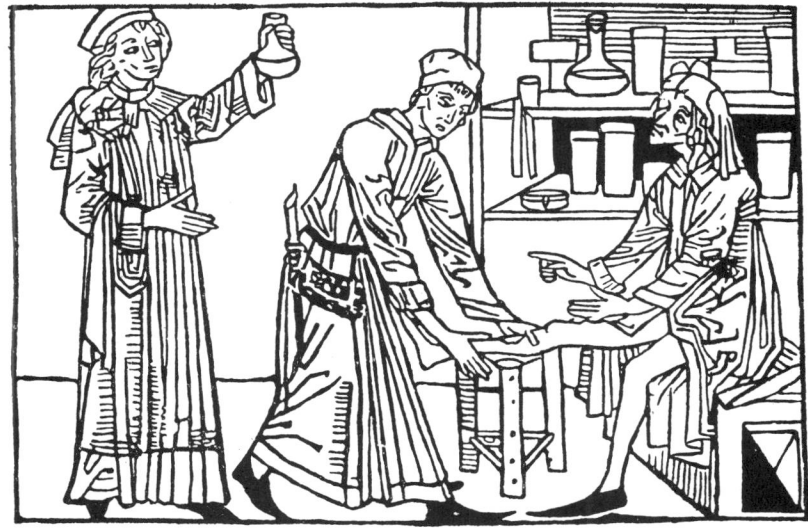

b

Einst dominierte die Hauskrankenpflege

Bis weit ins 19. Jahrhundert spielte die Hauskrankenpflege die Hauptrolle in der Krankenbetreuung; denn ins Hospital oder Krankenhaus wurden einst nur solche Patienten aufgenommen, die gänzlich mittellos waren und deren Leiden zugleich Lehrzwecken dienen konnten. Der herbeigerufene Arzt untersuchte und ordnete die jeweilige Heilbehandlung am privaten Krankenbett an. Hilfsdienste und praktische Weiterversorgung der Kranken lagen ausschließlich in Frauenhand.

Deshalb gehörten zu jedem wohlgeordneten Haushalt ein gut ausgestattetes Arzneimittelschränkchen sowie ein Arzneibuch mit volkstümlichen Krankheitsbeschreibungen und therapeutischen Ratschlägen. Als frühestes auf uns überkommenes populärmedizinisches Werk dieser Art gilt die „Physika" (Naturkräfte) der heil- und arzneibewanderten Äbtissin *Hildegard von Bingen* (um 1098–1179), deren Krankheitsbegriff auf der die gesamte scholastische Heilkunde beherrschenden antiken Viersäftelehre basierte.

Gemäß ihrer Auffassung, daß Krankheiten aus einem Mißverhältnis der Körpersäfte Blut, Schleim, gelbe und schwarze Galle entstünden, gab Hildegard vorrangig das Gleichgewicht wiederherstellende Arzneipflanzen aus dem Erfahrungsschatz der Wurzelgräber und Kräuterfrauen an. Auch in späteren Jahrhunderten verfaßten Ärzte immer wieder ähnliche „Konfektbücher" für den Hausgebrauch. Als „Konfekte" bezeichnete man damals jegliche zubereitete Arznei. Sortimente gängiger Arzneistoffe wurden in „Konfektschachteln" feilgeboten.

Neben Arznei- oder Konfektbüchern kursierten Flugblätter mit Lehranweisungen zur Einrichtung und Anwendung von Hausapotheken. Im Hochmittelalter entstanden mit den sogenannten Beginenhöfen religiös-asketische Frauenvereinigungen ohne Ordensgelübde, deren Mitglieder sich vornehmlich der häuslichen Krankenpflege widmeten. Sie übten diese nicht nur in ihren Genossenschaftshäusern aus, sondern auch in ihrer Privatwohnung oder in den Wohnungen der ihnen anvertrauten Patienten. Bei Beerdigungen betätigten sie sich überdies als Klageweiber und hielten an den Gräbern Verstorbener die Totenwache. Ferner besuchten und betreuten sie kranke Häftlinge in den Gefängnissen. Anfänglich kirchlich gebunden, wurden sie später weltlich, woraufhin sie vorübergehend, der Häresie bezichtigt, in die Fänge der Inquisition gerieten.

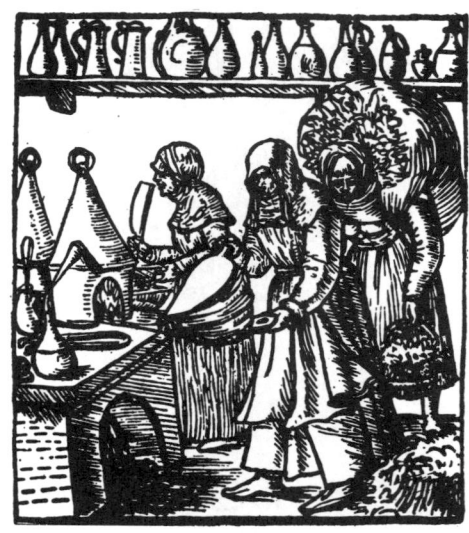

a

Abb. 140a: Zwei Kräuterfrauen beim Bereiten von Arzneitränken. Eine dritte Kräuterfrau bringt ihnen frisch gesammelte Heilpflanzen zur Weiterverarbeitung
Anonymer Holzschnitt aus dem Jahre 1542
Fotoreproduktion: Erdmann Schmidt (†); Haldensleben

Abb. 140b: Hauskrankenpflege im 16. Jahrhundert: Der Arzt reicht einem Patienten einen selbstbereiteten Trank aus schmerzlindernden Arzneipflanzen
Anonymer zeitgenössischer Holzschnitt in Cicero: De officiis (Augsburg 1531)
Aus: Hermann Peters: Der Arzt und die Heilkunst in der deutschen Vergangenheit, Jena 1924.

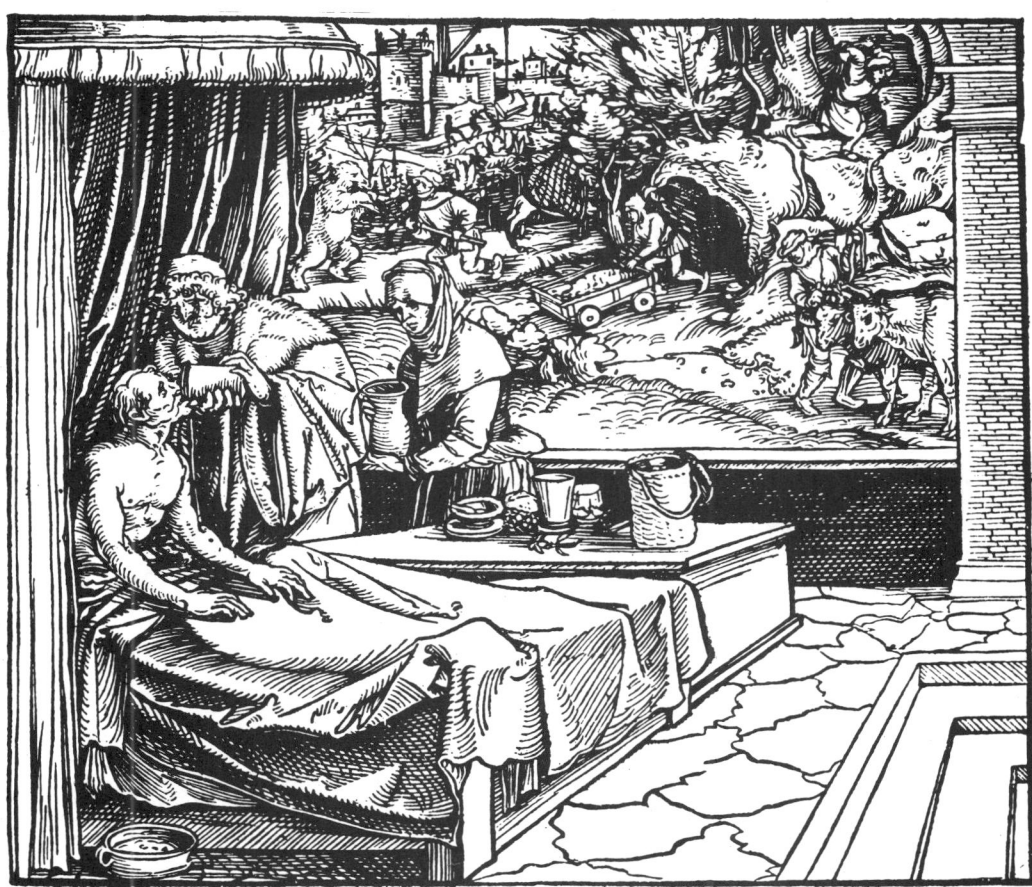

b

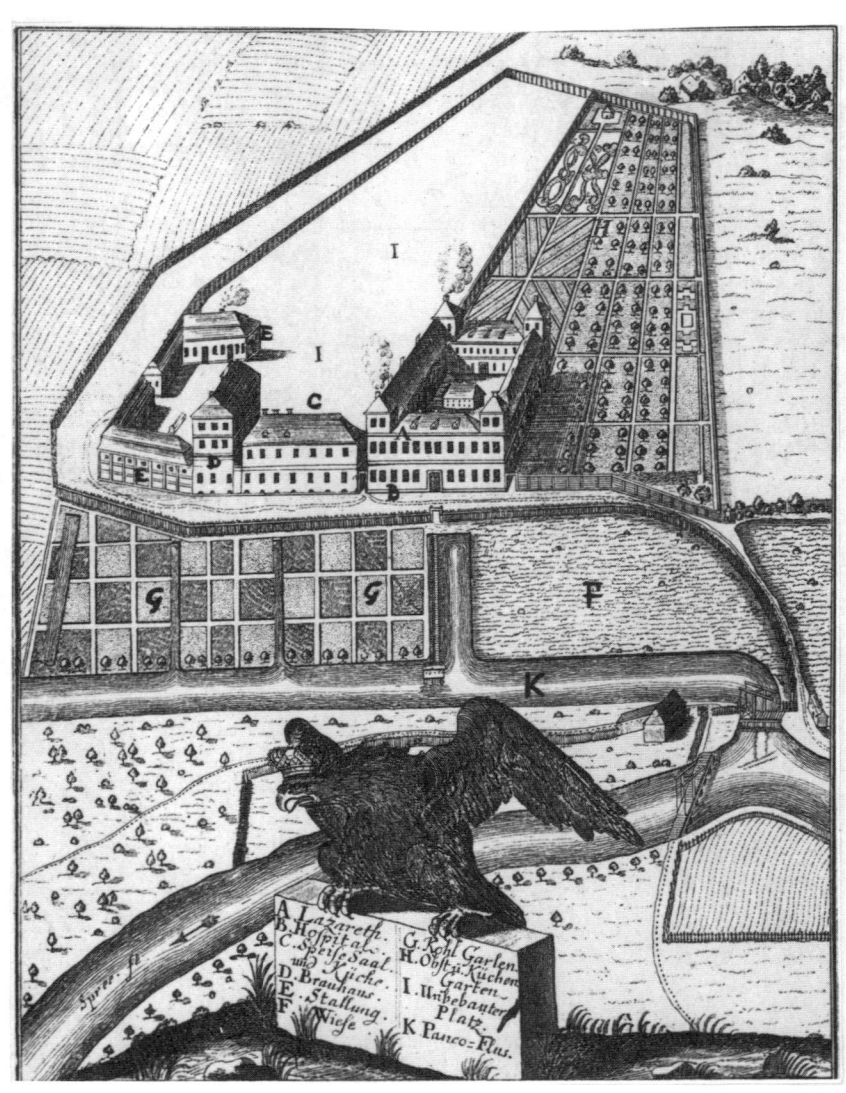

A. Lazareth.
B. Hospital.
C. Speiße Saal.
    und Küche.
D. Brauhaus.
E. Stallung.
F. Wiese.
G. Kehl Garten.
H. Obst u. Küchen
    Garten.
I. Unbebauter
    Platz.
K. Panco=Fluß.

XIX

Krankenhaus und Lazarettwesen

Hundertprozentige Gesundheit ist eine Stoffwechselerkrankung!

Curt Goetz (1888–1960)

Vom Findelhaus zur Kinderklinik

Um der aus der Antike überkommenen Unsitte entgegenzuwirken, unerwünschte Neugeborene auszusetzen und sie damit dem Untergang oder der mildherzigen Aufnahme durch Fremde zu überlassen, hatte der byzantinische *Kaiser Justinian* um die Mitte des sechsten Jahrhunderts eine Verordnung erlassen, wonach solches Verhalten erbarmungsloser Eltern als Kindesmord zu bestrafen sei. Dennoch geschah es immer wieder, daß sich vornehmlich uneheliche Mütter oder in großem Elend lebende Familien auf derartige Weise von einem Sprößling trennten.

Dies nahm die mittelalterliche Kirche schließlich zum Anlaß, Findelanstalten zu stiften, an deren Außenmauer eine Drehlade angebracht war, in die verschmähte Säuglinge im Dunkel der Nacht unbeobachtet abgelegt werden konnten. Die Findelkinder wurden von Nonnen aufgezogen beziehungsweise zur Verfügung stehenden Ammen übergeben. Obwohl sich die Ordensschwestern nach bestem Gewissen um ihre Schützlinge bemühten, gelang es ihnen kaum, die zahllosen Erkrankungen zu bewältigen. Die Krankenstuben der Findelhäuser waren stets überfüllt; die hohe Mortalität der Kleinen veranlaßte einen grimmigen Spötter zu der Empfehlung, über die Eingangsportale die Inschrift zu setzen, daß man die Insassen „hier auf Staatskosten sterben" ließe. Doch auch in den offiziellen Krankenanstalten gestaltete sich das Los eingelieferter Kinder nicht günstiger, da diese dort dicht zusammengedrängt zwischen Erwachsenen und ohne Rücksicht auf ansteckende Krankheiten lagern mußten.

Ausgangs des achtzehnten Jahrhunderts forderte eine Kommission der Pariser Akademie der Wissenschaften, die man um Verbesserungsvorschläge für einen Umbau des nahe der Notre-Dame-Kirche gelegenen altehrwürdigen Krankenhauses „Hôtel-Dieu" gebeten hatte, vor allem eine eigene Kinderstation sowie ein eigenes Bett für jedes kranke Kind. Im Jahre 1802 endlich bewirkte die französische Kirchensynode in der Seine-Metropole den Bau des ersten Kinderkrankenhauses Europas.

Die neue, dem Pariser Waisenhaus für Mädchen angegliederte Anstalt nannte sich „Hôpital des Enfants Malades", verfügte über 300 Betten für zwei- bis fünfzehnjährige Patienten und bildete die Wiege der modernen, emanzipierten Kinderheilkunde. Hierher strömten, da sie lange die einzige Klinik und Forschungsstätte dieser Art blieb, angehende Pädiater, um sich in der zu eigenständigem Leben erwachten medizinischen Fachrichtung spezialisieren zu lassen. 1829 eröffnete die Berliner Charité die erste deutsche Kinderklinik.

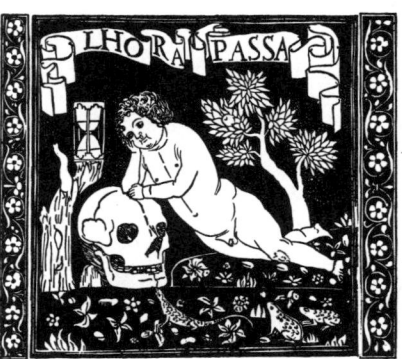

a

Abb. 141a: Allegorie auf die Vergänglichkeit des Lebens. Kinder fielen in früheren Jahrhunderten zahlreich Seuchen zum Opfer
Nach einem Holzschnitt eines anonymen Florentiner Meisters des 15. Jahrhunderts
Aus: Bernt Karger-Decker: Unsichtbare Feinde, Leipzig 1968.

Abb. 141b: Findelhaus im 19. Jahrhundert: Eine Frau legt heimlich ihr Kind in den Drehkasten am Findelhaus (links). Auf der rechten Bildseite: Blick in das Innere des Findelhauses mit dem geöffneten Kasten
Aus: L'Illustration", Paris, Jahrgang 1852.

Abb. 141c: Krankensaal in einem Wiener Kinderspital um 1860
Anonyme zeitgenössische Darstellung
Aus: Leopold Schönbauer: Das Medizinische Wien, Berlin und Wien 1944.

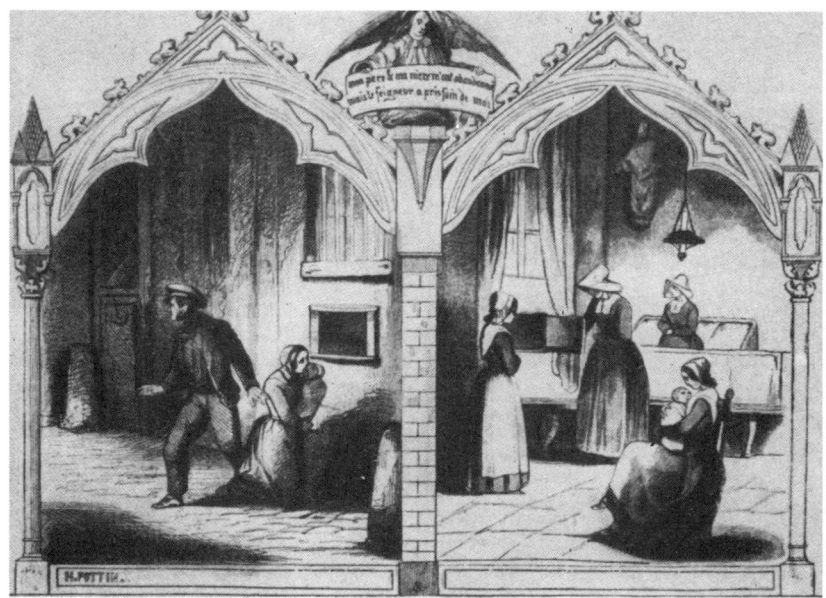

b

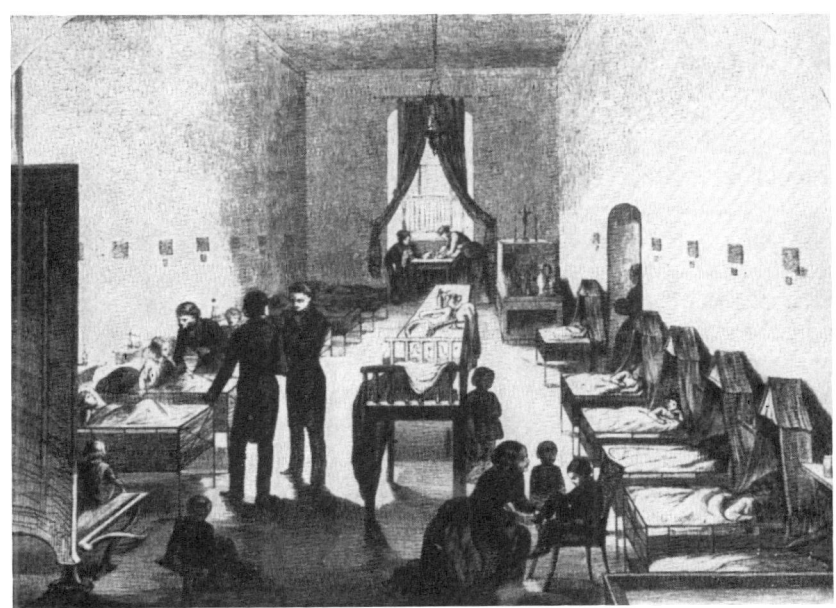

c

Misere und Glanz des „Hôtel-Dieu"

In unmittelbarer Nähe der baukünstlerisch eigenwilligen, hoheitsvollen Kathedrale Notre-Dame entdeckt der Paris-Besucher unter der Benennung „Hôtel-Dieu" eines der ältesten und medizinhistorisch bedeutsamsten Krankenhäuser des Erdballs. Es wurde bereits um 660, mehr als ein Halbjahrtausend vor seiner majestätischen Nachbarin, errichtet. Als seine Gründer vermerken die Annalen den französischen Heiligen *Landry* sowie einen Grafen *Archambaud*. Sie stifteten jenes „Haus Gottes", wie die deutsche Übersetzung lautet, nach Darstellung des Pariser sozialkritischen Schriftstellers Louis Sébastian Mercier (1740–1814) „als ein Asyl für alle Kranke ohne Ansehen der Person, des Bekenntnisses und des Geschlechtes".

Unser sarkastischer vorrevolutionärer Gewährsmann freilich erachtete die fromme Bezeichnung des Hospitals in Anbetracht der noch in seinem Jahrhundert dort herrschenden sanitären Übelstände für blanken Hohn: In großen, mit verdüsternden Gitterfenstern versehenen Krankensälen teilten jeweils zwei, drei oder noch mehr Patienten ein Bett, gleichgültig, ob Mann, Frau oder Kind, welcher Art die Krankheit und bar jeglicher hygienischer Fürsorge. Operationen wurden an Ort und Stelle, im Beisein der Mitinsassen vollführt. Entbindungen fanden in einem dunklen, feuchten Kellerraum statt. Hospitalbrand und Kindbettfieber forderten auch in dieser traditionsreichen Anstalt zahlreiche Todesopfer.

Doch ungeachtet seiner teils zeitbedingten, teils ideologisch erklärbaren Misere leistete das Hôtel-Dieu einen ruhmvollen Beitrag zur Entwicklung der französischen wie auch der gesamteuropäischen Heilkunde. Es wurde vor allem zur Wiege der modernen Chirurgie und der neuzeitlichen Geburtshilfe. Hier erhielten erstmalig Hebammen eine sach- und fachgerechte Ausbildung. Als erste Unterweiserin wirkte hier die seit 1660 als Oberhebamme tätige Marguerite du Tertre. Sie konnte sich beim Unterricht des hundert Jahre zuvor erschienenen epochalen Lehrbuches der Chirurgie von *Ambroise Paré* (1510–1590) bedienen, das auch ein ausführliches gynäkologisch-geburtshilfliches Kapitel enthielt.

Als einstiger Oberwundarzt am Hôtel-Dieu hatte Paré erstmalig die männliche Geburtshilfe eingeführt und die geburtshilfliche Wendung des Kindes bei Quer- oder bei Schädellage auf die Füße mit anschließender Herausziehung wiederentdeckt. Mit diesem erfolgreichen Mittel in der Hand des Chirurgen erfuhr die Entbindungspraxis einen gewaltigen Aufschwung. Auch auf chirurgischem Gebiet wurde das Hôtel-Dieu durch Parés Schöpfergenie führend in der Welt.

Abb. 142 a: Paris von der Südseite. In der Mitte die große Seine-Insel, der historische Kern der Stadt, mit der Kathedrale Notre-Dame (rechts), dem aus dem 7. Jahrhundert stammenden berühmten Krankenhaus „Hôtel-Dieu" (schräg davor) und dem Justizpalast (links), durch Brücken mit den beiden Ufern verbunden
Xylographie
Aus: Spamers Illustrierte Weltgeschichte, Band V, Leipzig 1894.

Abb. 142 b: Krankensaal im „Hôtel-Dieu": Ordensschwestern betätigen sich als Krankenpflegerinnen Titelillustration eines Ablaßbriefes für Wohltäter des Klosterhospitals um 1500 (im Vordergrund kniet König Ludwig XII. von Frankreich)
Aus: Bernt Karger-Decker: Besiegter Schmerz, Leipzig 1984.

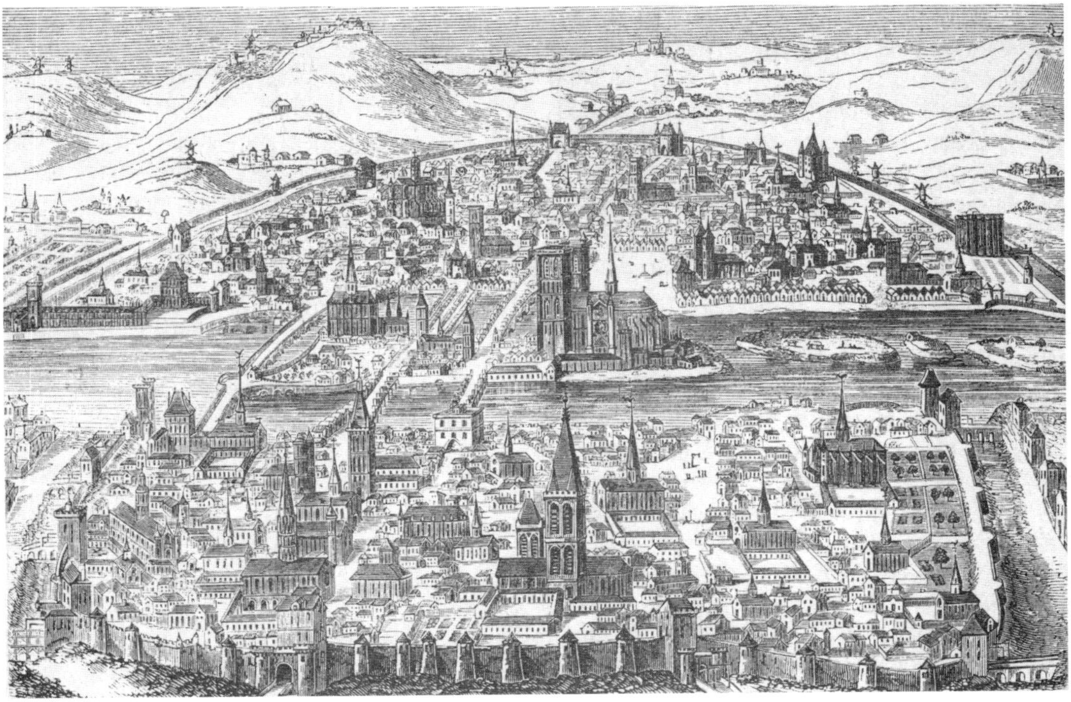

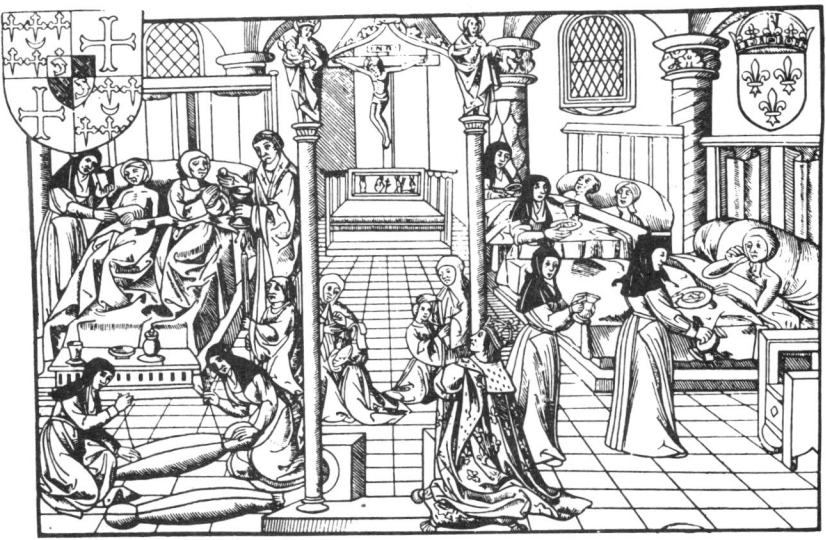

a

b

Vom Pesthaus zur weltberühmten Berliner Charité

Als im Jahre 1710 der „schwarze Tod" im Anzug war, hatte der Preußenkönig *Friedrich I.* jenseits der Berliner Stadtgrenze, vor dem damaligen Spandauer Tor, ein sogenanntes Pesthaus einrichten lassen. Glücklicherweise brauchte es zu seiner Zweckbestimmung nicht genutzt zu werden, da die gefürchtete Seuche nur bis Prenzlau vordrang. Daraufhin wurde das Gebäude bis 1726 als Arbeitshaus wie auch als Garnisonslazarett genutzt. Anschließend durfte das Hospital auf Grund einer Kabinettsorder *Friedrich Wilhelms I.* neben Militärpersonen bürgerliche Patienten in Behandlung nehmen. Überdies verfügte der Monarch, daß diese Institution fortan „Charité" heißen solle. Jene vom lateinischen Wort „Caritas" (= „Barmherzigkeit") abgeleitete Bezeichnung führten bereits etliche berühmte ausländische Krankenhäuser.

Der nunmehrigen Berliner Charité oblag außer ihrer klinischen Tätigkeit die praktische Ausbildung von Militär- und Zivilärzten an dem ihr angegliederten Collegium medico-chirurgicum. Zu deren theoretischer Qualifikation diente das schon 1713 auf königliche Anordnung aus finanziellen Mitteln der „Sozietät der Wissenschaften" errichtete Berliner Anatomische Theater. 1785 zählte die Charité etwa 3000 Insassen – Patienten und Hospitalisten – so daß ein Neubau erforderlich wurde.

Ende des 18. Jahrhunderts war dieser in Gestalt eines stattlichen Längshauses mit zwei Flügeltrakten fertiggestellt. Mit Eröffnung der Berliner Universität im Oktober 1810 avancierten die Direktoren der Charitékliniken und Lehrer zu Professoren der Medizinischen Fakultät.

Christoph Wilhelm Hufeland, seit 1800 Lehrer des Collegium medico-chirurgicum und Verfasser des medizinisch-literarischen Bestsellers „Die Kunst, das menschliche Leben zu verlängern" erhielt den Lehrstuhl für spezielle Pathologie und Therapie an der neugegründeten Alma mater und zugleich als erster das Dekanat der Fakultät. Er rief an der Charité die erste deutsche Poliklinik

für arme Kranke ins Leben. Legionen von hervorragenden Ärzten, Chirurgen, Wissenschaftlern verhalfen der Charité durch ihr Wirken rasch zu internationalem Ansehen.

Im Zweiten Weltkrieg zum großen Teil schwer zerstört, wurde die Berliner Charité nach der Zerschlagung der braunen Diktatur mit Unterstützung der sowjetischen Besatzungsmacht wieder aufgebaut. Seit 1975 wurde sie weitgehend rekonstruiert sowie durch Errichtung eines modernen Klinikums neugestaltet. Sie gehört heute zu den größten medizinischen Ausbildungs-, Behandlungs- und Forschungsstätten Deutschlands.

Abb. 143a: Plan der Berliner Charité um 1740: Nach der Erklärungstafel unter dem Adler: A = Lazarett, B = Hospital, C = Speisesaal und Küche, D = Brauhaus, E = Stallung, F = Wiese, G/H = Kohl- und Obstgarten, I = Unbebauter Platz, K = Panko-Fluß
Holzschnitt in Johann Theodor Eller: Baugeschichte der Charité (Berlin 1730)
Aus: Otto Henne am Rhyn: Kulturgeschichte des deutschen Volkes, Berlin 1886.

Abb. 143b: Ansichten der Inneneinrichtungen des einstigen Pesthauses vor dem Spandauer Tor der Stadt Berlin sind bis heute nicht bekannt geworden. Aber so, wie diese Abbildung eindringlich vermuten läßt, dürften die Krankensäle der Charité anfangs ausgesehen haben
Nach einem zeitgenössischen Kupferstich von Daniel Chodowiecki (1726–1801). Anonymer Einblattdruck

Abb. 143c: Anatomische Vorlesung an der Berliner Charité im frühen 19. Jahrhundert
Nach einer zeitgenössischen Darstellung von F. T. Aus: R. Fick: Auf Deutschlands Hochschulen, Berlin – Leipzig 1900.

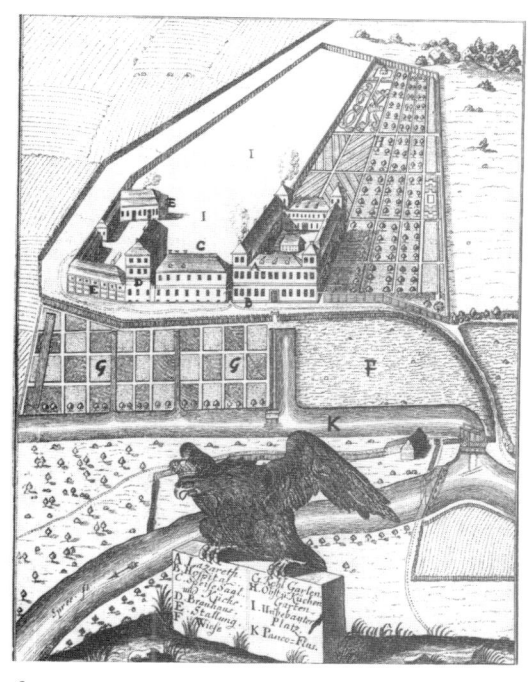

a

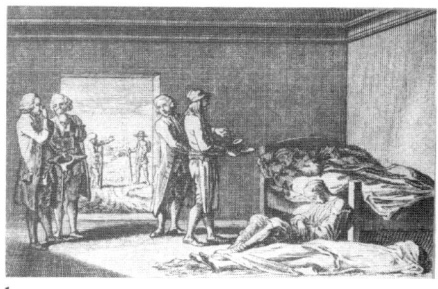

b

c

Geburt des „Lazaretts"

Nach der päpstlichen Bestätigung seiner religiösen Genossenschaft für Volksmissionen, namentlich unter den Armen seines Vaterlandes, wählte der französische Pfarrer *Vincent de Paul* im Jahre 1632 als Sitz seines Ordens-Mutterhauses den Pariser Stadtteil Saint-Lazare, um dadurch schon äußerlich zu bekunden, daß sich seine Kongregation die Barmherzigkeitspflege zum Hauptbetätigungsfeld neben ihrem priesterlichen Wirken erkoren habe. Besonders begannen sich die Brüder der Aussätzigen anzunehmen, deren Los es war, wegen ihres schrecklichen ansteckenden Leidens auf Grund obrigkeitlicher Erlasse außerhalb der menschlichen Gesellschaft zu vegetieren und dahinzusiechen.

Die Ordensmitglieder betreuten die in Aussätzigenhäusern, sogenannten Leprosorien, isolierten Personen und versorgten sie mit dem Lebensnotwendigen, ja legten auch selbst Hospitäler für sie an. Nach ihrem biblischen aussätzigen Namenspatron Lazarus bürgerte sich für die Brüder alsbald die volkstümliche Benennung „Lazaristen" und für die unter ihrer Obhut stehenden Sondersiechenhäuser die Bezeichnung „Lazarette" ein. Ähnliche Einrichtungen schufen die Stadtverwaltungen zur Absonderung der von der Pest Betroffenen. Die erste dieser Art erbaute 1374 die Stadtrepublik Venedig auf der Insel Santa Maria di Nazareth. Jene früheste umfassende Quarantänestation zur Verhütung der Pesteinschleppung aus Übersee nannten die Venezianer „Nazaretum". Auch diese sprachliche Kurzform floß allmählich in den Begriff „Lazarett" ein. Jahrhundertelang dienten die Lazarette gemäß ihrer ursprünglichen Verwendung als Asyl für Seuchenkranke, während mit nicht ansteckenden Krankheiten behaftete sowie altersschwache Leute, sofern sie mittellos waren, in Armenspitälern untergebracht wurden.

Mit dem Aufbau eines militärischen Gesundheitswesens traten Lazarette zur ärztlichen Behandlung erkrankter oder verwundeter Armeeangehöriger ins Leben. Erstmalig soll im Jahre 1491 der

spanische Kardinal und Staatsmann *Francisco Jimenes* bei der Belagerung Granadas ein Feldspital errichtet haben. Seinem Beispiel folgte hundert Jahre später *König Heinrich IV.* von Frankreich. Im achtzehnten Jahrhundert schließlich gesellten sich zu solchen fliegenden Feldlazaretten die weit im Rücken der Kampftruppen an geschütztem Ort stationierten und mit allen nötigen therapeutischen Mitteln versehenen Hauptlazarette hinzu.

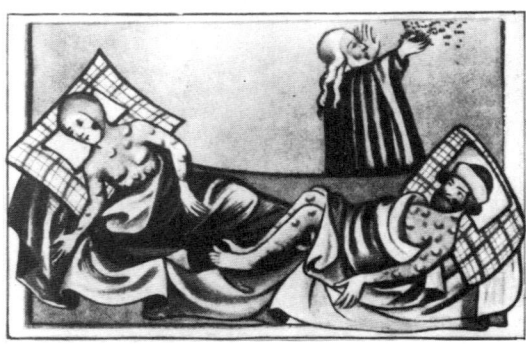

a

Abb. 144a: Aussätzigenlazarett im Spätmittelalter
Nach einer unbezeichneten Darstellung aus dem Jahr 1411
Aus: Geschichte der Medizin, Berlin 1957.

Abb. 144b: Feldscherzelt im Landsknechtslager
Nach einem Holzschnitt in Theophrastus Paracelsus: Drei Bücher von Wunden und Schäden (Frankfurt/Main 1563)
Aus: Gustav Freytag: Bilder aus der deutschen Vergangenheit, Leipzig o. J.

Abb. 144c: Feldlazarett in den Schlesischen Kriegen König Friedrichs II. von Preußen
Nach einem Holzschnitt Adolph von Menzels
Aus: Bernt Karger-Decker: Unsichtbare Feinde, Leipzig 1968.

Abb. 144d: Fliegendes französisches Zeltlazarett ausgangs des 19. Jahrhunderts
Nach einem anonymen zeitgenössischen Holzschnitt
Aus: E. Ackerknecht: Medizinische Dokumente aus Großmutters Mappe in „IMAGE ROCHE", H. 17/1966.

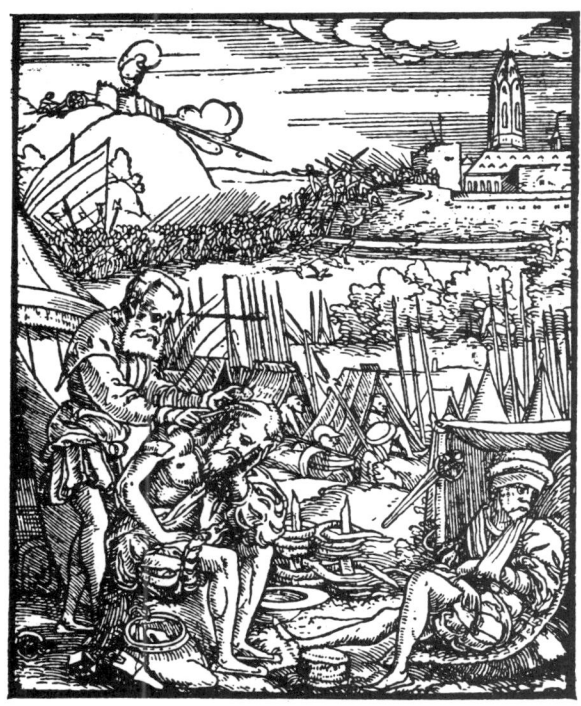

b

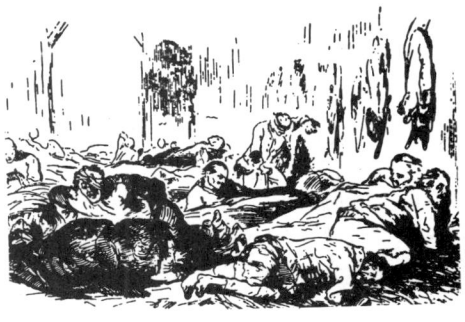

c

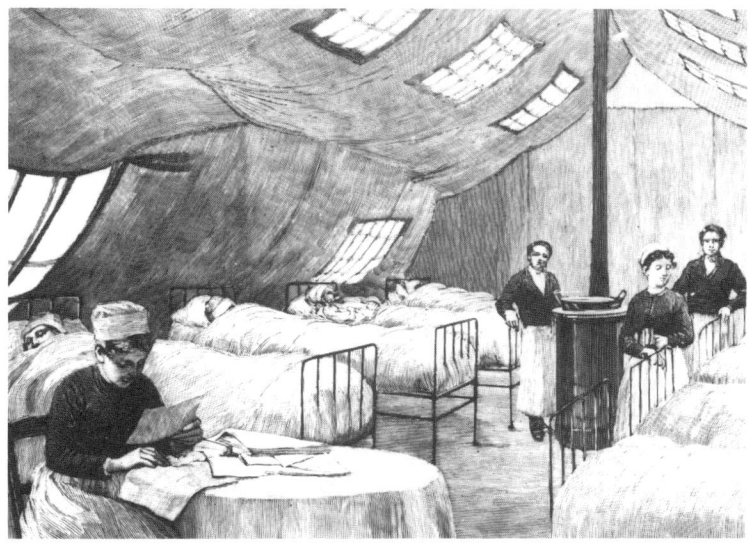

d

Die Dame mit der Lampe

Schlimme Kunde brachte der Frontberichterstatter der Londoner „Times" über die Zustände in den britischen Lazaretten am Bosporus während des Krimkrieges, der 1853 als russisch-türkischer Feldzug begonnen, sich aber bereits im darauffolgenden Jahr zu einem Kampf Englands, Frankreichs, der Türkei und schließlich noch Sardiniens gegen das Zarenreich um die Vorherrschaft im Nahen Osten ausgeweitet hatte. Die Nachrichten über trostlosesten Mangel an Liegestätten und Wäsche für Legionen Kranker und Verwundeter, an Arzneimitteln, jedwedem Sanitätsmaterial sowie an Pflegepersonen, was wiederum ein Massensterben an Wundinfektionen bewirkte, erregten und empörten die Landsleute daheim zutiefst.

Auf drängendes Ersuchen des damaligen englischen Kriegsministers *Sidney Herbert* begab sich die mit ihm und seiner Familie befreundete *Miß Florence Nightingale*, die in der britischen Metropole ein Krankenheim für arme Frauen leitete, gemeinsam mit achtunddreißig von ihr ausgewählten Helferinnen nach Skutari bei Konstantinopel, wo das Hauptlazarett des königlichen Expeditionskorps stationiert war. Dort sollten nach den Enthüllungen des „Times"-Korrespondenten *William Howard Russel* geradezu höllische Mißstände herrschen. Gegen den Widerstand der Militärärzte, die aus überkommenen Vorurteilen kein weibliches Pflegepersonal dulden wollten, gelang es ihr, die katastrophalen Verhältnisse zu überwinden und die Sterblichkeit auf ein Minimum zu verringern.

Sowohl die Chirurgen, deren Tätigkeit Florence Nightingale durch wohlorganisierte Materialbeschaffung, Hygieneverbesserung und durch Operationshilfe wesentlich erleichterte, als auch die von ihr und ihren Gehilfinnen einfühlsam und aufopfernd betreuten Verwundeten und Rekonvaleszenten verehrten sie wie ein überirdisches Wesen, hießen sie dankerfüllt den „Engel der Versehrten" oder schlicht, doch nicht minder liebevoll „die Dame mit der Lampe".

Nach fast zweijährigem verzehrendem Dienst an den Elendsten des Krieges in das Vaterland zurückgekehrt, benutzte Miß Nightingale ihre durch ihren heldenmütigen humanitären Einsatz errungene Autorität, um die von ihr begonnene Reform des Lazarett- und des Krankenpflegewesens allgemein zu verwirklichen. Zu diesem Zweck legte sie ihre Erfahrungen, Beobachtungen, Einsichten und Methoden in ihren noch heute lesenswerten Schriften „Notes on nursing" und „Notes on hospitals" nieder. Sie bildeten zudem die theoretischen Grundlagen für die moderne Krankenpflege und -fürsorge schlechthin.

Abb. 145a: Florence Nightingale (1820-1910), englische Reformerin der Verwundetenfürsorge und des Krankenpflegeschulwesens, nach ihrer Rückkehr von Skutari

Abb. 145b: Mrs. Nightingale mit Gehilfinnen bei der Pflege Verwundeter im englischen Lazarett Skutari während des Krimkrieges 1853/56

Abb. 145c: Mrs. Nightingale, die „Dame mit der Lampe", im englischen Lazarett von Skutari bei einer Visite

Alle aus: „Heilberufe", Berlin, H. 1/1984.

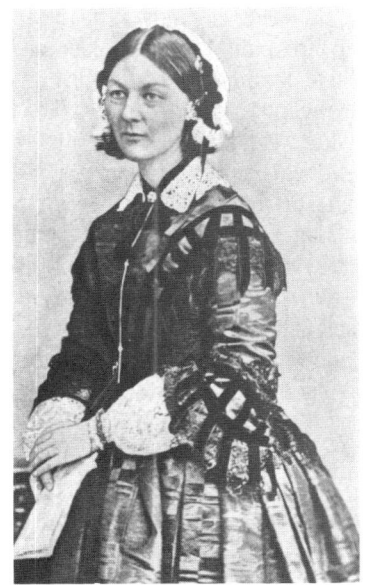

a

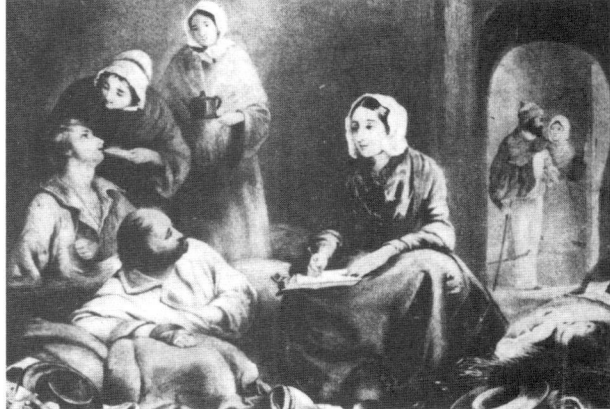

b

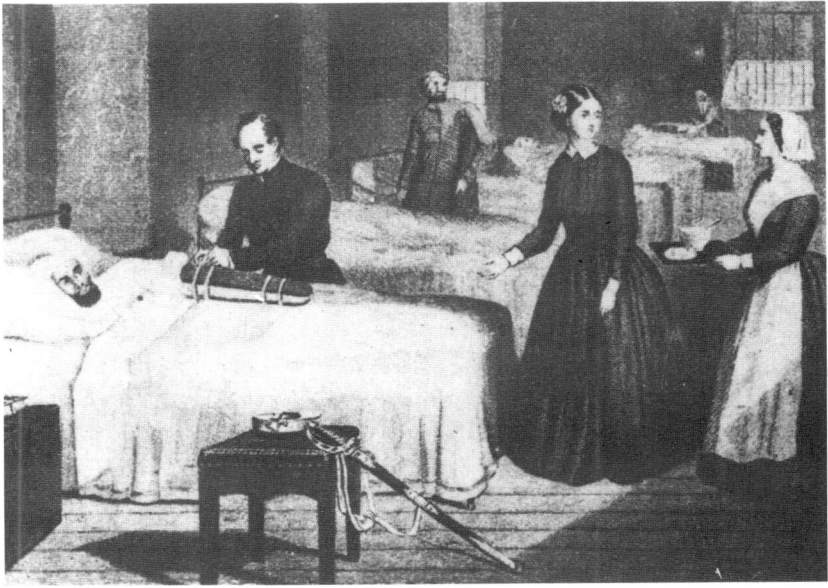

c

Das Beispiel der Ibrahim-Schwester

Im Jahre 1983 verlieh die Jenaer Carl-Zeiss-Stiftung erstmals den von ihr ausgesetzten Jussuf-Ibrahim-Preis. Mit dieser alljährlich verdienten Mitarbeitern der Universitätskinderklinik in der Saalestadt zuteil werdenden Auszeichnung verbindet sich das Gedenken an den ägyptischen Pädiater *Jussuf Ibrahim*, dessen reformatorisches Wirken für die Kinderheilkunde in Jena seine Vollendung fand.

Für seine weltweit anerkannten Forschungen über Ernährungsstörungen und Soor bei Säuglingen und Nervenkrankheiten bei Kindern sowie für seine Verdienste um die Heranbildung einer hochqualifizierten Schwesterngeneration wurde der gebürtige Kairoer an seinem 76. Geburtstag zum Ehrenbürger Jenas ernannt.

Als Ibrahim seine kinderärztliche Laufbahn an der Luisenheilanstalt in Heidelberg begann, lag die Säuglingssterblichkeit bei 20 Prozent. Mitschuldig daran war neben sozialen Mißständen und der noch sehr mangelhaften Neugeborenenpathologie und -therapie das völlig unzureichende Ausbildungsniveau der Säuglings- und Kinderkrankenschwestern. Deshalb gründete Ibrahim an der Heidelberger Kinderklinik die erste fachspezifische Lehranstalt in der Geschichte der Medizin. Die Ausbildungsrichtlinien sahen als Unterrichtsfächer Anatomie, Physiologie, Krankheitskunde, Ernährungslehre und Hygiene vor. Das Erlernte wurde auf der Station praktiziert beziehungsweise erhärtet.

Auch am Münchener Gisela-Kinderspital, wohin er 1907 als leitender Arzt ging, rief Ibrahim eine gleiche Aussbildungsstätte wie auch eine Kinderpoliklinik ins Leben. Auf dem III. Deutschen Kongreß für Säuglingsfürsorge in Darmstadt, 1912, gab er seine Erfahrungen bekannt und forderte nunmehr die generelle Einführung einer einheitlichen zweijährigen Berufsausbildung für Säuglingsschwestern mit abschließender Prüfung und Anerkennung durch ein Diplom.

Im Jahre 1917 zum Ordinarius des neuerrichteten Lehrstuhls für Kinderheilkunde an der Jenaer Universität und zum Leiter des aus Mitteln der Carl-Zeiss-Stiftung erbauten Kinderkrankenhauses berufen, richtete Ibrahim hier sowohl eine Lehranstalt für Säuglings- und Kinderkrankenpflegerinnen als auch ein klinikeigenes Mütter- und Säuglingsheim ein, so daß fortan die gesamte medizinische Betreuung von Mutter und Kind in einer Hand lag. Etwa tausend sogenannte Ibrahim-Schwestern gingen aus der Lehranstalt hervor, die durch überragendes Fachwissen und Können beispielhaft wurden und wesentlich zur steten Herabsetzung der Säuglings- und Kindersterblichkeit hierzulande auf ein Minimum beitrugen.

Abb. 146a: Der Tod holt das Kind aus der Wiege (Allegorie auf die hohe Kindersterblichkeit in früherer Zeit)
Nach einem Kupferstich von Daniel Chodowiecki (1726–1801)
Aus: Hans Bosch: Kinderleben in der deutschen Vergangenheit, Leipzig 1900.

Abb. 146b: Jussuf Ibrahim (1877–1953), ägyptischer Pädiater. Reformierte als Professor und Direktor der Jenaer Universitätskinderklinik die Kinderheilkunde
Fotoreproduktion
Aus: „Deutsches Rotes Kreuz", Dresden, H. 5/1984

Abb. 146c: Brosche der Ibrahim-Schwestern des Jenaer Kinderkrankenhauses (Carl-Zeiss-Stiftung)
Archivfoto

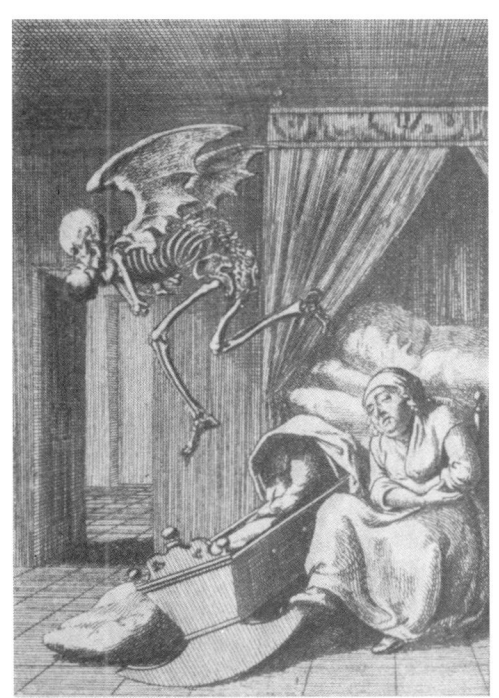

a

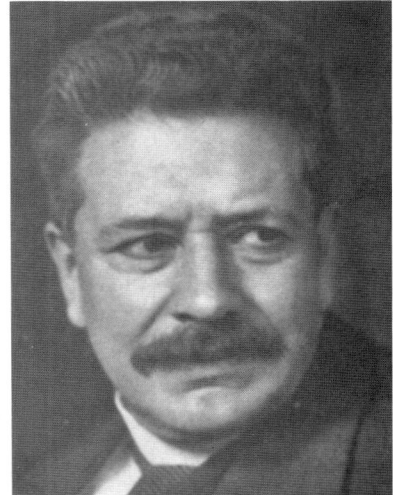

b

c

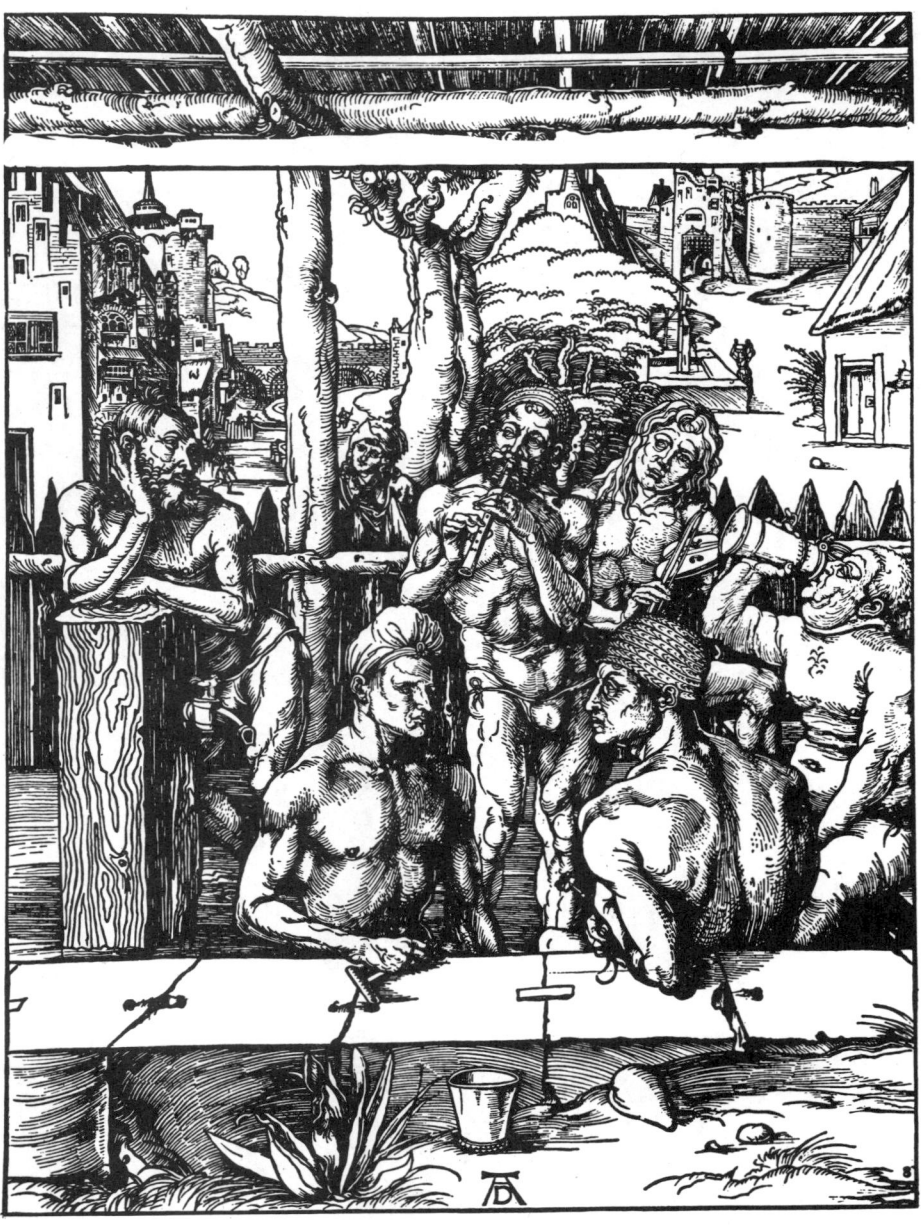

XX

Medizin-
historisches
Kunterbunt

Alles Gewesene und Geschehene ist
interessant, sofern nur zuverlässige
Chroniken darüber erhalten sind.

Nikolai Gogol (1809–1852)

Hochbedeutsamer Papyrus Ebers

Es war eine denkwürdige Stunde für den Leipziger Archäologieprofessor und Romancier *Georg Ebers* (1837–1898), als ihm in der Stadt Luxor am Nil, unweit des Ruinenfeldes von Theben, im Frühjahr 1873 ein arabischer Händler einen über zwanzig Meter langen Papyrus zum Kauf anbot, den dieser nach eigener Angabe elf Jahre zuvor zwischen den Beinen einer wohlerhaltenen Mumie gefunden hatte. Ebers stellte bald fest, daß ihm der Zufall einen besonders schön geschriebenen, unversehrten Text aus dem Pharaonenreich zugeführt hatte, zudem ein einmaliges Quellenwerk über die altägyptische Heilkunde.

Aus der Einleitung sowie aus einigen auf der Rückseite des Papyrus angebrachten kalendarischen Notizen war zu ersehen, daß es sich um ein ursprünglich im Besitz des Königs *Amenophis I.* befindliches, etwa um die Mitte des 16. Jahrhunderts v. Chr. aufgezeichnetes Handbuch für praktische Ärzte handelte. Die kleinere Hälfte des 108 Spalten langen Dokuments widmet sich den damals bekannten inneren Krankheiten, die größere enthält ein Verzeichnis von annähernd neunhundert medizinischen Rezepturen. Als wichtige ärztliche Untersuchungsmethode führt der Papyrus das Besichtigen, Betasten und Behorchen der Patienten an.

Auffallend die mit den Krankheitsbeschreibungen verbundene Darstellung von charakteristischen Symptomen. Wer eine Geschwulst „in einem beliebigen Körperteil einer Person" antreffe, werde bemerken, „daß sie unter den Finger geht und kommt, indem es zittert, auch wenn die Hand still liegt".

Viel Raum widmet der anonyme Verfasser den Augenleiden, den Geschwülsten, der Frauenheilkunde und der Geburtshilfe. Zur Bewußtseinstrübung bei blutigen Eingriffen führt er als dazumal gebräuchliche schmerzlindernde Mittel, Abkochungen von Schlafmohn, Bilsenkraut, Stechapfel und Mandragora, an. Um die Anatomie indes war es im Pharaonenland aus religiöser Scheu vor Leichenzergliederung schlecht bestellt.

Neben empirisch-rationalen wirkten in der früheren ägyptischen Medizin auch magisch-religiöse Einflüsse.

Georg Ebers übergab den von ihm erstandenen Papyrus nach Rückkehr von seiner im Auftrag des Reisehandbücher-Verlages *Karl Baedeker* unternommenen zweiten Ägyptenexpedition der Leipziger Universitätsbibliothek; diese Buchrolle ist heute als „Papyrus Ebers" oder „Ebers-Papyrus" den Fachleuten in aller Welt bekannt.

Abb. 147a: Georg Ebers (1837–1898), deutscher Ägyptologe und Romanschriftsteller, Entdecker des nach ihm benannten medizinischen Papyrus aus Luxor
Nach einem zeitgenössischen Kupferstich von Raab
Aus: Illustrierter Kalender für 1881, Leipzig (1880).

Abb. 147b: Rezept aus dem Papyrus Ebers. Nach Adolf Erman (1854–1937) lautet die Umschrift (oben), in Hieroglyphen (darunter): „Ein anderes (Rezept) für den Bauch, wenn er krank ist: Kümmel, Gänsefett, Milch kochen (und) trinken."
Georg Ebers übergab den von ihm 1873 erworbenen Papyrus nach Rückkehr von seiner Expedition der Universitätsbibliothek Leipzig.

Abb. 147c: Seite aus dem ägyptischen Papyrus Ebers (um 1550 v. Chr.), einem der ersten zusammenfassenden Werke über die Heilkunde im Reich der Pharaonen
Fotoreproduktion: Dr. med. habil. Kurt Heinz Römer (†), Görsdorf

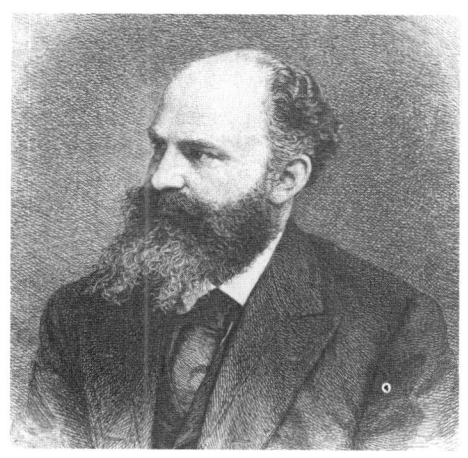

a

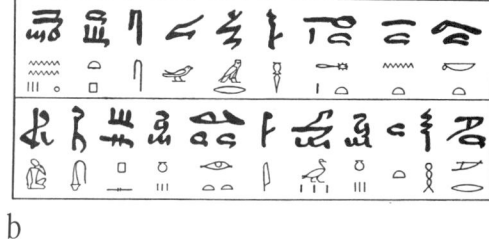

b

c

Sinn und Weise einstiger Mumifizierung

Mit dem Jenseitsglauben mancher früher Kulturvölker, namentlich im alten Ägypten, Mittelamerika und im Andengebiet Südamerikas, verband sich die Vorstellung, daß der Fortbestand der „Seele" als der vermeintlich unsichtbaren, geistigen Zwillingsschwester des Körpers, nach dem Tod des Menschen so lange gewährleistet wäre, wie der Leib erhalten bliebe. Aus dieser religiösen Überzeugung erklärte sich zuletzt auch die heilige Scheu der Antike vor menschlicher Anatomie. Um den Zerfall der Leiche eines Abgeschiedenen zu verhüten, entwickelten die Bewohner des Pharaonenreiches wie auch die Inka ein nach sorgsam ausgeklügelten Rezepten vorgenommenes Verfahren der Einbalsamierung oder Mumifizierung.

Die anfänglich durch natürliche Austrocknung und später durch künstliche Zubereitung vor Verwesung geschützte Leiche hieß im arabischen Sprachgebrauch „Mumia" (= „Erdharz" oder „Asphalt") und deutete damit auf die bei der Prozedur verwendete Hauptsubstanz hin, welche in der damaligen einheimischen Medizin zugleich eine wichtige Rolle als Heilmittel spielte. Wohl deshalb auch verfielen später die auf die abergläubische Wundersucht ihrer Käufer spekulierenden Vertreter der mittelalterlichen „Dreckapotheke" in Europa auf die makabre Idee, pulverisierte Mumien in ihr Warenangebot aufzunehmen und kaufkräftigen Kranken gegen teures Geld zu verabreichen.

Das Einbalsamieren Verstorbener wurde von eigens dafür prädestinierten Personen vorgenommen. Nach den Berichten der griechischen Geschichtsschreiber *Herodot* (um 484–425 v. Chr.) und *Diodor* (um 80–29 v. Chr.) wurden die ägyptischen Mumien folgendermaßen präpariert: Man legte an der linken Seite des Unterleibs mittels eines Steinmessers einen möglichst unauffälligen Schnitt an und nahm mit hakenartigen Instrumenten die Eingeweide und Organe aus dem Körper. Das Gehirn entfernte man durch die Nase. Die Bauchhöhle des Pharao und der hohen

Würdenträger reinigte man sodann mit Palmwein und füllte sie mit Erdharz, reiner zerriebener Myrrhe, Kassiablättern, Räucherwerk sowie anderen Spezereien. An die Stelle des Herzens legte man eine irdene Nachbildung des als Sinnbild ewiger Wiederkehr verehrten Skarabäus-Käfers.

Danach nähte man die Leiche wieder zu und bewahrte sie bis siebzig Tage lang in Natron auf, reinigte sie anschließend erneut, umwickelte sie vollständig mit feinen Leinenstreifen und überstrich sie mit einer Gummimasse. Schließlich legten die Angehörigen sie in einen menschenähnlich gestalteten Sarg, versahen den Kopf mit einem Mumienbildnis und bewahrten den Sarkophag in einer Grabkammer auf. Die Leichen Minderbemittelter indes wurden auf billigste Weise mumifiziert und dann einfach irgendwo im Wüstensand verscharrt.

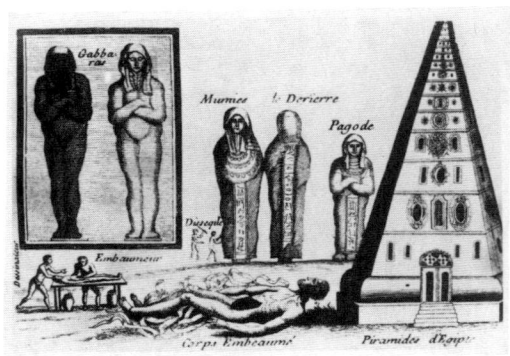

a

Abb. 148a: Mumifizierung bei den Altägyptern
Nach einem Kupferstich in Pomet: Histoire générale des drogues (Paris 1694)
Aus: Hans Kraemer, ebenda.

Abb. 148b: Die ägyptischen Pyramiden
Ausschnitt aus einem Kupferstich zu Olfert Dappers Werk „Beschreibung von Afrika"
Aus: Hans Kraemer: Weltall und Menschheit, Berlin – Leipzig – Wien – Stuttgart o. J.

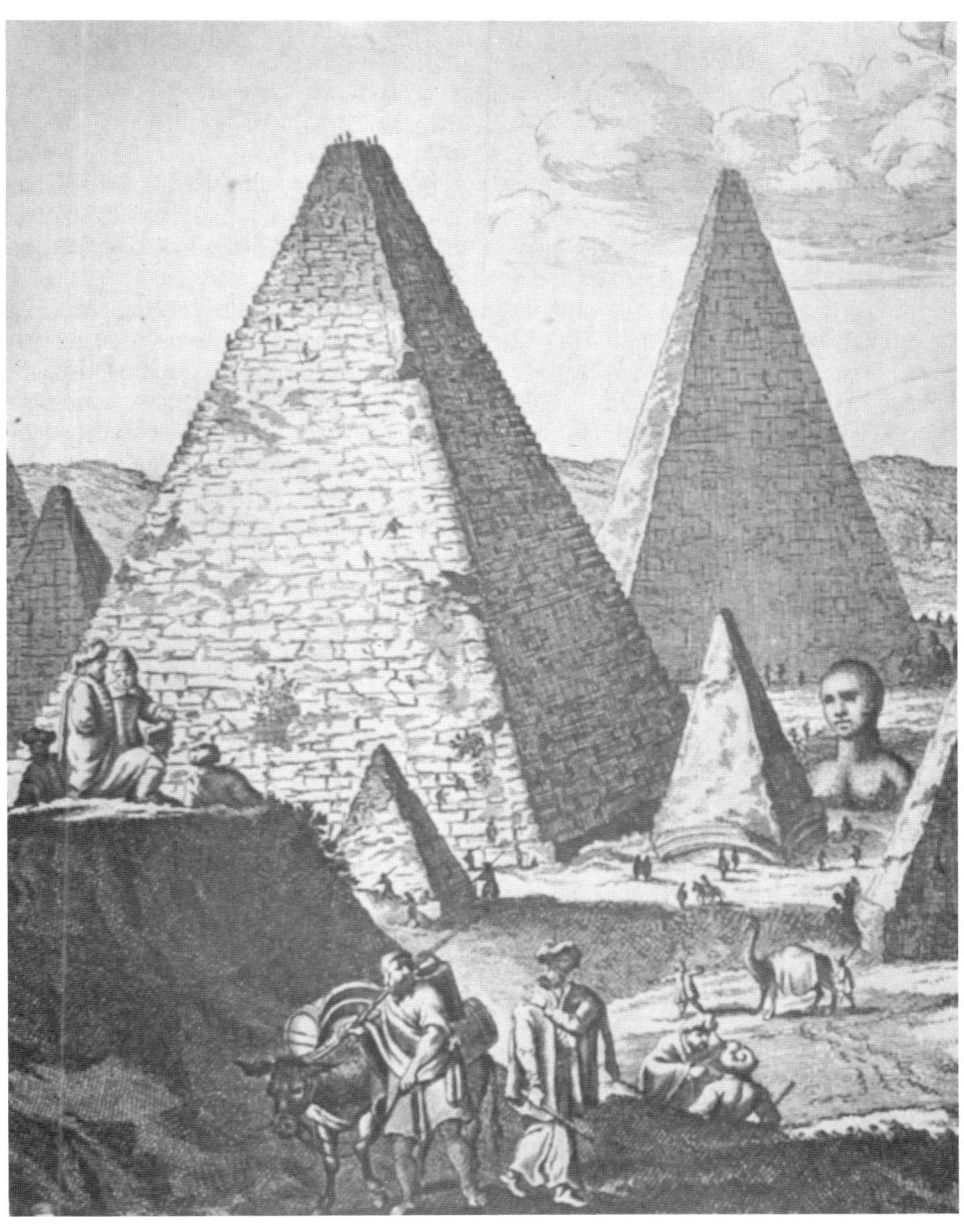

b

Entstehung des Äskulapstabes

Seit dem Altertum gilt die Schlange als das Symbol der Heilkunde. Dies erklärt sich daraus, daß die antiken Kulturvölker jenem Reptil, dessen seltsame Erscheinungsform ihnen eine gewisse Scheu einflößte, dämonische Kräfte beimaßen. So war es nur natürlich, daß das ihnen rätselhafte und in ihnen widerstreitende Empfindungen auslösende Kriechtier frühzeitig zum Sinnzeichen schlechthin avancierte.

Während die Ägypter es zur Versinnlichung der Macht erkoren, weshalb die Pharaonen das Abbild der Königsschlange an ihrem Diadem trugen, nahmen es die Griechen zur Inkarnation der seherischen Fähigkeiten und Klugheit. Deshalb auch zierten Schlangendarstellungen den dreifüßigen Thron der weissagenden Pythia in der Orakelstätte zu Delphi.

Da Voraussicht und schlangenhafte Klugheit zudem besonders in der antiken Heilkunde, namentlich in der Prognose oder Vorausbeurteilung des Verlaufs und Ausgangs einer Krankheit eine hervorragende Rolle spielten, wundert es nicht, daß sich die Mediziner und Pharmazeuten des Schlangensymbols als eines Standeszeichens bemächtigten. Jedermann kennt den von der Schlange umwundenen Äskulapstab. Dieser trägt seinen Namen nach Äskulap oder *Asklepios*, der nach dem griechischen Mythos ein Sohn des strahlenden, vielseitigen Gottes Apollo und der thessalischen Fürstentochter Koronis war. Nach dem vorzeitigen Tode seiner Mutter, die dem Pfeil der Jagdgöttin Artemis zum Opfer fiel, nach anderer Version von Apollo selbst aus Rache für ihre Untreue während der Schwangerschaft getötet wurde, übergab der Vater das Kind dem menschenfreundlichen Kentauren *Cheiron* zur Erziehung. Jenes weise, in allen Heilkräften der Natur bewanderte Wesen mit dem Unterkörper eines Pferdes bildete den Apollosohn zu einem tüchtigen Arzt aus, der nicht nur Schwerkranke zu heilen vermochte, sondern sogar Abgeschiedene wiederbelebte, worüber sich begreiflicherweise Hades, der Herrscher des Totenreiches, beim Göt-

tervater Zeus beschwerte. Daraufhin erschlug der höchste Olympier zornerfüllt den Äskulap, der sich als Sterblicher erdreistet hatte, dem Willen des Schicksals zuwiderzuhandeln, durch einen Blitz.

Seitdem erwiesen die Griechen dem „Wunderarzt" göttliche Ehren. Da Äskulap die Gepflogenheit hatte, sich auf seinen Krankenbesuchen und Wanderungen von einer in Südeuropa heimischen, etwa anderthalb Meter langen Landnatter begleiten zu lassen, lag es nahe, solche Schlange mit dem Wanderstab des nunmehrigen Heilgottes zum medizinischen Hauptsymbol zu vereinigen. In Äskulaps Tempeln aber, den nach ihm benannten „Asklepieien" wurde die Schlange gezüchtet. Nach einer antiken Reliefdarstellung berührte der Priesterarzt mit ihr die erkrankte Stelle des Patienten, um dadurch Äskulaps persönliche Einwirkung wie auch die seiner Schlange zu erlangen – hatte man doch schon häufig erfahren, daß Schlangengift nicht nur tötet, sondern auch Heilkraft besitzt.

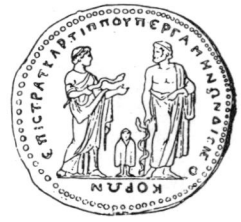

a

Abb. 149a: Äskulap (rechts) mit dem nach ihm benannten Schlangenstab, seine Tochter Hygieia (links) – griechische Göttin der Gesundheit – mit der Schlange, und Telesphoros (Mitte), Äskulaps Sohn und Heildämon
Nachzeichnung einer Münze von Apameia
Aus: A. Baumeister: Denkmäler des klassischen Altertums, München 1885.

Abb. 149b: Der griechische Heilgott Asklepios mit dem nach ihm benannten Arztzeichen: dem Äskulapstab
Aus: Petiscus: Der Olymp oder Mythologie der Aegypter, Griechen und Römer, Berlin 1822.

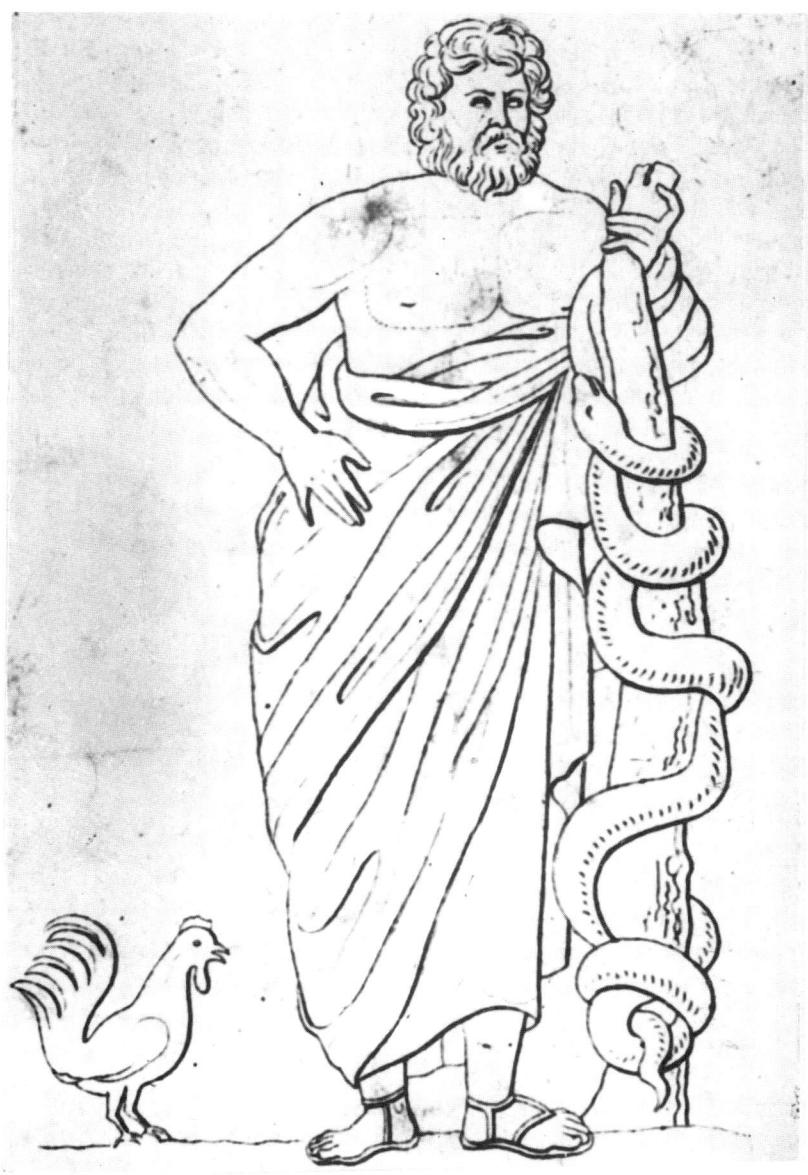

b

Heilkundliche Symbole

Schon die Hellenen kannten den Begriff „Symbol" für eine Art Wahrzeichen. Wenn bei ihnen zum Beispiel zwei Vertragspartner handelseinig wurden, durchbrachen sie ein Täfelchen und nahmen je eine Hälfte als Beglaubigung und Identitätsnachweis an sich. „Symballein" (deutsch: „aneinandersetzen") nannten sie die Gepflogenheit, die zusammengehörigen Teile gegenseitig beweiskräftig vorzuweisen. Allmählich entwickelte sich aus der ursprünglich rein praktischen Erkennungsmarke zudem das Sinnbild.

Als eindrucksvollstes Sinnzeichen kreierten die frühen Kulturvölker das Konterfei der Schlange, der sie übernatürliche Kräfte und seherische Fähigkeiten beimaßen. Und da Voraussicht sowie schlangenhafte Klugheit auch in der antiken Heilkunde, namentlich bei der Prognose eines Krankheitsablaufs, eine hervorragende Rolle spielten, blieb es nicht aus, daß sich die Medizin und die Pharmazie gleichfalls des Schlangensymbols als eines Standesmerkmals bemächtigten.

Weltweite Bekanntheit erlangte der sogenannte Äskulapstab. Seit dem ausgehenden Mittelalter ließen sich viele bedeutende Ärzte mit dem Schlangenattribut porträtieren. So etwa in der zweiten Hälfte des siebzehnten Jahrhunderts der berühmte Schulmediziner und kurfürstliche Leibarzt *Georg Franck von Franckenau*. Daß jener Herr neben seiner ärztlichen Praxis, was er gleich in mehrfacher Schlangensymbolik ausdrücken ließ, noch an zwei medizinischen Fakultäten Anatomie lehrte, dokumentiert ein in der unteren rechten Bildecke plazierter Totenkopf. Ferner erblickt der Beschauer ein Pentagramm, ein in einem Zuge gezeichnetes regelmäßiges Sternfünfeck, das nach mittelalterlichem Aberglauben gern als Amulett gegen böse Einflüsse, auch gegen Krankheiten, getragen wurde.

Weitere damals häufig benutzte medizinische Symbole zeigen den Hahn als Sinnbild der Wachsamkeit (Krankheitsvorbeugung, rechtzeitige Krankheitsbekämpfung) sowie als antikes Opfertier, das jeder Genesene dem Heilgott Asklepios

darbrachte, den geflügelten Stier als Attribut des Evangelisten Lukas, der selbst dem ärztlichen Stand angehörte, und das Maiglöckchen als altbewährtes Herzmittel.

Das meistgebräuchliche medizinische Symbol unserer Zeit indes ist das Rote-Kreuz-Motiv unserer internationalen Hilfsorganisation für die Opfer von Kriegen, Katastrophen und Notständen, während sich im Emblem der modernen Weltgesundheitsorganisation der aus dem Altertum stammende Äskulapstab wiederfindet. Er erscheint hier sinnigerweise als die von einer Schlange umwundene Umdrehungsachse des Erdballs.

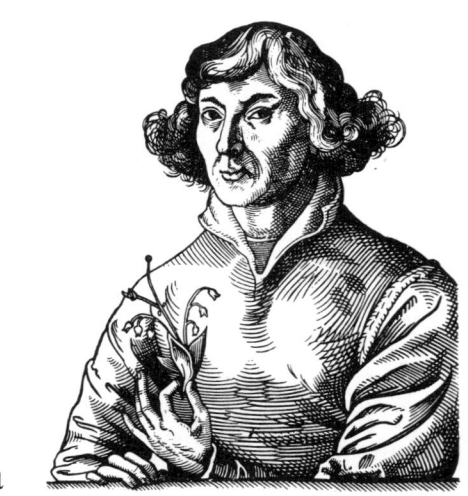

a

Abb. 150a: Nikolaus Kopernikus (1473–1543), polnischer Domherr, Astronom und Arzt. Das Maiglöckchen in seiner Hand deutet auf seinen ärztlichen Stand
Nach einem Holzschnitt von Tobias Stimmer (1473)
Aus: Will-Erich Peuckert: Nikolaus Kopernikus, der die Erde kreisen ließ, Leipzig 1943.

Abb. 150b: Sethos I. von Ägypten mit dem Uräusdiadem. Die Schlange galt als Personifikation der königlichen Macht im Pharaonenreich
Nach dem Kalksteinrelief von Abydos um 1300 v. Chr. (Fotoreproduktion unbekannter Herkunft).

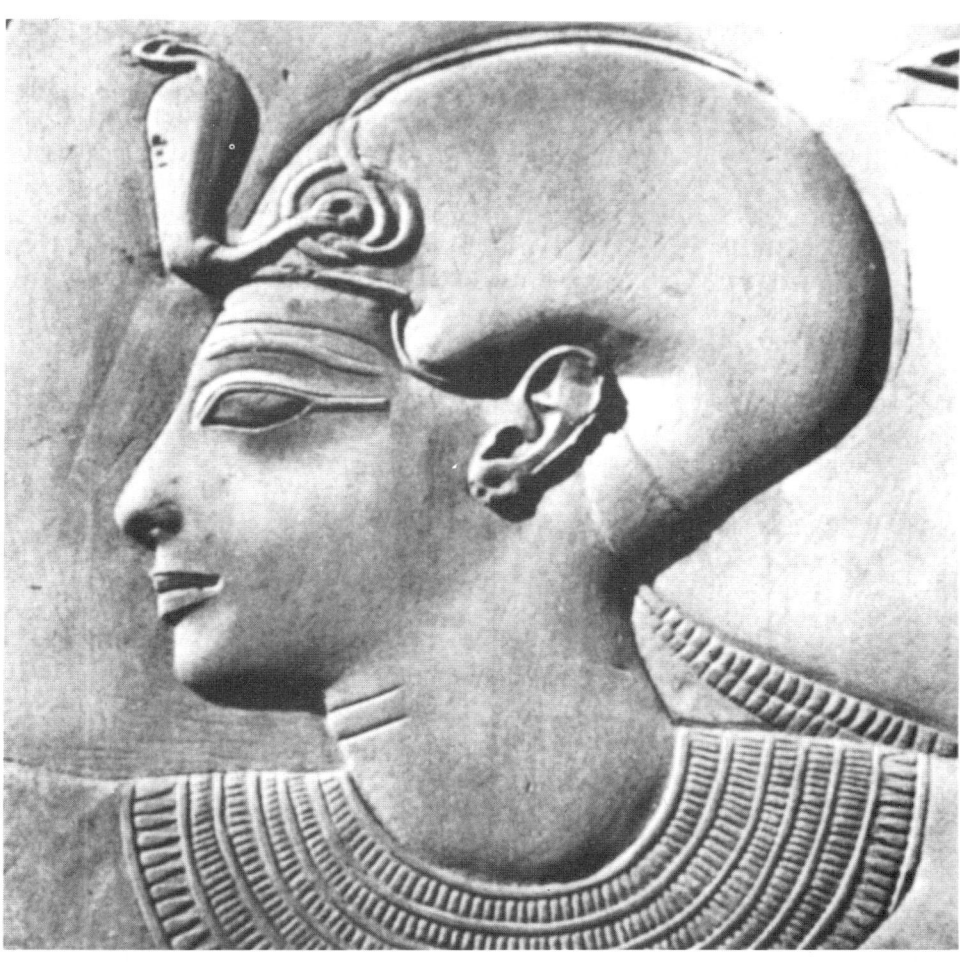

b

Doktorpromotion in der Vergangenheit

Über die Bedeutung des Doktortitels belehrt uns das „Große vollständige Universallexikon aller Wissenschaften und Künste" vom Jahre 1734: Er sei „ein Ehren-Name, welcher denjenigen Personen beygelegt" werde, „die ihres Fleißes öffentliche Proben gegeben und erwiesen haben, daß sie in den Goettlichen Wissenschaften, den Rechten oder Artzney-Kunst erfahren sind". Seine Verleihung kam mit der Bildung von Universitäten im Hoch- und Spätmittelalter auf. Mit ihr verband sich die Befugnis, als Universitätslehrer tätig zu sein. Auf medizinischem Sektor bürgerte sich der Erwerb der Doktorwürde bald auch für die zur Ausübung der ärztlichen Praxis Berechtigten schlechthin ein, da hier jedem Lizentiaten die Unterrichtserlaubnis grundsätzlich zustand.

Zur Promotion wurden ausschließlich Kandidaten zugelassen, die ein mehrjähriges Studium absolviert hatten. Ferner mußten die Anwärter aus achtbarem Hause stammen und selbst einen untadligen Ruf genießen. Ihre Prüfung vollzog sich vor dem sogenannten Doktorenkollegium der Alma mater in genau geregeltem Ritual. Sie begann mit einem Vortrag des Doktoranden über den Examensstoff. Ihm schloß sich die Disputation, eine öffentliche wissenschaftliche Auseinandersetzung, an, bei der der Prüfling (Respondent) gegenüber dem widersprechenden Examinator (Opponent) seine Ausführungen und Thesen überzeugend zu verteidigen und dadurch seine theoretischen Kenntnisse sowie seine rhetorische Fertigkeit nachzuweisen hatte.

Das Medizinstudium währte im allgemeinen vier bis fünf Jahre. Unterrichtet wurde nach den Werken der anerkannten antiken und zeitgenössischen Autoritäten, die der Magister während seiner Vorlesungen erläuterte und durch Krankheitsfälle der eigenen Praxis veranschaulichte. Nach zwei bis drei Studienjahren erfolgte die Erlangung der niedrigsten akademischen Würde: des Bakkalaureats. Examiniert wurde u. a. in Fieberlehre, Aderlaß, Diätetik, Arzneikunde, Anatomie und Chirurgie.

Hatte der Bakkalaureus auch die Doktorprüfung bestanden, erhielt er in feierlichem Promotionsakt die Symbole der Gradation überreicht: Doktorhut, Doktorring und Buch. Den Abschluß der Zeremonie bildete der Kuß des Doktorvaters. Mit der Verleihung der Doktorwürde verband sich zugleich die Einräumung gewisser Standesprivilegien hinsichtlich der Kleiderordnung wie auch in der Rechtspflege.

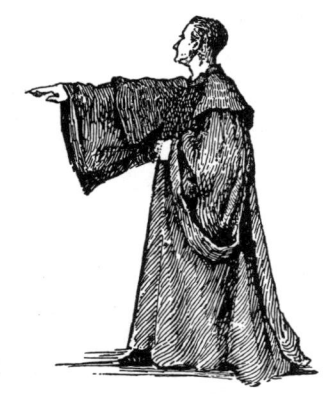

a

Abb. 151a: Sogenannte Robe de Rabelais, roter Mantel, der dem Bakkalaureus in der berühmten medizinischen Fakultät zu Montpellier umgehängt wurde
Aus: „Ciba-Zeitschrift", Jahrgang 1936.

Abb. 151b: Doktorpromotion an der Universität Altdorf im 18. Jahrhundert
Nach einem zeitgenössischen Kupferstich von J. G. Puschner
Aus: Emil Reicke: Lehrer und Unterrichtswesen in der deutschen Vergangenheit, Jena 1924.

Abb. 151c: „Von magisterlicher Würdigkeit": Einem Doktoranden des 16. Jahrhunderts, der über dem Rücken das Pallium trägt, werden in Gegenwart des Prüfungskollegiums Barett und Ring ausgehändigt
Nach einem Holzschnitt des Petrarca-Meisters (1532)
Aus: Walther Scheidig: Die Holzschnitte des Petrarca-Meisters (Veröffentlichung der Deutschen Akademie der Künste), Berlin 1955.

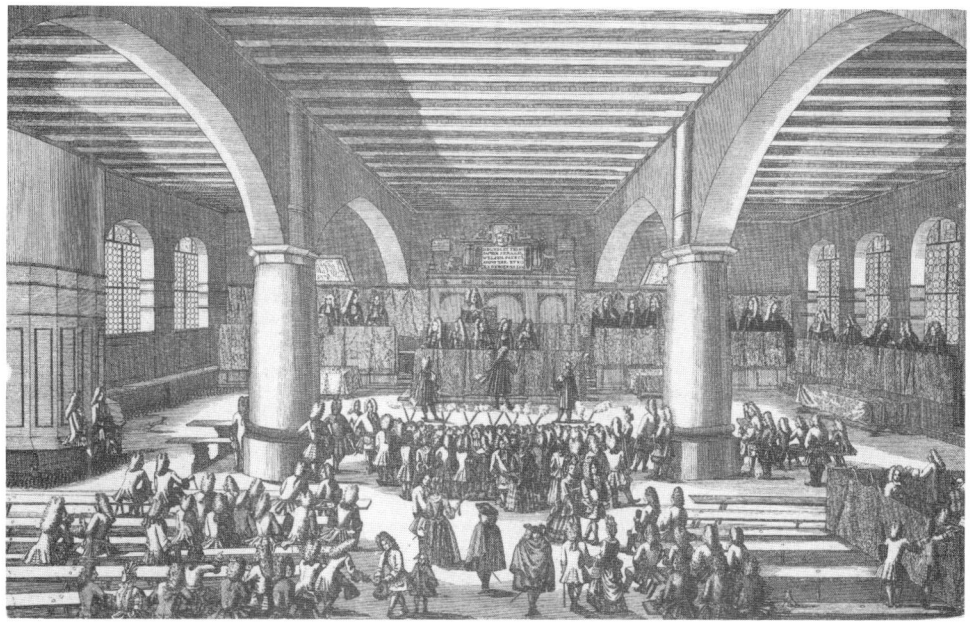

b

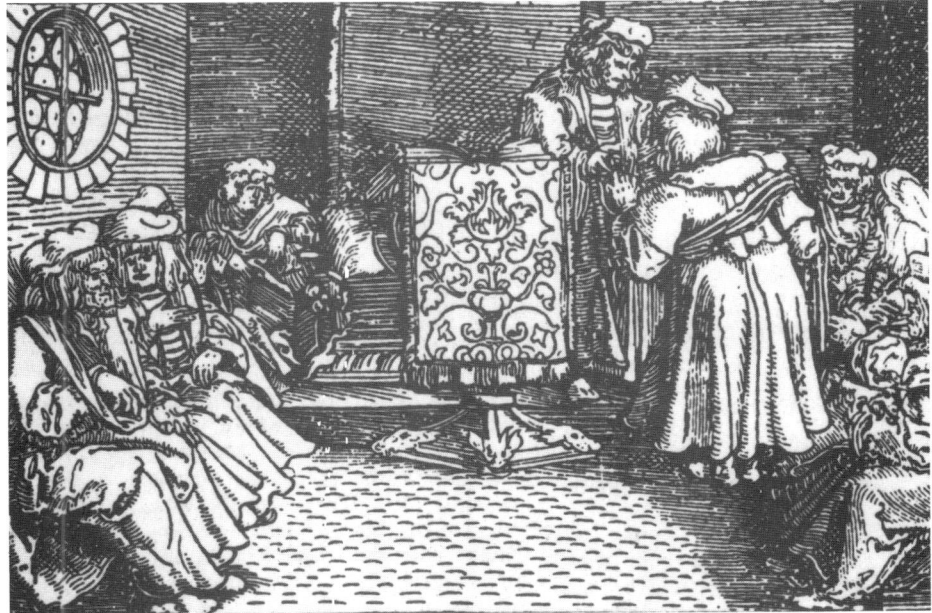

c

Der Doktor mit dem Harnglas

Eine besonders wichtige Rolle in der mittelalterlichen Diagnostik spielte neben dem Pulsfühlen die Urinbetrachtung. Namentlich die Vertreter und Absolventen der frühen Medizinischen Fakultät zu Salerno im damaligen Königreich Neapel nahmen sie zunächst ausschließlich bei Erkrankungen der Harnorgane vor. Dabei richteten sie ihr Augenmerk sowohl auf das allgemeine Aussehen des Nierenexkretes wie auch auf mögliche Beimengung von Blut, Eiter oder Grieß

Unter dem späteren starken Einfluß des Arabismus und der Scholastik auf die Medizin indes nahm die sogenannte Harnschau solche Ausmaße an, daß der Arzt mit dem Uringlas zum beliebten Motiv der zeitgenössischen Karikaturisten wurde. Als ein besonders originelles Beweisstück für den einstigen Mißbrauch jenes Untersuchungsverfahrens bewahrt das Gothaer Kupferstichkabinett ein Augsburger Flugblatt aus dem sechzehnten Jahrhundert auf, dessen Spottbild einen Arzt als Kater darstellt, der in der Sprechstunde das Wasser eines Ziegenbocks besieht.

Überdies zeugt die Gepflogenheit der mittelalterlichen Ärzte, auf das Schild ihrer Praxis ein Uringlas als symbolisches Zeichen malen zu lassen, für deren Überbewertung der Harnschau. Von ihr erwartete man Aufschluß über eine etwa vorhandene unharmonische Mischung der Körpersäfte Schleim, Blut, gelbe und schwarze Galle, auf die man seit dem Altertum jede innere Erkrankung zurückführte, ferner über den Digestions- oder Kochungszustand des Krankheitsstoffes sowie über den Krankheitsherd. Als Kriterien für einen Befund dienten nächst den vorerwähnten pathologischen Beimengungen vornehmlich die Farbe und der Konzentrationsgrad des Urins.

Den Sitz eines Krankheitsprozesses im Organismus glaubte man aus den Niederschlagsstellen im Harnglas ablesen zu sollen, welche man irrigerweise in Analogie zu den Körperregionen setzte. Scharlatane nutzten die Harnbetrachtung sogar bewußt zum Betrug an ihrem leichtgläubigen Publikum aus, indem sie aus der Farbe und der Dick- oder Dünnflüssigkeit des Urins eine etwaige Süchtigkeit und das Temperament eines Menschen ableiteten. Im Jahre 1512 endlich begannen namhafte Mediziner, wie der römische Arzt *Clementius Clementinus* oder der Zürcher Stadtphysikus und *Paracelsus*-Freund *Christoph Clauser* und zahlreiche andere, energisch gegen den mit der Harnschau getriebenen Unfug zu Felde zu ziehen.

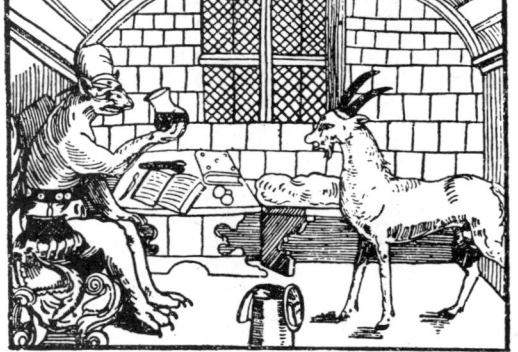

a

Abb. 152 a: *Spottbild auf den mißbräuchlich harnbeschauenden Arzt früherer Zeit*
Nach einem Holzschnitt aus einem Augsburger Flugblatt des 16. Jahrhunderts
Nach: Hermann Peters: Der Arzt und die Heilkunst in der deutschen Vergangenheit, Jena 1924.

Abb. 152 b: *Der Tod überreicht einem Arzt den Urin eines sterbenden Patienten*
Nach einem Holzschnitt aus Hans Holbeins „Totentanz" (um 1525). Das 41blättrige Bildwerk erschien erstmals 1538 in Lyon.

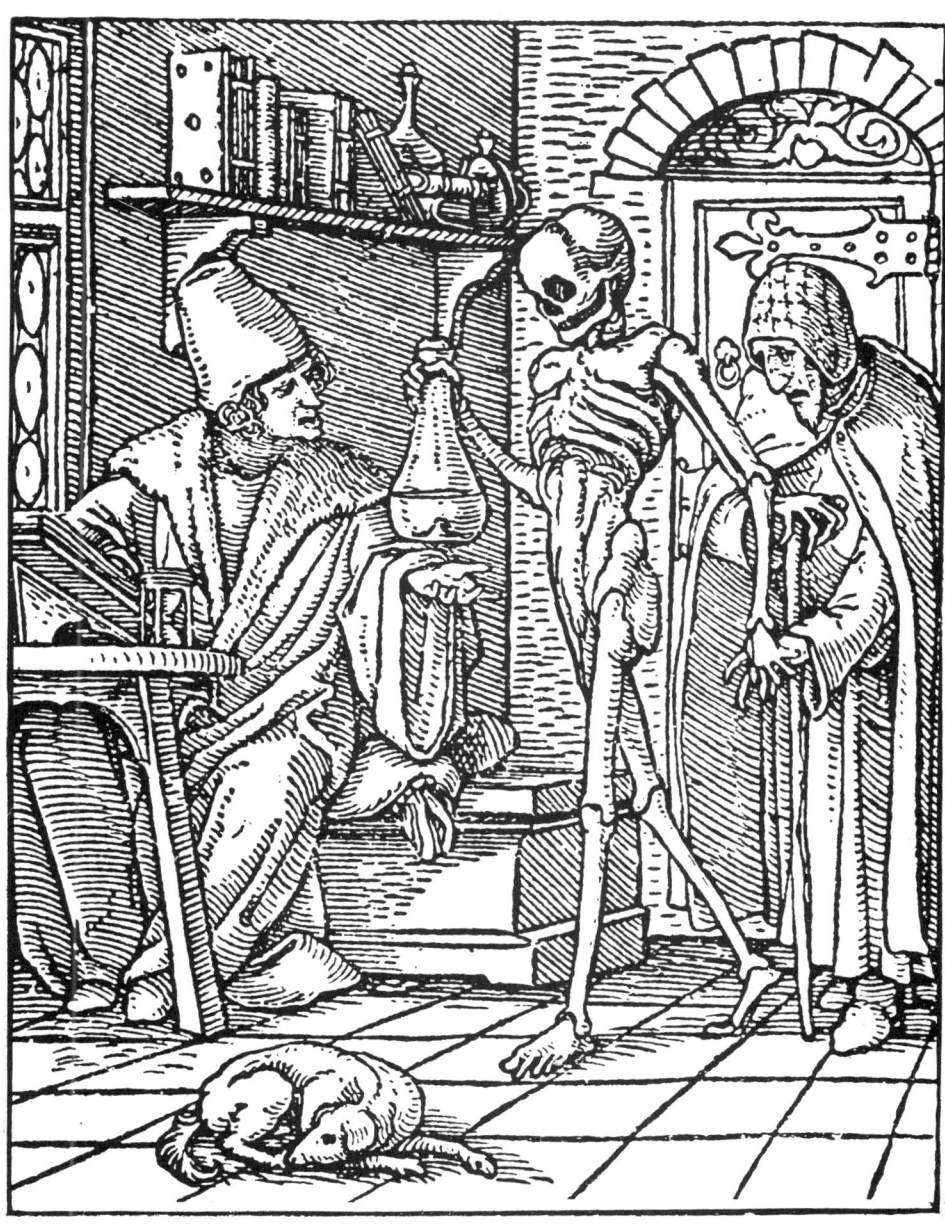

b

Allerlei heilkundige „Weiber"

In der Feudalgesellschaft des Mittelalters gab es nur wenige akademisch gebildete Ärztinnen. Da deren sanitäre Dienste zudem nur von den Damen aus vornehmem oder reichem Hause zur Verfügung standen, betätigten sich als Volksmedizinerinnen zahlreiche ungelernte Hebammen, Chirurginnen, Krankenpflegerinnen und arzneikundige Heilkünstlerinnen. Die amtlich anerkannten weiblichen Medizinalpersonen bezeichnete man behördlicherseits respektvoll als „ehrbare Frauen". Gern ließen Stadtverwaltungen und Kirchenfürsten jüdische Ärztinnen zu, die dann zum Zeichen ihrer öffentlichen Anerkennung außerhalb des Ghettos ansässig werden und praktizieren durften.

Die weiblichen Ärzte behandelten vornehmlich Frauenkrankheiten, führten aber auch wundärztliche Eingriffe vom Aderlaß bis zum Starstich durch. Manche von ihnen erlangten so großen Zulauf, daß sie sich aus den Einnahmen ihrer Berufsausübung ländlichen Besitz erwerben konnten. Als weitere wichtige Aufgabe oblag ihnen die Aufsicht über die von der Stadtobrigkeit angestellten Hebammen wie auch über die sachgerechte Lehrausbildung des damals noch von den „Wehmüttern" oder „Bademuhmen" unterwiesenen geburtshilflichen Nachwuchses.

Nach einer zeitgenössischen Empfehlung sollten mit dem Amt einer städtischen Hebamme nur solche Frauen betraut werden, die selbst verheiratet und Mutter mehrerer Kinder waren, um persönliche Schwangerschafts- und Niederkunftserfahrungen zu besitzen. Männliche Entbindungshelfer lehnte man bis zum achtzehnten Jahrhundert ab; nur Schnittentbindungen wurden von männlichen Operateuren vorgenommen.

Desgleichen lag die häusliche Krankenpflege jahrhundertelang in der Verantwortlichkeit der Frau, die sich ja bereits in der Urgesellschaft als Sammlerin von Früchten und Kräutern und als gute Kennerin der heilkräftigen Pflanzen erwiesen hatte.

Besonderer Beliebtheit erfreuten sich auch die Beginen, genossenschaftlich, aber ohne Ordensgelübde zusammenlebende fromme Frauen, die sich aus christlicher Nächstenliebe der Krankenbetreuung in ihren eigenen „Höfen" (Beginenhöfen) wie auch in Privathäusern widmeten.

Unter den arzneikundigen Frauen machten schließlich die sogenannten Wasserbrennerinnen von sich reden, die mittels der Destillation gewisse Heilmittel anfertigten. Sie benötigten zur Ausübung ihres Geschäftes einer gesetzlichen Brennerlaubnis und durften nur genehmigte Säfte brauen.

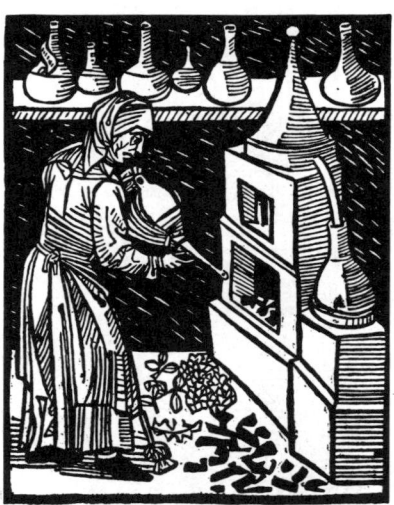

a

Abb. 153a: Wasserbrennerin des 16. Jahrhunderts, die als Brenngeschirr den sogenannten Rosenhut gebraucht
Titelholzschnitt in M. Schricks Werk „Von den uß gebrennten Wassern" (Straßburg 1519)
Aus: Bernt Karger-Decker: Kräuter, Pillen, Präparate, Leipzig 1970.

Abb. 153b: Ärztin des Spätmittelalters am Krankenbett beim Pulsfühlen
Unleserlich signierte Xylographie nach einer Zeichnung von W. Reiche
Aus: H. Ploss: Das Weib in der Natur- und Völkerkunde, Leipzig 1895.

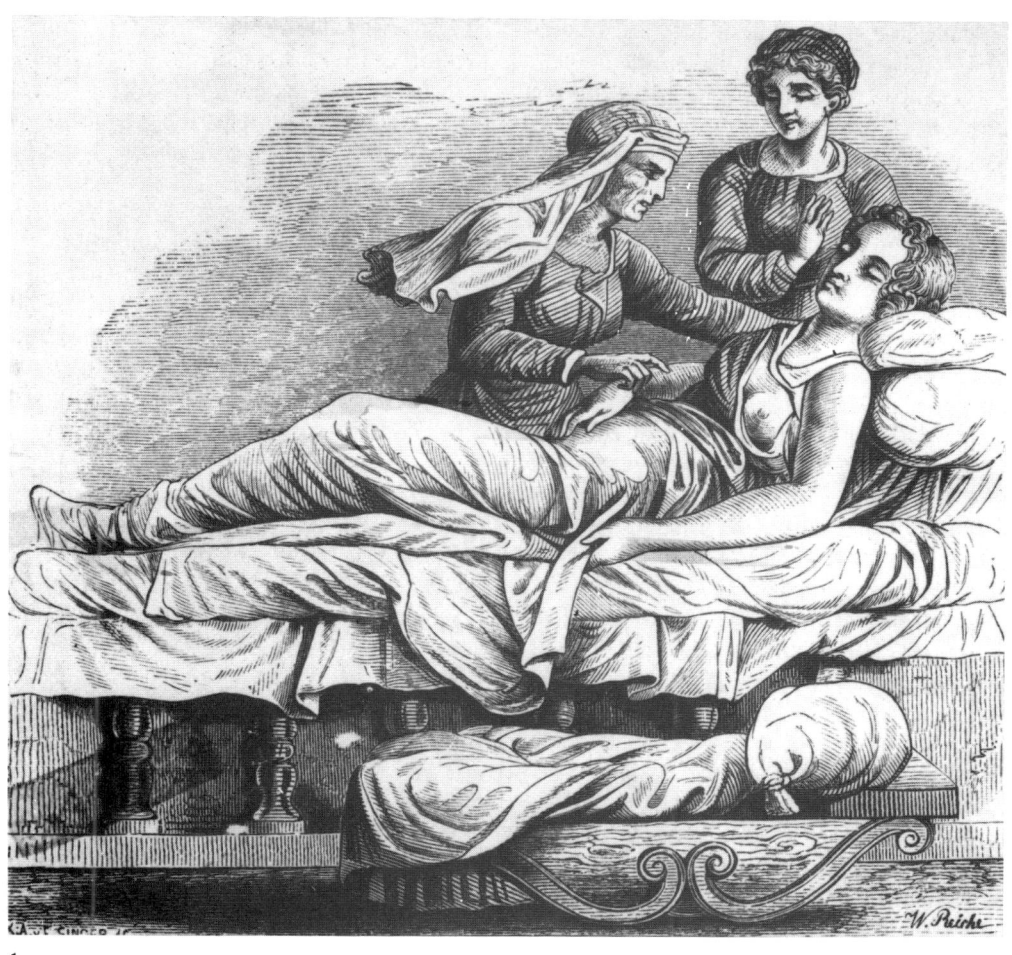

b

Suchen den Homunkulus

Mit der lateinischen Verkleinerungsform „homunculus" (= „Menschlein") verbindet sich die einstige alchimistische Wunschvorstellung, in der Retorte einen künstlichen Miniaturmenschen erzeugen zu können, dem man in philosophischer Gedankenverbindung mit dem magischen „Stein der Weisen" wunderbare Kräfte beimaß.

Erstmalig dürfte sich die Homunkulus-Idee in der Antike und dem Mittelalter an der vermeintlich menschenähnlichen Form der Alraunwurzel entzündet haben, die nach der Volksüberlieferung aus dem abtropfenden Samen eines gehängten Junggesellen entstanden sein sollte und als Zaubermittel zur Krankenheilung, Geburtserleichterung wie auch zur Bereitung von Liebestränken verwandt wurde.

Im sechzehnten Jahrhundert versuchte der schweizerische Arzt, Naturforscher und Philosoph *Paracelsus* erstmalig, auf chemische Weise zu einem Homunkulus zu gelangen. In seiner 1537 für den Freiburger Auftraggeber *Johann Winckelsteiner* verfaßten Schrift „De generatione rerum naturalium", „Über die Erzeugung der natürlichen Dinge", teilte er sogar eine Anleitung dafür mit. Danach sollte männliches Sperma in einer abgedichteten Phiole mittels Roßmistes zur Fäulnis gebracht werden, bis es lebendig würde und sich regte. Sodann täglich mit einem Arkanum menschlichen Blutes gespeist und gleichmäßig warm gehalten, würde sich das zunächst durchsichtige, körperlose Wesen binnen 40 Wochen zu einem winzigen „recht lebendig menschlich Kind" entwickeln (!).

Als charakteristische Merkmale jenes synthetischen Zeugungsvorganges interpretierte der Schweizer Kulturgeschichtsforscher *Carl Meyer* in seiner 1884 erschienenen Monographie „Der Aberglaube des Mittelalters" dreierlei: „menschlichen Samen als prima materia (nach Paracelsus der noch unverarbeitete Urstoff), ferner die chemische Prozedur statt des Mutterleibs, endlich außergewöhnliche Kleinheit des Produktes".

Goethe griff die wahnwitzige alchimistische Vorstellung der „alchymischen Hochzeit" im zweiten Teil seiner Faust-Dichtung auf: Der Theaterbesucher wird in der fraglichen Szene Zeuge, wie Fausts ehemaliger Famulus Wagner im Laboratoriumskolben „ein artig Männlein" als Vermittler zwischen Mephistopheles und den griechischen Heroen schafft, denen Faust in der klassischen Walpurgisnacht begegnet. Dort allerdings trennen sich die beiden Symbolfiguren vom Titelhelden, um fortan eigene Abenteuer zu suchen. Verschiedentlich wurde die Vermutung geäußert, Goethe habe seinem Faust auch Wesenszüge des Paracelsus beigegeben, dem böswillige Zeitgenossen ebenfalls Teufelsbuhlschaft nachsagten.

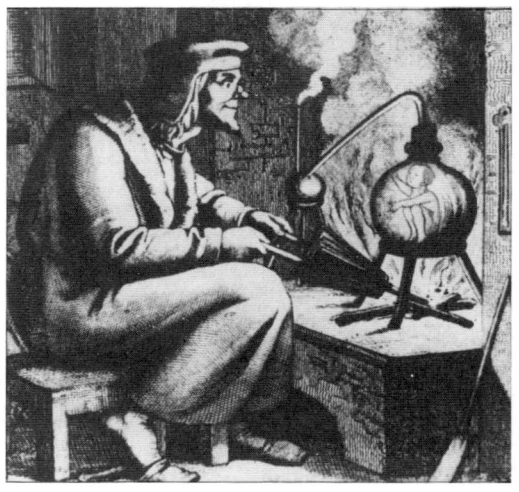

a

Abb. 154: Fausts ehemaliger Famulus Wagner im Laboratorium bei der Erzeugung des Homunkulus (rechts). Mephistopheles tritt herzu. Auf einem Bett träumend hingestreckt der Doktor Faustus. Bild oben: Verdeutlichender Ausschnitt
Nach einem Kupferstich von Adrian Schleich nach Seibertz zu Goethes „Faust" (II. Teil, 2. Akt)
Aus: Franz Neubert: Vom Doctor Faustus zu Goethes Faust, Leipzig 1932.

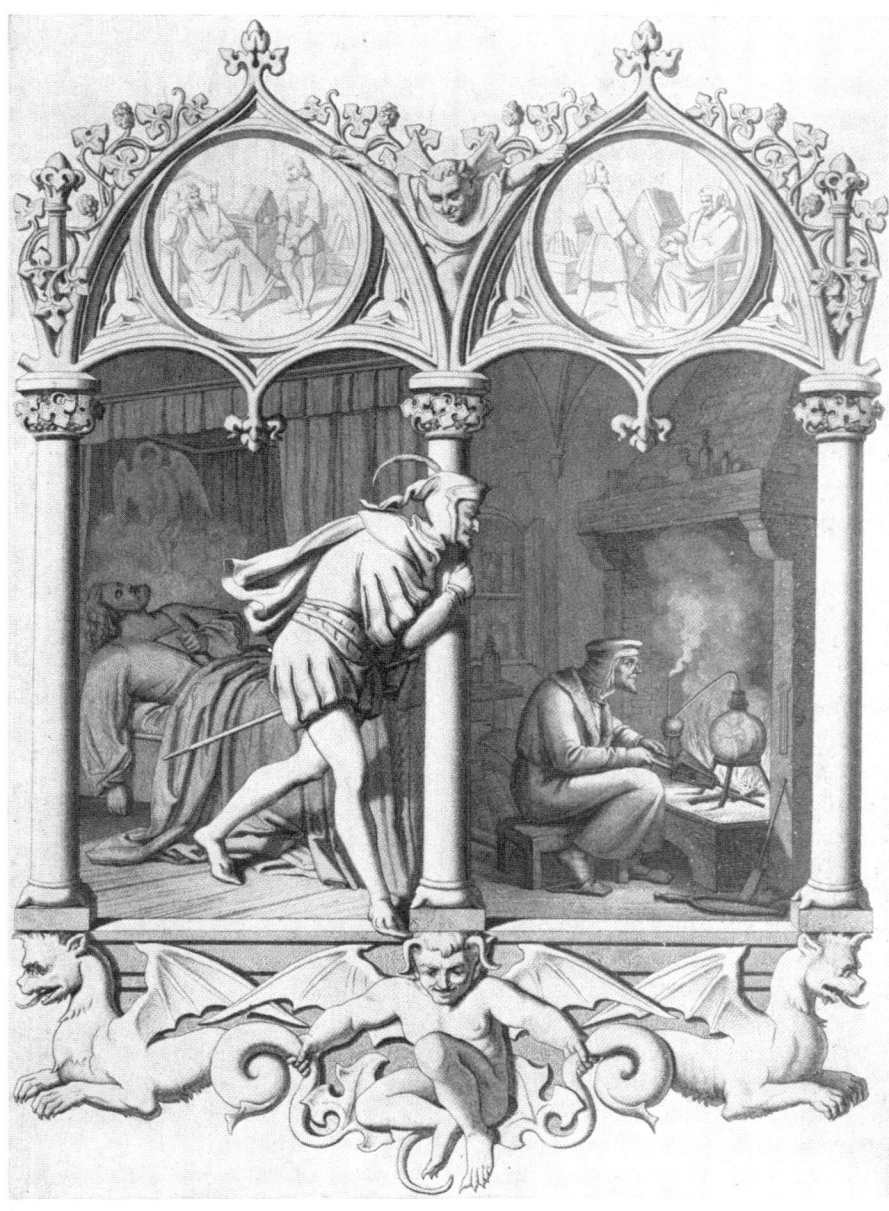

b

Angebliche Hostienschändung

Als man im Jahre 1384 daranging, die bei einer Fehde durch Brand zerstörte Wilsnacker St. Nikolauskirche neu zu errichten, fand der damalige Gemeindepfarrer bei Aufräumungsarbeiten im Bauschutt des Altarraumes drei rötlich verfärbte Hostien. Da man in jenen Tagen noch keine natürliche Erklärung für diese seltsame Erscheinung wußte, hielt man sie in abergläubischer Furcht für eine Art göttlichen Alarmsignals. Spontan wähnte man in der Rötung des Abendmahlbrotes echtes Blut als Folge frevlerischer Entweihung. In einem eigenen „Wunderblutschrein" innerhalb des neuen Gotteshauses wurden die vermeintlich blutbenetzten Oblaten bußfertigen Pilgern zur Verehrung ausgesetzt.

Allmählich entstanden an allen Fundorten angeblicher Bluthostien Wallfahrtskirchen oder Sühnekapellen. Denn ein „triftiger" Grund zum Sühnen bot sich voreingenommenen Betern sogleich an. Etliche zeitgenössische Flugblätter verbreiteten nämlich in schauervollen Texten und Bildern die Mär, daß die Juden sich ein Vergnügen daraus machen würden, Hostien aus Tabernakeln zu entwenden und zu schänden, bis Blut zutage träte. Derartige, von religiösem Eifer diktierte Lügenberichte provozierten hemmungslose Ausschreitungen gegen jüdische Mitbürger. Erbarmungslos wurden „der Verhöhnung Christi in der Hostie" bezichtigte Juden verbrannt, wovon besonders schockierend ein Holzschnitt in H. Schedels „Weltchronik" zeugt.

Erst seit 1824 bahnte sich die wissenschaftliche Enträtselung des „Wunderblutes" nicht nur auf Hostien, sondern auch auf gewissen Speisen an. Mitteilungen hierüber liegen bereits aus der Antike vor. Doch jetzt wiesen erstmalig italienische Naturforscher durch mikroskopische Untersuchungen massenhaft aufgetretener blutroter Partikel im Nationalgericht Polenta, einem dicken, erkalteten Maismehlbrei, eine mikrobielle Urheberschaft für die ominöse Rotfärbung nach. Man bezeichnete den Farbstoff nach dem lateinischen Wort „prodigium" (= „Ungeheuerlichkeit"

oder „Wunder") als „Prodigiosin". Am 26. Oktober 1848 demonstrierte der Ständige Sekretär der Preußischen Akademie der Wissenschaften zu Berlin *Christian Gottfried Ehrenberg* (1795 bis 1876) Frischproben betreffender Rotfärbung und erklärte sie „als bedingt durch ein bisher unbekanntes monadenartiges Thierchen". Später als gramnegatives, stäbchenförmiges, bewegliches „Bacterium prodigiosum" identifiziert, wird die Mikrobe heute nach Art, Gattung und Familie „Serratia marcescens" genannt.

Abb. 155a: Verbrennung von Ketzern und Juden im 15. Jahrhundert
Nach einem Holzschnitt von Wohlgemuth in Schedels „Weltchronik" (Nürnberg 1493)
Aus: Georg Liebe: Das Judentum in der deutschen Vergangenheit, Leipzig 1903.

Abb. 155b: Detail aus einem als Pamphlet verbreiteten Flugblatt über einen angeblichen Hostiendiebstahl durch Passauer Juden im Jahre 1470
Aus: Georg Liebe, ebenda.

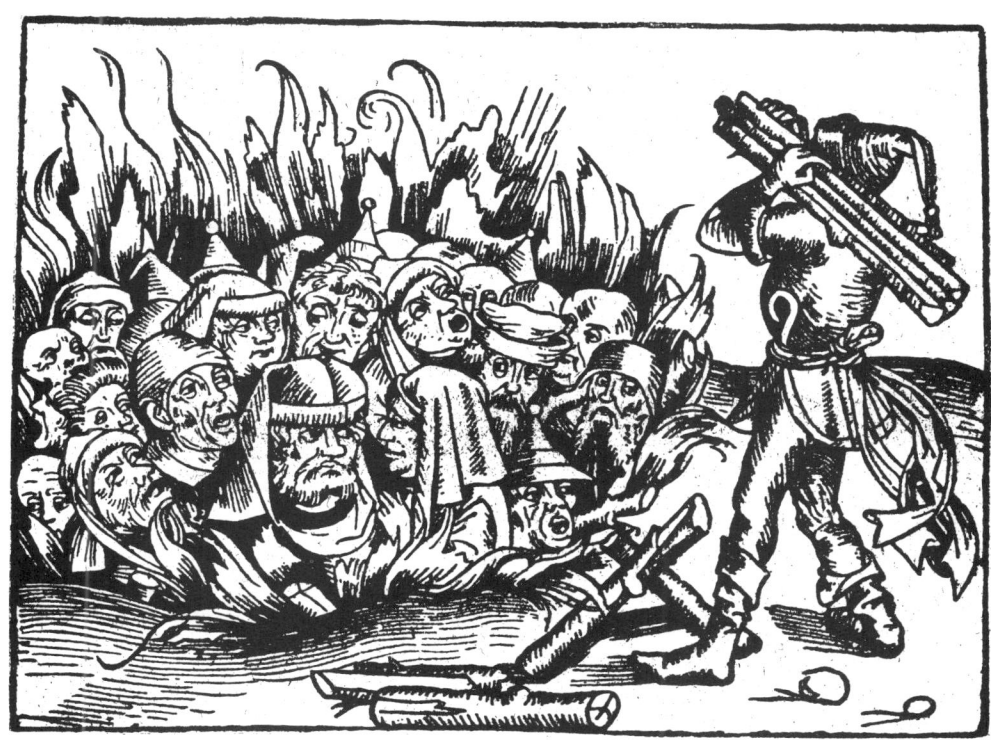

a

Ein grawsamlich geschicht Geschehen zu Passaw Von den Juden als hernach volgt

Hye stylt Cristoff acht partickel des sacramēt auß der kirchē. legt das in sein talchē. hat sy darinne drei tag behaltē

Hye schuet er die sacramēt den juden auff den tisch die vnuermayligt gewesen sein. darumb sy im ein guldē gaben

Hye tragen die judē vn schulklopffer. die sacramēt yn ir synagog. vnd vber antwurtē dye den Juden.

Hye stycht pfeyl Jud das sacrament auff irem altar. ist plut darauß gangen das er vn ander juden gesehen habē.

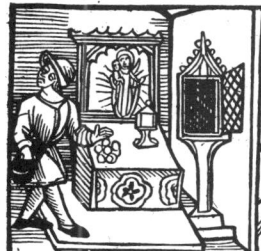 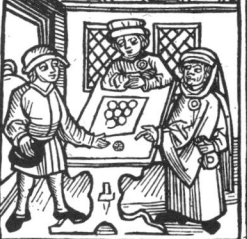 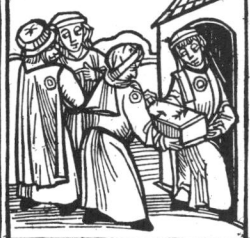 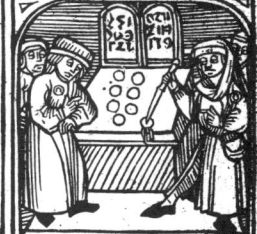

Hye teyltē sy auß dye sacramēt schicken zwen partickel gen Prag. zwē gen saltzpurg. zwen yn die Newenstat

Hye verprenten sy die sacramēt versuchen ob vnser glaub gerecht wer flogt auß dem offen zwen engel. vn.ij.taubē

Hye vecht man all Juden zu Passaw die dy sacramēt gekaufft verschickt gestolen vnd verprant haben.

Hye fürt ma sy für gericht. verurtaylt die vier getaufft. fackel mand.kolman vnd walich.sein gekopft worden.

b

Hugenottisches Gesundheitswesen in Berlin

Um 1700 waren im kurfürstlichen Berlin bereits rund 6 000 aus Frankreich geflüchtete Hugenotten ansässig. Gemäß ihrer aus religiösem Pflichteifer in ihrem Heimatland hochentwickelten Caritas hatten die Réfugiés auch in allen ihren brandenburgisch-preußischen Niederlassungen ein beispielhaftes Gesundheitswesen geschaffen. So unterhielt die Berliner Kolonie je ein wohlorganisiertes Krankenhaus und Kinderhospital, in denen sich eine stattliche Anzahl von Ärzten, Wundärzten, Heilgehilfen, Pflegern, Apothekern und Hebammen betätigte.

Mittellose Insassen wurden gratis behandelt. Für seinen uneigennützigen Dienst an den Ärmsten empfing der Hospitalarzt vom Kurfürsten einen Jahressold von 150 Talern. Überdies stand jeder französischen Gemeinde ein landesherrlich zugewiesener französischer Privatarzt zur Verfügung, der gegen jährliche Vergütung von 50 Talern sowie mietfreie Unterkunft minderbemittelte ambulante Kranke gebührenfrei zu kurieren hatte. Auch je zwei von der Landeskasse entlohnte private hugenottische Chirurgen praktizierten außerhalb ihrer Sprechstunde unentgeltlich im Gemeindekrankenhaus.

Die Aufsicht über den klinischen Betrieb erfolgte durch einen eigens damit betrauten Konsistorialausschuß. Für die der Anstaltsleitung zufließenden landesfürstlichen Geldzuwendungen revanchierten sich die erfahrenen Réfugiés durch Förderung des brandenburgischen öffentlichen Medizinalwesens, indem sie in Berlin an der Errichtung einer staatlichen Obergesundheitsbehörde zur Eignungsüberprüfung und ständigen Überwachung aller orts- und landesansässigen Ärzte, Chirurgen und Apotheker mitwirkten.

Damit die französischen Apotheker die von ihnen bereiteten Arzneimittel den Armen der Kolonie zu Niedrigstpreisen überlassen konnten, genossen sie zum Ausgleich für finanzielle Einbußen Mieterlaß. Wie das Vorstandsmitglied der Berliner Hugenottengemeinde und brandenburgische Hofhistoriograph *Charles Ancillon* (1659-1715)

in seinem 1690 publizierten Geschichtswerk über die Niederlassung der Réfugiés in den Staaten des Kurfürsten von Brandenburg mitteilte, „brachten die Wohlfahrtsempfänger die Rezepte zum Bezirksvorsteher, der sie unterzeichnete und sogleich zum Apotheker schickte, mit dem die Gemeinde die verbilligten Medikamententaxen vereinbart hatte".

Allerbesten Rufes erfreuten sich die hugenottischen Hebammen. Sie waren ob ihrer geburtshilflichen Tüchtigkeit auch bei den deutschen Familien begehrt; waren sie doch am altehrwürdigen Pariser Krankenhaus Hôtel-Dieu, der Wiege der modernen europäischen Geburtshilfe, ausgebildet worden. Der damals weit verbreiteten Kindersterblichkeit wußten die Réfugiés durch vorbildliche Reinlichkeit und peinlichste Sauberhaltung ihrer Häuser und Straßen wirksam zu begegnen. Ihre durchgreifenden hygienischen Maßnahmen regten in den Gastländern allerwärts zur Nachahmung an.

Abb. 156a: Auf dem Gelände einer Meierei, das die Kurfürstin von Brandenburg den Hugenotten schenkte, befand sich später neben allen wichtigen Sozialeinrichtungen der französischen Kolonie das 1732/34 erbaute Französische Hospital (unser Bild) in Berlin
Fotoreproduktion nach einer im Hugenottenmuseum zu Berlin befindlichen unleserlich signierten Darstellung

Abb. 156b: Französische Réfugiés bieten dem Kurfürsten Friedrich Wilhelm von Brandenburg ihre Dienste an
Nach einer Radierung von Daniel Chodowiecki, der 1743 nach Berlin übergesiedelt war und hier das Leben der Hugenotten vorbildlich dokumentierte
Aus einem Prospekt des Hugenottenmuseums zu Berlin.

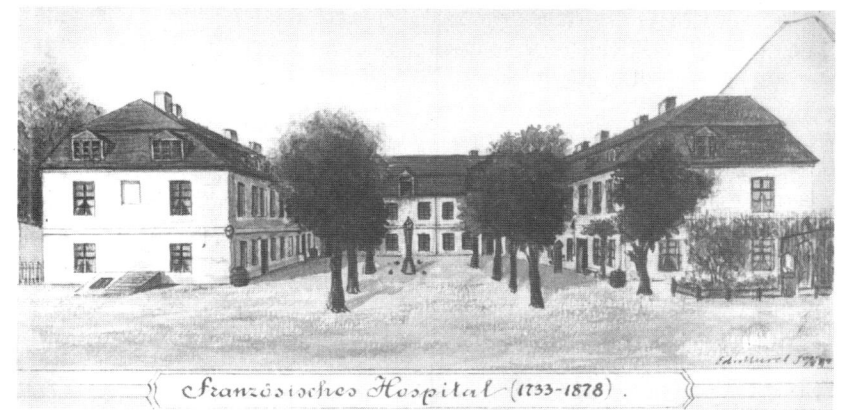

a   *Französisches Hospital (1733-1878).*

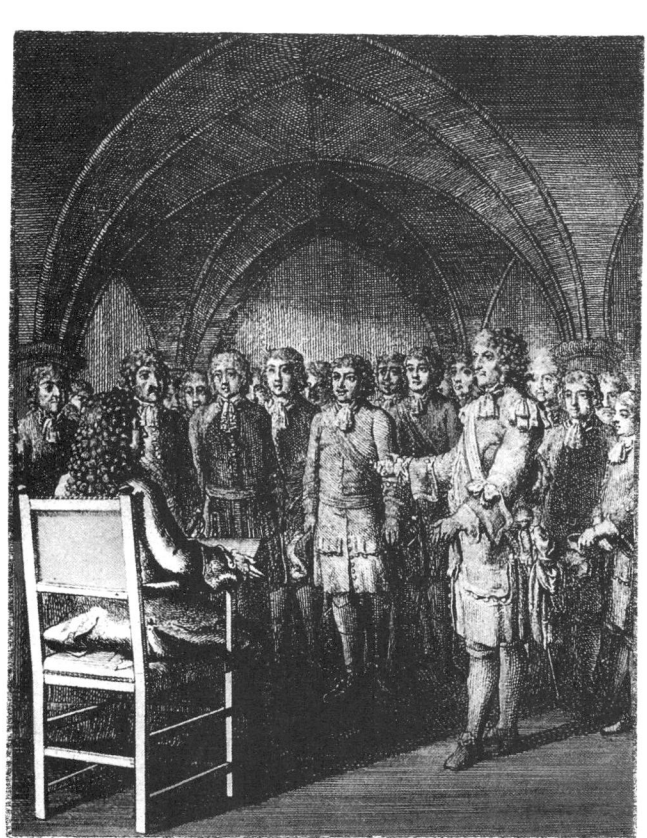

b

Merseburger Zaubersprüche

Freudig überrascht war ich, als mir einer meiner Leser vor Jahren durch die Post einen Faksimiledruck der sogenannten Merseburger Zaubersprüche für mein Archiv übersandte.

Das eindrucksvoll stilisierte Titelbild zeigt drei beschwörende Gestalten neben einem am Erdboden liegenden schmerzdurchdrungenen Pferd. Den Sinn dieser Darstellung enthüllt die im Innern des Faltblattes fotomechanisch wiedergegebene mittelalterliche Handschrift, die unter anderem eine Episode aus der heidnisch-germanischen Mythologie erzählt, wonach Wotan, der höchste und weiseste Gott unserer frühen Vorfahren, mit dem asenischen Lichtgott Baldur durch einen Wald geritten war und Baldurs Roß plötzlich wegen einer Fußverrenkung lahmte.

Zunächst bemühten sich die im Gefolge der beiden Gottheiten befindlichen zauberkundigen Frauen Sinthgunt, Sunna, Frija und Volta nacheinander vergebens, das Tier durch Besprechung von seinem Übel zu befreien. Daraufhin heilte Wotan als allgewaltiger Götterkönig die Verletzung durch die allein ihm zu Gebote stehende magische Formel: Ben zi bena, bluot zi bluoda, lid zi geliden, sose gelimida sin. In neuhochdeutscher Übersetzung lautet sie: Bein zu Beine, Blut zu Blute, Glied zu Gliedern, als ob sie geleimt seien. Ein Mönch hatte die sagenhafte Begebenheit vermutlich im zehnten Jahrhundert auf ein leeres Vorsatzblatt eines kirchlichen Missale aufgezeichnet; die Niederschrift verlor sich aber bald mit der musealen Magazinierung des Meßbuches.

Erst 1841 entdeckte der aus Flensburg gebürtige Gelehrte *Georg Waitz*, dem die Leitung der „Monumenta Germaniae historica", der auf Initiative des Freiherrn vom Stein begründeten wichtigsten Sammlung mittelalterlicher Quellen zur deutschen Geschichte, oblag, das 15 mal 23 Zentimeter messende, zwölfzeilige älteste Sprachdenkmal auf dem Gebiet germanischer Heilkunde in der Bibliothek des Domkapitels zu Merseburg. Unverzüglich teilte er seinen sensationel-

len Fund *Jakob Grimm* mit, der ihn 1842 als ein kostbares Kleinod unseres kulturellen Erbes veröffentlichte.

Indem die „Merseburger Zaubersprüche", wie sie fortan nach ihrem Fundort benannt wurden, Wotan auch als einen Heilgott ausweisen, belegen sie zugleich den kultischen Ursprung der altgermanischen primitiven Medizin, die, wie bei allen prähistorischen Völkern, Krankheiten für Dämonenwerk erachtete und ihnen zuvörderst mit Beschwörungen und Besprechungen zu Leibe rückte.

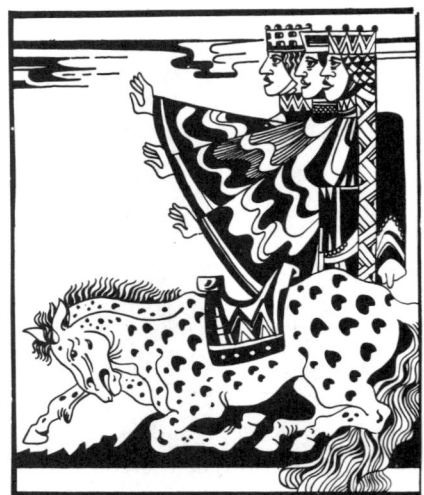

a

Abb. 157a: Merseburger Zaubersprüche: Zwei althochdeutsche stabreimende Beschwörungsformeln aus der Zeit vor 750 mit vorchristlich-heidnischem Inhalt für Gefangenenbefreiung und Heilung von Verrenkungen
Titelillustration der 1980 erneut gedruckten buchstabengetreuen Faksimile-Wiedergabe der Merseburger Zaubersprüche
Ohne Impressum

Abb. 157b: Gebäude der Merseburger Dombibliothek, in dem der Historiker Georg Waitz 1841 die Merseburger Zaubersprüche entdeckte
Nach einer unsignierten zeitgenössischen Darstellung
Archivbild

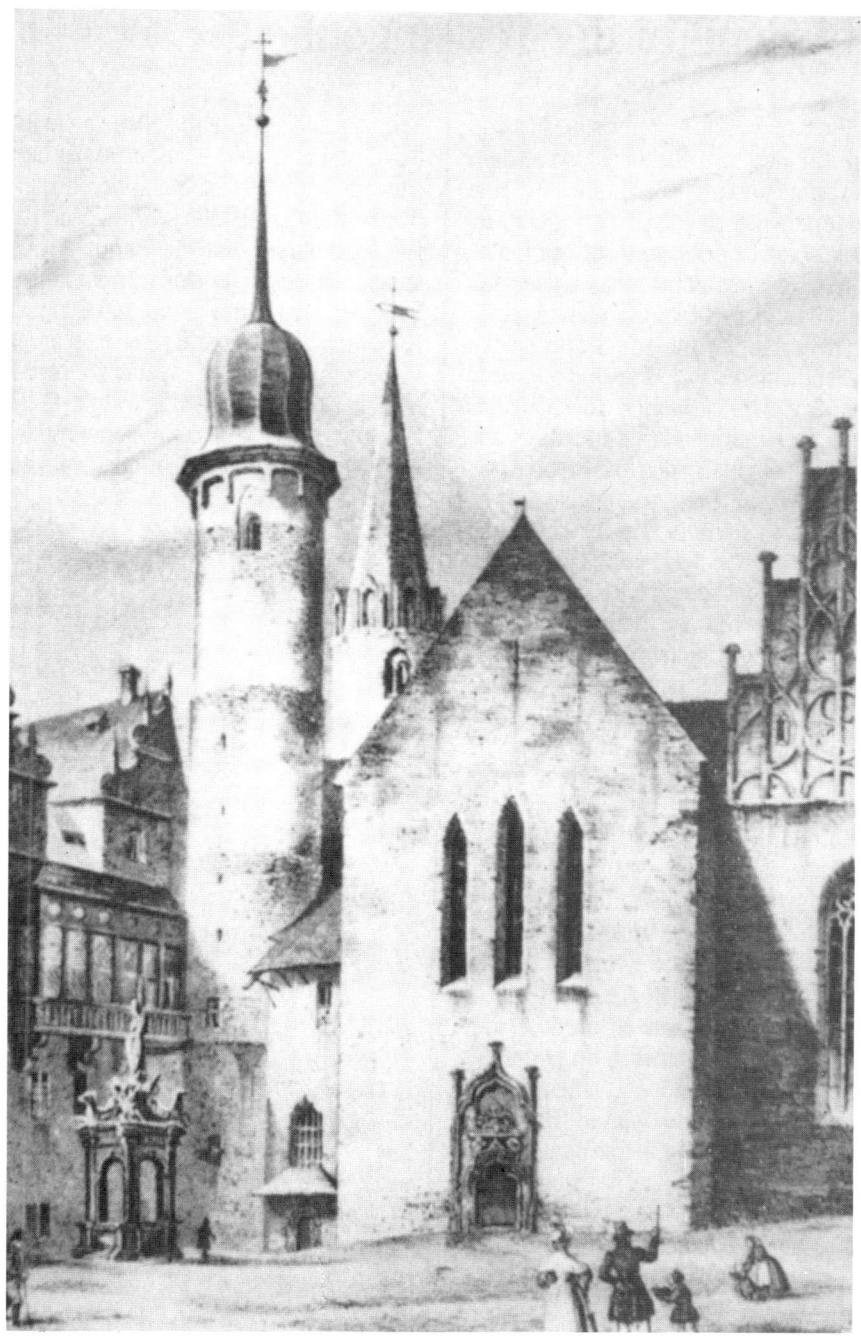

b

Mundhygiene in der Vergangenheit

Wenngleich die Zahnbürste erst auf ein Alter von rund drei Jahrhunderten zurückblickt, so reichen die Bemühungen unserer Vorfahren um eine wirksame Mundhygiene doch schon Jahrtausende zurück. Bereits der altgriechische Philosoph *Aristoteles*, der als Sohn eines Arztes seit früher Kindheit an regelmäßiges Zähneputzen gewöhnt war, ermahnte um 343 v. Chr. seinen königlichen Schüler *Alexander von Makedonien*, den späteren großen Unterwerfer Griechenlands und Welteroberer, eindringlich, „seine Kauwerkzeuge allmorgendlich nach dem Aufstehen mittels eines rauhen Leintuches zu reinigen".

Von den vornehmen Römerinnen berichtete der Epigrammdichter *Marcus Valerius Martialis*, daß sie sogar das Stoffläppchen mit fein pulverisiertem Bimsstein sowie mit Marmorstaub bestreuten, um einen möglichst makellosen Säuberungseffekt zu erzielen. Üblen Mundgeruch pflegten sie – wie auch die Damen und Herren der übrigen antiken Kulturvölker – im Anschluß an die Morgentoilette und nach den Mahlzeiten durch Kauen aromatischer Kräuter oder Hölzchen zu beseitigen. Zum Entfernen von Speiseresten dienten ihnen Zahnstocher. Diese erhielten sich in mannigfachen Variationen durch alle Epochen. Als frühestes bekanntes Zeugnis für den Gebrauch des Zahnstochers dürfte eine historische Rückblende des hellenistischen Geschichtsschreibers *Diodoros Siculus* auf die Ermordung des Tyrannen *Agathokles von Syrakus* im Jahre 289 v. Chr. gelten. Jener skrupellose Abenteurer war nach Diodors Überlieferung gewohnt, „nach den Mahlzeiten Zähne und Zahnfleisch mit einem Federkiel von Speiseresten zu befreien"; dies habe seinen verräterischen Diener Maenon bewogen, ihm für Blutlohn einen „mit fressendem Gift" präparierten Kiel zu reichen, das ihn nach Gebrauch binnen kurzem „qualvoll beseitigte".

Im allgemeinen freilich schnitzten die Alten ihre Zahnstocher aus schlanken Pistazienzweigen. In der verschwenderischen Feudalgesellschaft wie auch in reichen Bürgerhäusern ließ man sich Zahnstocher aus Edelmetallen sowie in kunstvoller Gestaltung und Ausstattung anfertigen. Besonders prächtige Exemplare trug man an kostbaren Halsketten als schmückende Anhänger. Die Zahnbürste, die die Benutzung des Zahnstochers weitgehend eindämmte, finden wir erstmalig in der vom Tennstedter Stadtphysikus *Christoph Hellwig* verfaßten und im Jahre 1700 in Leipzig gedruckten „Frauenzimmer-Apotheke" als lobenswerte Neuheit erwähnt, indessen erste Bilddokumente von Zahnbürstenmodellen noch etwa ein Fünfvierteljahrhundert auf sich warten ließen.

Abb. 158 a: „Artzney Buchlein wider allerlei krankkeyten und gebrechen der tzeen ..." Daneben diverse Zahnbürsten, die um 1835 in Gebrauch waren und von Maury und Bell beschrieben wurden
Nach Fotoreproduktionen anonymer Herkunft
Archivbilder

Abb. 158 b: Toilette machende junge Japanerinnen. Die im Hintergrund abgebildete Frau beim Gebrauch der Zahnbürste
Nach einem japanischen Farbholzschnitt von Katsushika Hokusai (1760–1849)
Aus: H. Ploss: Das Weib in der Natur- und Völkerkunde, Leipzig 1895.

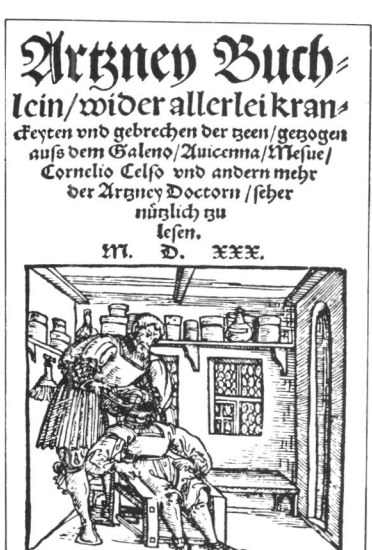

a

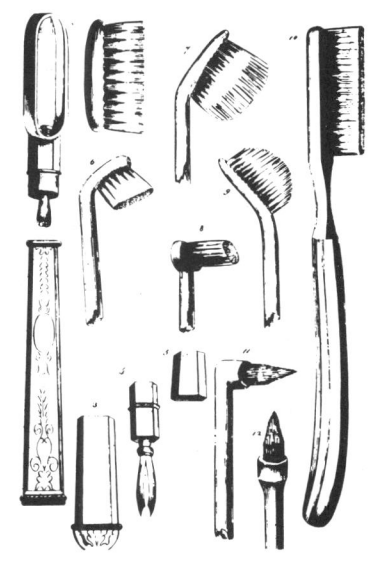

b

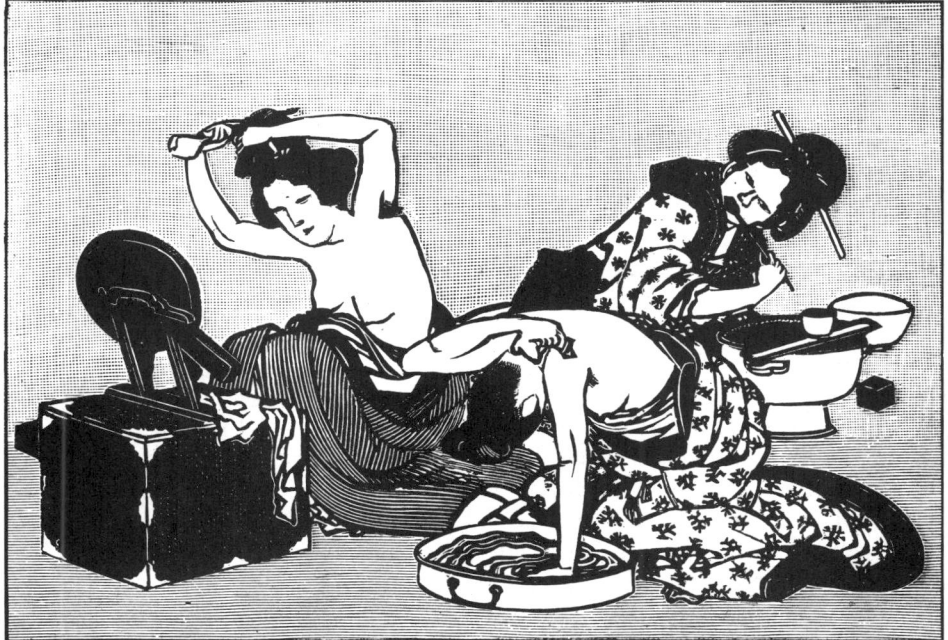

Aus Furcht, lebendig begraben zu werden

Bestürzung erregte ein anfangs des 17. Jahrhunderts verbreiteter Kupferstich mit der Darstellung einer aus dem Grabe auferstandenen Frau namens *Richmuth*. Jener unheimliche Vorfall soll sich anno 1357 auf einem Kölner Friedhof zugetragen haben. Die Vervielfältigung dieser schauerlichen Graphik bezeugt die Furcht früherer Menschen vor einem Lebendig-Begraben-Werden nach einem nur scheinbaren Ableben.

Bis zur gesetzlichen Regelung ärztlicher Leichenschau besaßen die Befürchtungen eines Scheintodes und Lebendig-Begraben-Werdens brennende Aktualität. Deshalb auch erteilte der Göttinger Physikprofessor *Georg Christoph Lichtenberg* (1742–1799) dem angehenden Mediziner *Christoph Wilhelm Hufeland* (1762–1836) die Erörterung und experimentelle Untersuchung der Frage, ob sich Scheintod mittels elektrischer Kraft beheben lasse, als Dissertationsaufgabe. Bedeutungsvolle Forschungsergebnisse blieben freilich aus.

Nach wie vor verleitete panische Angst vor ungewissem Tod mit ungerechtfertigter Bestattung zu mannigfachen obskuren Verhütungsmaßnahmen. So verfertigte man sogenannte Sicherheitssärge, in deren Deckel am Kopfende ein Fenster sowie eine lange Luftröhre eingebracht waren, „damit der Begrabene", wie die Patentschrift verhieß, „bei etwaigem Wiederaufleben nicht den gräßlichen Qualen des Erstickungstodes preisgegeben" wäre.

Nach Aufnahme seiner ärztlichen Praxis in Weimar und Umgebung erwirkte *Christoph Wilhelm Hufeland* beim regierenden *Herzog Carl August* erstmalig die Errichtung eines Leichenhauses. Es fand 1792 auf dem Weimarer Jakobsfriedhof seinen Platz. Durch ein Glasfenster in der Tür seiner Dienststube behielt der bestallte Wärter die in angrenzender, gleichmäßig belüfteter und temperierter Leichenkammer „bis zum Anfang der Fäulnis" aufgebahrten Entschlafenen beständig im Auge. Ein gleichfalls anliegender Kühlraum diente zur Bereitung von Bädern, anregenden Tränken und anderen Stärkungsmitteln bei wiedereinsetzenden Lebenszeichen. Um möglicher Unzuverlässigkeit oder Unachtsamkeit des Aufsehers vorzubeugen, entwarf Hufeland zudem ein Alarmsystem aus Fäden und Glöckchen, das, mit Fingern und Zehen verbunden, jede geringste Bewegung eines Scheintoten signalisierte. Und um die Aufmerksamkeit des Wärters anzustacheln, empfahl er die Einführung eines „Prämienfonds".

Abb. 159 a: Auferstehung eines Scheintoten aus dem Grabe. Der schaurige Vorfall soll sich 1357 auf dem Kölner Friedhof ereignet haben
Nach einem Kupferstich von A. Aubry (1604). Er schürte noch zu Georg Christoph Lichtenbergs (1742 bis 1799) und Christoph Wilhelm Hufelands (1762 bis 1836) Zeit die Angst unserer Vorfahren vor einem Lebendigbegrabenwerden
Aus: Hermann Peters: Der Arzt und die Heilkunst in der deutschen Vergangenheit, Jena 1924.

Abb. 159 b: Titelseite von Hufelands Schrift zur Verhütung des Lebendigbegrabenwerdens bei Scheintod – erschienen anläßlich der von ihm angeregten Errichtung eines Leichenhauses in Weimar (1791)

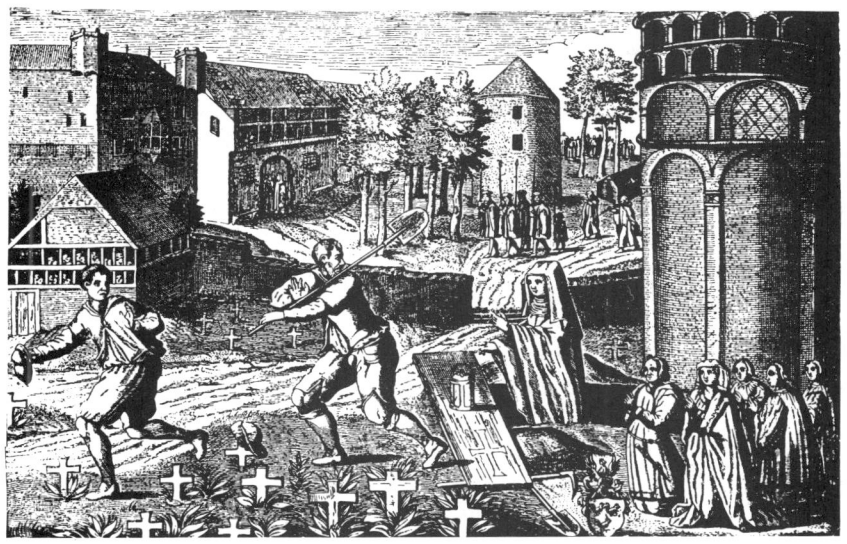

a

b

Ueber die

Ungewißheit des Todes

und

das einzige untrügliche Mittel

sich von seiner Wirklichkeit

zu überzeugen,

und

das Lebendigbegraben

unmöglich zu machen

nebst

der Nachricht

von der

Errichtung eines Leichenhauses

in Weimar

von

D. Christoph Wilhelm Hufeland,

Herzogl. Weimarischen Hofmedicus.

Mit einem Kupfer.

Weimar,

bey C. J. L. Glüsing. 1791.

369

Phantasien um die Seele

Die Wortbedeutung „Atem" oder „Hauch" für den auf uralten Glaubensvorstellungen basierenden Begriff „Seele" weist auf die Annahme religiöser Interpreten hin, daß dem Menschen eine geheimnisvolle geistige Kraft als Trägerin des Lebens innewohne, die, da sie unsterblich sei, den Körper im Tode wieder verlasse, um im Jenseits selbständig weiter zu existieren. Als Zeichen für die Loslösung der Seele vom Leib galt dessen alsbaldige Verwesung. Erst der altgriechische Philosoph *Epikur* (341–270 v. Chr.) wagte es, das individuelle Fortbestehen der Seele zu leugnen, da er sie für genauso materiell, atomar, erachtete wie den Körper

Als erster Mediziner wandte der aus Kleinasien gebürtige griechisch-römische Arzt *Asklepiades* (um 100–30 v. Chr.) die atomistische Lehre auf die Physiologie und die Pathologie an. Hierbei gelangte er zu der Auffassung, daß die aus Pneumaatomen gebildete Seele als „Summe der Sinnesfunktionen" zu betrachten sei. Auch über die Lokalisation der Seelentätigkeit nährten die Alten unterschiedliche Meinungen. Während der epische Dichter *Homer* sie im achten Jahrhundert vor unserer Zeitrechnung hinsichtlich der Willenskraft in das Zwerchfell und hinsichtlich des Gefühls in die Herz-Leber-Gegend verlegte, erklärten die Hippokratiker wie auch die Babylonier, die Inder und die Chinesen das Herz als die Wirkstätte des Fühlens und Denkens.

Dem Gehirn maß sogar der universellste Geist der Antike, *Aristoteles* (384–322 v. Chr.), die untergeordnete Rolle einer Drüse bei, deren Sekret nur als „Kühlwasser" für das mit einem Motor verglichene Herz zu dienen hätte. Dies war um so verwunderlicher, als schon anderthalb Jahrzehnte zuvor der griechische Philosoph und Mediziner *Alkmaion aus Kroton* in Unteritalien das Gehirn als das Zentralorgan psychischer (nervaler) Vorgänge deklariert hatte. Das scholastische Mittelalter behielt die „Seelen-Herz-Theorie" bei, bis der fortschrittliche italienische Anatom *Realdo Colombo* im sechzehnten Jahrhun-

dert Alkmaions Befunde bestätigen konnte. Da aber das menschliche Hirn wider Erwarten zwei Hälften darbot, wußte man nicht, wie dieser Tatbestand mit dem kirchlichen Dogma von der Einheit und Unteilbarkeit der Seele zu vereinbaren wäre. Der französische Philosoph *Descartes* (1596–1650) fand einen spekulativen Ausweg aus dem Dilemma, indem er die zum Zwischenhirn gehörige zapfenförmige Zirbeldrüse als Seelensitz proklamierte. Der emanzipierten modernen Hirnforschung blieb es vorbehalten, die Seele aus dem Bereich der Naturwissenschaften zu verbannen.

Abb. 160a: Der Todesengel nimmt die Seele in Gestalt eines Kindes zu sich
Holzschnitt
Aus Reiter: Mortilogus (Augsburg 1508)
Nach: Bernt Karger-Decker: Der Griff nach dem Gehirn, Leipzig 1977.

Abb. 160b: Verstorbener altägyptischer Würdenträger auf dem Totenlager. Am Fußende steht der schakalköpfige Gott Anubis, der den Toten ins Schattenreich geleiten wird. Über der Bahre schwebt der durch einen menschlichen Kopf gekennzeichnete Seelenvogel, um den Atem des Toten in Empfang zu nehmen
Ohne Herkunftsangabe
aus: Randolf Charles Darwin: Die Entwicklung des Priestertums und der Priesterreiche, Leipzig 1930.

Abb. 160c: René Descartes' (1596–1650) Hypothese über die Seele: Ihr Sitz befände sich in der Zirbeldrüse; sie würde visuelle Eindrücke aufnehmen und Muskelbewegungen auslösen
Eigenhändige Zeichnung von Descartes
Aus: „L'Homme", Paris, 1664.

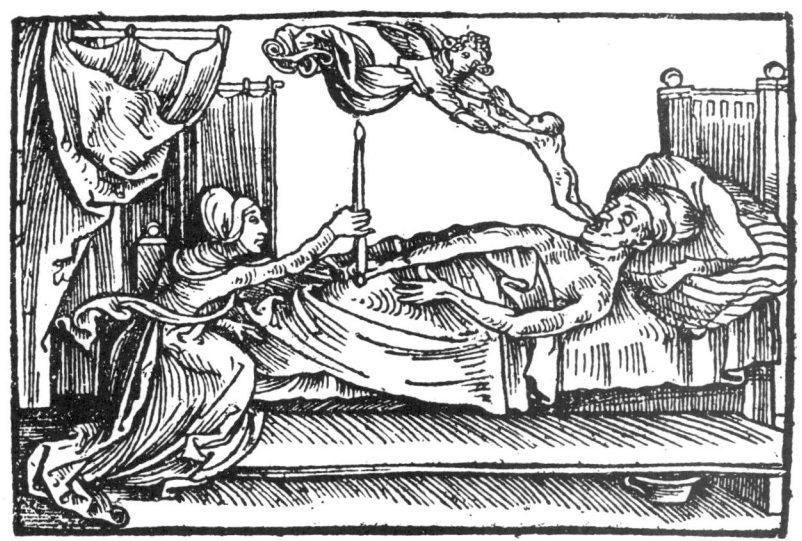

a

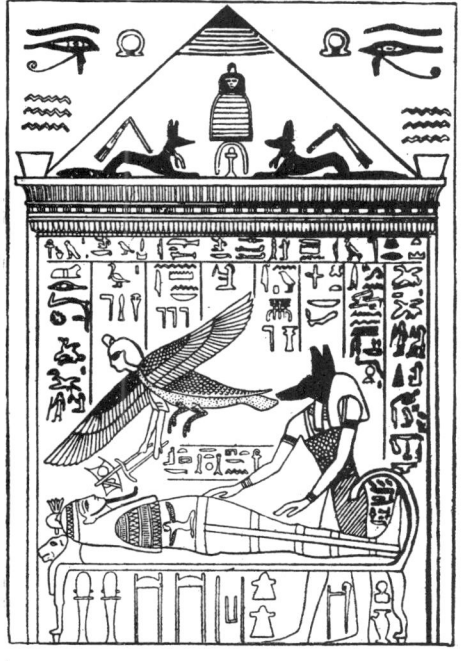

b

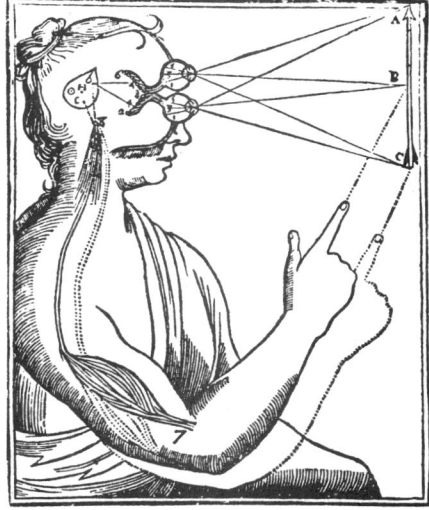

c

Tätowierung in der Heilkunst

Mit dem der tahitischen Sprache entlehnten Begriff „Tätowierung" oder „Tatauierung" verbindet sich gemeinhin die Vorstellung in die Körperhaut eingebrachter Bildmotive. Wie die etymologische Herkunft des Wortes bereits vermuten läßt, geht der Brauch, farbige Zeichen und Symbole in die Epidermis zu brennen, zu ritzen, zu schneiden oder zu schlagen, ursprünglich auf die Polynesier zurück; er findet sich aber auch bei anderen Naturvölkern. Beweggründe dafür waren anfänglich Kennzeichnung der Sippenzugehörigkeit, Schmuckbedürfnis sowie kultische und nicht zuletzt magische Absichten.

Letztere dienten vornehmlich dem Krankheitszauber, wie etwa zur Abwehr böser Geister, welche nach primitiver Auffassung unerklärlich scheinende Krankheiten und Schmerzen verursachten. Somit ist die Tätowierung durchaus auch von medizinhistorischem Interesse. Sie sollte die Dämonen bannen, damit sie keine Lust verspürten, die solcherart Gezeichneten zu befallen. Besonders die Hautpartien um die natürlichen Eingangspforten in den Organismus – Mund, Nase, Schamgegenden und sogar die Zunge – versah man mit Schutztätowierungen.

Da die Prozedur recht schmerzhaft ist, galt sie zudem als ein Ausweis persönlichen Mutes: Steinzeitliche Funde von behelfsmäßigen, aber zweckdienlichen Geräten wie auch von Skelettteilen mit Spuren operativer Behandlung, dokumentieren, daß sich die Medizinmänner urgemeinschaftlicher Völkerstämme in ihrer Heilpraxis häufig blutableitender Verfahren bedienten und demzufolge auch dem beim Tätowieren eintretenden Blutverlust, ähnlich wie beim Schröpfen oder beim Aderlassen, therapeutische Wirkung beimaßen.

Bei den antiken Kulturvölkern bürgerte sich die Tätowierung aus medizinisch-kosmetischen Gründen ein, um etwa Operationsnarben und Muttermale zu überdecken, Schönheitskorrekturen an Augenbrauen und Wimpern vorzunehmen sowie nach größeren Geschwüren, Verletzungen oder destruktiven Prozessen entstandene Trübungen der Augenhornhaut nachzufärben. Zur Dunkelfärbung lichter Flecken gebrauchte man gemäß überliefertem Rezept eine Mixtur aus je 4 Drachmen (14,616 Gramm) Galläpfeln und Akazienharz und 2 Drachmen (7,308 Gramm) eisenhaltigem Kupfervitriol. Zur Aufhellung von Hornhautnarben indessen verwandte man Klatschrosensaft, Zedernöl und ähnliche Substanzen.

In der modernen kosmetischen Chirurgie geschieht die Tätowierung der Hornhaut bisweilen nach behutsamer Abschabung des Epithels durch „Aufbringen von schwarzer oder bunter Tusche, besser von Gold- oder Platinchlorid" (*Prof. Dr. K. Velhagen*).

Abb. 161a: Tätowiertes Gesicht eines Neuseeländers und tätowierte Hand eines Markesas-Insulaners
Nach Hochstetter und Wood

Abb. 161b: Australierin aus Nord-Queensland mit Schmucknarbentätowierung
Xylographie von Köhnlein nach einer Originalfotografie
Aus: H. Ploss: Das Weib in der Natur- und Völkerkunde, Leipzig 1905.

Abb. 161c: Tätowierung eines neuseeländischen Häuptlings. Die Tätowierung spielt bei den primitiven Völkern vielfach eine wichtige Rolle in der kultisch-magischen Abwehr von Krankheits- und Schmerzdämonen
Anonyme Xylographie
Aus: Spamers Illustriertes Conversations-Lexicon, Leipzig (19. Jahrhundert).

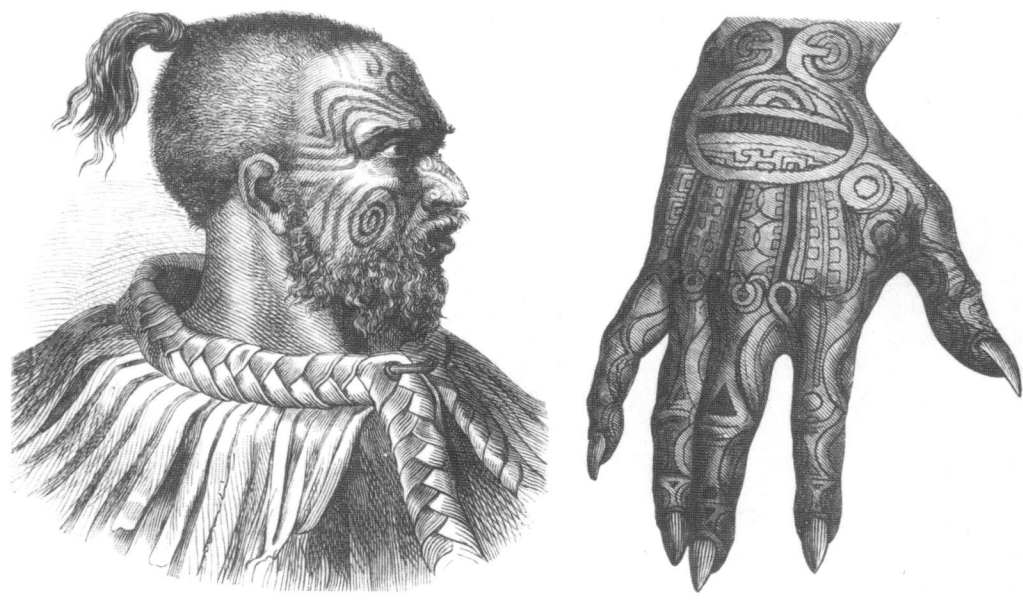

a

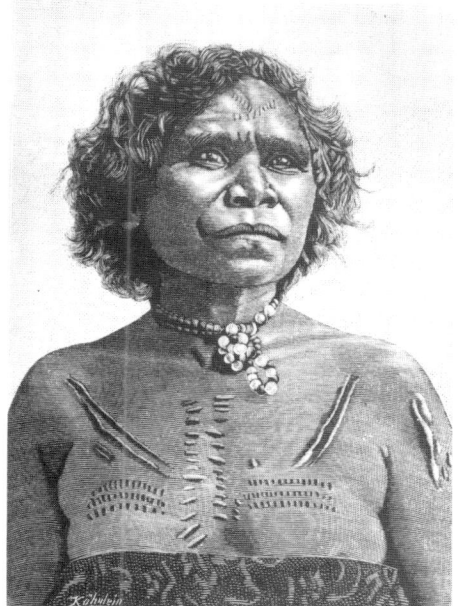

b

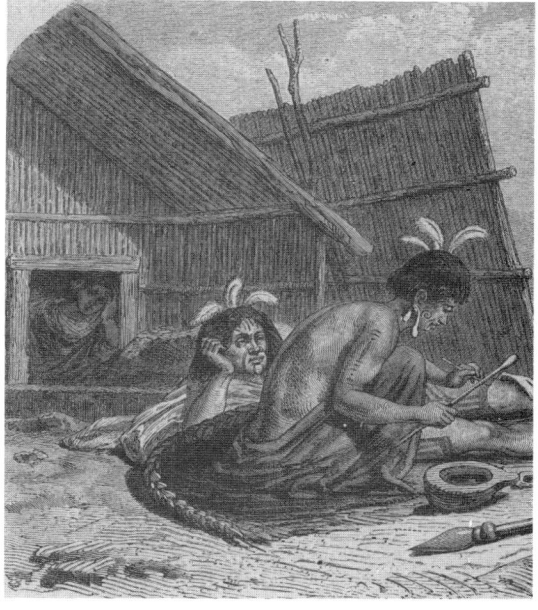

c

Traumgeschehen

Kaum ein Phänomen hat die Phantasie des Menschen so beschäftigt wie der Traum. Den Alten erschien er als etwas Wunderbares; man erachtete ihn für ein Mittel göttlicher Offenbarung.

Die priesterlichen Traumdeuter der Antike suchten deren Botschaften aus Schilderungen der Traumgeschichte zu erkunden. Eine besondere Rolle spielte das Traumgeschehen in den altgriechischen Heiltempeln, den sogenannten Asklepieien. Die dorthin pilgernden Kranken wurden in einen Inkubationsschlaf versetzt. Nach dem Erwachen am anderen Morgen mußten sie dem Priesterarzt ihren Traum erzählen, woraufhin dieser ihn diagnostisch auslegte und die Therapie nach vermeintlicher Maßgabe des Gottes *Äskulap* vornahm.

Der griechische Arzt *Hippokrates* (um 460–377 v. Chr.) indessen wertete die Träume nur zum Teil als göttliche Eingebungen. Vielmehr seien sie, wie er in seiner Abhandlung „Über die Nachtgestalten" schrieb, als natürliche Denk- und Gefühlstätigkeiten der Psyche zu betrachten, welche er nach zeitgenössischer allgemeiner Auffassung für eine vom Körper getrennte, aber doch von ihm beeinflußte Existenz hielt. Daß der Körper auf die Psyche oder „Seele" tatsächlich einwirke, erweise sich dadurch, daß der gesunde Mensch merklich andere Träume habe als der kranke. In dieser durchaus nicht abwegigen Annahme befragte Hippokrates seine Patienten nach ihren Traumerlebnissen und versuchte, aus ihnen die Krankheit zu bestimmen.

Auch der griechisch-römische Arzt *Galenos* (129-199 n. Chr.) vertrat die Ansicht, daß sich aus Träumen der Krankheitszustand eines Menschen ablesen lasse. Andererseits verleitete die Traumdeutung zu allen Zeiten zu der abergläubischen Vorstellung, daß Träume zudem einen Einblick in die Zukunft des Individuums gestatteten. Dagegen liegt eine stattliche Anzahl bekenntnishafter Selbstzeugnisse bedeutender Künstler und Wissenschaftler vor, wonach jene manchen guten Einfall, sogar manches gelun-

gene Werk einem schöpferischen Traum verdankten.

So berichtete beispielsweise der berühmte deutsche Chemiker *Friedrich August Kekulé* (1829 bis 1896), daß er einmal im Traum einen kreisförmigen „Affenreigen" erblickt hatte, der ihn im Jahre 1865 zur Entdeckung der sechsringförmigen Strukturformel des Benzols führte. Freilich war dies kein bloßes Zufallsprodukt, sondern langwierige Überlegungen des Forschers im Wachzustand waren dem Traumgeschehen, sozusagen als I-Tüpfelchen seiner geistigen Anspannung, vorausgegangen.

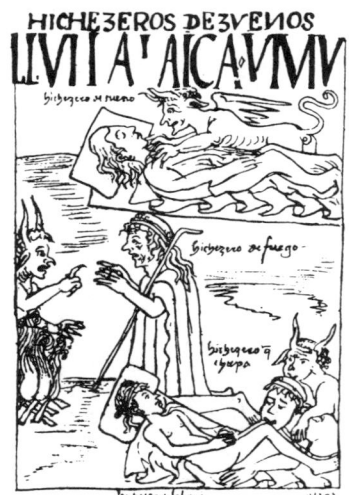

a

Abb. 162 a: Traumdeuter der Inka-Zeit, der sich über einen Kranken beugt. Der Priesterarzt ist in Gestalt eines Teufels dargestellt. Das Saugen am Leib des Patienten symbolisiert das Aufsaugen des Krankheitsdämons
Aus: Poma de Ayala und Felipe Guamán: Nueva Coronica y buen gobierno. Traveaux et Mem. de l'Institut D'Ethnologie, Paris (23) 1936.

Abb. 162 b: „Der Traum des Doktors". Eine verführerische Unbekannte erscheint dem Träumenden
Nach einem Kupferstich von Albrecht Dürer (um 1497/99)

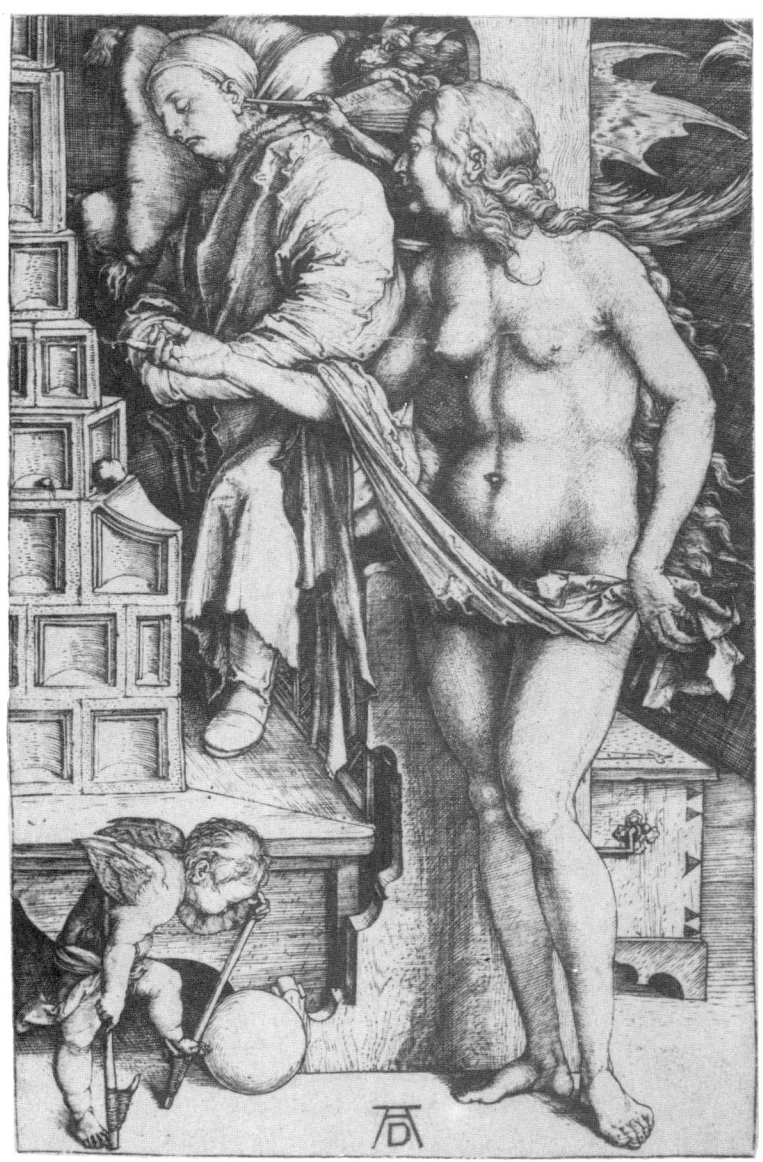

b

Insekten aus Käse?

Man nehme einen Topf ... tue ein schmutziges Hemd hinein ... streue Weizenmehl darüber ...: Solch phantastisches Rezept gab der hervorragende niederländische Arzt und Chemiker *Johann Baptist van Helmont* (1577-1644) in seinem postum erschienenen Werk „Ortus medicinae" zur künstlichen Herstellung von Mäusen an und bekannte sich damit als Anhänger der bereits seit dem frühen Altertum weitverbreiteten Annahme einer elternlosen Entstehung von Lebewesen, einer sogenannten spontanen rezensenten Urzeugung. Sogar der griechische Naturphilosoph *Aristoteles* (384-322 v. Chr.) hielt beispielsweise ein Hervorgehen von Fischen oder Fröschen unmittelbar aus Flußschlamm durchaus für möglich.

Während die mittelalterlichen Alchimisten sich ernstlich um die Schaffung eines künstlichen Menschleins, eines Homunkulus, mühten, spukten in den Köpfen scholastischer Gelehrter märchenhafte Vorstellungen über ein Herabfallen von Schafen, Enten, Gänsen und anderen höheren Tieren aus Baumfrüchten.

In einem 1536 publizierten Gesundheitsbuch findet sich der Holzschnitt eines Ochsenkadavers als eines vermeintlichen Lebensursprungs von Honigbienen, wie man auch Maden nach dem Anschein aus fauligem Fleisch gebildet wähnte.

Noch 1662 beschäftigten sich Mitglieder der Londoner Royal Society mit Versuchen, Insekten aus verdorbenem Käse zu erzeugen. Erst nachdem es acht Jahre danach dem italienischen Arzt und Naturforscher *Francesco Redi* (1626-1697/98) gelungen war, Fliegen bei ihrer Eiablage zu beobachten und experimentell die Entwicklung ihrer Larven bzw. Maden daraus zu enthüllen, war die Auffassung von der Urzeugung erstmals widerlegt. Doch die allgemeine wissenschaftliche Anerkennung blieb aus.

Auch die um 1750 durch den Italiener *Lazzaro Spallanzani* (1729-1799) in Abkochungsversuchen erfolgte stichhaltige Beweisführung, daß sich nicht einmal Kleinstlebewesen, wie von ihm unter die Lupe genommene Aufgußtierchen (Infusorien), aus unbelebter Materie bilden können, brachte hartnäckige Zweifler noch längst nicht zum Schweigen.

Endgültig beendete um 1860 der französische Mitbegründer der Mikrobiologie *Louis Pasteur* (1822-1895) den Sreit um die spontane Urzeugung durch seine berühmt gewordenen exakten Kolbenversuche, womit er unwiderleglich darstellte, daß die in Fäulnis oder Gärung sich zeigenden Mikroorganismen keineswegs deren Produkte sind, sondern sich vielmehr darin aus unerkannt hineingeratenen, außerordentlich widerstandsfähigen Dauerformen der Bakterien (Sporen) vermehren.

Abb. 163a: Zur Geschichte der Urzeugung: Angeblich sollten Honigbienen aus einem toten Ochsen entstehen
Nach einer Darstellung aus dem „Hortus sanitatis" (1536)
Aus: „Rotkreuz", Berlin, H. 8/1990.

Abb. 163b: Zur Geschichte der Urzeugung: Angebliche Bildung von Enten aus Baumfrüchten
Faksimile eines Holzschnittes aus Sebastian Münsters „Cosmographia" (Basel 1544)
Nach: Hermann Peters: Aus pharmazeutischer Vorzeit, Berlin 1889.

Abb. 163c: Der italienische Naturforscher Lazzaro Spallanzani (1729-1799) widerlegte erstmalig experimentell die Lehre von vermeintlicher Urzeugung
Anonymes zeitgenössisches Bildnis
Aus: „Rotkreuz", Berlin, H. 8/1990.

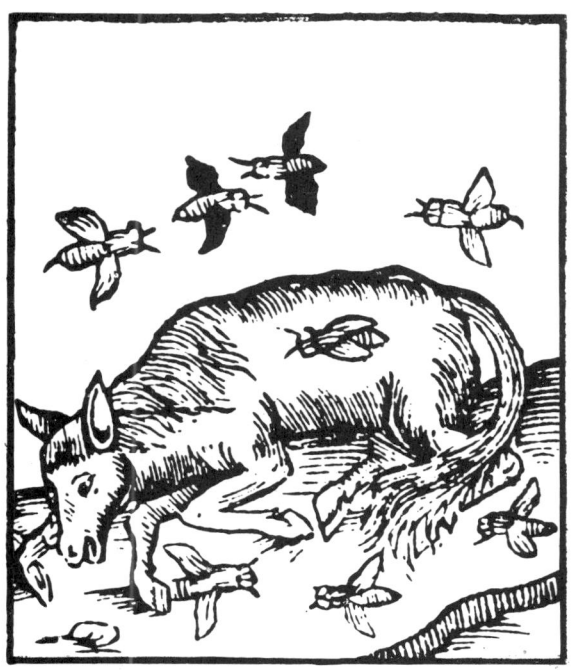

a

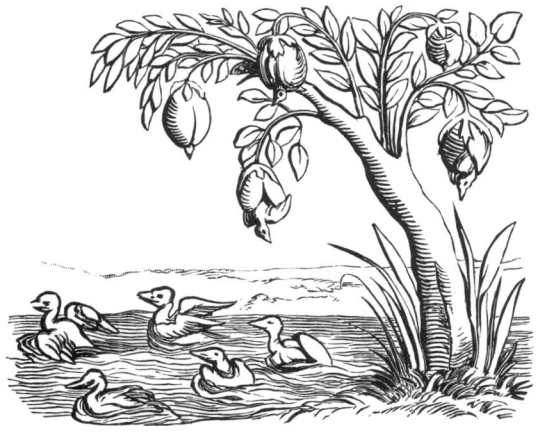

b

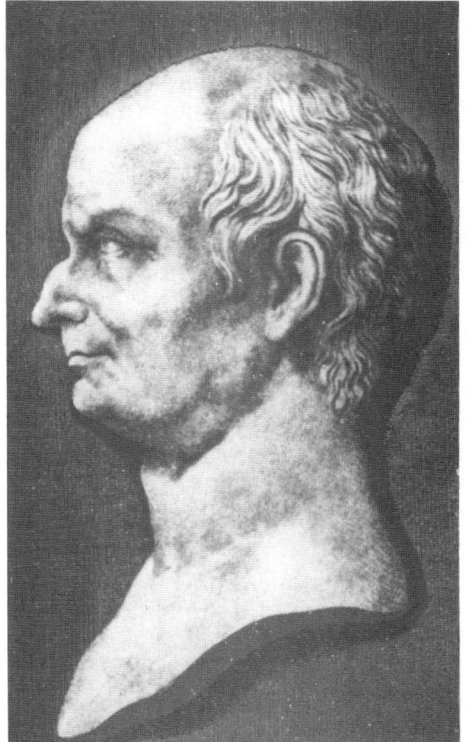

c

Streit um die Vivisektion

Jahrtausendelang hatten die Pioniere der Biologie und Medizin die Vivisektion für eine wichtige Möglichkeit wissenschaftlicher Erkenntnis erachtet. So sollen nach antiker Überlieferung die beiden alexandrinischen Ärzte *Herophilos* und *Erasistratos* gelegentlich Lebenderöffnungen an Verbrechern vorgenommen haben, um Einblick in die Eingeweide des menschlichen Körpers zu gewinnen. Vom griechisch-römischen Arzt *Galenos* ist bekannt, daß er zur Erkundung der Blutbewegung, der Verdauung und der Nerventätigkeit vivisektorische Eingriffe an Affen und Schweinen durchführte.

Konsequentesten Gebrauch von jener Untersuchungsmethode aber machten die führenden Physiologen und Pathologen des neunzehnten Jahrhunderts, die die Erfahrung als die allein sichere Quelle der Aufdeckung und Erklärung des organischen Geschehens betrachteten. Stets ging die überwältigende Mehrheit der Experimentatoren mit den Versuchstieren schonend um; doch gerade die wenigen – rasch publik gewordenen – unrühmlichen Ausnahmen entfachten mit dem Aufkommen und der zunehmenden Verbreitung des Tierschutzgedankens einen weltweiten eifernden Feldzug gegen die Vivisektion. Geistliche und Laien aller Religionsgemeinschaften, Schwarmgeister, Vegetarier, Naturheilkundige sowie befangene, der experimentellen Medizin jegliche moralische Berechtigung absprechende Ärzte schlossen sich den Schimpfkanonaden feinfühliger Tierfreunde an, die in grimmigen Pamphleten die Vivisektoren als „Folterknechte der Wissenschaft" verunglimpften. Mehr oder weniger bissig malten phantasiebegabte Karikaturisten den vorgeblich unbarmherzigen Forschern die Rache betroffener Vierbeiner an ihnen aus, wenn diese dazu imstande wären.

Namentlich die „Lustigen Bläter" und der „Simplizissimus" veröffentlichten im deutschsprachigen Raum visionäre Spottzeichnungen über Vivisektionen an Gelehrten durch deren Versuchstiere, und zwar „zum Heile der gesamten Tierwelt", wie es in der Unterschrift heißt.

Der erbitterte Streit um die Vivisektion beschäftigte bis Ende des vorigen Jahrhunderts Parlamente, Kabinette und naturwissenschaftliche Gremien. Im Berliner Reichstag legte *Rudolf Virchow* unerschrocken und nachweislich dar, daß ohne den Tierversuch der gewaltige medizinische Fortschritt in der Neuzeit nicht möglich gewesen wäre. Auf Grund seiner sachlichen Argumentation wie auch der seiner ausländischen Kollegen kam es letztendlich zur gesetzlichen Regelung der Vivisektionsfrage. Danach wurden Tierversuche fortan bestimmten wissenschaftlichen Institutionen unter Berücksichtigung der Tierschutzbestimmungen gestattet, sofern ein Untersuchungsziel auf andere Art nicht erreichbar wäre.

Abb. 164a: „Der Vivisektor": Die Göttin der Sittlichkeit präsentiert dem Professor eine Waage mit einem lorbeergeschmückten Gehirn und einem flammenden Herzen, um ihn zu mahnen, sein Mitgefühl zur Kreatur höher zu setzen als die Erkenntnis
Holzschnitt von P. Krey nach einem Gemälde von Gabriel Max
Aus: „Daheim", Leipzig, Jahrgang 1885.

Abb. 164b: „Des Vivisektors Alptraum": Professor Pferd zu seinen Assistenten: „Ich hab's ja gleich gesagt, daß der uns Peinigende kein Herz hat!"
Karikatur auf die heftig umstrittene Vivisektion von Olaf Gulbransson
Aus: „Simplizissimus", München, Jahrgang 1933.

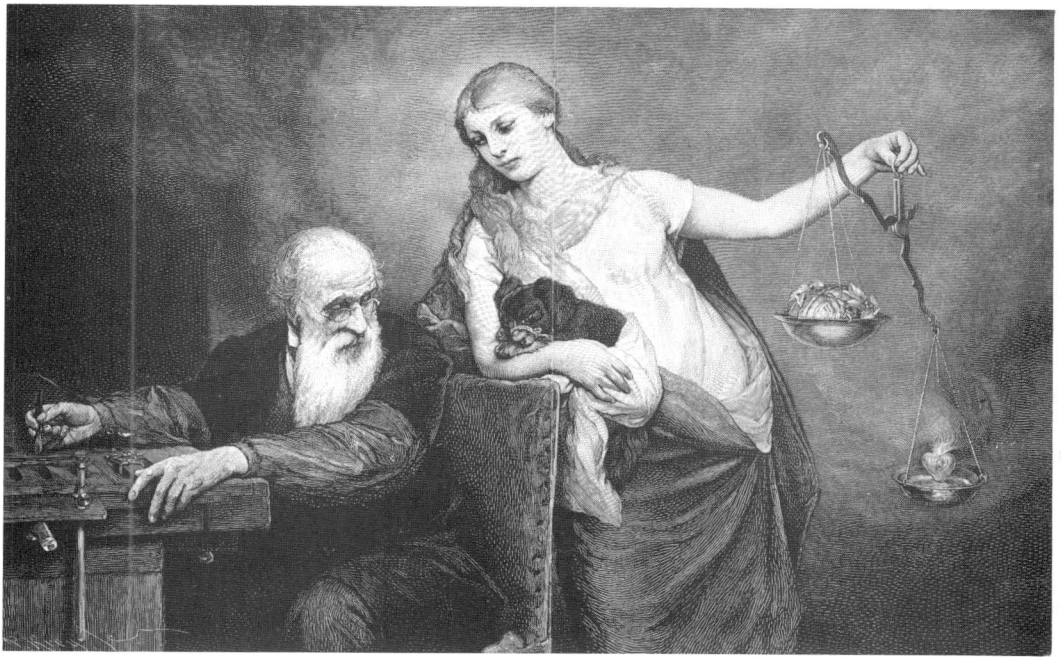

a

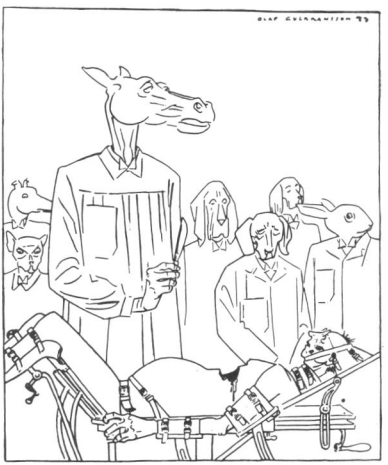

b

Mit Händen sprechen, mit Augen hören

Solange die Ärzte den inneren Bau und die Wirksamkeit des Ohres nicht kannten, blieben ihnen sowohl die Ursachen der Gehör- und Sprachlosigkeit wie auch deren Zusammenhang verborgen. *Hippokrates* (um 460–377 v. Chr.) hielt die Taubheit für eine traumatische oder krankheitsbedingte Störung des Hirnnervs, während er unabhängig davon die Stummheit für eine Lähmung der Zunge erachtete.

Als ein Menschenalter später der griechische Philosoph *Aristoteles* (384–322 v. Chr.) das Hörorgan als die „Pforte des Geistes" und somit gleichsam als bestimmendes Element menschlicher Bildungsfähigkeit interpretierte, begann man sogar, den „Taubstummen" jegliches Lernvermögen abzusprechen und ihnen, ähnlich den „Irren", als verhängnisvoll Gezeichneten zu begegnen. Mönchsorden und mildtätige Vereinigungen gewährten ihnen im Mittelalter notdürftige Zuwendung.

Ein Sinneswandel erfolgte erst im Zeitalter der Renaissance, die mit der sich herausbildenden frühkapitalistischen Produktionsweise einen epochalen Aufschwung der geistigen Kultur bewirkte und unter der Lebensansicht des Humanismus die freie Entfaltung der Persönlichkeit einleitete. Einem spanischen Benediktinermönch, *Pedro Ponce de Leon* (1508–1584), gebührt das Verdienst, erstmals einigen „Taubstummen" systematischen Unterricht erteilt zu haben. Hierzu nutzte er die in Ordensgemeinschaften mit ständiger Schweigepflicht geübten Finger und gestischen Zeichen.

Auch die Lautsprache soll Ponce bereits gelehrt haben. Aber der damalige Gehörlosenunterricht war ganz auf Einzelunterweisung weniger Auserwählter abgestimmt. Als mit dem Aufstieg des dritten Standes im vorrevolutionären Frankreich alle Volksschichten in den Genuß von Erziehung und Bildung gelangten, trat der Gruppenunterricht für „Taubstumme" ins Leben. Initiator war der amtsenthobene Geistliche *Charles Michel de L'Epée* (1712–1789). Er gründete auf dem Pariser Montmartre die erste Schule für Gehörlose, ersann eine aus Handalphabet, Schrift und Gebärde zusammengesetzte Ausdruckssprache und bildete auch Lehrkräfte aus, so daß die Anstalt nach seinem Tode staatlicherseits weitergeführt werden konnte. Seine Lehrmethode vermochte sich jedoch auf die Dauer nicht durchzusetzen. Sie mußte letztlich der von dem deutschen Pädagogen *Samuel Heinicke* (1727–1790) begründeten Artikulations- oder Lautsprachmethode weichen. Die erste deutsche Lehranstalt für Gehörlose nach seinem Verfahren hatte dieser 1778 in Leipzig errichtet und bis zu seinem Lebensende geleitet.

Abb. 165 a: Beispiele mönchischer Gebärdensprache in Ordensgemeinschaften, deren Mitgliedern das mündliche Sprechen untersagt war
Nach Holzschnitten in „Rudimentum Noviciorum" (Lübeck 1475)
Aus: Emil Reicke: Lehrer und Unterrichtswesen in der deutschen Vergangenheit, Jena 1924.

Abb. 165 b: Der deutsche Pädagoge und Taubstummenlehrer Samuel Heinicke (1727–1790) schuf eine Darstellung des Alten Testaments als erstes Lehrbuch für Gehörlose (Hamburg 1775)

Abb. 165 c: Alphabet und Ziffernfolge im Einhandsystem der Gehörlosen-Fingersprache
Nach Brockhaus-Lexikon 1928/35.

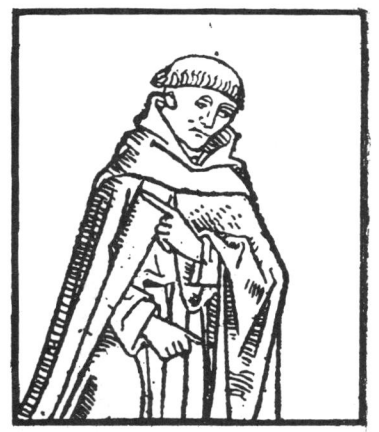
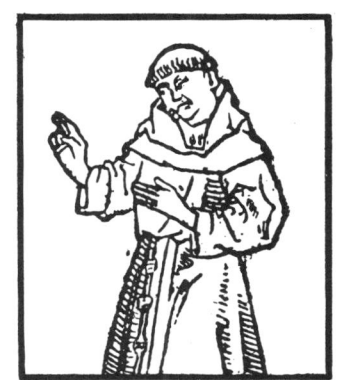

a

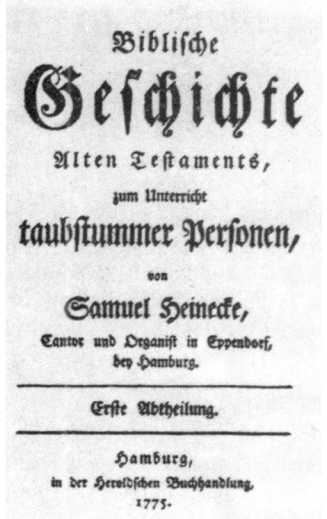

b

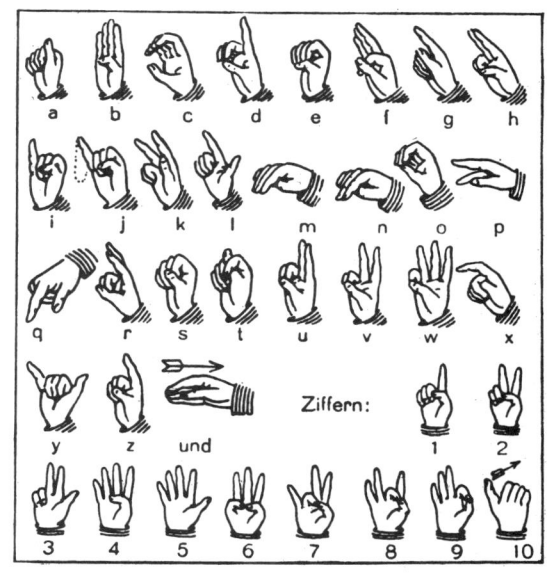

c

Dr. med. Georgius Agricola

Jedermann kennt den aus Glauchau gebürtigen *Georgius Agricola* (1494-1555) als Begründer der Bergbaukunde. Daß er auch eine bedeutsame Rolle als Arzt spielte, wissen die wenigsten. Sein eigentlicher Name lautete Georg Bauer; erst nach Eintritt in die akademische Laufbahn hatte er ihn nach zeitgenössischem Gelehrtenbrauch latinisiert. Bevor er sein Medizinstudium in Leipzig und anschließend an den berühmtesten italienischen Fakultäten – in Bologna, Padua und Venedig – absolvierte, hatte er als Altphilologe in Zwickau gewirkt.

Nach Erwerb der medizinischen Doktorwürde betätigte sich Agricola für den renommierten venezianischen Frühdrucker *Aldus Manutius* als Mitherausgeber der Werke des griechisch-römischen Arztes *Galenos*, der noch als größte medizinische Autorität galt. Auch an der Bearbeitung der Schriften des *Hippokrates* beteiligte er sich. Aus Italien heimgekehrt, ließ er sich 1527 in Sankt Joachimsthal, dem heutigen Jáchymov in der ČSFR, als Stadtarzt und Apotheker nieder. In dieser Eigenschaft oblag ihm zugleich die gesundheitliche Betreuung der Bergleute. Durch seine Tätigkeit als Knappschaftsarzt gewann Agricola umfassenden Einblick sowohl in den schweren Beruf der Berg- und Hüttenarbeiter als auch in ihre spezifischen Krankheiten und Gebrechen.

So verabsäumte er es in seinen künftigen bahnbrechenden montanwissenschaftlichen Schriften niemals, auch auf die gesundheitsschädigenden Einflüsse, die gesundheitlichen Vorbeugungsmaßnahmen sowie die Therapie der berufsbedingten Erkrankungen einzugehen. Bereits in seinem 1530 erschienenen mineralogischen Erstlingswerk „Bergmannus" forderte er ärztliche Fürsorge für alle im Bergbau Beschäftigten.

Im darauffolgenden Jahr übersiedelte Agricola als Stadtphysikus nach Chemnitz. Hier machte er sich um die Bekämpfung der Pest verdient. In seiner Schrift „Über die Pest" plädierte er für peinliche Sauberkeit, für Schwitzkuren und Anwendung schwefelhaltiger Salben. In seinem enzyklopädischen Hauptwerk „De re metallica" (1550) behandelte er eingehend die durch schädliche Wetter und Hüttenrauch verursachten Beeinträchtigungen der Atemorgane und deren Abwendung bzw. Therapie. Als Apotheker engagierte er sich für ein zuverlässiges pharmazeutisches Maß- und Gewichtswesen.

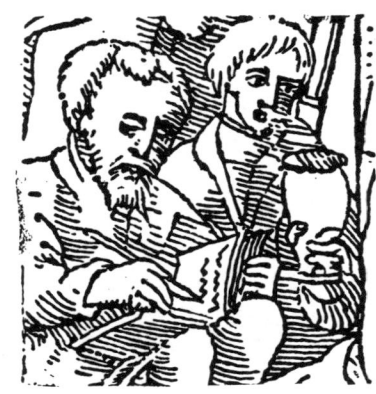

a

Abb. 166a: Georgius Agricola (1494-1555), deutscher Humanist, Montanwissenschaftler und Arzt
Vermutlich das einzige zeitgenössische Bildnis des Gelehrten: Ein Detail aus der Darstellung des Zinnschachtofens in seinem Hauptwerk „De re metallica" (Basel 1557)

Abb. 166b: Hauptkirche St. Jacob in Chemnitz und die Klostergasse (Kirchgäßchen) mit dem (herausragenden) Wohnhaus Georgius Agricolas (rechts)
Nach einer anonymen Darstellung des frühen 19. Jahrhunderts. Das Original befindet sich im Chemnitzer Schloßberg-Museum
Aus: Ulrich Horst: Das Agricola-Büchlein, Dresden 1955.

Abb. 166c: Titelblatt der deutschen Übersetzung des Bergwerks- und Hüttenbuches „De re metallica", in dem Agricola auch die Krankheiten der Kumpel abhandelte

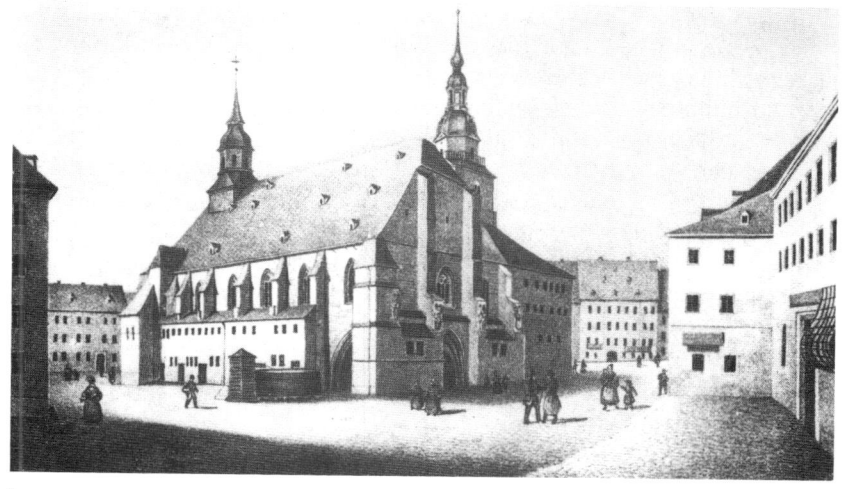

b

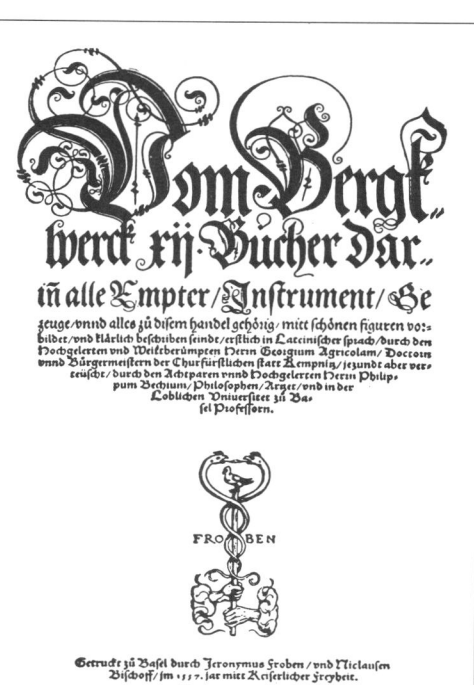

c

Merkwürdige Schädellehre des Dr. Gall

Der aus der badischen Ortschaft Tiefenbronn gebürtige Mediziner *Franz Joseph Gall* (1758 bis 1828), dessen merkwürdige Schädellehre bei seinen Zeitgenossen nicht nur leidenschaftliche Diskussionen, sondern auch einerseits vorbehaltlose Zustimmung, zum anderen grimmigen Spott auslöste, war beileibe kein Scharlatan; dafür zeugte sein Renommee als praktischer Arzt wie auch als Anatom. Seine gründlichen hirnanatomischen Untersuchungen führten ihn zu der nicht unrichtigen Annahme, daß das Gehirn, insbesondere die Hirnrinde, kein einheitliches Organ sei, sondern aus mehreren Abschnitten mit unterschiedlichen Tätigkeiten bestehe.

Doch als ein Sohn seines auf theatralische Effekte zielenden Jahrhunderts, das sich brennend für die Frage interessierte, ob das Äußere eines Menschen Schlüsse auf dessen Wesensart zulasse, deklarierte der nach seiner Ausbildung an den medizinischen Fakultäten der Universitäten Straßburg und Wien zunächst in der österreichischen Hauptstadt wirkende Forscher im Verlauf seiner verdienstvollen Bemühungen um eine Lokalisation der Lebensfunktionen im Gehirn die Großhirnrinde überdies als eine Ausbildungsstätte der geistigen und sittlichen Beschaffenheit der jeweiligen Person.

Ähnlich dem schweizerischen Theologen *Johann Kaspar Lavater*, der bereits zwanzig Jahre zuvor die auf lauter Halbwahrheiten beruhende Charakterdeutung aus den Gesichtszügen, die „Physiognomie", entwickelte, schuf Gall die als „Phrenologie" bezeichnete Pseudokunst, die individuelle Veranlagung eines Menschen aus der Formgestaltung seines Kopfes abzulesen.

Um den Schein der Wissenschaftlichkeit seiner Lehre zu wahren, zwängte er das Gehirn in ein schematisches System von siebenundzwanzig Zonen als Sitze gewisser psychischer Grundkräfte wie Erziehungssinn, Freundschaftssinn, Herrschsinn, Kunstsinn, Ortssinn, Raufsinn, Ruhmsinn und andere Sinne.

Besonders stark ausgeprägte Eigenheiten des Trägers sollten nach jener Auffassung die ihnen zugeschriebenen Teile der Hirnrinde und mit ihr die überdeckenden Schädelpartien auffallend hervorwölben. Wäre Gall bei seinem Lokalisationsbestreben den exakten Weg des Experiments gegangen, hätte er alsbald seine Irrtümer erkannt. Daß er es nicht tat, verübelten ihm die Neurophysiologen sehr. Die modernen Hirnkarten weisen ein gänzlich anderes Bild als das von Gall entworfene auf.

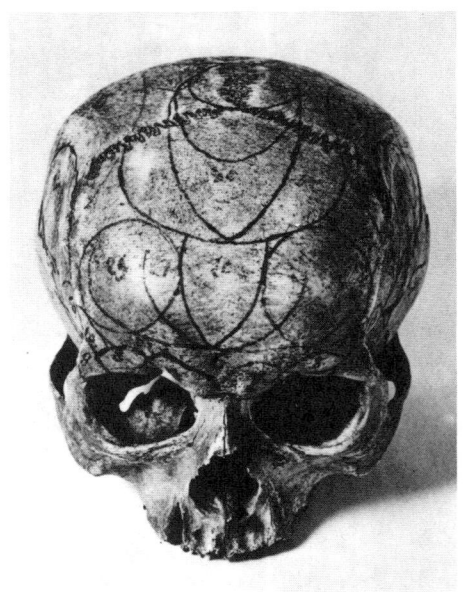

a

Abb. 167 a: Schädel mit Markierung der 27 Gallschen Zentren
Aus: Bernt Karger-Decker: Der Griff nach dem Gehirn, Leipzig 1977.

Abb. 167 b: Eine Vorlesung bei Franz Joseph Gall (1758–1828)
Karikatur von Thomas Rowlandson (1756–1827) auf Galls pseudowissenschaftliche Schädellehre (Kranioskopie oder Phrenologie)
Aus: Bernt Karger-Decker, ebenda.

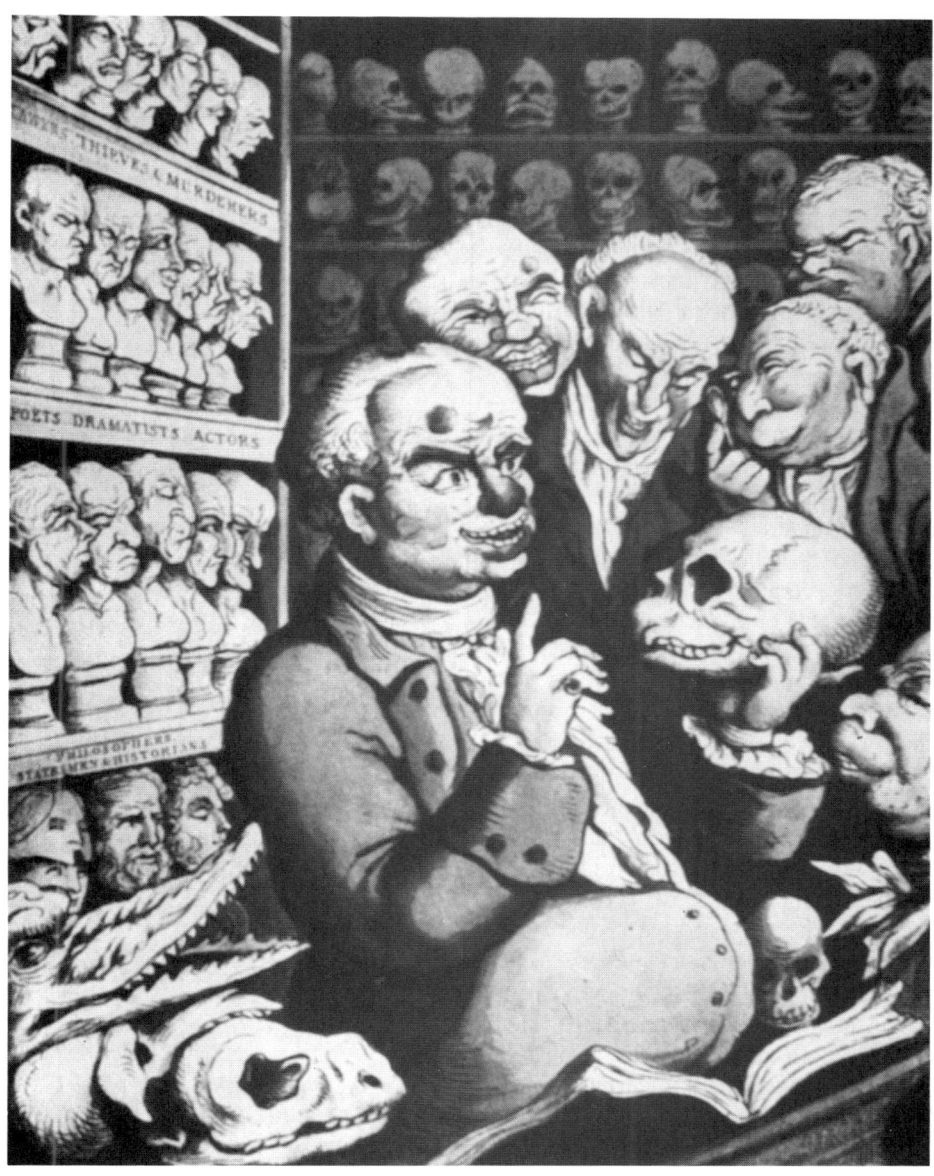

b

Anekdoten um „Papa Heim"

Am 1. April 1783 siedelte der aus Thüringen gebürtige Spandauer Kreisphysikus *Ernst Ludwig Heim* (1747-1834) nach Berlin über, um dort eine Privatpraxis zu betreiben. Über ein halbes Jahrhundert wirkte er in der preußischen Residenzstadt im Dienste der Kranken. Seine außerordentliche Beliebtheit und Popularität gründete sich sowohl auf seine verblüffend sichere Diagnostik wie auch auf seine Originalität und Menschenfreundlichkeit, die sich vor allem in seinem beispielhaften Einsatz für mittellose Patienten manifestierte.

Arme behandelte Heim kostenlos. Ihre Medikamente bezahlte er aus eigener Tasche. Notleidende unterstützte er zudem mit Geld oder Nahrungsmitteln. Dafür forderte er, um seinen persönlichen Lebensunterhalt bestreiten zu können, von den Begüterten hohe Honorare. Verehrungsvoll nannten die Berliner den befähigten, auch avantgardistischen, edelmütigen Arzt ihren „Papa Heim". Schon zu seinen Lebzeiten rankte sich um ihn und seinen Namen ein bunter Kranz von kennzeichnenden Anekdoten.

Nur einige wenige können auf kurzem Raum erzählt werden. Für seine Ehrlichkeit und bisweilen schroffe Geradheit spricht folgende Episode: Eines Tages zu einer erkrankten Gräfin geholt, fragte Heim sie jovial: „Nun, meine Liebe, wo fehlt es Ihnen denn?" Sie, entrüstet über seine Formlosigkeit: „Herr Doktor, ich bin eine erlauchte Dame!". Darauf er: „Ja, meine Liebe, dagegen kenne ich kein Mittel und kann Ihnen also auch nicht helfen!" Dann nahm er seinen Hut und verließ seelenruhig das Haus.

Ein andermal auf einer vornehmen Gesellschaft über das Verhältnis des Arztes zum Patienten befragt, antwortete Heim nachdenklich: Der Arzt habe in der Vorstellung des Kranken „ein dreifaches Gesicht: das eines Engels, wenn er ans Krankenbett tritt und helfen soll, das eines Gottes, wenn er geholfen hat, und das eines Teufels, wenn er die Rechnung schickt."

Kurz vor seinem Tode schrieb Heim über seine Berliner Tätigkeit: „Hier in Berlin ist es mir in jeder Hinsicht außerordentlich gut und glücklich ergangen. Vom König und seiner Familie an bis zum Scharfrichter und seinen Knechten bin ich als Arzt gebraucht worden." Er starb im Range eines Geheimrats.

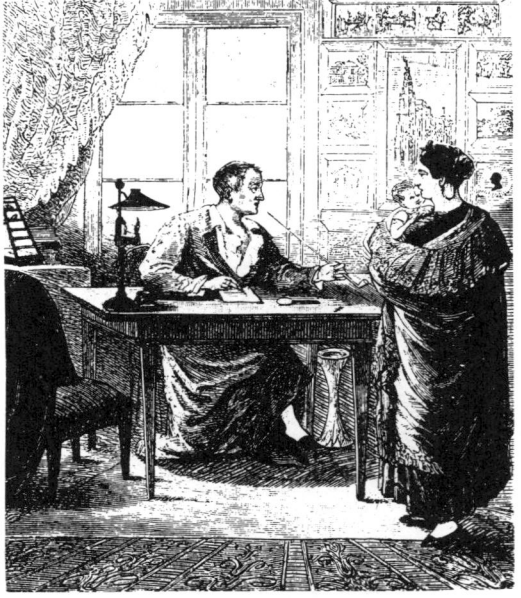

a

Abb. 168a: Ernst Ludwig Heim (1747-1834), volkstümlichster Arzt Berlins, in der Sprechstunde
Anonyme Xylographie nach einem Kupferstich der Gebrüder Henschel von 1822
Archivbild

Abb. 168b: „Papa Heim" hoch zu Roß im Berliner Volksgedränge
Anonymer Holzschnitt aus dem Jahre 1814
Aus: Otto: Wohlthäter der Menschheit, o. O. o. J.

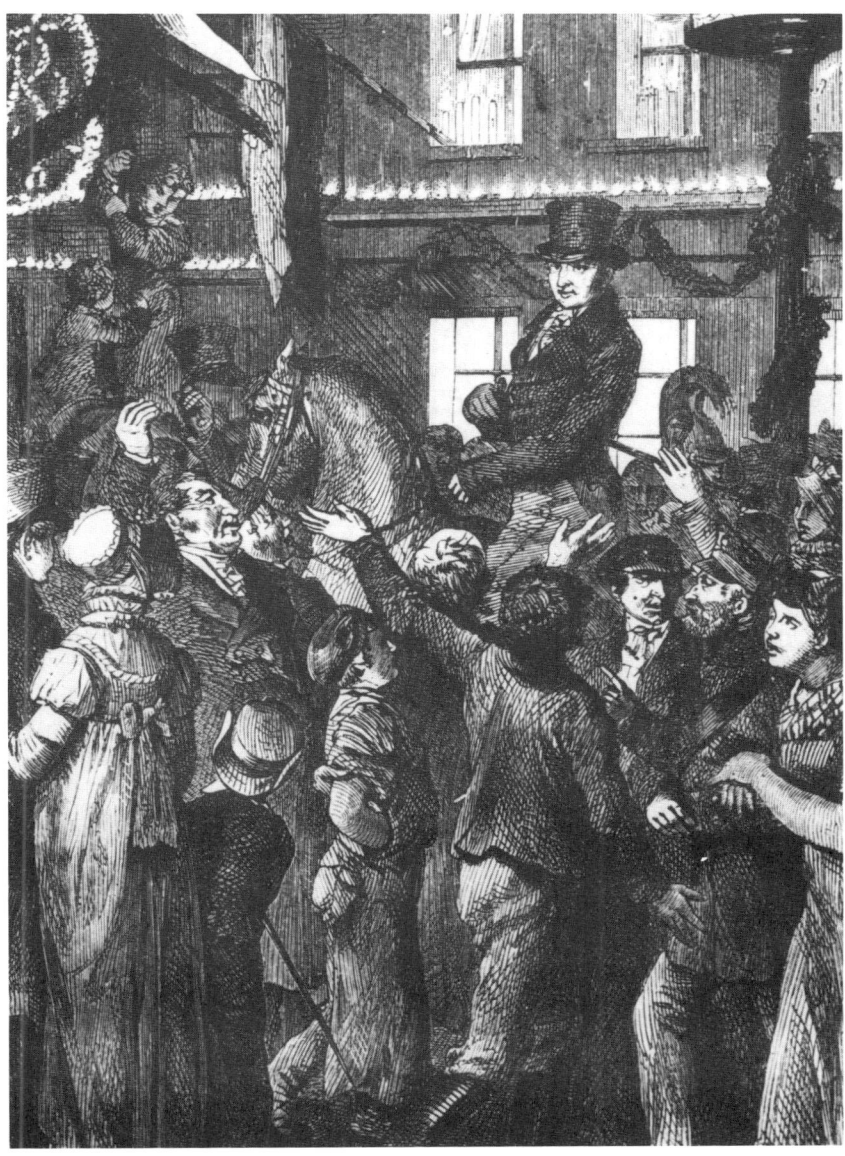

b

Martin Luther und die Heilkunde

„Ach, lieber Gott, welch ein Kleinod ist ein gesunder Leib, der essen, trinken, schlafen, verdauen, harnen und anderes kann!" So äußerte sich der häufig erkrankte *Martin Luther* in einer seiner berühmt gewordenen Tischreden und ließ dadurch zugleich seine positive Einstellung zum ärztlichen Stand wie auch zur Heilkunde erkennen. Abgesehen davon, daß er die Neigung seines jüngsten Sohnes *Paul* zum Medizinstudium drängend verwirklichen half und zu seinen Hausärzten in vertrauter Beziehung stand, verwendete er sich gern kraft seiner moralischen Autorität für den beruflichen oder akademischen Aufstieg befähigter Mediziner.

Mit Hinweis auf den im alttestamentlichen Weisheitsbuch des *Jesus Sirach* enthaltenen Sittenspruch „Der Herr bringt aus der Erde die Heilmittel hervor, und ein verständiger Mensch verachtet sie nicht" plädierte Luther für sorgfältige, gewissenhafte Einhaltung der medikamentösen ärztlichen Verordnungen. Andererseits bekundete er beherzt seinen Abscheu gegen die noch damals weithin in abergläubischem Gebrauch befindlichen Mittel aus der seit uralter Zeit überkommenen sogenannten Dreckapotheke. Größte Bedeutung für die Gesunderhaltung des Leibes maß er einer vernünftigen, maßvollen Lebensweise bei. Sie sei die beste Arznei. Doch „wir essen und trinken uns zu Tode, schlafen, feisten, farzen uns zu Tode", gab er in drastischer Predigt oder Konversation zu bedenken.

Auch um die Förderung des kommunalen Gesundheitswesens bemühte sich der Reformator tatkräftig, wie wir der von dem aktenkundigen Wittenberger Chefarzt *Dr. Wolfgang Böhmer* verfaßten Abhandlung „Martin Luther und das Wittenberger Medizinalwesen zu seiner Zeit" mit gütiger Erlaubnis entnehmen. Er setzte sich für eine geregelte Armenpflege ein, wirkte an der Bildung einer Gemeindekasse mit, aus der unter anderm für Mittellose „außer den Krankenhausaufenthalten auch die Behandlungskosten an Bader und Ärzte sowie die Medikamentenkosten"

beglichen wurden, nahm Einfluß auf die Errichtung eines Siechenhauses, auf menschliche Betreuung Geisteskranker, auf die Schließung des Wittenberger Frauenhauses, auf die aus sanitärhygienischer Sicht erforderliche Anlage eines Friedhofs für Seuchentote außerhalb der Stadt.

Indem Luther schließlich vor Pestepidemien nicht floh, wie das Gros wohlhabender Gesunder, sondern ungeachtet persönlicher Ansteckungsgefahr Erkrankten hilfreich zur Seite stand, trug er nach Böhmers Werturteil nicht zuletzt „wesentlich zur Herausbildung eines Berufsethos im Bereich der Heilberufe bei".

Abb. 169a: Behelfsmäßiges Seuchenlazarett in Pestzeiten: In einem Speicher vor der Stadtmauer liegen die Kranken bei aussichtsloser Pflege. Mönche spenden Trost. Ein Toter wird am Seil herabgelassen. Die Leichen werden an Ort und Stelle beerdigt
Nach einem Wiener Kupferstich aus dem 17. Jahrhundert
Aus: Hermann Peters: Der Arzt und die Heilkunst in der deutschen Vergangenheit, Jena 1924.

Abb. 169b: Martin Luther (1483-1546) auf dem Krankenbett
Illustration
Aus: Bernhard Rogge: Illustrierte Geschichte der Reformation in Deutschland, Hersfeld 1908.

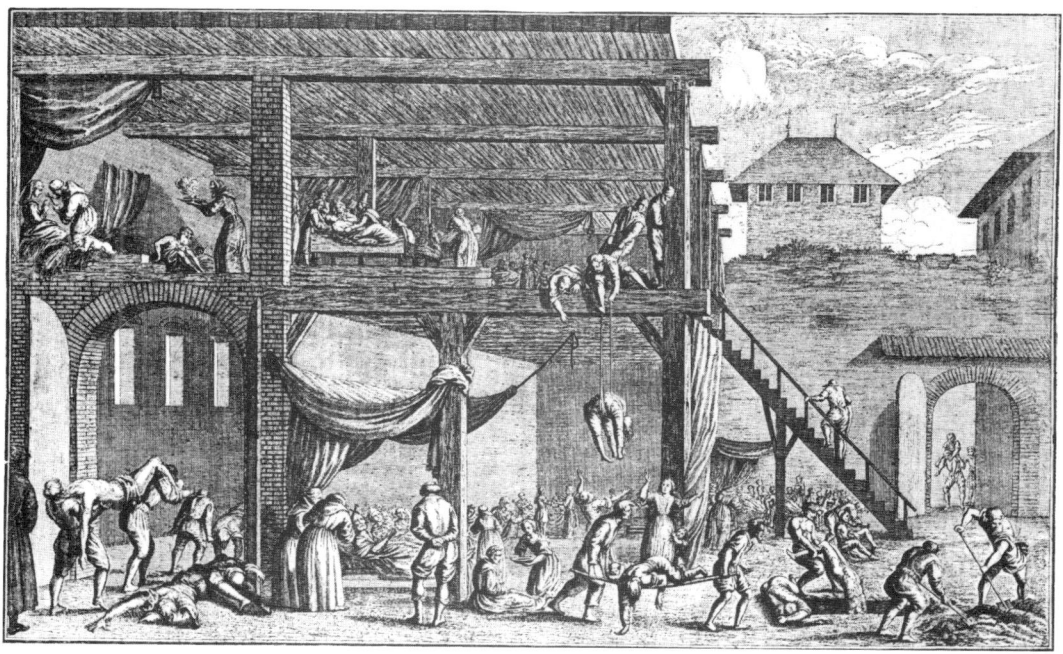

a

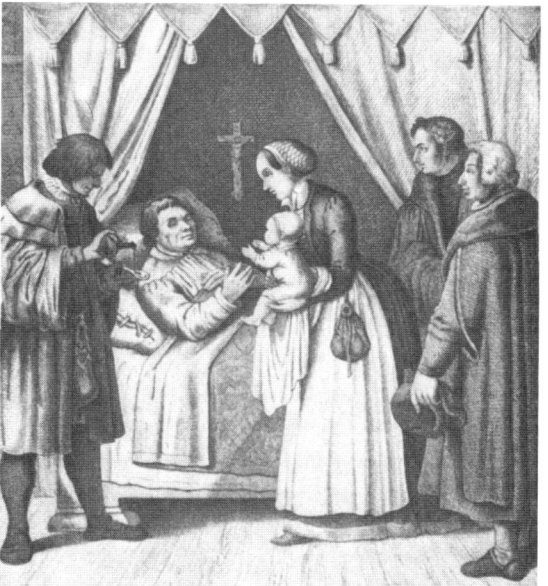

b

Marat und die Menschenrechte

Am 26. August 1789 nahm die französische Verfassunggebende Versammlung die „Erklärung der Menschen- und Bürgerrechte" an. Doch ein knappes Jahr danach schon bekannte sich der Pariser Mediziner und Publizist *Jean-Paul Marat* (1744 bis 1793) in der Erfahrung, daß die hierin verkündeten Ideale „Freiheit, Gleichheit, Brüderlichkeit" unter feudalabsolutistischer Herrschaft sich nicht durchsetzten und die Privilegierten auf ihre politische und wirtschaftliche Macht niemals freiwillig verzichten würden, zur Notwendigkeit einer revolutionären Diktatur.

In dem von ihm herausgegebenen Kampfblatt „Ami du peuple" (Volksfreund) entlarvte er den Verrat am Dritten Stand und forderte entschiedene Beseitigung des sozialen Elends wie auch der Konterrevolution.

Nach seinem Medizinstudium in Frankreich und in England hatte Marat mehrere Jahre in London praktiziert und daneben unter dem Eindruck des dortigen großbürgerlichen Regierungssystems in seinem politischen Erstlingswerk „Chains of Slavery" (Ketten der Sklaverei) erstmals das Recht eines souveränen Volkes auf revolutionäre Erhebung betont. In zwei medizinischen Abhandlungen hatte er sich als Facharzt gegen die damalige Quecksilberanwendung und das Bougieren in der Augentherapie gewandt. Seit 1775 war er in Paris jahrelang als Arzt der Leibgarde des Grafen von Artois und später als Spezialist für Brust- und Augenleiden tätig, bis er sich endgültig und ausschließlich seiner revolutionären Mission verschrieb.

Als Frankreich am 21. September 1792 von dem neugewählten Nationalkonvent zur Republik proklamiert wurde, warnte Marat von der Rednertribüne leidenschaftlich vor den konterrevolutionären Verschwörungen der Girondisten, die als gemäßigte Republikaner die Interessen der Groß- und Mittelbourgeoisie vertraten. Desgleichen führte er die Kampagne gegen den Lebensmittelwucher im Lande und trug nach seiner Wahl zum Präsidenten des Jakobinerklubs maßgeblich

zum Sturz der Girondisten bei. Wenige Monate zuvor war der französische *König Ludwig XVI.* (1754-1793) guillotiniert worden.

Die Feinde der Revolution haßten und verleumdeten Marat maßlos, machten ihn sogar für die terroristischen Septembermorde verantwortlich. Am 13. Juli 1793, vier Jahre nach der Erstürmung der Bastille, wurde er von der 25jährigen *Charlotte Corday* (1768-1793), einer adligen Anhängerin der flüchtigen Girondisten, im Bade meuchlings erstochen. Vier Tage später endete sie dafür in Paris auf dem Schafott.

Abb. 170a: Jean-Paul Marat (1744-1793), französischer Revolutionär, Publizist und Arzt. Konsequentes Mitglied des Jakobinerklubs, von Charlotte Corday (1768-1793) ermordet
Widmungsblatt „Für Marat, Freund des Volkes" mit dem Bildnis des Toten. Kupferstich nach einer Zeichnung von Jacques-Louis David

Abb. 170b: Marats Begräbniszug nach dem Panthéon zu Paris
Nach einem Stahlstich von Yan
Aus: Adolphe Thiers: Histoire de la Révolution Française (Fünfbändige illustrierte Ausgabe), Paris o. J.

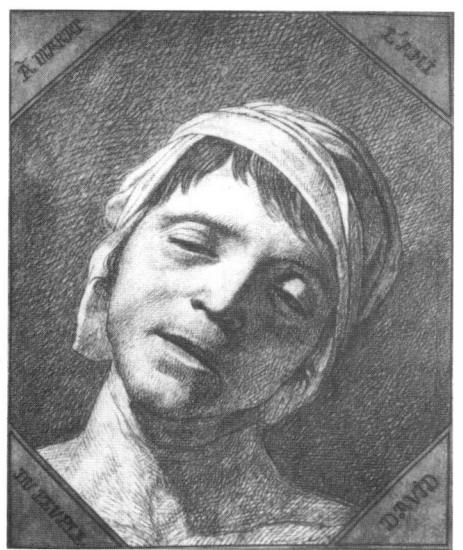

a

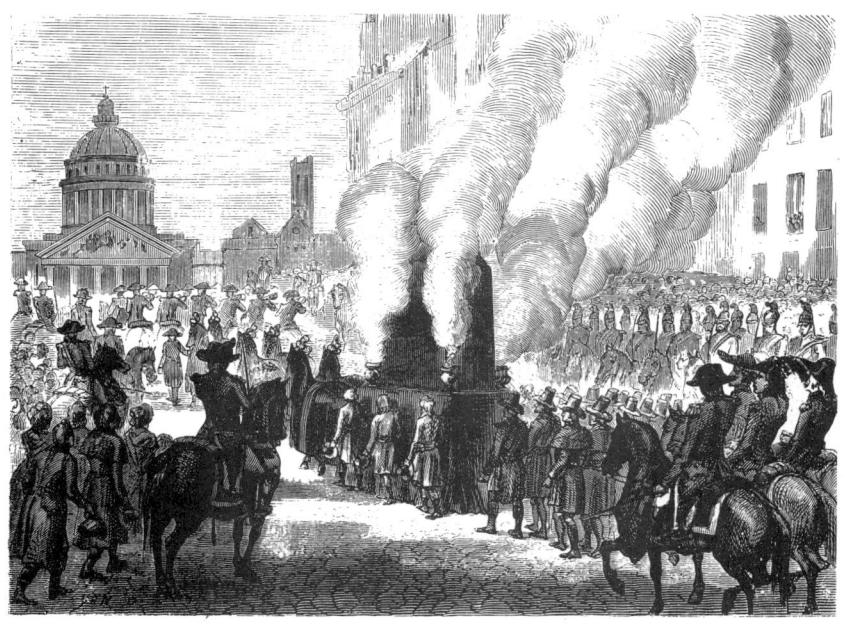

b

Damen mit Bart

Verschiedentlich trifft man in alten mitteleuropäischen Kirchen auf einen merkwürdigen Kruzifixus: Statt des gekreuzigten Christus mit Dornenkrone erblickt der aufmerksame Betrachter eine in ein Prunkgewand gehüllte junge Frau mit Vollbart und einer edelsteinbesetzten Kopfbedeckung. Von dem begleitenden Bilderklärer erfährt man, daß es sich bei der Dargestellten um die in früheren Jahrhunderten vielverehrte heilige Kümmernis handele. Der Legende zufolge sei sie die heimlich zum Christentum übergetretene Tochter eines heidnischen Fürsten gewesen, die sich der Forderung ihres Vaters widersetzt habe, von ihrem Gelöbnis der Jungfräulichkeit abzulassen und einen ihr bestimmten ungläubigen Gemahl zu heiraten. Damit sie standhaft bliebe, habe sie den Himmel um Beistand gebeten, woraufhin Gott ihr über Nacht das Aussehen eines bärtigen Mannes verliehen habe, so daß der Freier auf sie verzichtete. In seinem Zorn darüber habe ihr Vater sie martern und anschließend kreuzigen lassen.

Fortan avancierte die heilige Kümmernis zur Schutzpatronin und Fürbitterin aller jener Frauen, die an anomalem, vermännlichendem Bartwuchs litten. Damals wußten die Mediziner ja noch nicht, daß dieser sogenannte Hirsutismus durch Vergrößerung oder Geschwulst der Nebennierenrinde oder auch durch Ovarialtumore bedingt ist, und standen ihm infolgedessen ratlos gegenüber. Dem in religiöser Scheu befangenen Volk blieb bei der Ohnmächtigkeit der Ärzte eigentlich gar nichts anderes übrig, als eine derart unliebsame Veränderung der weiblichen Natur wie auch die Befreiung von dem Übel allein auf göttliches Walten zurückzuführen. So pilgerten viele der durch Hirsutismus gezeichneten Frauen zu den Altären der heiligen Kümmernis, um von ihr, ihrer vermeintlichen Leidensgefährtin, Gebetshilfe zur Abwendung ihrer tragischen Verunzierung zu erflehen.

Daß einst nicht wenige Evastöchter krankhaften Bartwuchs aufwiesen, ist durch mannigfache literarische Zeugnisse belegt. Geschäftstüchtige Betroffene, wenn sie schon nicht von ihrer Mißgestaltung befreit werden konnten, schlugen Kapital daraus, indem sie sich auf Jahrmärkten und Rummelplätzen für Geld zur Schau stellten, wie um 1850 die berühmt gewordene mexikanische tanzende Bartdame *Julia Pastrana* oder die im siebzehnten Jahrhundert von ihrem profitgierigen Ehemann durch ganz Europa geschleppte Augsburgerin *Barbara Ursler*, die sich als rauschebärtige Zitherspielerin produzierte. Weltbekannt wurde auch die am 12. Dezember 1731 in das Dresdener Stadtkrankenhaus eingelieferte altersschwache „Jungfer *Rosine Margarethe Müller*", die ein Leinenvisier trug, nach dessen Entfernung zum Erstaunen der Ärzte, wie es heißt, „ein mächtiger, schwarzer Kinnbackenbart hervorquoll".

Abb. 171a: Bildnis der Sta. Kümmernis
Nach einem Holzschnitt von Hans Burgkmair (um 1507)
Archivbild

Abb. 171b: Bildnis der „Affenfrau" Barbara Urslerin
Xylographie nach einem Kupferstich von Isaac Brunn (1653)
Aus: Theodor Hampe: Die fahrenden Leute in der deutschen Vergangenheit, Leipzig 1902.

Abb. 171c: Die bärtige Julia Pastrana
Nach einer Xylographie
Aus: Hans Kraemer: Weltall und Menschheit, Berlin – Leipzig – Wien – Stuttgart o. J.

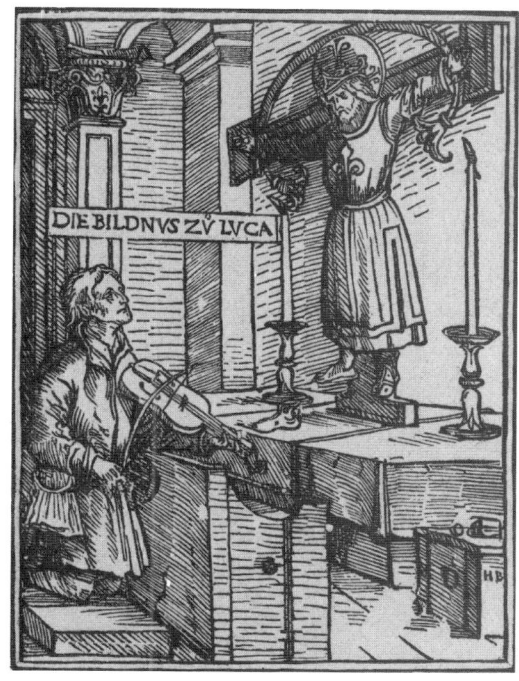

DIE BILDNVS ZV LVCA

a

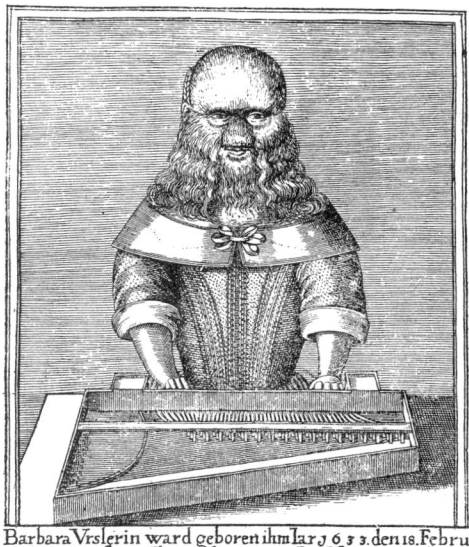

Barbara Vrslerin ward geboren ihm Iar 1 6 3 3 den 18. Febru:
arij. in Augspurg Ihres Alters im 20.Iar. Ist gantz vnd gar
ha: echt mit schönem gelben haar im angesicht 2 grosse locken
auß beyden ohren gehn. Ihr vatter heylt Balthaser Vrsler.
ihr Mutter Anna Vrslerrin.

Isaac Brunn delin. et sculpsit 1051.

b

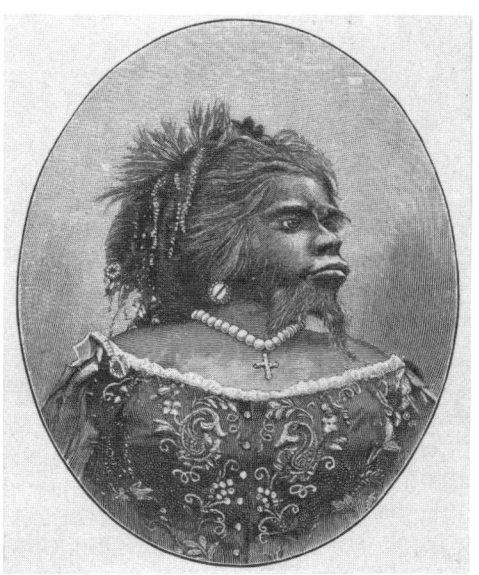

c

Brillen ohne Arzt und Optiker

Frühere Chronisten behaupteten, daß Brillen bereits in der Antike existiert hätten, weil beispielsweise *Kaiser Nero*, der kurzsichtig gewesen sein soll, den Gladiatorenkämpfen im Zirkus immer durch einen Edelstein, einen Beryll, zugeschaut habe. Doch das ist ein Trugschluß, da die Erfindung der Augengläser die Kenntnis der Lichtbrechung voraussetzte. Diese wurde aber erst im elften Jahrhundert von dem bedeutenden arabischen Naturforscher und Arzt *Ibn Haitam* entdeckt, als er erstmalig beobachtete, daß ein durch ein gläsernes Kugelsegment betrachteter Gegenstand vergrößert erscheint. Das grüne Monokel des Cäsar stellte demnach also keine Sehhilfe dar, sondern allenfalls einen Augenschutz gegen die grelle Sonne und den blendenden Sand der Arena.

Man nimmt heute allgemein Venedig als die Geburtsstätte der Brille an, da diese kunstreiche Stadt im Spätmittelalter die bestentwickelte Glasindustrie besaß und die ältesten Text- und Bilddokumente über die Brille aufzuweisen hat. Es handelte sich bei jenen anfänglichen Augengläsern um einfache Lupen, die von den Alters- oder Weitsichtigen etwas umständlich mit der Hand gehalten wurden. Um deren Handhabung zu erleichtern, schufen die venezianischen Glasschleifer später das runde, in Metall gefaßte, mit einem Stiel versehene Einglas.

Um die Wende des vierzehnten Jahrhunderts kamen daneben die sogenannten Nietbrillen auf. Aus zwei durch einen Nagel zusammengehefteten Stielgläsern gebildet, mußten jedoch auch sie noch mit den Händen gehalten werden. Deshalb empfand man die danach kreierte Nasenbügelbrille als eine Wohltat, obwohl diese wegen ihrer Plumpheit und Schwere nicht fest aufsaß, weshalb man es vorzog, sie am Schirm einer tief die Stirn bedeckenden Mütze anzuheften oder sie beiderseits mit Schnüren zu versehen, welche um den Kopf oder die Ohren gebunden wurden. Die Chinesen indessen, um das lästige Binden zu vermeiden, beschwerten die Ohrenfäden an den Enden mit kleinen Gewichten. Solange die optischen Gesetze unbekannt blieben und die Ärzte es überdies für unter ihrer Würde erachteten, sich mit dem Verordnen von Augengläsern zu befassen, konnte die Brille medizinisch nicht genügend wirksam werden. Sie vergrößerte nur mehr oder weniger grob – und wer sich eine solche Sehhilfe leisten konnte, erstand sie für teures Geld bei einem Hausierer oder Straßenhändler.

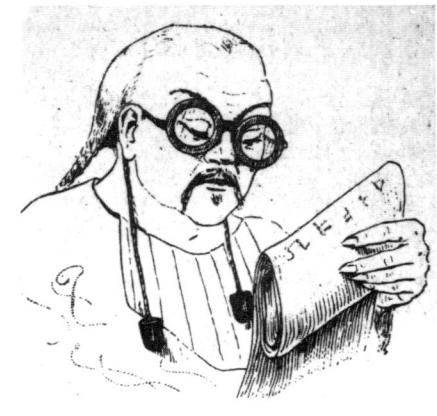

a

Abb. 172a: Altchinesische Brille. Mit Gewichten beschwerte Ohrschnüre ermöglichten einen festen Sitz der Sehhilfe
Nach einer anonymen Zeichnung ohne Herkunftsangabe
Archivbild

Abb. 172b: Eine der frühesten Brillendarstellungen: Eine noch mit der Hand zu haltende Nietbrille
Detail aus dem kurz nach 1400 von Konrad von Soest geschaffenen Wildunger Altar
Ausschnitt einer Fotoreproduktion. Archivbild

Abb. 172c: Auf der Richterbank: Der Perückenträger (2. v. l.) ist mit einer im 18. Jahrhundert gebräuchlichen Federparille, einer Art Klemmer, bewehrt
Xylographie. Nach einer satirischen Zeichnung von William Hogarth (1697-1764)
Aus: Georg Christoph Lichtenberg: William Hogarth's Zeichnungen nebst einer Biographie Hogarth's (hg. v. Franz Kottenkamp), Stuttgart 1857.

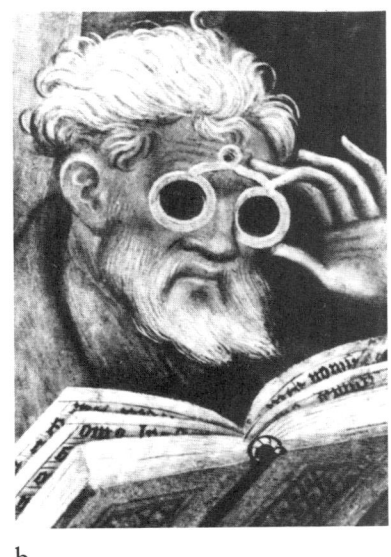

b

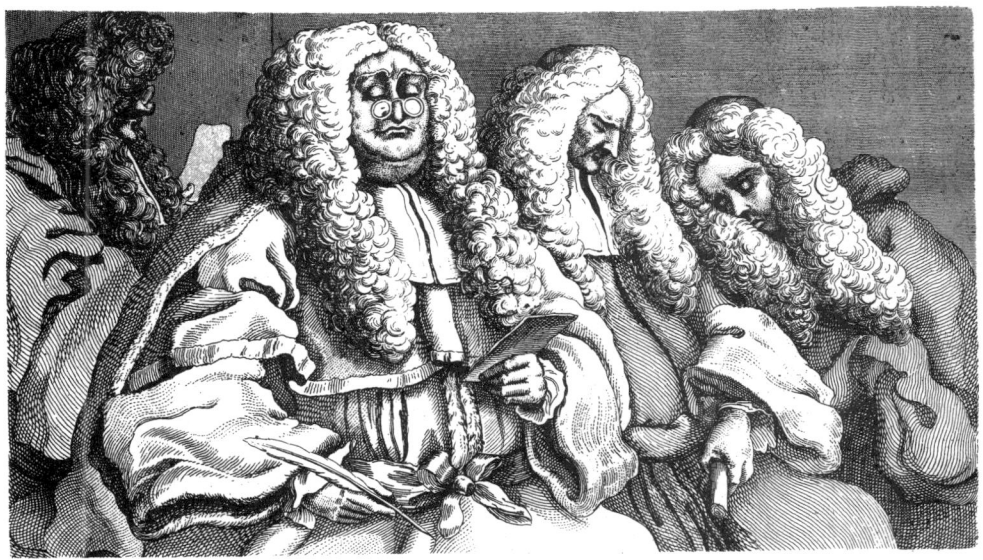

c

Malariakranker Albrecht Dürer

Pfingsten 1520 reiste *Albrecht Dürer* mit seiner Ehefrau *Agnes* und seiner Dienstmagd *Susanna* in die Niederlande, um sich von dem dort auf Verwandtenbesuch weilenden *Kaiser Karl V.* die Weiterzahlung seiner ihm von dessen verstorbenem Großvater *Maximilian I.* ausgesetzten, aber vom Rat der Stadt Nürnberg bis zum Erhalt einer neuerlichen Urkunde verweigerten jährlichen Leibrente von 100 Gulden bestätigen zu lassen. Überdies wütete in der Stadt wieder die Pest, die den Maler mit Weib und Hausmädchen vorübergehend das Weite suchen ließ.

In Antwerpen bezog Dürer Quartier und unternahm von dort Ausflugsfahrten zu den Nachbarstädten, bis hinauf nach Zeeland. Über jede Einzelheit seiner etwa einjährigen niederländischen Reise führte er Tagebuch. Während seines Aufenthaltes an der zeeländischen Küste überkam ihn in der ersten Dezemberhälfte 1520, wie er notierte, „eine wunderliche Krankheit, von derer ich nie von keinem Mann gehört". Auf diesen ihm unerklärlichen Anfall bezog er sich mit dem bekräftigenden Hinweis, daß jene Attacke seiner Meinung nach in Zusammenhang stünde mit seinem im darauffolgenden Frühjahr erlittenen „heiß Füber mit einer großen Ohnmacht, Unlust und Hauptwehe".

Für seinen Arzt fertigte Dürer eine Zeichnung zur Kennzeichnung seines Leidens an. Die heute in der Bremer Kunsthalle aufbewahrte 12,7 x 11,7 cm große leicht aquarellierte Federzeichnung läßt vermuten, daß die Beschwerden den Künstler arg gequält hatten. Sie zeigt den Unbekleideten, mit dem Finger auf einen im Milzbereich eingebrachten Kreis weisend, mit handschriftlicher Erläuterung: „Do der gelb fleck ist und mit dem Finger drawff (darauf) dewt (deut), do ist mir we." Im Tagebuch vermerkte Dürer haargenau die sicherlich schweren Herzens für Arzt, Apotheker und Arzneien verausgabten vielen Stüber.

Der ohnehin zeitlebens mit schwacher Gesundheit ausgestattete Maler erlag bald der chronischen Malaria, wie die bakteriologisch gebildete Heilkunde weiß. Durch seine für damalige Zeit erstaunlich treffsichere Krankheitsskizze wie auch durch seine berühmt gewordenen Badebilder und zahlreichen anatomisch getreuen, proportionierten Darstellungen des nackten menschlichen Körpers eroberte sich Albrecht Dürer auch einen Platz in der Kulturgeschichte der Medizin. Seine Infektionskrankheit ließ ihn nur knapp 57 Jahre alt werden.

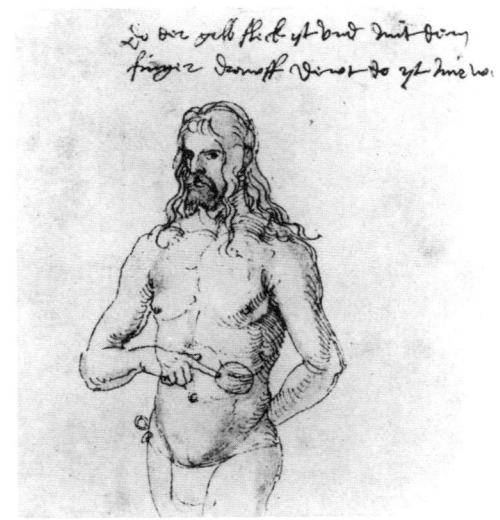

a

Abb. 173a: Der malariakranke Albrecht Dürer (1471–1528) zeichnete, da er sich auf einer holländischen Reise befand, für seinen Arzt daheim eine Federskizze. Sein Finger weist auf die Stelle seines ständigen Schmerzes: „Do ist mir we!" Die eingezeichnete Stelle entspricht der Lage der Milz, deren Schwellung als eines der Krankheitssymptome gilt Nach dem Original in der Bremer Kunsthalle (siehe Schutzumschlag)

Abb. 173b: Männerbad anfangs des 16. Jahrhunderts Nach einem Holzschnitt von Albrecht Dürer (um 1497/98) Aus: Alfred Martin: Deutschlands Badewesen in vergangenen Tagen, Jena 1906.

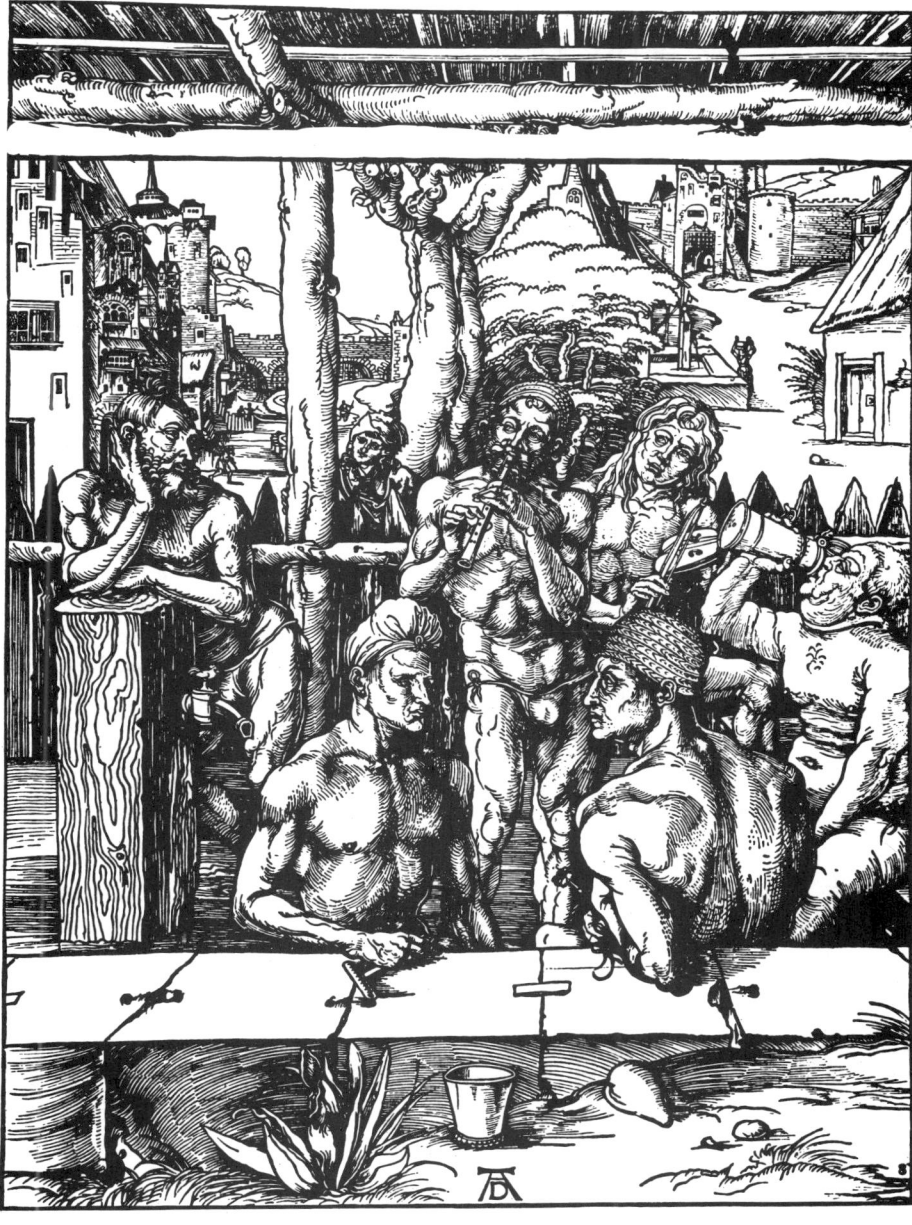

b

Sachsen-Weimarisches Erste-Hilfe-Patent (1776)

Beim Durchblättern älterer Jahrgänge der „Münchener Medizinischen Wochenschrift" stieß ich auf den Nachdruck eines von Herzog *Carl August von Sachsen-Weimar* am 21. Februar 1776 unterzeichneten Erste-Hilfe-Patentes. In seiner historischen Einführung teilte der Herausgeber des Schriftstückes, *Dr. med. G. Fr. Hasse*, damaliger Chefarzt des Eisenacher Diakonissen-Krankenhauses, den im Weimarer Landeshauptarchiv recherchierten Vorfall mit, der zu der Verordnung letztlich geführt hatte.

Demnach soll die lebensmüde Wirtin des Jenaer Gasthofes „Zum Bären" den Freitod in der Saale gesucht haben. Zwei Handwerksburschen bargen die reglose Frau und ließen sie am Flußufer liegen, derweilen sie zur Behörde eilten, um das Geschehene zu melden. Nach sorgsamer Prüfung der Umstände berichtete der Bürgermeister der Stadt nach Weimar und äußerte zugleich seine Annahme, daß bei sofortigem Hilfsbemühen eine Wiederbelebung der Schankwirtin möglich gewesen wäre.

Untertänigst bat der Schreiber die Herzogin *Anna Amalia*, die für ihren noch minderjährigen Sohn Carl August die Regentschaft ausübte, für die Bevölkerung Verhaltensregeln zu künftiger Rettung Verunglückter ausarbeiten zu lassen. Obwohl ein von der Monarchin damit beauftragtes medizinisches Gremium umgehend eine entsprechende Vorschrift entworfen hatte, verstrichen etliche Jahre, bis diese unter Anna Amalias gerade erst achtzehnjährigem Nachfolger in Gestalt ausführlicher Anweisungen zur Nothilfe für alle Arten von Unglücksfällen zustandekam.

Das Patent verpflichtete Privatpersonen, denen Erfrorene, Erhängte, Ertrunkene, Erstickte zu Gesicht kämen, ohne untätig des Eintreffens der Obrigkeit zu harren, sogleich von sich aus notwendige rettende Maßnahmen zu ergreifen, welche im Anschluß an die Präambel Punkt für Punkt bis ins einzelne abgehandelt sind. Doch trotz mancher für damalige Zeit fortschrittlicher Impulse bildete die Verfügung noch längst nicht den Auftakt neuzeitlichen Rettungswesens.

Dessen unbestrittene Priorität liegt bei dem bedeutendsten Feldchirurgen der napoleonischen Armee *Jean Dominique Larrey*, der den Heeressanitätsdienst durch Einführung schnellbeweglicher „fliegender Ambulanzen" („ambulantes volantes") reformierte. Diese suchten die Verwundeten in vorderster Gefechtslinie noch während der Schlacht zur Notbehandlung bzw. Notoperation auf und beförderten sie unmittelbar nach der Primärversorgung wohlbehütet zur medizinischen Weiterbetreuung nach dem Etappen- oder Heimatlazarett.

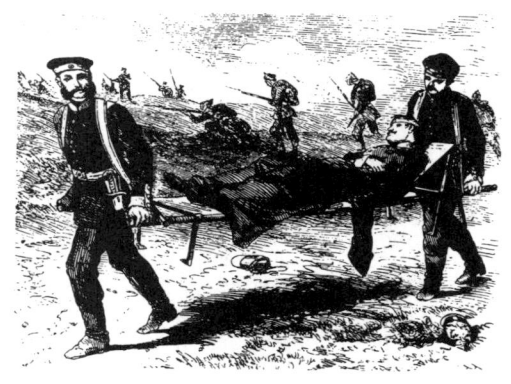

a

Abb. 174a: Verwundetentransport vom Schlachtfeld ins Lazarett
Xylographie
Aus: Hugo Schulz, ebenda.

Abb. 174b: Präambel des Erste-Hilfe-Patents von Sachsen-Weimar (1776)
Aus: „Münchener Medizinische Wochenschrift" (108) 1966.

Abb. 174c: Erster Verband auf dem Schlachtfeld
Xylographie
Aus: Hugo Schulz: Der Deutsch-Französische Krieg 1870/71, Berlin 1914.

Von Gottes Gnaden Wir, Carl August,
Herzog zu Sachsen,
Jülich, Cleve und Berg, auch Engern und Westphalen, Landgraf
in Thüringen, Marggraf zu Meissen, gefürsteter Graf zu
Henneberg, Graf zu der Marck und Ravensberg,
Herr zu Ravenstein.

Entbiethen Unsern Prälaten, Grafen, Herren, und denen von der Ritterschaft, Beamten, Gerichtsherren,
Bürgermeistern, Stadt Voigten und Räthen in denen
Städten, Richtern, Schultheißen, Gemeinden und sämtlichen Unterthanen Unserer Fürstenthümer Weimar und Ese-
nach, wie auch der Jenaischen Landes Portion, Unsern resp.
gnädigsten Gruß und fügen ihnen zu wissen, wasmaßen
Wir mehrmalen wahrgenommen, daß die Rettung derer im
Wasser oder durch Frost und andere plötzliche Fälle verunglückten Personen öfters um deßhalb verhindert worden, und

b

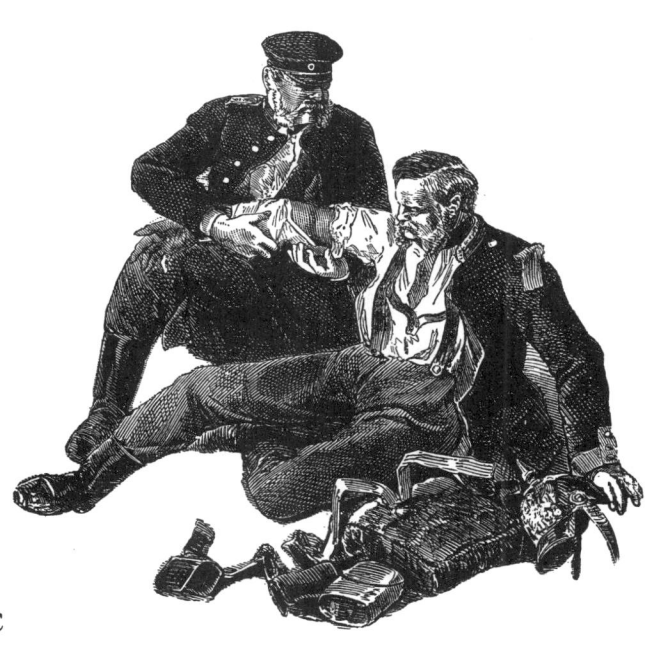

c

399

Familienglück und Volksgesundheit

Nach seinem Medizinstudium und dem Erwerb des Doktorhutes hatte der Leipziger Anwaltssohn *Daniel Gottlob Moritz Schreber* (1808–1861) in seiner Vaterstadt zunächst als praktischer Arzt und Privatdozent für innere Heilkunde gewirkt. Im Jahre 1844 zum Leiter der ortsansässigen Orthopädischen Klinik berufen, widmete er sich vor allem der Reform der Leibeserziehung und Heilgymnastik. Ganz besonders aber berührte ihn das Schicksal der Kinder des arbeitenden Volkes, deren Dasein sich zumeist in düsteren Hinterhöfen oder auf gefahrdrohender Straße abspielte. „Bleichsucht" und andere entwicklungshemmende Krankheiten waren die Folgen.

Um diese Übel abzuwenden, warb Schreber in zahlreichen allgemeinverständlichen Schriften über den Gesundheitsschutz im Kindesalter für fachkundig geleitete Gemeinschaftsspiele auf eigens dafür einzurichtenden großen Jugendspielplätzen, wo sich die Kinder in Luft und Sonne froh und unbeschwert tummeln könnten. Durch seinen frühen Tod an einer schweren Blinddarmerkrankung kam er jedoch nicht dazu, seinen Wunschtraum selbst zu verwirklichen.

Drei Jahre nach Schrebers Ableben gründete dessen Freund *Ernst Innozenz Hauschild* (1808 bis 1866) als reformfreudiger Direktor einer Leipziger Bürgerschule mit Unterstützung der Stadtväter und aufgeschlossener Eltern eine Vereinigung zur Schaffung von Kinderspielplätzen, die auf seinen Vorschlag zum Gedächtnis des entschlafenen Anregers „Schreberverein" benannt wurde. Am 25. Mai 1865 bereits nahm auf der Leipziger Thomaswiese der erste „Schreberplatz" seinen Betrieb auf. Ringsum legten später die Kinder unter Anleitung des damaligen Spielwarts *Karl Gesell*, eines ausgedienten Pädagogen, Blumenbeete an, die sie eigenhändig bepflanzen und betreuen durften, damit sich ihr Naturgefühl entfalte.

Als sich auch die Mütter und Väter der Kinder an der Kultivierung der Pflanzungen beteiligten und man das Terrain zu parzellieren begann und die Parzellen jeweils umfriedete, erwuchsen um den Spielplatz die ersten Kleingärten. Die weitere Entwicklung führte allmählich zur Bildung von „Laubenkolonien", die sich nach Leipziger Vorbild überallhin als Familien-Freizeit- und Erholungsstätten verbreiteten. Derartige Kleingartenparzellen existieren heute weltweit als „Führer zu Familienglück und Volksgesundheit", wie Schreber es beabsichtigt hatte.

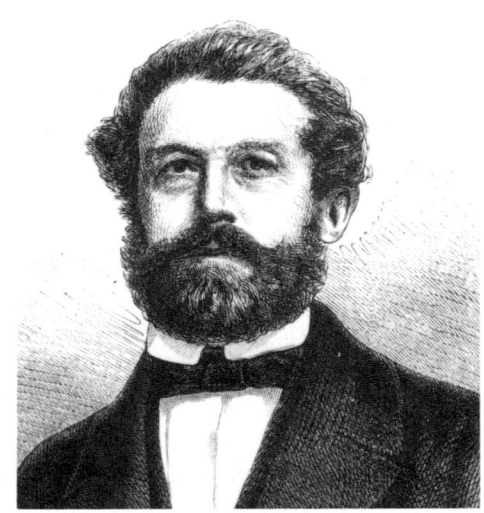

a

Abb. 175a: Moritz Schreber (1808–1861), Leipziger Volksarzt, Reformer der Leibeserziehung und Heilgymnastik
Ausschnitt aus einer zeitgenössischen Xylographie
Aus: Illustrierter Kalender auf das Jahr 1863, Leipzig.

Abb. 175b: Kinderspielplatz um 1864 nach Schrebers Vorstellung mit Spielwiese, Klettergerüsten, Gartenanlage
In einer anonymen zeitgenössischen Darstellung
Aus: „Deutsches Rotes Kreuz", Dresden, H. 7/1988.

Abb. 175c: „Frau Schmidt, es soll sich een Maikäfer in die Kolonie rumtreiben!"
Zeichnung von Heinrich Zille
Aus seiner Illustrierten-Serie „In der Frühlingssonne"

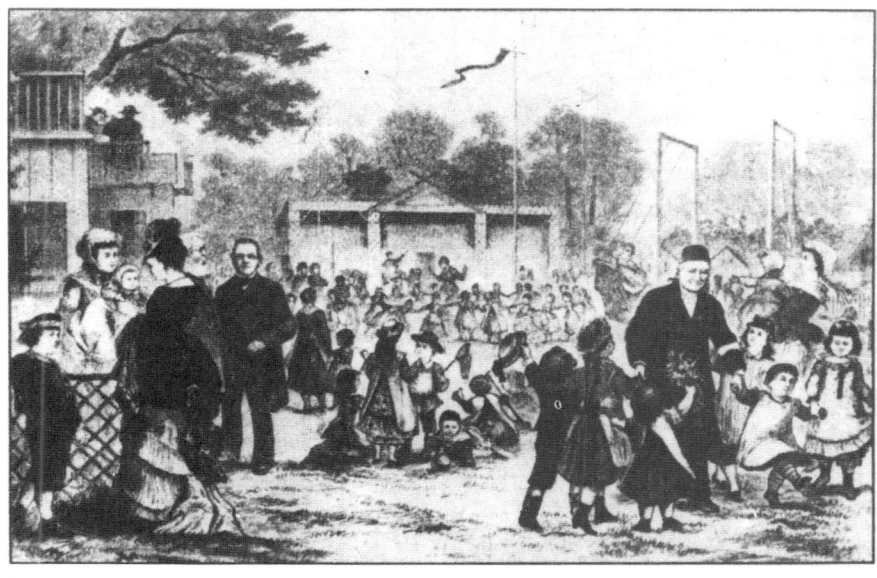

b

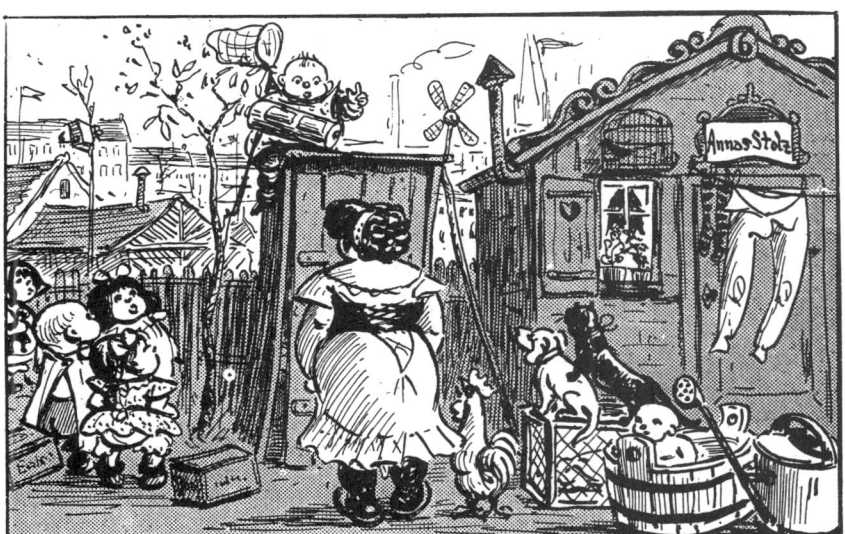

„Frau Schmidt, es soll sich een Maikäfer in die Kolonie rumtreiben!"

c

Bismarcksches Krankenversicherungsgesetz

Im Februar 1848 reiste der junge Dozent und Prosektor der Berliner Charité *Rudolf Virchow* im Auftrag des preußischen Kultusministers mit dem Geheimen *Obermedizinalrat Dr. Baretz* nach Oberschlesien, um die Ursachen der dort seit längerem grassierenden katastrophalen Typhusepidemie zu erforschen. Sein Bericht darüber war für die Regierung wenig schmeichelhaft, da er unverblümt die sozialen und politischen Mißstände, unter denen die Bevölkerung zu leiden hatte, als mitverantwortlich für die verheerende Auswirkung der Seuche anprangerte. Bereits damals forderte Virchow als demokratischer Revolutionär vom Staat neben weiteren gesundheitsfördernden Maßnahmen eine materielle Sicherung besonders des kranken Arbeiters.

Erst sechsunddreißig Jahre später trat das am 15. Juni 1883 vom deutschen Reichstag angenommene *Bismarcksche* Krankenversicherungsgesetz in Kraft. Es gestand allen erkrankten Industriearbeitern – Landarbeiter blieben ausgenommen – bei Entrichtung von zwei Dritteln der Versicherungsbeiträge, während ein Drittel nur von den Unternehmern zu begleichen waren, unentgeltliche ärztliche Behandlung zu. Doch obwohl dieses Gesetz unzweifelhaft für die Betroffenen einige Erleichterungen ihrer Notlage brachte, eine Hinwendung der Herrschenden zu einer fortschrittlichen Sozialpolitik war es nicht. In seiner Reichstagsrede vom 26. November 1884 gab Bismarck selbst offen zu, daß die geringen Verbesserungen nicht eingetreten wären, „wenn es keine Sozialdemokratie gäbe und eine Menge Leute sich vor ihr nicht fürchteten".

Mit anderen Worten: Da das 1878 in Kraft getretene schändliche Ausnahmegesetz zur Unterdrückung der deutschen Arbeiterbewegung die Sozialdemokratie von den Massen der Arbeiterschaft nicht zu isolieren vermochte, suchte die Reaktion dies durch gewisse sozialreformerische Maßnahmen zu erzielen. Die deutsche Arbeiterklasse ließ sich freilich durch Bismarcks „Politik mit Zuckerbrot und Peitsche" nicht korrumpieren. Mit Recht konnte *August Bebel*, der wortgewaltige Führer der sozialdemokratischen Arbeiterpartei, die Einführung der Sozialversicherung als einen Erfolg ihres revolutionären Kampfes werten.

Nach Aufhebung des Sozialistengesetzes im Jahre 1890 führte sie ihn allseitig fort. Bereits im Erfurter Programm von 1891 forderte sie neben kostenloser Therapie und Medikamentenversorgung im Krankheitsfalle eine staatliche vorbeugende Gesundheitspflege und Sozialhygiene.

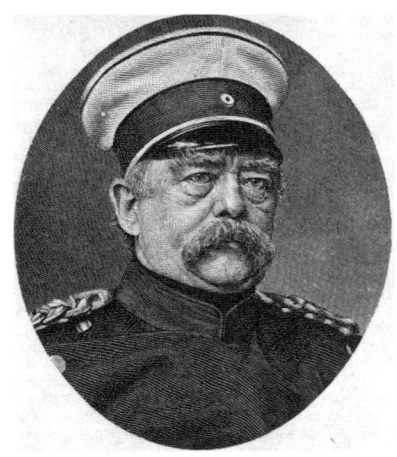

a

Abb. 176a: Fürst Otto von Bismarck (1815–1898)
Xylographie nach einer Originalaufnahme von Löscher & Petsch (7. März 1877)
Archivbild

Abb. 176b: Hungertyphus bei den schlesischen Webern im 19. Jahrhundert
Holzschnitt nach einer Zeichnung von Otto E. Lau
Aus: Wilhelm Blos: Die Deutsche Revolution – Geschichte der Deutschen Bewegung von 1848 bis 1849, Stuttgart 1891.

Abb. 176c: Krankenstube im einstigen Arbeitshaus am Berliner Alexanderplatz um die Mitte des 19. Jahrhunderts
Nach einer zeitgenössischen Darstellung von Herbert König
Archivbild

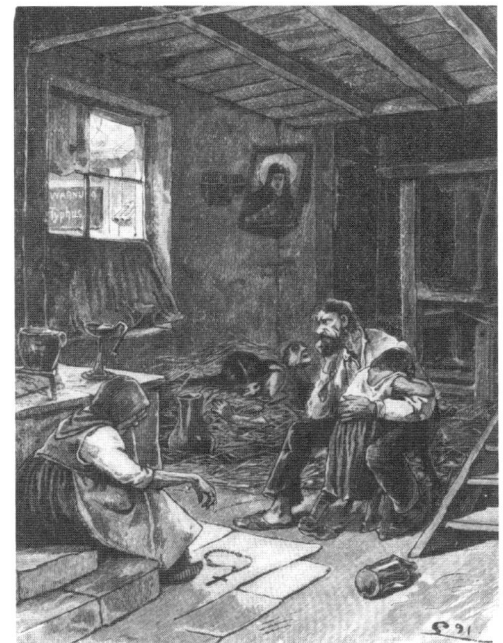

b

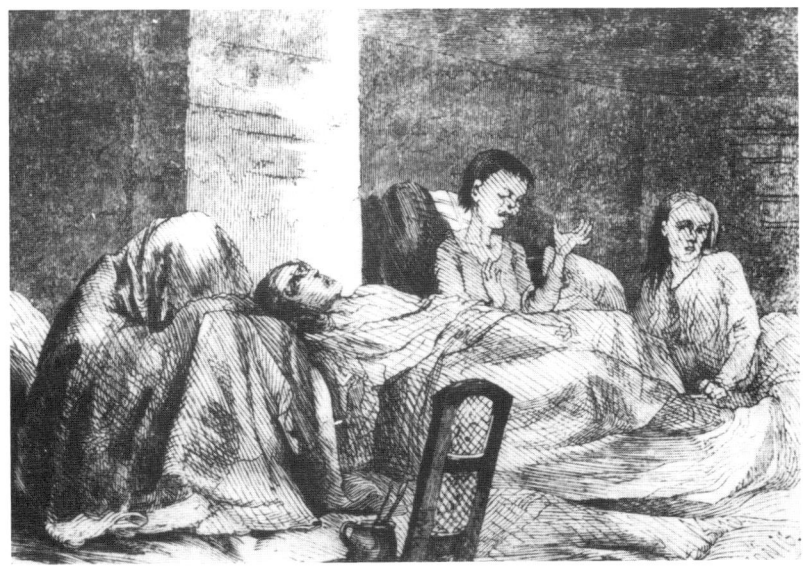

c

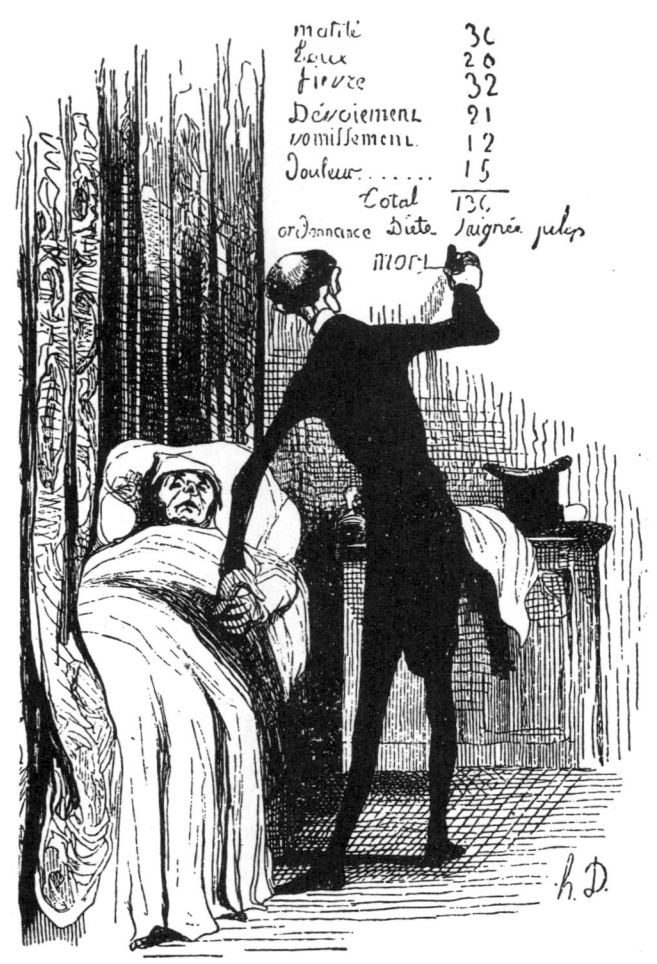

XXI
Heilkünstler
im
Gespött

... das Lachen erhält uns vernünftiger
als der Verdruß.

Gotthold Ephraim Lessing (1729–1781)

Heilkünstler im Gespött

Die Karikatur beabsichtigt, gesellschaftliche Mißstände sowie menschliches Versagen oder Fehlverhalten durch verzerrte Zeichnung der Lächerlichkeit preiszugeben und dadurch aufklärend und verändernd zu wirken. Bereits im Mittelalter bildete häufig auch der Arzt die Zielscheibe des Spottes, insbesondere der engstirnige, wirklichkeitsfremde scholastische Mediziner, der in der Urinbetrachtung sein hauptsächliches diagnostisches Hilfsmittel sah. Zahlreiche höhnische Darstellungen des Arztes mit dem Uringlas brachte der zeitgenössische kesse Malstift hervor. Daß unter derartigen Umständen vielfach das Vertrauensverhältnis zwischen behandelndem Arzt und Krankem zu wünschen übrig ließ, zeigt ein Blatt, auf dem ein Patient seinem ordinierenden Doktor davonläuft.

Massive Kritik am quacksalbernden Heilkünstler übte der humanistische Sittenschilderer *Sebastian Brant* in seiner 1494 zu Basel erschienenen, berühmt gewordenen Ständesatire „Das Narrenschiff". Unter den Dummrianen, die sich singend zur Reise nach Narragonien einschiffen und von Brant in jeweils einem Sonderkapitel angeprangert werden, befindet sich der als „närrischer Gaukelmann" bezeichnete Scharlatan, der sich nach der mißbilligenden Charakteristik des Autors die Heilkunst anmaßt, ohne dafür beruflich qualifiziert zu sein. Die satirischen Holzschnitte des „Narrenschiffs" stammen größtenteils von dem jungen *Albrecht Dürer,* der sich auf der Wanderschaft in der Baseler Offizin als Illustrator verdingt hatte. Die betreffende Zeichnung zeigt einen elegant gekleideten „Arzt", der noch den Urin des Sterbenden prüft.

Sogar im achtzehnten Jahrhundert bildete das Harnglas für *William Hogarth,* den englischen Begründer der modernen Karikatur, das Attribut ärztlicher Ratlosigkeit gegenüber unerkannten Krankheiten. Was Wunder, daß manche Ärzte ihren kritischen Mitmenschen ob ihres verhängnisvollen Nichtwissens als „Leichenbesorger" erschienen, wie der Titel der Hogarthschen Karikatur lautet. Eindrucksvoll nahm 1902 das französische Witzblatt „Le Rire" (Das Lachen) die mißbräuchliche Medikamentenverschreibung vieler Doctores aufs Korn, während der deutschsprachige „Simplizissimus" 1930 die Klassenmedizin der kapitalistischen Gesellschaft mit der Feststellung brandmarkte, daß zahlungsfähige Patienten jegliche ärztliche Hilfe genössen, während unbemittelte lediglich als Versuchsobjekte interessant seien.

Abb. 177 a: „Nun, Doktor, gibt es für ihn noch Hoffnung?" Antwort: „Ja, die Zunge ist nicht übel."
Karikatur von A. Faivre (1867–1945) in der französischen humoristischen Zeitschrift „Le Rire" (Ohne nähere bibliographische Angaben)
Aus: Eduard Fuchs: Die Karikatur der europäischen Völker, Berlin 1903.

Abb. 177 b: „Mein Arzt verordnet mir nicht viel Medikamente …"
Karikatur von Abel Faivre in „L'Assiette au Beurre" (1902)
Aus: Bernt Karger-Decker: Der Griff nach dem Gehirn, Leipzig 1977.

Abb. 177 c: Karikatur auf die Klassenmedizin: „Sehen Sie, Herr Kollege, das ist der grundlegende Unterschied: Den Patienten erster Klasse dient die ärztliche Wissenschaft, und die Patienten dritter Klasse dienen der ärztlichen Wissenschaft
Mit M F signierte Zeichnung
Aus: „Simplizissimus", München, Jahrgang 1930.

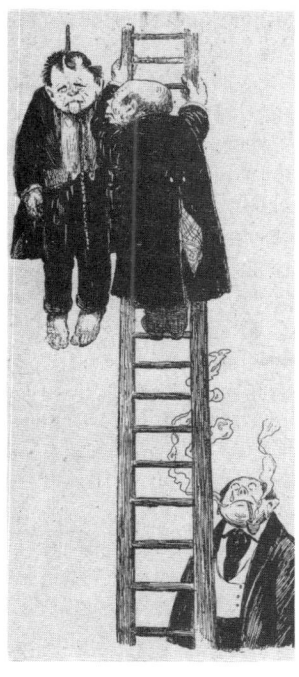

a

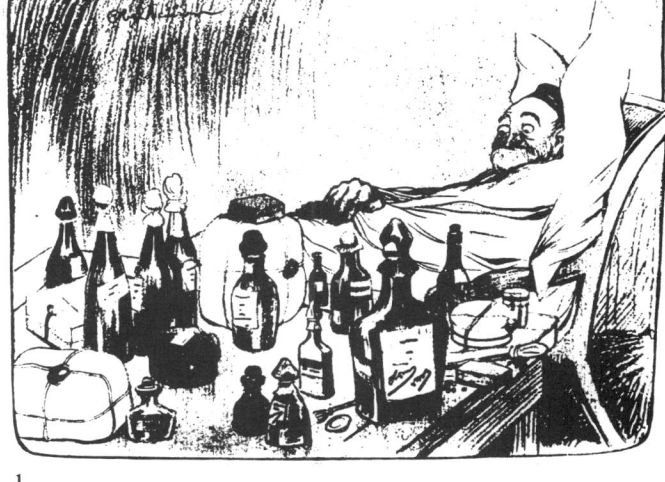

b

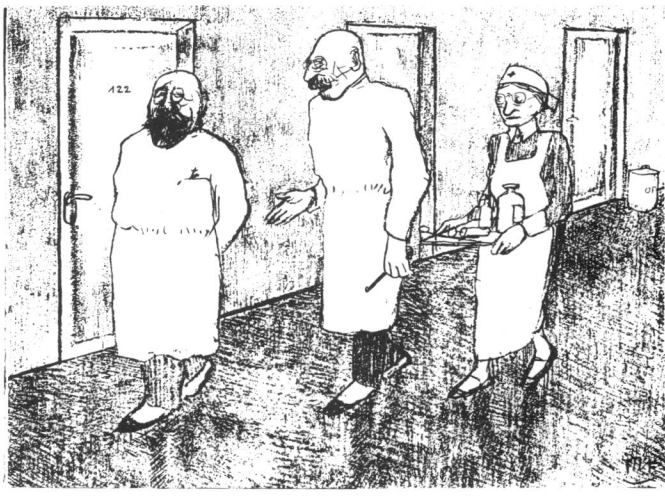

c

Mikrobenjäger in der Karikatur

Die Bakteriologie wurde 1876 eingeleitet durch die Forschungen des jungen Wollsteiner Kreisphysikus *Robert Koch* über die Entstehung des Milzbrandes. In monatelangen Versuchen gelang es dem damals noch namenlosen Äskulapjünger, die Erregernatur jener stäbchenförmigen Fremdkörper experimentell zu bestätigen, die bereits 1849 der rheinische Landarzt *Aloys Pollender* in verseuchtem Rinderblut ausfindig gemacht hatte. Koch züchtete Milzbrandbazillen in geeigneter Nährsubstanz und vermochte damit die Seuche auf Mäuse zu überimpfen. Mit diesem sensationellen Experiment hatte er die Grundlagen für die weitere Entwicklung der Wissenschaft von den mikrobiellen Krankheitskeimen gelegt.

Dafür wurde er alsbald mit dem Rang eines Regierungsrates an das Kaiserliche Gesundheitsamt in Berlin berufen. Der Volksmund indes bezeichnete Koch seitdem respektvoll als „Bazillenvater". Mehrere Karikaturisten erwählten ihn fortan zum Gegenstand liebenswürdiger Witzzeichnungen. Unter der humorvollen Textzeile „Robert Koch bringt Spaltpilzen Reinkultur bei" stellte beispielsweise *W. A. Wellner* den über Nacht populär gewordenen Forscher in den „Lustigen Blättern" als eine mit imposantem porträtähnlichem Haupt ausgestattete Oberlehrergestalt dar, die vor einer Batterie von Reagenzgläsern und einer Schar bedeppert dreinblickender pilzköpfiger Schüler mit drohender Gebärde Unterricht über künstliche Züchtung pathogener Keime sowie über künstliche Immunisierung gegen Krankheitserreger oder deren Gifte erteilt.

Zwei Jahre nach seiner epochalen Demaskierung des Milzbrandbazillus, 1878, konnte Koch die Wundinfektion durch Fäulnisbakterien wie auch deren wirksame Abtötung durch strömenden Wasserdampf nachweisen. Dies veranlaßte den Chirurgen *Ernst von Bergmann* zur Einführung der Dampfsterilisation der ärztlichen Instrumente. Diese Pioniertat würdigte ebenfalls Wellner in den „Lustigen Blättern" durch eine spaßige Darstellung Bergmanns beim Verschließen einer Operationswunde an einer „antiseptischen Menschen-Näh-Maschine".

Als weiterer Mikrobenjäger nahm Wellner den verdienstvollen Schöpfer der Blutserumtherapie, *Emil von Behring*, ins Visier. Die Freude der Mütter über die Rettung ihrer diphtheriegefährdeten Kinder durch die Anwendung eines spezifischen Antitoxins fixierte er in seiner Zeichnung „Zukunftsapotheke", in der sich eine Käuferschlange Diphtherie-Heilserum vom „frisch angestochenen" Pferd zapfen läßt. Auf einer zweiten Karikatur sehen wir den Forscher inmitten von ihm dressierter und immunisierter Kühe.

Abb. 178a: Totentanzbild von H. Knoblochter aus dem Zeitalter der großen Seuchenzüge: Kirchhof mit Pestsäule (links)
Aus: Kay Blumenthal-Barby: Wenn ein Mensch stirbt . . ., Berlin 1986.

Abb. 178b: Robert Koch (1843–1910) auf seiner Schlafkrankheitsexpedition in Afrika. Die Karikatur trägt im Original den Zweizeiler: „Professor Koch mit seinem Netze fing und vertrieb die böse Tsetse"
Aus einem anonymen zeitgenössischen humoristischen Tableau über medizinische Autoritäten
Aus: Gustav Hochstetter und Georg Zehden: Mit Hörrohr und Spritze, Berlin 1921.

Abb. 178c: Emil von Behring (1854–1917), Begründer der Blutserumtherapie, zapft in einer „Zukunftsapotheke" Heilserum direkt von einem frisch angestochenen Pferd
Zeitgenössische Karikatur
Aus: „Lustige Blätter", Berlin, Jahrgang 1894.

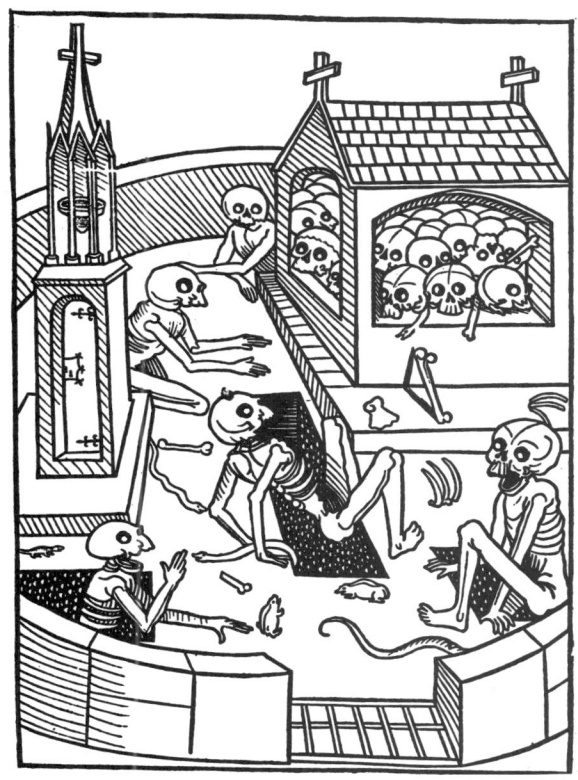

a

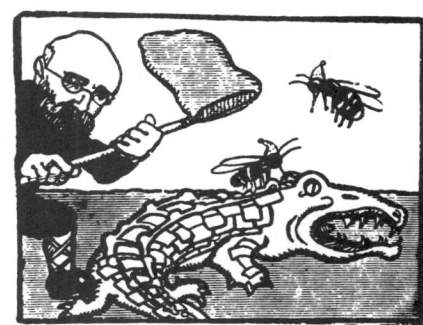

b

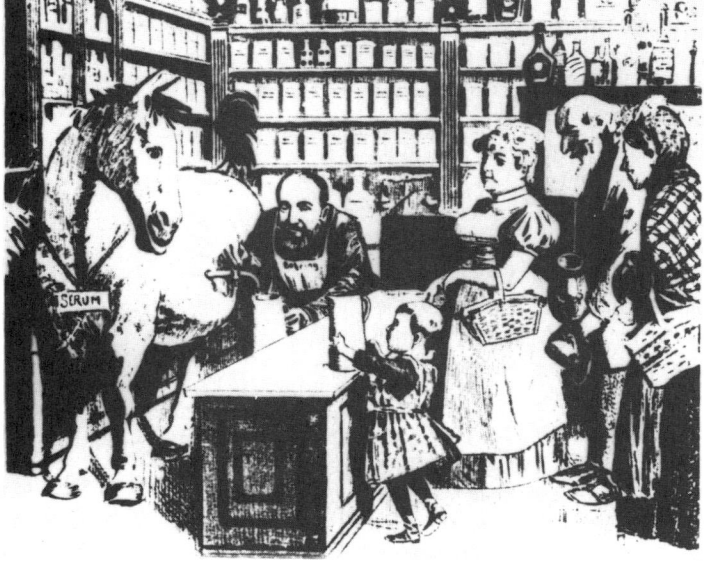

c

Honoré Daumiers medizinische Spottzeichnungen

Dem aus der südfranzösischen Hafenstadt Marseille gebürtigen Zeichner *Honoré Daumier* steht der Ruhm zu, die Karikatur zum schlagkräftigsten und deshalb von der Reaktion am meisten gefürchteten Kampfmittel der politisch-satirischen Presse im neunzehnten Jahrhundert entwickelt zu haben. Als Sohn eines armen Glasers hatte er in seinem nachrevolutionären Vaterland so viel Elend, Not, Unfreiheit und Ungerechtigkeit gesehen, daß ihm die Angriffslust frühzeitig zur zweiten Natur wurde. Bereitwillig nahm er als Vierundzwanzigjähriger das Angebot des Pariser Witzblattes „La Caricature" an, in den Spalten dieser höchst aggressiven Zeitschrift allwöchentlich mit einer sarkastischen Lithographie gegen die staatliche und gesellschaftliche Verworfenheit des sogenannten Julikönigtums zu Felde zu ziehen. Wie sehr sich die korrupte Finanzbourgeoisie der Seine-Metropole und deren nicht minder auf rücksichtslose persönliche Bereicherung bedachte königliche Gallionsfigur *Louis Philippe* von Daumiers unerbittlichem Griffel entlarvt fühlte, zeigte sich in der allzubald gegen den Künstler verhängten sechsmonatigen Haftstrafe wegen „Majestätsbeleidigung". Daumier hatte nämlich dem gedunsenen Haupt des verhaßten Monarchen durch groteske zeichnerische Überspitzung die Form einer Birne verliehen und somit diese Frucht schlechthin zum Symbol des Aufbegehrens gegen dessen arbeiterfeindliches Regime gemacht. Da der französische Begriff „La poire", „Die Birne", im Pariser Straßenjargon zugleich „Dummkopf" bedeutet, erwuchs die Spottbezeichnung „Birnenkönig" rasch zu einer doppelsinnigen Abwertung Louis Philippes, der sich selbst gern durch leutseliges Gehabe als Frankreichs „Bürgerkönig" aufspielte.

Nach seiner Entlassung aus dem Gefängnis fand Daumier vorübergehend Zuflucht in der Privatklinik des hervorragenden, avantgardistischen Pariser Psychiaters *Pinel.* In dem neuen Milieu lernte er erstmalig das hohe Ethos, aber auch die Auswüchse des ärztlichen Berufes kennen, die er fortan ebenfalls karikaturistisch anprangerte. Insbesondere nahm er dabei den damals nicht selten anzutreffenden Standesdünkel der medizinischen Akademiker, die kommerzielle Ausnutzung der Patienten durch heilkundige Profitöre, die Quacksalberei und die abergläubische Volksheilkunde, die Hypochonder und eingebildeten Kranken, die Homöopathie wie auch den durch marktschreierische Reklame geförderten Arzneimittelmißbrauch sowie die geheuchelte Menschenfreundlichkeit, in Wahrheit oft erschreckende Gleichgültigkeit mancher Doktoren vom Schlage seiner ärztlichen Standardfigur *Robert Macaire* aufs Korn.

Abb. 179a: Honoré Daumier (1808-1879) schuf auch zahlreiche respektlose medizinische Karikaturen
Nach einer Porträtzeichnung von Emile Bayard
Aus: Bayard: La Caricature et les Caricaturistes, Paris 1900.

Abb. 179b: Spitalszene um 1840
Aus: Erich Knauf: Daumier, Berlin 1931.

Abb. 179c: Die bewährte Holzhammermethode
Schnitt nach Daumiers Originalzeichnung von A. Plon für F. Fabre: Némésis médicale (Paris 1840)

Abb. 179d: „Hauptsache, die Rechnung stimmt!"
Schnitt von A. Plon nach Daumiers Karikatur auf manche ärztliche Honorarforderung für F. Fabre, ebenda.

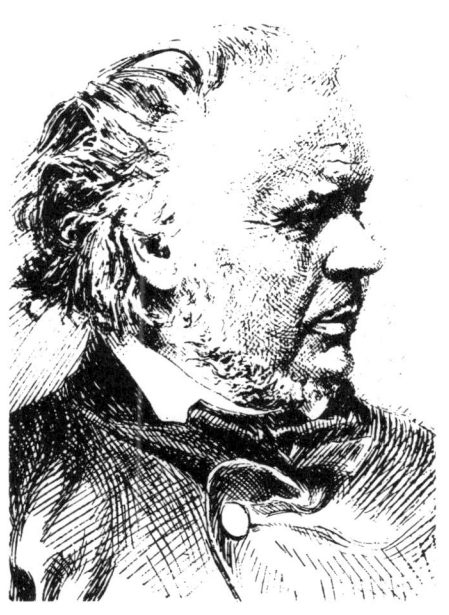

a

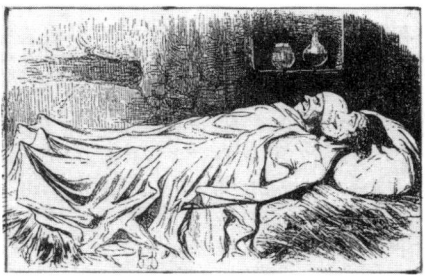

b

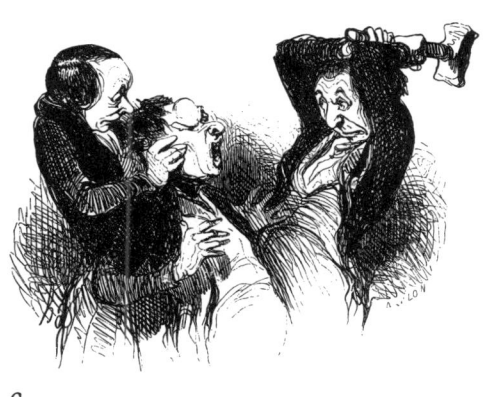

c

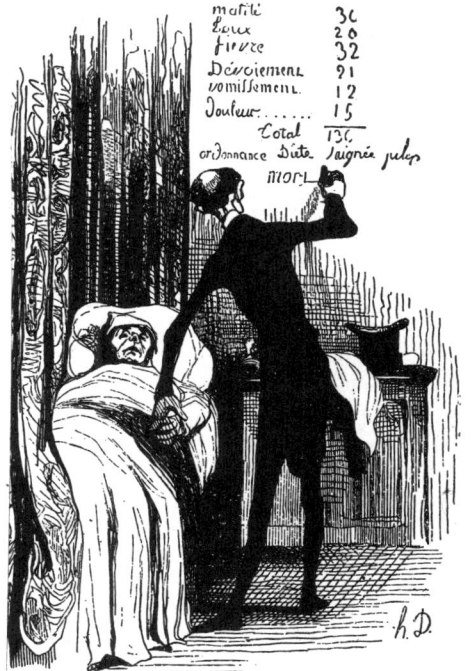

d

Molière und die Ärzte

An jedem 17. Februar versammeln sich die Schauspieler der Pariser „Comédie Française" kostümiert auf der Bühne, um des größten Lustspieldichters des Landes wie auch des neuzeitlichen europäischen Theaters *Jean-Baptiste Poquelin* zu gedenken. Autor und Mime zugleich, war der gemeinhin unter dem Decknamen *MOLIERE* bekannte Künstler an jenem Februarabend 1673 als Hauptdarsteller seines Stückes „Der eingebildet Kranke" in der letzten Szene von einem heftigen Husten gepackt worden und, totenbleich nach Hause gebracht, wenig später einem neuerlichen Anfall mit erstickendem Blutsturz erlegen. Im „Eingebildet Kranken" spielte der bereits seit langem von einem schlimmen Lungenleiden gequälte Einundfünfzigjährige die Rolle des hypochondrischen Titelhelden Argan, der alles arglos akzeptiert, was sein Arzt, der Apotheker und seine Ehefrau ihm einreden. Andererseits gab Molière in dieser grotesken Ballettkomödie den damaligen, durch heilkundliche Unzulänglichkeit gekennzeichneten Ärzte- und Apothekerstand dem Gelächter preis. Glanzpartie medizinischer Satire hierin die Parodie einer Promotion mit bissiger Anspielung, daß sich mit dem Doktorhut die mangelnden Fachkenntnisse schon einstellen würden.

Noch immer bot die von der antiken Viersäftelehre stark beeinflußte Krankheitsauffassung mit daraus resultierenden maßlosen Aderlässen, Klistieren, Purganzien dauernden Anreiz zu komödiantischer Persiflage. Außer in seinem „Eingebildet Kranken", in welchem Molière neben berechtigter Allgemeinkritik an der zeitgenössischen Heil- und Arzneikunst ein ungeschminktes, lächerliches Selbstporträt als Patient entwarf, lieferte er noch drei weitere die Ignoranz, eitle Überheblichkeit, ja auch unredliches Verhalten mancher Mediziner und Apotheker enthüllende Bühnenstücke.

Während sich in seiner Verkleidungskomödie „Don Juan" die auf bloßer Amtstracht sich gründende medizinische Autorität manifestierte, verhöhnte sein Lustspiel „Die Liebe als Arzt" stadtbe-kannte Ärzte jener Tage ob ihrer nicht seltenen therapeutischen Ratlosigkeit. In dem Stück „Arzt wider Willen" nahm Molière die Spiegelfechterei derzeitiger Heilkundiger aufs Korn. Auf die Frage eines besorgten Vaters beispielsweise, warum seine Tochter stumm sei, erwidert der siebengescheite Doktor: Weil sie die Sprache verloren habe. Und weshalb habe sie die Sprache verloren? Weil ihre Zungentätigkeit behindert sei!

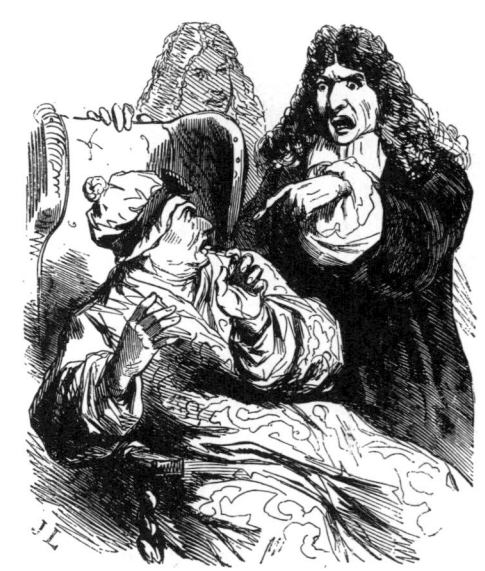

a

Abb. 180a: Szene zwischen Argan und Doktor Purgon in Molières Komödie „Der eingebildet Kranke" Xylographie von Régnier nach einer Zeichnung von Janet Lange
Aus: Gustave Barba: Panthéon populaire illustré (ohne bibliograpische Herkunftsangabe)

Abb. 180b: Molières Zusammenbruch auf der Bühne. Er spielte die Titelrolle seiner Komödie „Der eingebildet Kranke". Nach seinem Heimtransport starb er an konvulsivischem Hustenanfall mit erstickendem Blutsturz
Nach einer Phantasiedarstellung von P. Philippoteaux
Aus: Otto von Leixner: Geschichte der fremden Literaturen, Leipzig 1882.

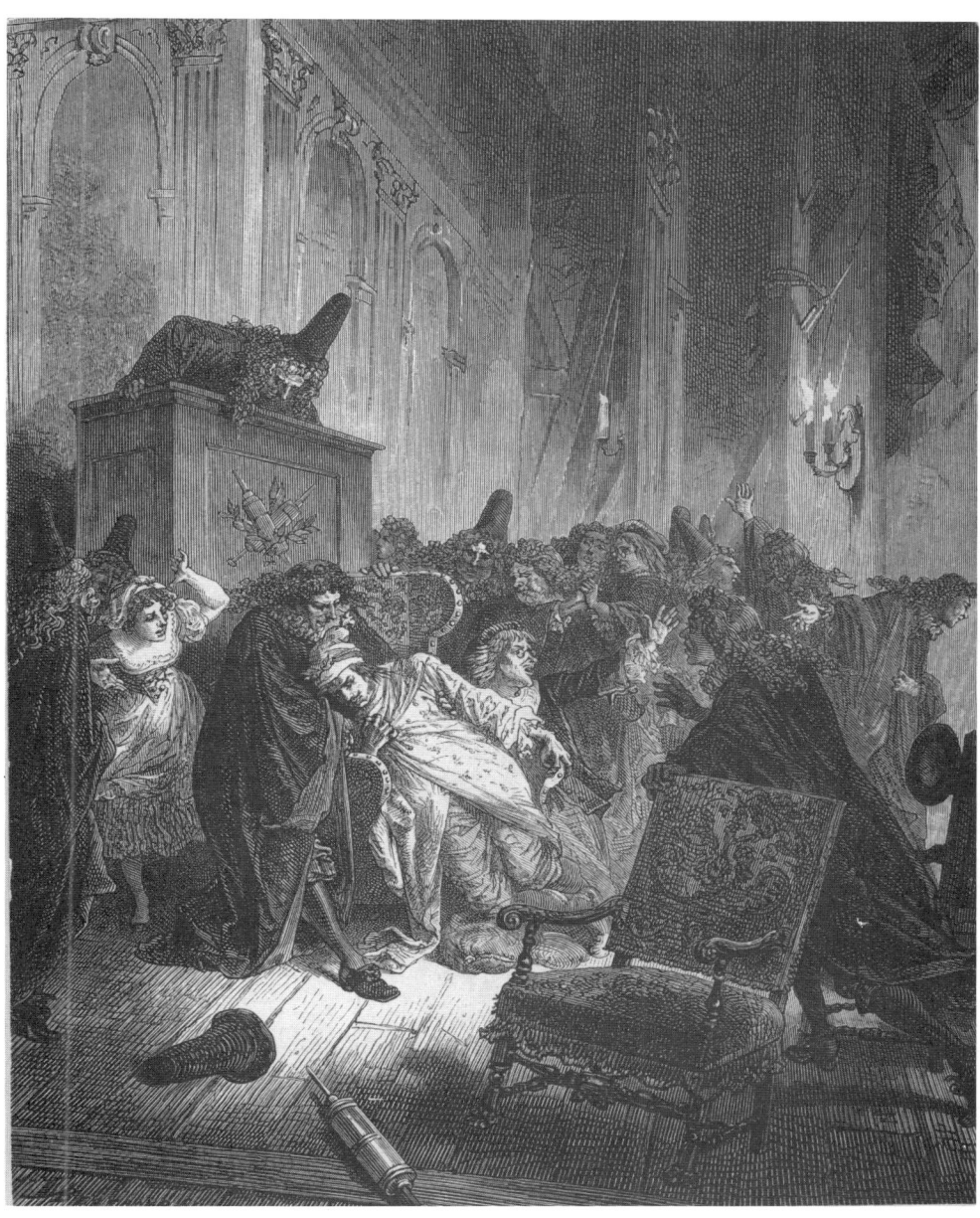

b

Ärzte um die Jahrhundertwende über „Radfahrerkrankheiten"

„Er kimmt! Er kimmt!" jubelten die Karlsruher Gassenjungen, wenn sie täglich zu gleicher Stunde den *Baron Drais* auf seiner hölzernen „Laufmaschine" daherradeln sahen. Jeder spottete über ihn und sein kurioses Fahrzeug, für das er 1818 das Patent erhalten hatte. Erst nachdem rührige Erfinder geeignetere Konstruktionen mit Tretkurbel, Drahtspeichen, Metallrahmen, Kugellager und Luftreifen auf den Markt gebracht hatten, setzte sich ausgangs des neunzehnten Jahrhunderts das „Veloziped", wie man das Fahrrad damals nannte, allmählich durch.

Auch unter den Ärzten fand das Radfahren zahlreiche Fürsprecher, sofern es freilich nach zeitgenössischer Verlautbarung „vernünftig ausgeübt und nicht forciert" wurde. Doch da dies durchaus nicht immer geschah, rief es andererseits bei nicht wenigen Hütern der Gesundheit lebhaften Widerstand hervor. So erklärten manche Lebensversicherungen beispielsweise den Radsport für eine „gefährliche Beschäftigung" und belegten Radfahrer mit höheren Beitragssätzen. In größeren Städten etablierten sich „Spezialärzte für Radfahrerkrankheiten".

Als bedrohlichste Folge des Fahrens gegen den Wind gab ein Münchener Arzt 1898 Atembeschwerden an. Wer unbekümmert mit offenem Munde radele, anstatt „langsam, regelmäßig und gleichmäßig tief durch die Nase zu atmen", so warnte er, würde sich durch die andauernde Abkühlung nicht nur die Bronchien ernstlich schädigen, sondern überdies die Geschmackspapillen auf der Zunge längerhin betäuben.

Nachdrücklichst wiesen die „Fachärzte" auf die häufig anzutreffende vornübergebeugte Haltung der Radfahrer hin. Sie sei äußerst nachteilig für die Brust und die Bauchorgane. Um jede Kompression jener Körperteile zu verhüten, sei unbedingt auf geraden, aufrechten Sitz zu achten. Hierzu sei eine Lenkstange vonnöten, deren Griffe sich etwa brustwarzenhoch befänden, for-

derte ein Hygieneprofessor. Gemächliches Radfahren, ungefähr fünf Minuten je Kilometer, forderte ein Arzt bei Fettherz, ein anderer bei Zuckerkrankheit, Gicht, Magenverstimmung, Eingeweidesenkung, chronischer Verstopfung sowie Bleichsucht. Nervösen oder von Minderwertigkeitskomplexen Geplagten könne ruhiges und gelassenes Radfahren als Psychotherapeutikum dienen. Um masturbatorischen Effekt zu vermeiden, sollte der Sattel stets so geformt sein, daß er nicht die Genitalien reize.

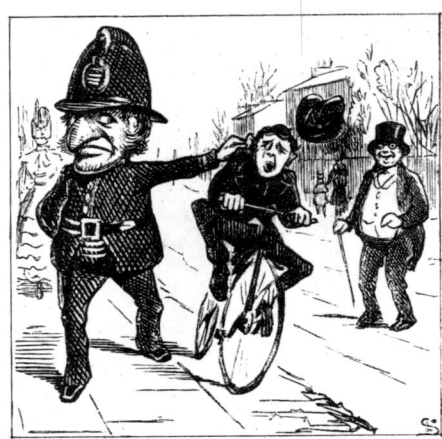

a

Abb. 181a: Wegen überhöhter Geschwindigkeit belangt
Karikatur (Bobby-Personifizierung)
Aus: „Punch", London, Jahrgang 1870.

Abb. 181b: Veloziped-Wettfahrt im Pariser Jardin du Luxembourg
Nach einem anonymen kolorierten Kupferstich
Aus: Paul Lacroix: Directorium, Consulat und Kaiserreich 1795–1815, Leipzig o.J.

Abb. 181c: Mutter und Sohn: „Oh, Mutter, teure Mutter, glaubst du denn nicht mehr an Gott?!"
Karikatur um das Radfahren von Thomas Theodor Heine. Folge 20 seiner „Bilder aus dem Familienleben"
Aus: „Simplizissimus", München H. 8, 1898/99.

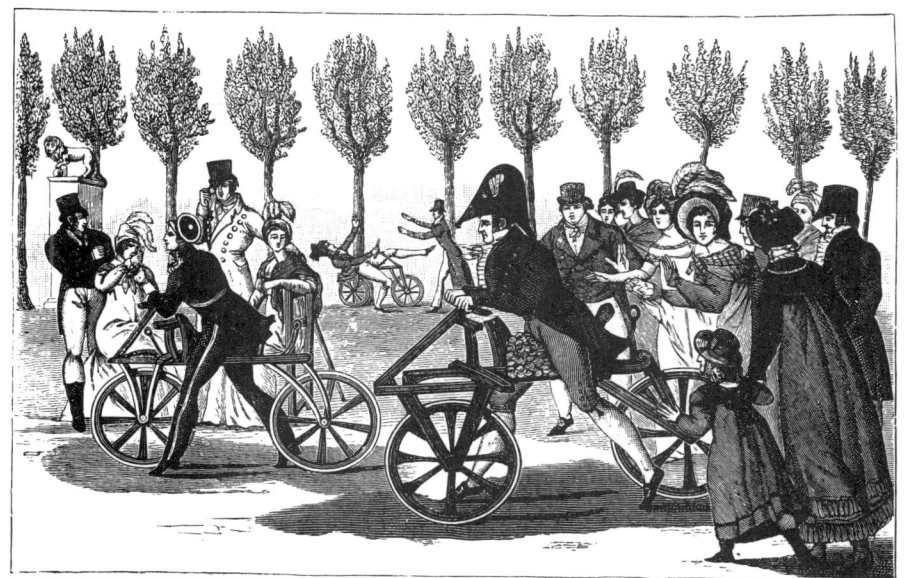

b

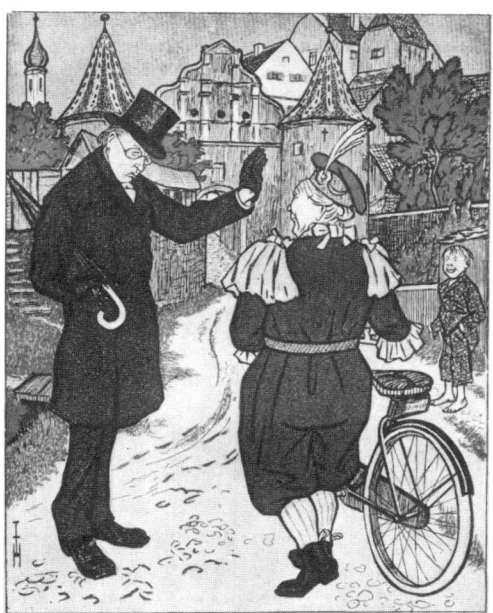

c

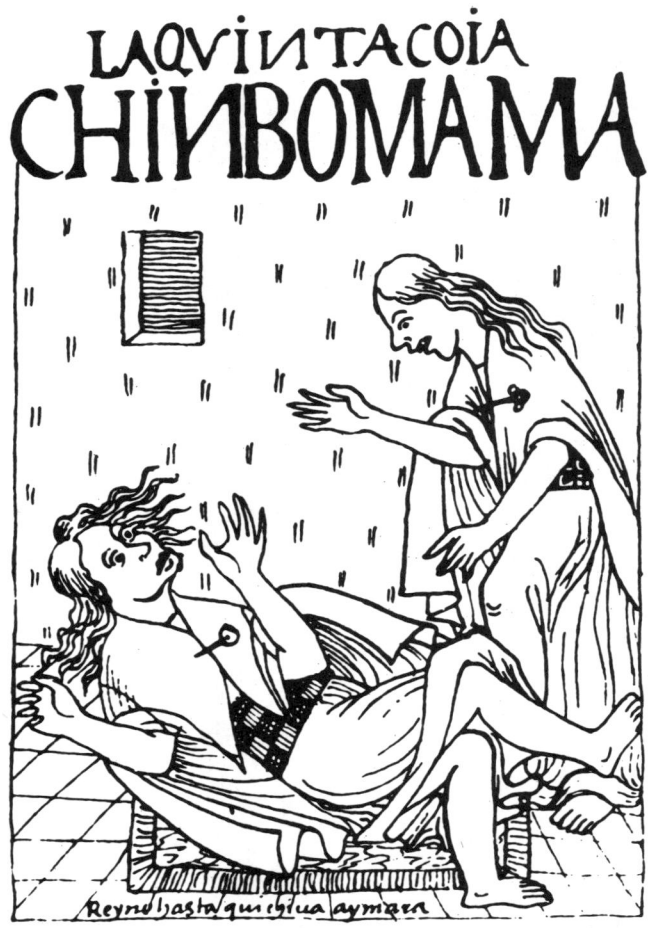

LAQVINTACOIA
CHINBOMAMA

Reynohastaquichiua aymara

XXII

Geistes-
gestörtheit

Es gibt Stürme, die eine Schlafmütze
aufhaben.

Peter Hille (1854–1904)

Vom Tanzdämon befallen

Wiederholt trat im Spätmittelalter vornehmlich am Rhein und in Flandern eine epidemische Sucht zu tanzen auf, die sowohl Männer und Frauen wie auch Kinder ergriff. Es handelte sich bei dieser sogenannten Tanzwut um eine Nervenerkrankung, die sich darin äußerte, daß die von ihr Befallenen nach Art der damaligen Geißelbrüder wollüstig-schmerzhafte Krampfbewegungen vollführten, wobei sie weite Strecken tanzten und sprangen, bis sie erschöpft zusammenbrachen und schäumenden Mundes bewußtlos liegenblieben. Besonders gern wählten die Tanztollen oder Chorisanten Friedhöfe und andere kirchliche Plätze zu ihren hysterischen Manifestationen, wie ein Kupferstich in „Gottfrieds Historischer Chronik" von 1632 zeigt.

In ihrer Ratlosigkeit gegenüber jener unglückseligen religiös-erotischen Manie erkoren die Zeitgenossen den heiligen Vitus oder Veit, einen der Vierzehn Nothelfer, zum Schutzpatron gegen die Tanzwut, von dem die Legende berichtet, daß er als junges Opfer der Diokletianischen Christenverfolgung kurz vor seinem Martertod den Sohn des römischen Kaisers von der „Besessenheit" freigebetet habe. In ähnlich abergläubischem Sinn suchten eigens dazu bevollmächtigte Priester der katholischen Kirche die vermeintlich vom Tanzdämon Gepeinigten durch Teufelsbeschwörungen zu beruhigen. In Fällen, da der angeblich böse Geist den Kranken nicht verlassen wollte, tauchte man diesen bis zum Hals in Weihwasser. Ausgangs des achtzehnten Jahrhunderts übernahmen die Mediziner die Bezeichnung „Veitstanz" für die verschiedenen Formen der Chorea.

In Italien nannte man die mittelalterlicher Tanzwut „Tarantismus", da man dort die Entstehung der Krankheit dem Biß der Tarantel, einer in Südeuropa beheimateten Wolfsspinnart, zuschrieb, die sich tagsüber in selbstgegrabenen senkrechten Erdhöhlen verbirgt und sich erst nachts raubtierhaft auf Nahrungssuche begibt. Ihr Biß würde außer Fieber, Schweißausbruch und über den

gesamten Körper sich ausdehnende Schmerzen periodisch wiederkehrende, allmählich erschöpfende veitstanzähnliche Zuckungen verursachen, glaubte man. Durch Musik und tagelanges wildes Tanzen mit anschließendem Aderlaß trachtete man, dem Übel beizukommen. Die ekstatischen Bewegungen sollten die „Patienten" vom Spinnengift befreien.

Heute wissen wir, daß das Gift der Tarantel für den Menschen harmlos ist. „Wie von der Tarantel gestochen" ist nur noch eine Redensart aus versunkener Zeit.

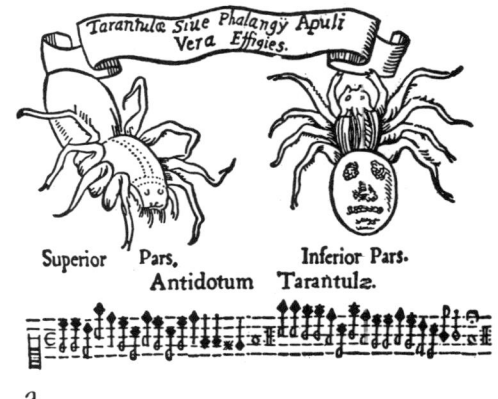

a

Abb. 182 a: Tarantella-Flugblatt mit Darstellungen der Apulischen Wolfsspinne Tarantel nebst ersten Takten einer Tarantella-Musik als Antidot des Spinnengiftes
Nach Thorp und Woodson (ohne bibliographische Herkunftsangaben).

Abb. 182 b: Tanzwütige (Chorisanten) in religiös-erotischer Tanzekstase auf einem Kirchhof
Nach einem Kupferstich in Gottfrieds Historischer Chronik (Frankfurt 1632)
Aus: Hermann Peters: Der Arzt und die Heilkunst in der deutschen Vergangenheit, Jena 1924.

Abb. 182 c: Besessene Tanzgruppen von Saint Guy
Nach Peter Breughels Kupferstichen gezeichnet
Aus: René Fülöp-Miller: Kampf gegen Schmerz und Tod, Berlin 1938.

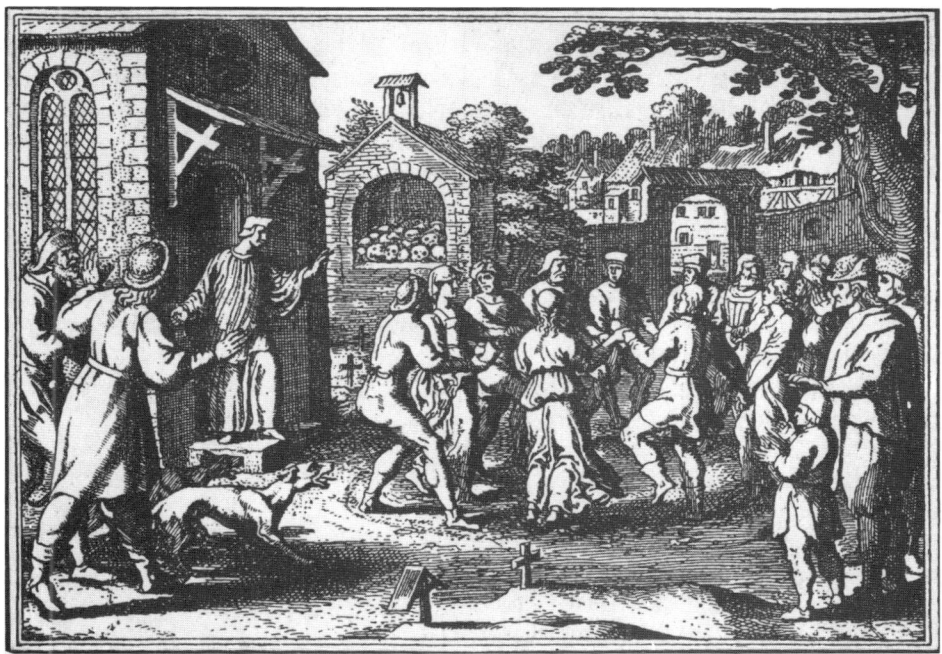

b

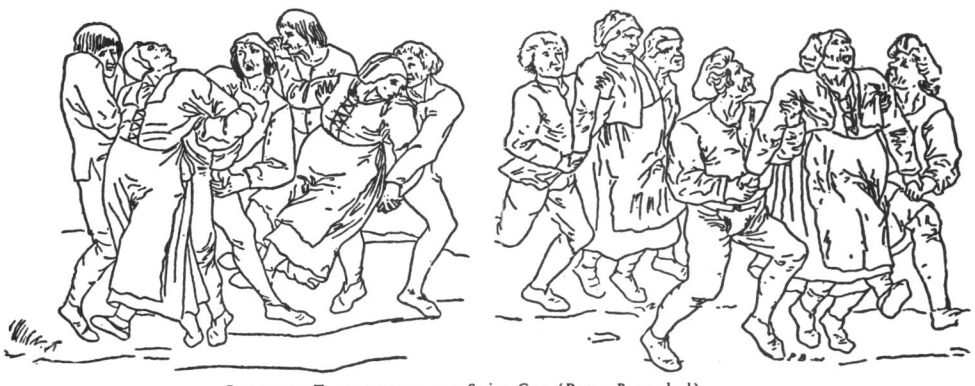

Besessene Tanzgruppen von Saint Guy (Peter Breughel)

c

Die „fallende Sucht": Epilepsie

Der medizinische Begriff „Epilepsie" leitet sich von der griechischen Vokabel „epilambánein" (= „jemanden plötzlich angreifen") ab. Eine trefflichere Bezeichnung jener schrecklichen Anfallskrankheit hätten die hellenischen Ärzte nicht wählen können, zumal ihnen für sie keine natürliche Entstehungsursache bekannt war. Sie sahen in deren zeitweiliger Manifestation vielmehr einen von den Göttern gesandten magisch-dionysischen Rauschzustand. Demzufolge galt die Epilepsie oder „Fallsucht" im Altertum wie auch später im Islam als eine „heilige Krankheit".

Um so kühner mutet daher die Auffassung des Begründers der wissenschaftlichen Heilkunde, *Hippokrates* (um 460–377 v. Chr.), an, der einen göttlichen Ursprung der Epilepsie energisch in Abrede stellte. Obwohl sich das christliche Mittelalter der hippokratischen Medizin weitgehend verpflichtet fühlte, behielt es die antike Annahme einer dämonischen Herkunft des Leidens bei. Allerdings erachtete es den Epileptiker nicht länger als einen Auserwählten der Gottheit, sondern als deren Widersacher: als einen vom Teufel Besessenen.

Durch priesterlichen Exorzismus glaubte man den angeblich bösen Geist aus dem Körper des „Befallenen" austreiben zu können. Mit dem Aufkommen des Hexenwahns fielen nicht selten auch Epileptiker dem Scheiterhaufen anheim.

Selbst der rebellische Medizinreformer *Paracelsus* (1493–1541) hielt das Einwirken von „Hexen" bei der Epilepsie nicht für gänzlich ausgeschlossen.

Daß dem großen Krampfanfall verschiedene schwache Symptome, wie Verstimmung, Unlustgefühle, Reizbarkeit, vorausgehen, hatte schon der griechisch-römische Arzt *Galenos* (129–199) festgestellt. Die unmittelbaren Vorboten des Anfalls in Form erregender Sinnesempfindungen hatte er „Aura" (= „Winde") genannt.

Bei dem alsbald blitzartig einsetzenden Anfall stürzt der Patient oftmals mit lautem Aufschrei bewußtlos zu Boden, wobei die Gefahr schwerer Verletzungen besteht. Nach dem Erwachen aus dem Erschöpfungsstadium erinnert er sich an das Geschehene nicht mehr. Mit Aderlaß, Blasenpflastern, kalten Bädern, Brech- und Abführmitteln versuchte man der Krankheit vergeblich zu Leibe zu rücken.

Erst im 19. Jahrhundert begann man sie als ein auf gestörter Funktion zerebraler Ganglienzellen beruhendes Leiden zu erkennen, das man in neuester Zeit auch durch fortlaufende medikamentöse Behandlung mit sogenannten Antiepileptika ganz oder teilweise zu beherrschen gelernt hat.

Abb. 183 a: Jesus heilt einen Fallsüchtigen
Nach einem Kupferstich von Hoet in einer niederländischen Bibel des 18. Jahrhunderts
Aus: Oskar Rosenthal: Wunderheilungen und ärztliche Schutzpatrone in der bildenden Kunst, Leipzig 1925.

Abb. 183 b: Die erste Hauptgemahlin des Capac Inka Yupanqui im epileptischen Anfall
Aus dem zeitgenössischen Manuskript mit eigenhändiger Zeichnung des indianischen Historiographen Felipe Guamam Poma de Ayala (um 1613)
Fotoreproduktion (ohne bibliographische Herkunftsangabe)
Archivbild

Abb. 183 c: Epileptischer Anfall auf offener Straße
Nach einem Kupferstich von Duplessis-Bertaux (1747–1818)
Aus: René Fülöp-Miller: Kulturgeschichte der Heilkunde, Hamburg 1937.

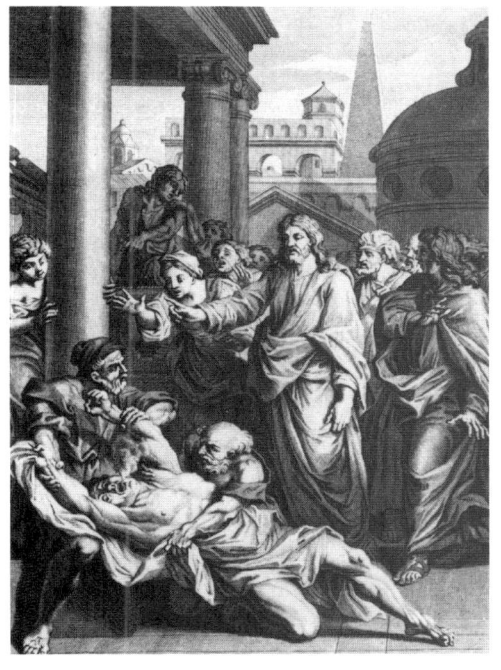

a

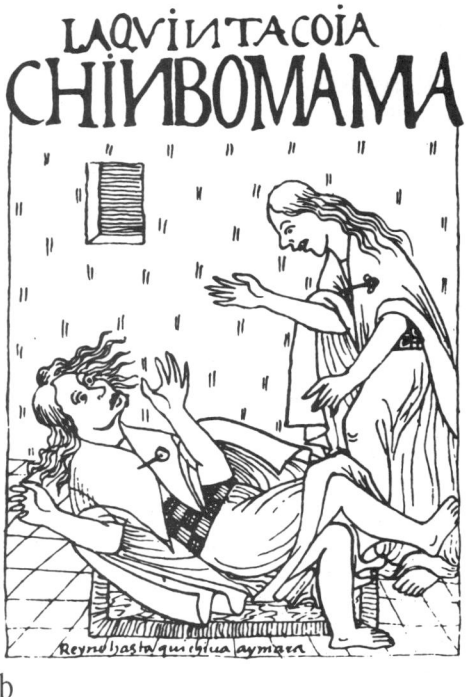

b

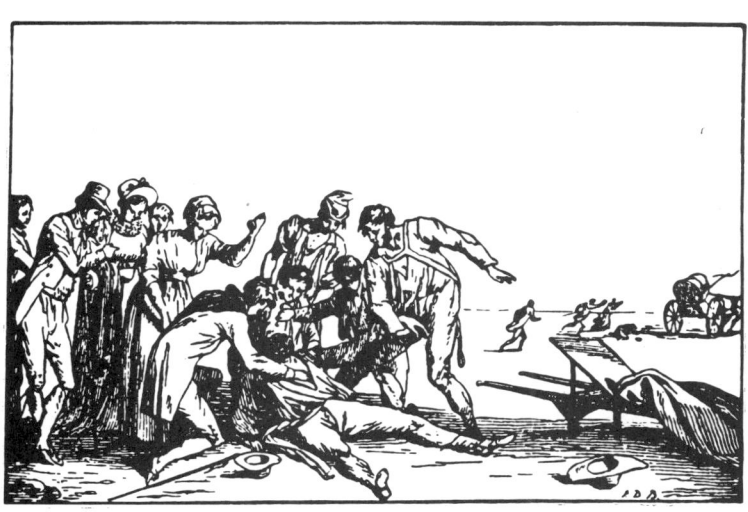

c

Ohne Ketten und Zwangsjacke

Nach der Besichtigung eines „Irrenhauses" der ersten Hälfte des neunzehnten Jahrhunderts entwarf der Dichter *Clemens Brentano* folgendes erschütterndes Bild über das einstige Elendsdasein der Geistesgestörten in einer derartigen Anstalt: „Die Wahnsinnigen lagen unrein wie Schweine in dunklen Behältern, bis an den Hals in faulem Stroh, mit wenigen Lumpen halb bekleidet, in so schauderhafter Vernachlässigung und Verwirrung, daß man nicht wußte, welches die Männer und welches die Frauen seien. Das Ungeziefer hatte sie mit Geschwüren bedeckt, die Rasenden hatten sich mit ihren Ketten tieffaulende Wunden geschlagen . . .“

Außer Ketten, mit denen die erregten Insassen gefesselt wurden, um sie an Gewalttätigkeiten zu hindern, beherrschten Tollriemen und Handschrauben, eiserne Halsringe, die Drahtpeitsche sowie die Zwangsjacke die Behandlung der geistig Umnachteten. Ursprünglich betrachtete man die Erbarmungswürdigen sogar als von Dämonen Besessene, welche man durch barbarische Austreibungszeremonien zum Verlassen des Körpers zu bewegen trachtete. Erst die Idee der Aufklärung und die Proklamation der Menschen- und Bürgerrechte in der Französischen Revolution bereiteten den Boden für eine allmähliche, zögernde Sinnesänderung.

Unter dem Einfluß jener humanistischen Denkinhalte begann der Chefarzt des Pariser Irrenhauses Bicêtre, *Philippe Pinel*, sich für Fragen der Psychologie und Psychiatrie zu interessieren. Immer mehr gelangte er während seines intensiven Studiums einschlägiger Krankengeschichten zu der Vermutung, daß es sich bei den Geistesstörungen um echte, heilbare Gehirnkrankheiten handele. Daraufhin versuchte er bei zwölf seiner aggressivsten Patienten eine gewaltlose Behandlung. Selbst der gefürchtetste unter ihnen, der sich nach Abnahme der Zwangsmittel frei auf dem Anstaltsgelände bewegen durfte, kehrte nicht nur freiwillig zu vereinbarter Stunde ins Haus zurück, sondern verlor – gleich allen Versuchspersonen – unter fortan freundlicheren Bedingungen nach und nach seine Tobsuchtsanfälle.

Schließlich führte Pinel seine menschenfreundliche Methode in der Bicêtre generell ein. Es dauerte jedoch noch sehr lange, bis diese sich allgemein durchsetzte.

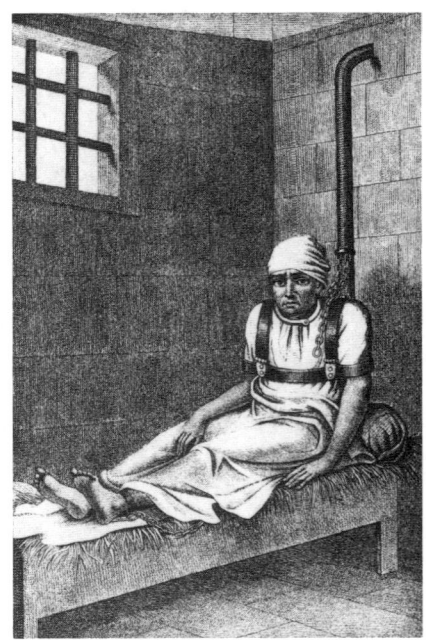

a

Abb. 184a: Geisteskranker in Ketten
Aus: Jean Etienne Dominique Esquirol: Des maladies mentales, Paris 1838.

Abb. 184b: Sturzbad in einer Irrenanstalt des 19. Jahrhunderts
Zeitgenössische Darstellung
Aus: René Fülöp-Miller: Kampf gegen Schmerz und Tod, Berlin 1938.

Abb. 184c: Exorzismus (Teufelsaustreibung) bei einem Geisteskranken
Nach einem anonymen Holzschnitt aus dem 16. Jahrhundert
Aus: Bernt Karger-Decker: Der Griff nach dem Gehirn, Leizig 1977.

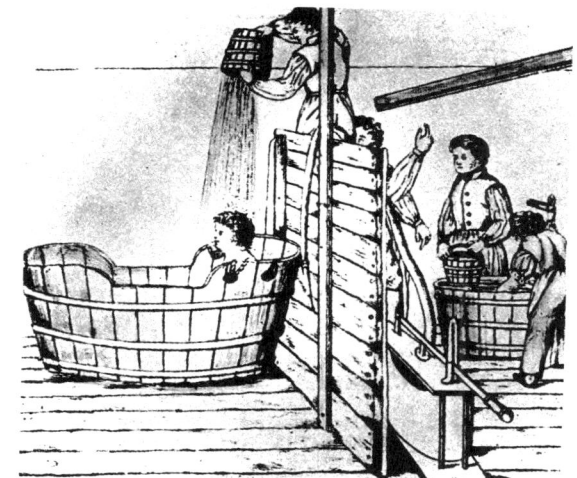

b

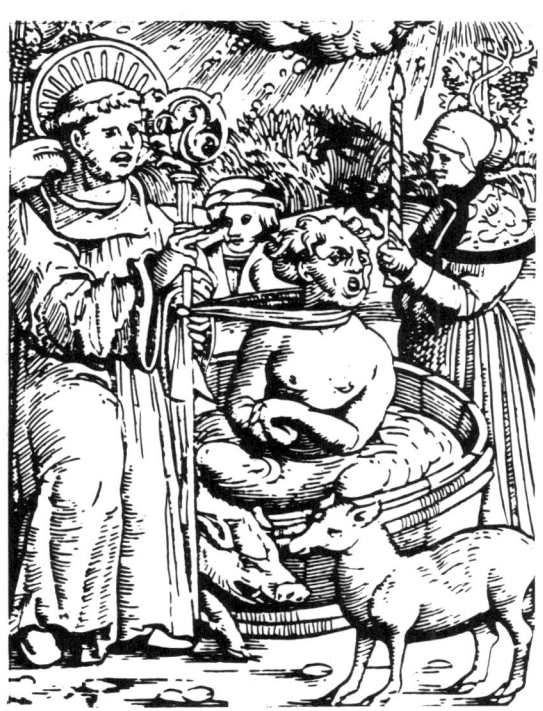

c

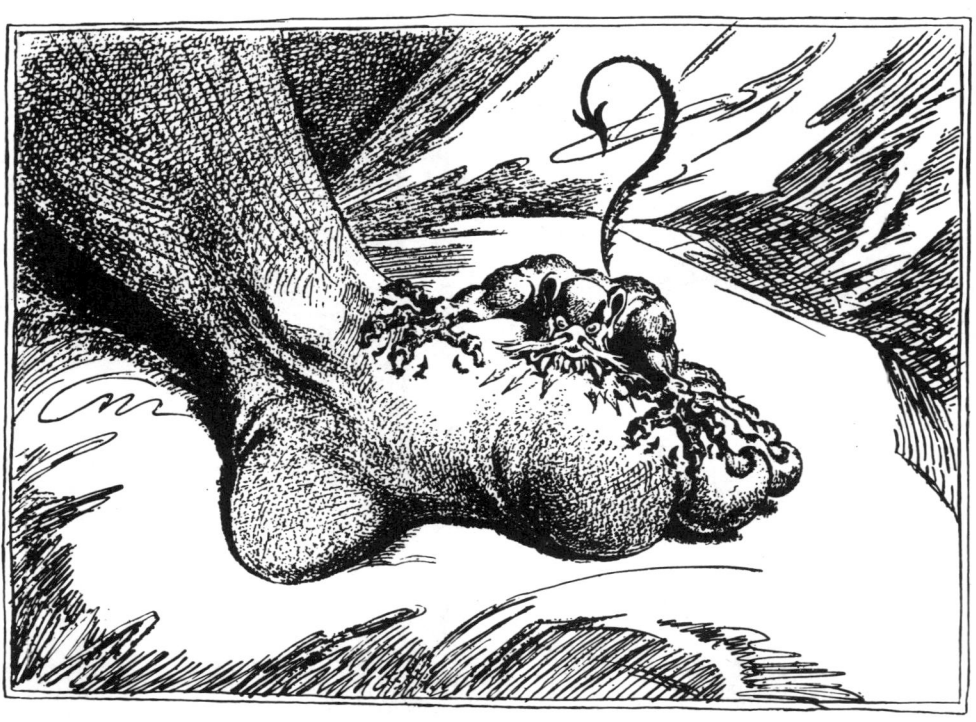

XXIII
Zipperlein

... wo etwas Angenehmes ist,
muß auch Unangenehmes sein.

Titus Petronius (gest. 66 n. Chr.)

Das verflixte Zipperlein

Die Bezeichnung „Zipperlein" für die Gicht stammt von dem Wegbereiter der neuzeitlichen Heilkunde: *Paracelsus* (1493-1541). Er prägte diesen Begriff nach dem mittelhochdeutschen Wort „zipfen", was soviel wie „trippeln" bzw. „zappeln" bedeutet. Manifestiert sich doch der typische schmerzhafte Gichtanfall zumeist nachts im Grundgelenk der großen Zehe – dem „Podagra", wie das altgriechische Synonym für die „Fußgicht" oder „Fußfalle" lautet.

Schon die antiken Ärzte *Hippokrates* (um 460 bis 377 v. Chr.) und *Galenos* (129-199) wie auch der römische enzyklopädische Schriftsteller *Celsus* (1. Hälfte des 1. Jahrhunderts) haben Darstellungen der Krankheit gegeben. Eine meisterhafte Beschreibung des Leidens lieferte jedoch erst in der zweiten Hälfte des 17. Jahrhunderts der englische Arzt *Thomas Sydenham* (1624-1689), der seit seinem dreißigsten Lebensjahr selbst an der Gicht litt und somit ihre Symptome am eigenen Leibe nüchtern exakt beobachtete.

Zu dem gigantischen Heer der Gichtopfer in der Vergangenheit zählen viele historische Persönlichkeiten, darunter *Alexander der Große, Friedrich II. von Preußen, Kaiser Karl V.,* der „Sonnenkönig" *Ludwig XIV. von Frankreich,* der Heerführer *Wallenstein,* der Entdecker des Blutkreislaufes *William Harvey,* der Maler *Peter Paul Rubens,* die Mathematiker *Leibniz* und *Newton, Martin Luther,* der Dichter *Ludwig Tieck* und nicht zuletzt *Goethe,* der deshalb wiederholt in Karlsbad (Karlovy Vary) Linderung suchte.

Solange die krankheitauslösende Ursache unerkannt blieb, trachteten unsere Vorfahren dem Übel durch mehr oder weniger fragwürdige, wenn nicht gar gänzlich untaugliche Mittel beizukommen. Ihre Palette reichte von mittelalterlichalchimistischer Goldessenz und Erde unter Lindenbäumen bis hin zu Weinauszügen von Wacholderbeeren, Abkochungen von Weidenrinde und eiskalten Umschlägen.

Erst die in den letzten Jahren auf Grund exakter Forschungen erlangte Erkenntnis, daß es sich bei der Gicht um eine „Stoffwechselerkrankung infolge gesteigerter Harnsäurebildung und verminderter Harnsäureausscheidung mit anfallartigen akuten Gelenkentzündungen durch abgelagerte harnsaure Salze wie auch mit chronischem Verlauf" handelt, ermöglichte die Entwicklung der modernen medikamentösen, diätetischen sowie körperliche Bewegung einbeziehenden spezifischen Therapie.

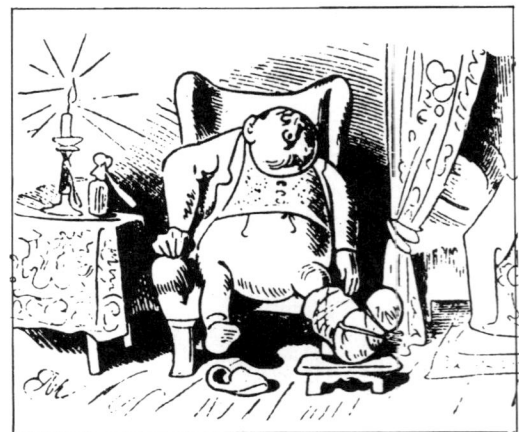

a

Abb. 185a: Gichtkranker aus dem Bilderbogen „Der neidische Handwerksbursch" von Wilhelm Busch (1832-1908): Der Dicke aber – „Autsch! Mein Bein!" – hat wieder heut das Zipperlein.
Schlußbild der Folge

Abb. 185b: Gichtkranker
Aus der Bildfolge „Krüppel und Bettler" des französischen Zeichners und Radierers Jacques Callot (1592/93-1635)
Aus: „Deutsches Rotes Kreuz", Dresden, H. 9/1984.

Abb. 185c: Satirische Allegorie der Gicht
Nach einer Zeichnung des englischen Karikaturisten James Gillray (1757-1815)
Aus: Gustav Hochstetter und Georg Zehden: Mit Hörrohr und Spritze, Berlin 1921.

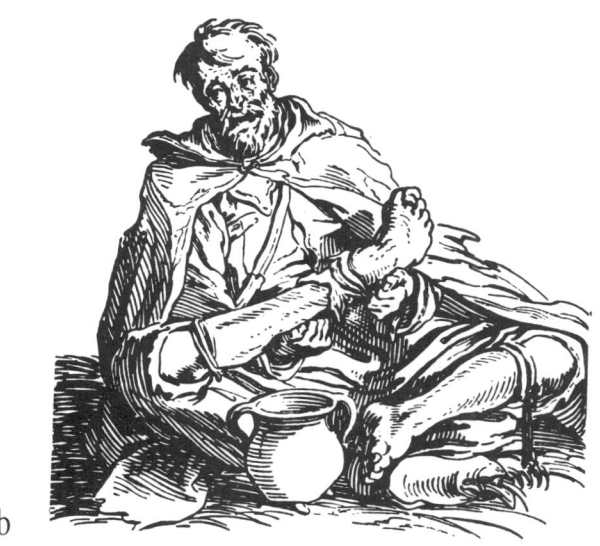

b

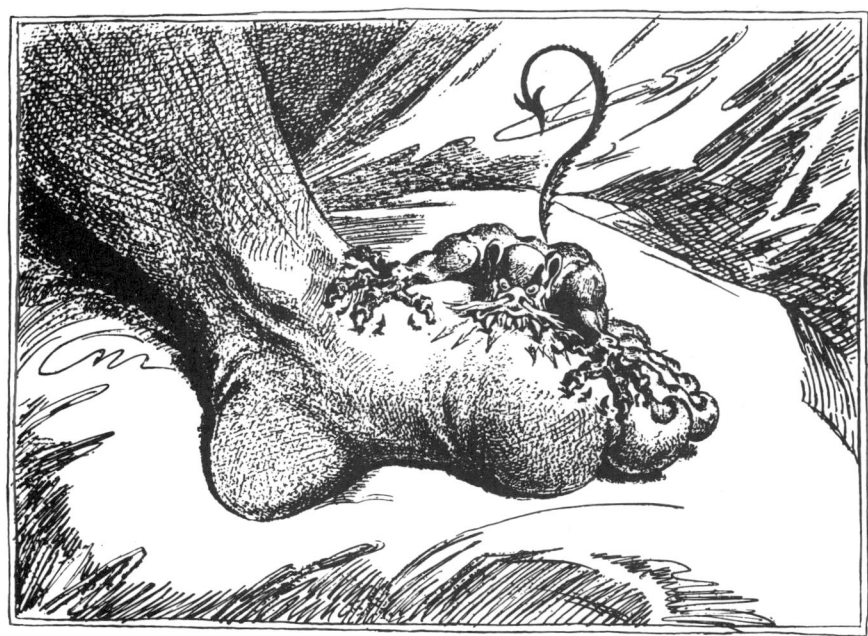

c

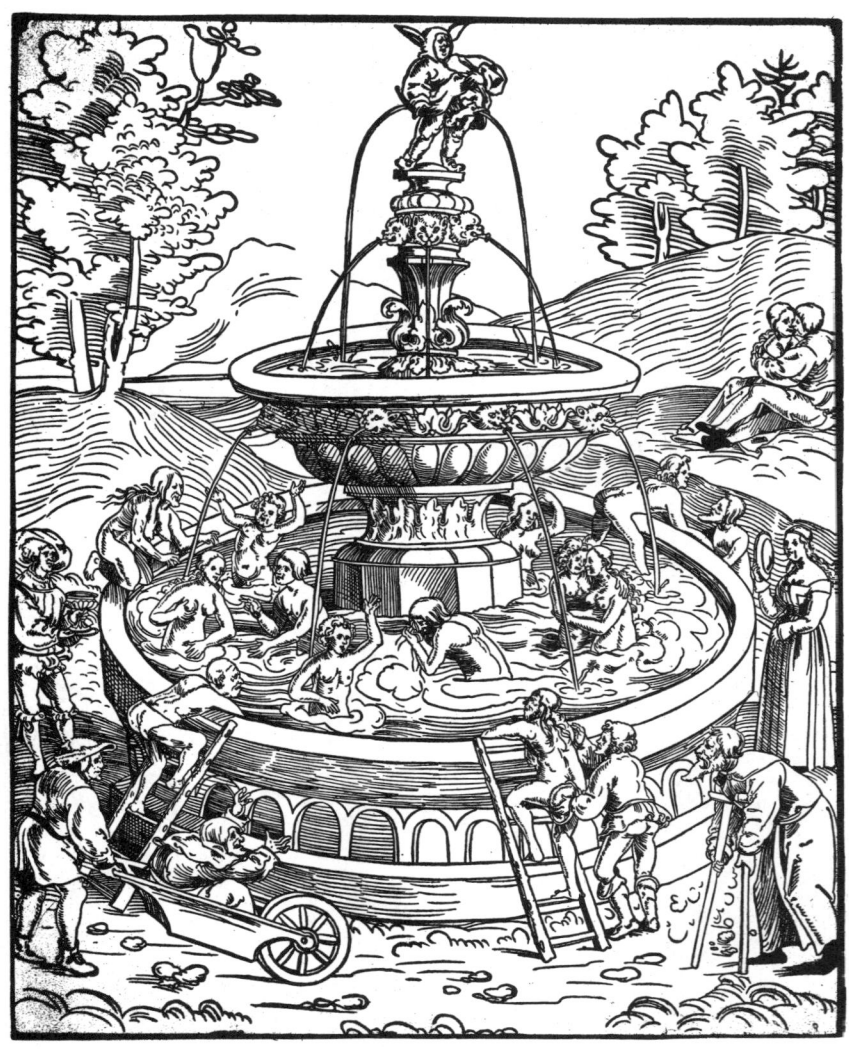

XXIV

Der Arzt
im Märchen

... die größten Taten gehen unter,
und nichts bleibt von ihnen zurück.
Märchen aber leben, wenn sie gut sind,
sehr lange.

Leo Tolstoi (1828–1910)

Der Arzt im Märchen

In einer Schrift über den Sinn und die Bedeutung von Märchen las ich den bemerkenswerten Satz: „Märchen haben eine Geschichte, die mit der Geschichte der Entwicklung der menschlichen Gesellschaft und des gesellschaftlichen Bewußtseins aufs engste zusammengehört." Nirgends tritt dies deutlicher zutage als in den sogenannten Arztmärchen. Das ist auch ganz natürlich, da Geburt, Krankheit und Sterben zu den einschneidendsten Erlebnissen des Menschen zählen und derjenige, der den Menschen zum Eintritt in die Welt verhilft, die Krankheit von ihnen abwendet und damit, vorübergehend wenigstens, den Tod zu überwinden vermag, besondere Achtung und Erwähnung verdient.

Schon frühzeitig haben sich unsere Ahnen die Frage nach dem Ursprung von Krankheit, Siechtum und Tod vorgelegt, da sie sich nicht vorstellen konnten, daß diese Lebensübel von Anfang an das Menschengeschlecht geplagt haben sollen. Ein indianisches Märchen bestätigt es: „In alter Zeit gab es keinen Streit. Alle Menschen waren glücklich, und niemand wurde krank oder starb." Doch eines Tages habe eine böse Frau ein fürchterliches Unrecht gegen den Waldgeist Yurokon begangen, der mit den Menschen nicht nur freundschaftlich verkehrte, sondern auch mit ihnen Paiwari trank, und zwar habe sie ihm, als er sie einmal in Gestalt einer Mutter mit einem kleinen Kinde besuchte, so stark gepfefferte Speise gereicht, daß er sich daran die Kehle verbrannte und zum nahen Flusse eilte, um seinen Rachen zu kühlen. Während seiner Abwesenheit habe die Alte das Kind in einen Topf gesteckt und gekocht. Beim Anblick ihrer Untat seien dem zurückgekehrten Waldgeist die Tränen gekommen, und er habe im Namen aller guten Waldgeister den Menschen die Freundschaft aufgekündigt und ihnen verheißen: „In Zukunft sollen alle eure Kinder sterben, und ihr werdet darüber weinen, wie ich jetzt weine! Wenn euch Kinder geboren werden, sollt ihr Schmerzen und Not erleiden bei deren Geburt!"

Ähnliche Geschichten finden sich bei sämtlichen frühen Völkern – was Wunder, daß körperliche Leiden und Gebrechen, zumal man sich für sie oftmals keine andere Erklärung wußte, als Werk feindlicher Geister galten. Wer jedoch dann imstande war, den Bann zu brechen, damit der Erkrankte wieder gesundete, mußte nach frühmenschlicher Auffassung ein Zauberer sein. So entstand der Medizinmann. Er genießt noch heute bei seinen Stammesgenossen göttliche Verehrung und gebärdet sich bei seinen „Krankenheilungen" äußerst ungestüm, um dem Krankheitsdämon zu imponieren, ihn zu schrecken und damit zur Flucht aus dem Körper des Patienten zu bewegen. Dazu bedient er sich, wie gleichfalls aus Märchen verschiedenster Völkerstämme ersichtlich, lärmender Klappern, einer angsteinflößenden Maske oder Gesichtsbemalung, ferner ekstatischer Bewegungen und nicht selten auch des Stockes, um den vermeintlichen Plagegeist aus dem Kranken zu prügeln.

Seit Anbeginn der Menschheitsgeschichte, so berichten die alten Mythen und Mären, hätten die Krankheitsdämonen indessen in menschenfreundlichen Gottheiten ernste Widersacher gefunden. Nach einem malaiischen Märchen hatte einst ein guter Geist in Gestalt eines schönen Jünglings die südlich von Sumatra gelegene Insel Engano besucht und sich dort mit einer anmutigen Insulanerin vermählt, die ihm zu seinem Kummer einen blinden Knaben gebar, woraufhin er nach den Gesetzen des Himmels zurück in das Schattenbereich mußte. Nachdem der Knabe zum Manne herangewachsen war, befiel die Inselbevölkerung eine Seuche, die zahlreiche Todesopfer forderte. Da wurde einem der von ihr Betroffenen offenbart, daß der blinde Jüngling, von dem niemand ahnte, daß er der Sohn eines „Heilgottes" sei, die Kranken wieder gesund machen könne. Tatsächlich brauchte der die Patienten, die sich fortan zuhauf um Hilfe an ihn wandten, nur zu berühren, damit die Seuche von ihnen wich. Später heiratete der blinde Jüngling

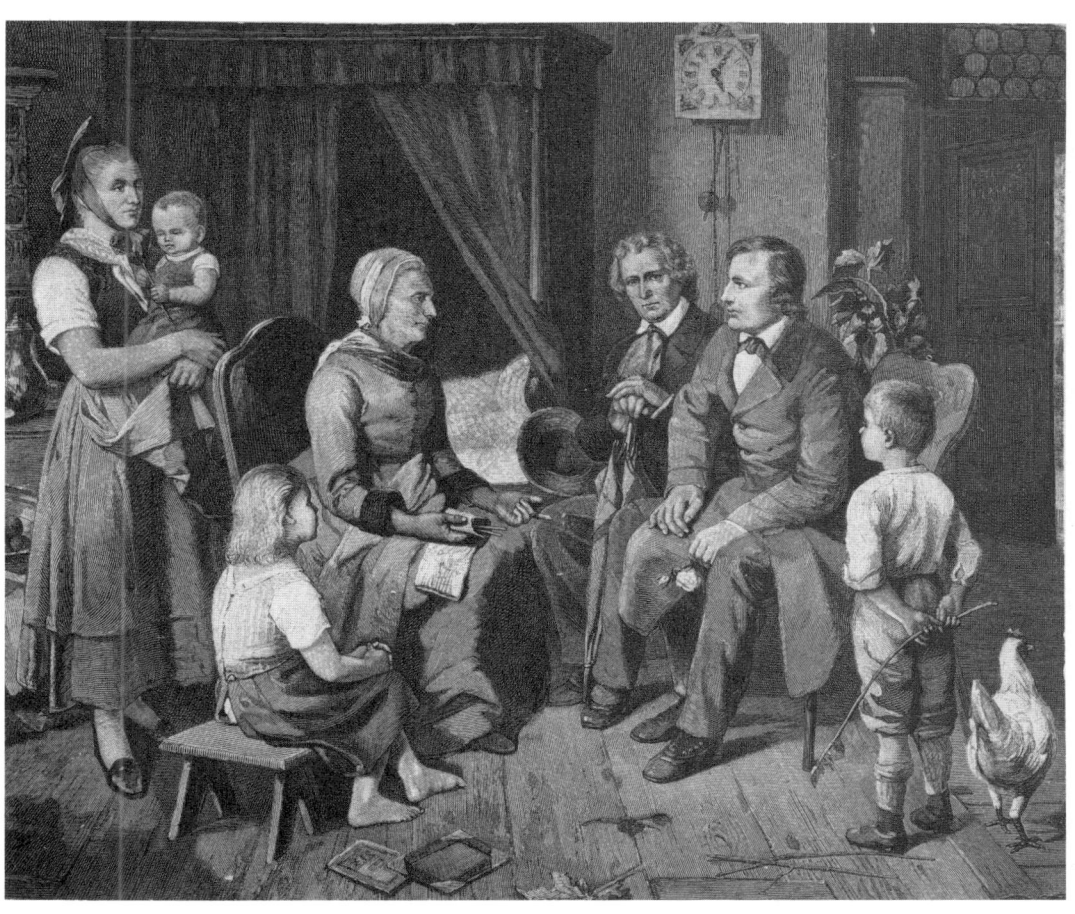

*Abb. 186a: Die Brüder Jakob und Wilhelm Grimm bei der Märchenerzählerin
Frau Viehmann in Niederzwehren*
Xylographie nach dem Gemälde von L. Katzenstein
(ohne bibliographische Herkunftsangabe)

und bekam einen Sohn. Diesen unterwies er in der Heilkunst, wodurch er zum Stammvater der Ärzte wurde.

Einer der hervorragendsten Heilkünstler aller Zeiten, der Grieche *Hippokrates*, ließ jeden von ihm ausgebildeten Mediziner „bei allen Göttern und Göttinnen" schwören, daß er seine ärztlichen Verordnungen „nach besten Kräften zum Nutzen der Kranken" treffen werde. Seitdem bildet die Gesundheit der Patienten die Hauptsorge aller gewissenhaften Äskulapjünger. Daß dieses hohe Berufsethos einst nicht selten von unlauteren Charakteren mißachtet wurde, beklagt wiederum ein finnisches Märchen:

Ein Mann und eine Frau lebten nicht gut miteinander. Sie war dermaßen zänkisch, daß er sich in seiner Verzweiflung wiederholt von einem Felsen stürzen wollte, ohne jedoch den Mut dazu aufzubringen. Durch eine List gelang es ihm schließlich, seine Frau meuchlings in den Abgrund zu stoßen. Aber schon nach wenigen Tagen war er des Alleinseins müde. Deshalb begab er sich mit einem langen Seil zu der Schlucht, um seine Frau, falls sie noch am Leben wäre, wieder herauszuziehen. Statt seines Eheweibes faßte eine Fremde das Seil. Sie flehte ihn an: „Ach, Brüderchen, Goldbruder, hilf mir heraus!" Oben angelangt, erklärte sie ihm, daß sie in der Grube zufrieden gehaust hätte, bis plötzlich eine Unholdin heruntergekommen sei – seine verstoßene Ehehälfte nämlich –, mit der es sich unmöglich leben ließ. Auf des Mannes Frage, was sie nun zu tun gedächte, antwortete sie: „Ich weiß nicht. Laß uns gemeinsam durch die Welt wandern." Darob er: „Wovon sollen wir leben?" Darauf sie: „Ich weiß einen Rat. Dich Männchen, mache ich zum weisen Manne, während ich zum Fieber werde; mache ich jemand krank, trittst du als Helfer herbei; so werden wir uns durch das Leben schlagen." Es geschah: Sie warf die Menschen auf das Krankenlager, er kurierte sie. Da die Patienten stets genasen, wurde er rasch berühmt und, worauf er großen Wert legte, steinreich.

Dieses Märchen, das gleichsam die Zusammengehörigkeit von Arzt und Krankheit veranschaulicht, spricht von dem Heilkundigen als von einem „weisen Manne". In den Augen der Leidenden ist er auch ein Weiser, da er, wo das Handwerkliche seiner Kunst versagt, noch immer durch die Macht seiner Persönlichkeit heilend wirken kann. Besonders in Märchen mit schwankhaftem Einschlag erscheinen häufig Ärzte, die durch ihren Humor Kranke, zumeist eine trübsinnige Prinzessin, zum Lachen bringen und sie dadurch aus ihrer Depression und Apathie befreien. Der Arzt als kluger Beobachter! Andere Märchen preisen das psychologische Geschick des Arztes, der mit der menschlichen Charakterschwäche operiert, wie im folgenden arabischen Märchen:

Es war einmal in Bagdad eine Frau, die vor Leibesfülle nicht mehr gehen konnte. Sie bat einen Arzt um eine Medizin gegen ihre Fettsucht. „Da muß ich erst das Orakel befragen, welche Medizin für dich am wirksamsten ist", entgegnete er und blätterte in einem Buch. „Da steht es", seufzte er, „du brauchst keine Medizin mehr, da du in sieben Tagen sterben wirst!" Diese Hiobsbotschaft bekümmerte die Frau sehr, so daß sie fortan weder aß noch trank. Sie magerte ab. Doch sie starb nicht. Als sie den Arzt am achten Tag für ihre durchlittene seelische Pein zur Rede stellte, erwiderte er ihr verschmitzt: „Bist du jetzt dick, oder bist du dünn? Das eben war meine Medizin: die Furcht!"

Den unedlen Wettbewerb unter Ärzten, ein Wesensmerkmal der in der Klassengesellschaft herrschenden Verhältnisse, prangert ein bulgarisches Märchen unter dem Titel „Der neidische Arzt" an. Obwohl der Titelheld ein Meister seines Faches ist, wird er eines Tages von seinem Gehilfen an Wissen und Können übertroffen. Er sucht diesen daher durch Gift aus dem Wege zu räumen. Es gelingt ihm freilich nicht, da der auch in der Giftkunde seinem Herrn überlegene Gehilfe rechtzeitig ein kräftiges Gegengift zu sich nahm.

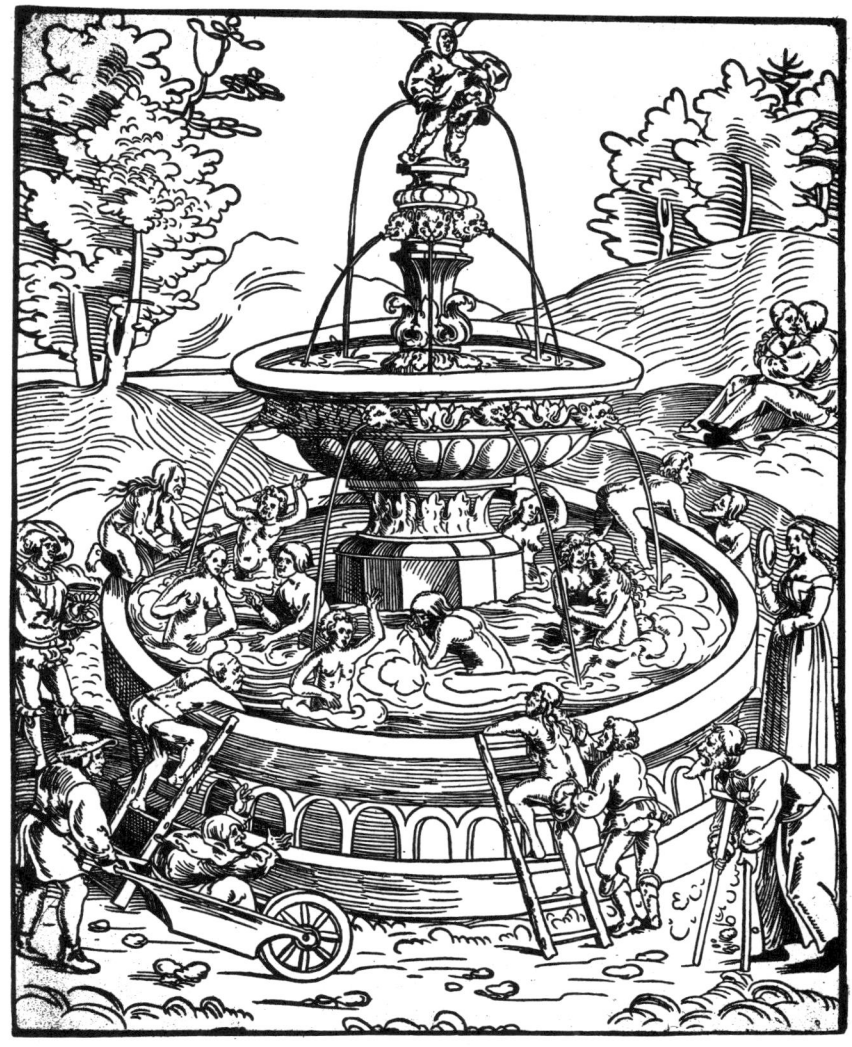

Abb. 186b: Der Jungbrunnen
Karikatur von Hans Sebald Beham (1500–1550) auf die Sehnsucht unserer Vorfahren,
durch das sogenannte Lebenswasser von der Last der Vergreisung befreit zu werden
Nach einem anonymen Loseblattdruck

Dagegen mußte der Meisterarzt sterben, weil der Gehilfe nach dem mißlungenen Mordanschlag nun ihn nötigt, das Gift zu trinken.

Nicht nur in fremdländischen, auch in deutschsprachigen Märchen bildet der kluge Arzt oftmals den Mittelpunkt der Handlung. Am bekanntesten wurde der „Doktor Allwissend", obgleich er eher ein Tausendsassa denn ein ordentlicher Arzt ist. Trotzdem lebt er im Herzen des Volkes als eine Art Wunderdoktor fort, der durchaus nicht bloß zu „doktorn", sondern zudem die hinter der Fassade von Reichtum und Wohlanständigkeit verborgene Niedrigkeit aufzudecken vermag.

Bisweilen schildert das Märchen aber auch Situationen, in denen der Arzt mit seiner Kraft und Findigkeit am Ende ist. Was jedoch nicht heißt, daß er resignieren muß; denn er kann noch immer indirekt helfen, indem er den Todgeweihten auf das „Wasser des Lebens" verweist. Kein Sterblicher außer dem Arzt weiß, wo es, wenngleich nur unter großen Gefahren, zu erlangen sei. Stets findet sich dann ein Unerschrockener, um es herbeizuschaffen. Jenes aus dem Mittelalter stammende Thema taucht in Märchen vieler Völker auf. Eine der schönsten Lebensquell-Geschichten lautet:

Es war einmal ein König, der an einer unheilbaren Krankheit litt. Sie konnte nach Auskunft des Leibarztes nur durch das hinter den Bergen in einem verwunschenen Schloß verborgen gehaltene Unsterblichkeitswasser überwunden werden. Sogleich entsandte der König seine drei Söhne, um es zu holen. Nach drei verschiedenen Richtungen zogen sie aus. Der Jüngste begegnete einem Greis, dem er sich anvertraute. Dieser riet ihm von seinem Vorhaben ab, falls er sich nicht stark genug fühle, den seiner harrenden Gefahren tapfer zu trotzen. Sie lägen in einer Schlange, die er töten müsse, in einer Schar betörender Mädchen, die er nicht ansehen dürfe, in ihm entgegenreitenden Rittern und Baronen, die ihm Waffen anbieten würden, die er jedoch nicht annehmen solle, und endlich in der mit Glöck-

chen versehenen Eingangspforte zum Palast, in dem die den Schlüssel zum Lebensbrunn verwahrende Jungfrau hause. Bei der leisesten Berührung der Tür würden die Glöckchen tönen und die Palastwache alarmieren; damit wäre sein Schicksal besiegelt.

Der Einsiedler reichte dem Königssohn einen Schwamm, um damit die Glöckchen auszufüllen, damit sie nicht klängen. Getreulich befolgte der Jüngling alle Ratschläge des Alten. In den Palast tretend, erblickte er ein Mädchen von wunderbarem Liebreiz. Er bat sie, ihm von dem Elixier zu geben. Sie sagte: „Mein Vater hat mir aufgetragen, dem Ritter, der nach Überwindung aller Hindernisse zu mir gelange, meine Hand zu geben; so sollst du nicht nur das Lebenswasser, sondern auch mich haben, die ich deine Gattin sein will." Nachdem er sich mit der Prinzessin vermählt hatte, kehrte er zu seinem Vater zurück, um ihm das Fläschchen mit dem Lebenswasser auszuhändigen, das ihn alsbald wieder gesund machte.

Häufig stellen Märchen den Arzt als listenreichen Bezwinger des Todes dar. Dieses vermutlich aus Island überkommene Gevatter-Tod-Motiv hat bei verschiedenen Völkern unterschiedliche Deutung erfahren. Zunächst aber ist allen jenen Märchen gemeinsam, daß der Tod dem Arzt als seinem Patenkind ein Heilkraut schenkt und die Gabe unfehlbarer Diagnose verleiht. „Wenn du zu einem Kranken gerufen wirst, so will ich dir jedesmal erscheinen", versichert er; „steh' ich zu Häupten des Kranken, so darfst du keck sprechen, du wollest ihn kurieren, und gibst du ihm dann von meinem Kraut ein, so wird er genesen; steh' ich jedoch zu Füßen des Kranken, so ist er mein, und du mußt sagen, alle Hilfe sei umsonst und kein Arzt der Welt könne ihn retten."

So geschah es. Doch nun überliefern die Brüder Grimm, daß der inzwischen berühmt gewordene Arzt in zwei für ihn besonders wichtigen Fällen den Gevatter prellte, indem er das Bett umkehren ließ, so daß der Tod wider Willen am Kopfende

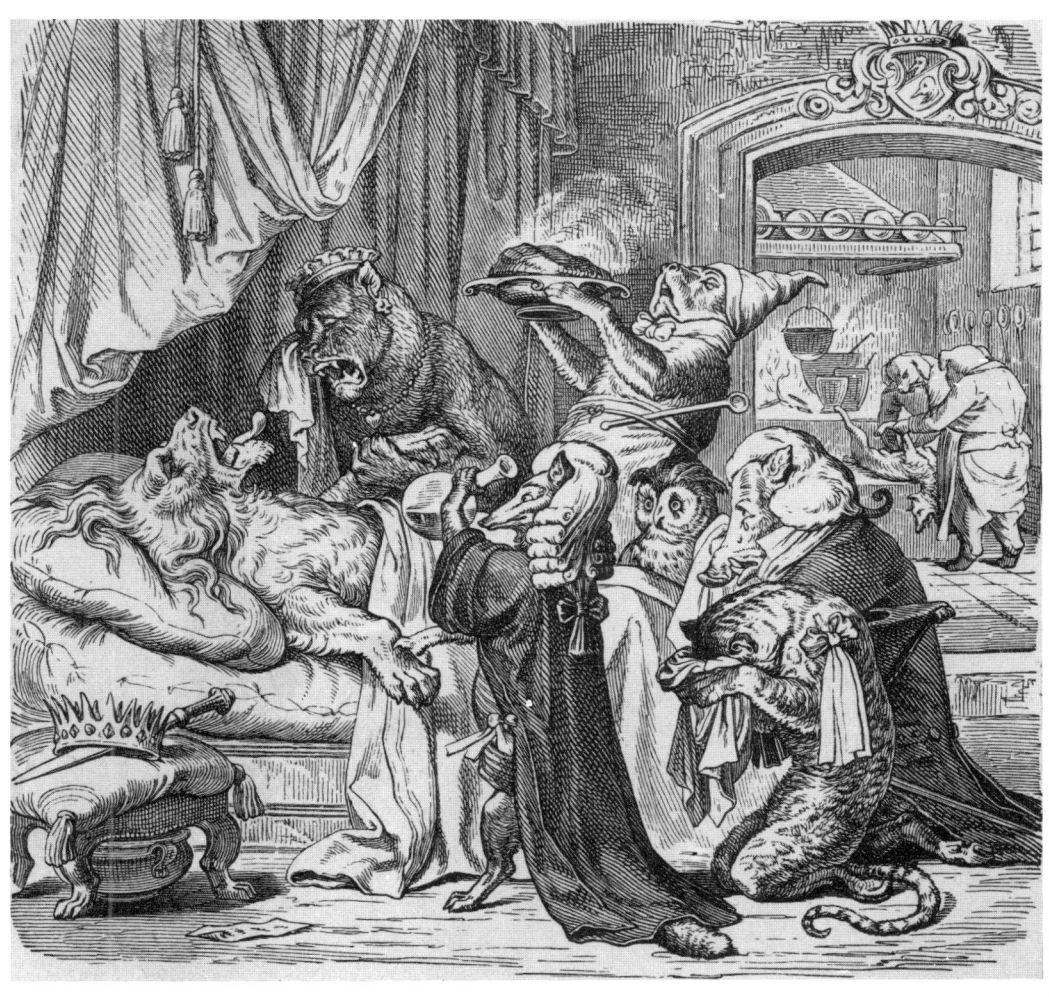

Abb. 186c: Der Arzt in der Tierdichtung: X. Gesang des „Reineke Fuchs" von Goethe:
„Es mußte zur Stelle nach der Küche der Wolf, und brauchbar fand sich die Leber.
Euer Vater verzehrte sie stracks; zur selbigen Stunde war er von aller Krankheit befreit und allen Gebrechen."
Xylographie von Allgaier & Siegle nach der Zeichnung von Wilhelm von Kaulbach (1805–1874)
In der vorderen Bildmitte der Fuchs als harnbeschauender Arzt
Nach der illustrierten Reineke-Fuchs-Ausgabe der Cotta'schen Buchhandlung, Stuttgart 1863

zu stehen kam und somit von dem Patienten ablassen mußte. Wutentbrannt löscht der Tod dafür das Lebenslicht seines eigenwilligen Patenkindes aus, das auf der Stelle leblos zu Boden sinkt. In einer anderen Version schlägt der listige Arzt dem Gevatter Tod, der gerade im Begriffe ist, sein Lebenslicht umzustoßen, ein weiteres Schnippchen. „Laß mich doch vorher noch ein Vaterunser beten!" Der Tod erfüllt ihm den Wunsch. Der Arzt spricht die ersten Sätze, bringt das Gebet freilich nicht zu Ende, so daß der Tod ihn leben lassen muß, bis dieser nach hundert Jahren freiwillig abtritt.

Man ist gerührt, mit welcher Liebe unsere Vorfahren in ihren Märchen das Bild des Arztes zeichneten, der zäh und unermüdlich um die Erhaltung des Lebens ringt. Wenn heute der Beruf des Arztes bei uns ein besonderes Maß gesellschaftlicher Achtung und Wertschätzung genießt, dann allerdings nicht wegen geheimnisumwobener Wunderkuren, sondern wegen der unermüdlichen Einsatzbereitschaft und wegen des umfangreichen Fachwissens eines jeden Arztes, ohne das die Erfolge der modernen Medizin undenkbar wären.

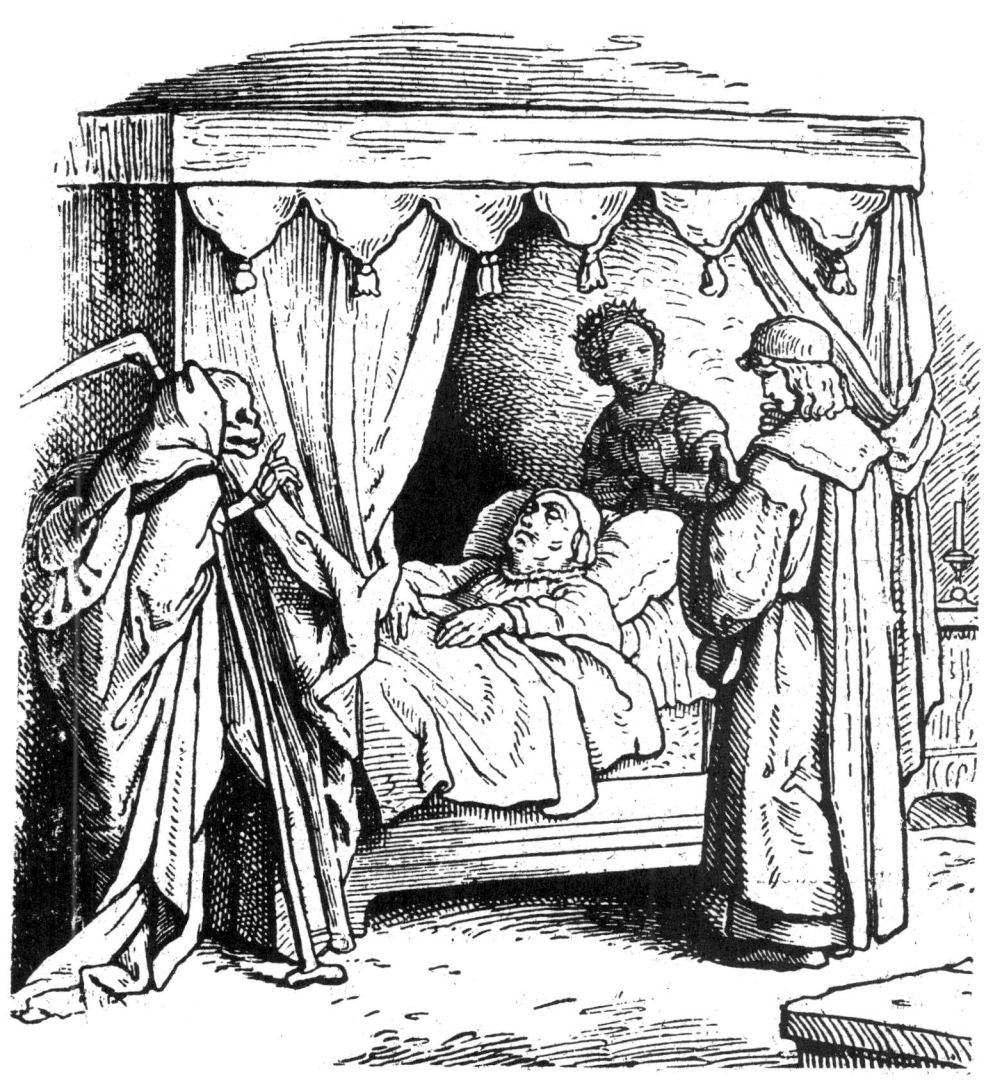

Abb. 186 d: Der Arzt und der Tod am Krankenbett
Illustration von Ludwig Richter zu dem Märchen „Gevatter Tod" der Brüder Grimm

Sach- und Personenregister

A

B

C

G

H

I

J